疑难病学术思想与临证经验

主　　编	符为民	李运伦	王永生
副 主 编	沈宇清	常　诚	陈炯华
	康　冰	王世钦	
主　　审	熊宁宁		

编　　委（按姓氏笔画为序）

王　英	王世钦	王永生	王国华
王爱真	石　磊	冯瑞聪	刘　芳
李　慧	李正光	李如英	李运伦
李春红	吴明华	邹建东	汪永胜
沈宇清	张秀胜	张峻成	陆海芬
陈远芹	陈伯均	陈炯华	邵文全
范曰誉	金洋淑	姜亚军	顾锡镇
凌　扬	黄　晓	黄　静	常　诚
符为民	康　冰	蒋　萌	童　丽
熊万明	薛博瑜		

学术秘书　陆海芬

人民卫生出版社

图书在版编目（CIP）数据

符为民急难病学术思想与临证经验 / 符为民，李运伦，
王永生主编 . —北京：人民卫生出版社，2014
ISBN 978-7-117-19760-1

Ⅰ. ①符…　Ⅱ. ①符… ②李… ③王…　Ⅲ. ①中医急症学
Ⅳ. ①R278

中国版本图书馆 CIP 数据核字（2014）第 213233 号

| 人卫社官网 | www.pmph.com | 出版物查询，在线购书 |
| 人卫医学网 | www.ipmph.com | 医学考试辅导，医学数据库服务，医学教育资源，大众健康资讯 |

符为民急难病学术思想与临证经验

主　　编：符为民　李运伦　王永生
出版发行：人民卫生出版社（中继线 010-59780011）
地　　址：北京市朝阳区潘家园南里 19 号
邮　　编：100021
E - mail：pmph @ pmph.com
购书热线：010-59787592　010-59787584　010-65264830
印　　刷：北京铭成印刷有限公司
经　　销：新华书店
开　　本：710×1000　1/16　印张：20　插页：2
字　　数：370 千字
版　　次：2014 年 9 月第 1 版　2014 年 9 月第 1 版第 1 次印刷
标准书号：ISBN 978-7-117-19760-1/R·19761
定　　价：42.00 元

打击盗版举报电话：010-59787491　E-mail：WQ @ pmph.com
（凡属印装质量问题请与本社市场营销中心联系退换）

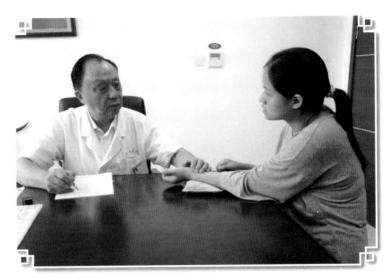

符为民教授为患者诊病

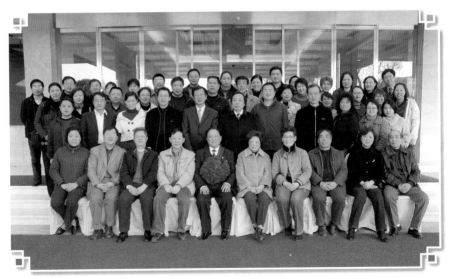

2009年3月符为民学术思想研讨会

慶祝江蘇省中醫院成立六十周年

六旬華誕 群賢光臨 人才輩出 杏林芳

中西並重 業手秋 精誠創新 多輝煌

徐景藩

5

周　序

一位名医就是一面旗帜，一位名医就能铸起一座丰碑。山不在高，有仙则名；水不在深，有龙则灵。医院不在大，有名医则名，故曰先有名医而后有名科、名院也。20世纪50年代，新中国成立不久，百废待兴，国家总理周恩来亲自委命姑苏名医叶橘泉出任江苏省中医院首任院长，开创国家兴办大型综合性中医院之先河，中医药界群情振奋，豪情万丈，一时引得江苏各地多少名医、大家纷纷来附，同心协力，旨在振兴中医大业矣。承淡安、邹云翔、张泽生、施和生、童葆麟、曹鸣高、马泽人、周筱斋、颜亦鲁、沙星垣、马云翔、邹良材、邱茂良、江育仁等一位位地方名医、大家，携家带口，义无反顾，纷至沓来。他们或来自吴门医派、孟河流域，或为世医之家、御医后代，或秉承家学、享誉一方。群英汇聚钟山脚下、扬子江畔，石婆婆庵8号开门悬壶济世，著书立说，开坛讲学，百花齐放，百家争鸣，开创了中医学术之新风，既为医院的发展奠定了深厚的学术根基，并为新中国各地开办中医医院摸索出了有效的经验与全新的模式，更为新中国的中医药学教育事业作出了积极的探索和不可磨灭的贡献。

"逝者如斯夫"，一个甲子春秋转眼过去了，历经几代人的艰苦努力，薪火传承，中医药学在这片沃土上已经枝繁叶茂，花香四溢，江苏省中医院已飞越嬗变为一所现代化的大型综合性中医院，享誉海内外。而这一切荣耀与辉煌，与我们后来诸多名医们继续高举"大医精诚"的旗帜指引作用密不可分，与诸多名医们的持之以恒地辛勤耕耘和传承创新密不可分。

师者，传道、授业、解惑也。我们的名医们在繁重的临床诊疗工作之余，仍然不忘中医学术经验的传承与创新，且不遗余力，毫无保留，因此我们才得以有机会在医院60周年庆典之际一次性地看到这部丛书，一部涵盖今日江苏省中医院里的27位名老中医的个人学术经验的丛书。他们中既有内科的名医，也有消化科、老年科、肛肠科、骨伤科、心内科、呼吸科、耳鼻喉科、妇科、生殖医学科、肾内科、肿瘤科、针灸康复科、血管外科、眼科、儿科、推拿科、风湿科、神经科的名医，因此又是一部集大成的现代中医临床各科学术经验总结的丛书。

"古为今用，根深则叶茂；西为中用，老干发新芽。知常达变，法外求法臻化境；学以致用，实践创新绽奇葩。"盛世修典，在现代医学迅猛发展的今天，中医药仍能以顽强的生命力屹立于世界医学之林，一方面是中医药自身蕴含着深刻的科学性，另一方面也得益于历代名家学者的学术经验总结与传承。我们在感恩于这些名医们诲人不倦"仁心"之时,更应悉心学习研究他们的"仁术",让更多的患者早日享受他们的"仁术",才是对他们最好的"感恩"与"回报"。历史的经验告诉我们,在继承的基础上创新,在创新的过程中勿忘继承,繁荣中医学术,积极开拓未来,不断提高疗效,丰富治疗手段,走自主创新之路,才能不断继续推动中医药事业向前发展,福泽天下苍生。

午马年秋于金陵

朱　序

　　江苏省中医院是我省乃至全国中医院的典范和楷模，因为医院在筹建过程中，就十分重视人才的遴选，邀集了当时省内著名的中医大家，如邹云翔、叶橘泉、马泽人、张泽生、曹鸣高、马云翔、沙星垣、江育仁等名医专家(马、沙二位后因军区需要而调出)，随后又有邱茂良、邹良材、许履和等名家的到来，可谓高贤毕至、群星灿辉，极一时之盛，学术气氛浓郁，仁者之风熏陶，患者慕名云集，青年医师纷来求教，声誉鹊起，名扬四海，充分显示了"纯中医"的优势、特色，令人赞不绝口。几代人秉承优良传统，坚持中医主体，保持"纯"的真谛，默默奉献，拯济群黎，培育新人，弘扬岐黄，振兴中医。这是江苏省中医院的优势特色，"纯"的味道。迄今还保持着，这是很了不起的。

　　当然，历史在前进，时代在发展，我们不能故步自封，因循守旧，应跟上新的形势。当前中医药工作是形势大好，一派欣欣向荣的景象，令人欣喜。但中医的传承和发展，有些浮躁，存在一些不足，例如"中医现代化研究"已成为风气，诊疗、科研、著书立说均套上许多新名词，片面的实验数据，看似新颖，却少实用，由于脱离中医原理、临床实际，收效不著。个人认为，中医的研究，必须确立自我主体，而不是削弱、消融自己的理论体系，更不是用现代医学来论证、解释或取代自己。近代著名学者蔡元培先生关于学术研究，曾有中肯的评述："研究者也，非徒输入欧化，而必于欧化之中，为更进之发明；非徒保存国粹，而必以科学方法揭国粹之真相。"也就是要坚守中华传统文化的内涵，保持原有中医经典理论和临床应用特色，在这个基础上充分吸收和运用现代科学技术成果，以达到创新的目的。而无论是继承，还是创新，更重要的、最现实的是深入临床实际，所以匡调元教授曾经说过："没有临床实践，就没有中医学，因为中医学不是从解剖室和实验管理分析出来的。"我完全赞同这个认识，"实践出真知"，这是真理。振兴中医，必须回归中医，以中医经典、中医基础理论为指导才是。我的老师章次公先生早在1929年提出："发皇古义，融会新知"的主张，要在继承的基础上进行创新，基础是中医创新的源泉，任何创新都离不开基础，离不开历史条件与环境。老友顾植山教授曾指出："将被淹没的传统文化进行发掘，就是创新；将被后人曲解了的中医药理论重新解读，修正现行错误模型，就是创新，而且是首要的、更重要的创新。"这是很正确的。这在江苏省中医院就得到明确的印证，如今拥有干祖望、周仲瑛、徐景藩、夏桂成、徐福松等专家教授、学术带头人近百名之多，值得我们学习和赞颂。

　　2014年是江苏省中医院创建60周年的诞辰,医院发生了翻天覆地的变化,不仅由"螺蛳壳里做道场"(李国光院长语,意为房屋虽窄,人才众多)的环境,变为高楼耸立、雄伟壮观的大厦,而且人才辈出,科研成果丰硕,成为当代省级中医院的典范,为广大病员解除疾苦,为繁荣中医学术,作出卓越贡献,始终保留着"纯中医"的元素,"继承不泥古,创新不离宗"。这是一份十分珍贵的传统文化的精神财富,应该发扬光大。所以医院领导为了向60周年院庆献礼,就有策划《中医名家临证传真》系列丛书(共27册)的编写,与人民卫生出版社合作梓行。院里专家精心撰写,每册都传递着"纯中医"的元素,闪烁着继承创新的光芒,将是一份高雅珍贵的纪念礼品,值得大家珍藏和应用,为回归中医,弘扬岐黄作出新的更大贡献! 愚有幸先睹为快,赞赏不已,乐而为之序。

九七叟朱良春谨志
甲午孟月

方　序

中医药是我国优秀传统文化瑰宝，是中国特色医药卫生事业的重要组成部分。千百年来，中医药为中华民族的繁衍昌盛作出了卓越贡献。

江苏自古人杰地灵，名医辈出，尤其明清以来，更是医家众多，问世医著影响极大，因而有了"江南医术最盛"之赞誉。回顾江苏省中医院建院60年的历程，名医云集，学术流派，继承创新，蜚声杏林。如首任院长、中国科学院学部委员叶橘泉先生；全国著名肾病学家、中央保健局特聘专家邹云翔先生；孟河四家之一、清末御医马培之之曾孙马泽人先生；孟河医派传人、脾胃病学家张泽生先生；吴门医派代表、六代中医世家、清代御医曹沧洲之嫡孙曹鸣高先生；中医眼科学家童葆麟先生；骨伤推拿学家施和生先生；肝病学家邹良材先生；中医外科学家许履和先生；针灸学家邱茂良先生；中医儿科学家江育仁先生等。现仍有中医耳鼻喉科学专家干祖望教授、中医内科学专家周仲瑛教授、中医脾胃病学专家徐景藩教授、中医妇科学专家夏桂成教授等近百位中医药学名家正忙碌在临床、教学、科研工作的一线，为患者解疾除厄，繁荣中医学术，促进学术流派发展。

名老中医的学术经验和技术专长，是他们几十年临证的心血凝聚，是理论和时间相结合的升华之物，其精辟之论、金石之言，弥足珍贵。为了能够将这些宝贵资料保存下来，传承下去，江苏省中医院组织编撰了《中医名家临证传真》系列丛书。丛书共载我院名中医27位，均为全国和省级著名中医药专家。这是一套汇集诸位名师学术思想、诊疗经验、医案精华的专著，有着极高的学术价值和应用价值，也是现代医史文献研究不可多得的珍贵资料。愿本套丛书的出版，能进一步传承岐黄薪火，弘扬中医学术；愿我院中医药事业更加兴旺发达，更好地造福于民。

方祖元

江苏省中医院

2014年7月

涂 序

急症者，乃指疾病突发、变化迅速、病情危重、病势凶险的一系列病症。疑难病者，乃指症状疑似、病情复杂、症状奇特、病程漫长、疗效不佳的一类病症。这两类疾病，在临床诊疗之中，皆颇有棘手之处。明·张景岳说："医不贵于能愈病，而贵于能愈难病；病不贵于能延医，而贵于能延真医"（《景岳全书·卷三·传忠录下》）。符为民教授正是此"非常之医"而"可疗非常之病"也！

符先生为民教授，乃全国名医，苏吴大家。幼承庭训，潜心岐黄，钻研典籍，悬壶济世，治病救人，深得长沙精旨，天士心机。早年即有"抗志以希古人，虚心而师百氏"之精神，先后师从于孟河医学派大师级名家夏仁达、张泽生、马泽人、沙星垣等先生，致力于急性温热病及疑难病的研究，尽得各位大师的真传。先生的医学生涯迄今已近六十载，起沉疴，救急危，解疑难，决生死，德艺双馨，活人无数。更于上世纪八十年代后，先生全身心投入急症、疑难病的临床研究之中，先参加由国医大师周仲瑛教授领导的流行性出血热的中医药防治研究课题，后受命于国医大师徐景藩教授而领导南京中医药大学附院的急症中心。数年之中，认真负责，身先士卒，克难奋进，成绩卓著。临床研制的特色方药，如脑通颗粒、胰炎灵、胆炎灵冲剂、胃血宁颗粒等，优势明显，疗效显著，深受患者欢迎。所研课题获国家中医药管理局、江苏省等省部级奖达十项之多。因此，获得国务院特殊津贴专家、江苏省有突出贡献的中青年专家、江苏省名中医、优秀教师、优秀知识分子等殊荣。

为启迪后学，发扬精萃，传承国医，先生率众门生弟子，精心总结，奋志编辑，集先生 60 年学术思想及临证经验，汇成大作是书。我已先睹为快，开卷细读，感先生学术理念之先进，研究思路之新颖，先生认为发展中医事业，"关键在于提高临床疗效"，"中医急症独特优势应该努力发扬，成为发扬中医的平台"；认真做好"中医辨证规范化、客观化、标准化"的临床研究，注重"衷中参西"，"循证医学与中医急症学"的互相结合，是其重要的组成部分。还有先生独特的学术思想，卓杰的医学思维，更是令人振奋，耳目一新。论瘟疫，如"疫疹"、"疫斑"（流行性出血热），从"毒"、"瘀"辨治；讲脑病，提出"脑腑蓄血"之创见，治疗中"必用破瘀之品"；谈疑难，倡导"痰、瘀、毒、虚"之核心病机，以化痰通瘀、开窍排毒、通腑泄浊法治疗"狂证"，用化痰泄浊、解毒通瘀法治疗脑肿瘤早期，均获显效；在说痹证之时，如颈、腰椎疾病，主张宗天士之法，搜风剔络,善用虫类药物而治。凡此种种,深感先生的学识渊博,医术精湛,相信本书的出版,定为中医急症、疑难病的诊治开拓崭新的思路,传承优秀的经验,发扬中医的特色,为人民大众造福。

在书濒出版之际,遵先生之邀,谨志数语,爰为之序。

涂晋文
甲午年正月

前　言

　　南京中医药大学附属医院(江苏省中医院)符为民教授是知名的中医急症专家、疑难杂症专家、江苏省名中医、南京中医药大学博士研究生指导教师。先生幼年学医,几十年来勤于实践,勇于创新,医德高尚,医术精湛,涉猎从基础到临床的诸多学科,对各科急症和疑难杂症均有心得。数十年来,先生主要从事急症、疑难杂症的中医治疗和研究工作,造诣颇深,成就卓越,将毕生精力贡献于中医事业,造福于广大患者。在中医学术的发展上,先生从不故步自封,而是主张运用辩证唯物主义的观点和方法,扬其精华,弃其糟粕,并积极倡导充分利用现代科学技术及手段研究中医和发展中医,为祖国医学注入新的生机和活力,使其放射出更加灿烂的光辉。先生虚怀若谷、自强不息的高尚精神和一丝不苟、精益求精的治学态度,深受广大同仁和患者的崇敬和赞扬。

　　《符为民急难病学术思想与临证经验》一书共分四个部分:第一部分简要介绍了先生学医、行医以及致力于中医药科研、教育事业的经历和成就。第二部分介绍先生的主要学术思想。第三部分为医论,重点介绍了先生的临证经验和真知灼见,主要荟萃了先生在治疗痴呆、疫疹、疫斑、腹痛、中风、血证、腰腿痛、胃痛、头痛、痫证、面瘫、不寐、郁证、癫狂、颤证、痿证、痹证、汗证、眩晕、心悸和咳嗽等病证的宝贵经验。第四部分为医话,第五部分为医案精选,以点带面,从不同的侧面体现了先生的学术思想和临证经验,我们仅以“按语”的形式略加说明和提示,原汁原味地向读者奉献名医的精品。

　　我们有幸随师习医、业医,聆听其教诲,侍医于左右,接受高尚医德之熏陶,精湛医术之指导,感慨良多。为继承、弘扬先生的治学风范、学术思想、高尚医德和医疗经验,我们将其整理成册,“令终而不灭,久而不绝”。由于跟随先生学习的时间有限,对先生的学术思想和临证经验领会还不够深刻,特别是我们自身水平和能力的限制,未必能全面准确地反映先生的思想水平,挂一漏万,疏漏在所难免。尽管如此,本书仍是对先生生平、学术思想和临证经验的一次比较系统和全面的整理。本书的出版定会对中医学术的发展和培养中医人才大有裨益。

　　书中如有不妥之处,敬请医林同道批评指正。

李运伦　王永生

2014 年 5 月

目 录

第四章　医话 …………………………………………………… 188

第五章　临证医案选 …………………………………………… 200

第一章　生平传略

符为民先生,1940年3月16日出生于江苏江阴市,汉族,中共党员。从事医疗、教学、科研工作近60年,主任医师,教授,博士研究生导师,先后任南京中医药大学附院(江苏省中医院)急诊科副主任,急诊中心主任,医教处处长,科教处处长,新药临床研究基地常务副主任,急症中心、脑病中心学术带头人。

(一) 拜名中医为师,注重经典研读

先生早年师从孟河医派江阴名老中医夏仁达先生,夏老先生擅长各种温热病及内科各种疑难杂症,治学严谨,对于中医四大经典滚瓜烂熟,不时大声背诵,为给学生启示,他要求学生同样背熟《内经》、《伤寒论》、《金匮要略》、《药性赋》等,先生苦背四大经典著作,并制订了计划,分门别类,分时段进行,定时考核验收。符先生夜以继日发奋努力,无论是酷暑的夏天,还是严寒的冬天,总是手不释卷,夏天蚊虫多,先生将脚放进深罐内用布扎好腿,避免蚊虫叮咬,专心致志,经常背诵到深夜,第二天清早,朗朗书声又起。夏老先生当面考核,先生对答如流,夏老先生表示满意。此时江阴市卫生局将全市200多位中医学徒集中书面考试,先生《内经》考试96分,并获得了优胜奖,从此更加鼓舞先生背经典的信心和决心。先生随夏老先生门诊抄方及出诊,学到许多诊病的经验,从中医辨证施治,到处方用药,记下临诊抄方录20余本,细心研究,深刻领会,数年之间,尽得真传,为后来的学习奠定了良好的基础。

(二) 博览医学群书,融汇衷中参西

1956年经国务院批准,全国各地举办高中等中医药院校,先生于1957年9月至江阴卫校中医专科学习,从随师临床,转向系统理论学习,除系统学习四大经典外,还认真学习了《中医诊断学》、《中医内科学》、《医古文》、《中医针灸学》,《中医温病学》、《中国医史学》、《中医妇科学》、《西医诊断学》、《解剖生理学》、《药理学》、《西医内科学》等。先生对每一门课总是精心研读,虚心求教,深刻领会,体会到虽然随师临床实践多,可以使自己经验积累多、病种见得多、辨证用药知识多、治疗一般疾病的规律学的多,但系统理论知识远远不足。觉得随师有随师的长处,学校学习又有学校的优势。先生认为若两者能很好的结合,便是培养中医接班人的最好模式。先生通过三年的学习,在发奋图强、攻克艰难的思想指导下,不仅掌握了系统的中医理论,还系统了解了西医学的许多知识,每门功课成绩优秀,多次被评为品学兼优的"三好学生",并保送到南京中医药大学(原南京中医学院)深造。通过跟师临床诊病,再到

学校系统学习中医理论,同时还学到了许多西医知识,在理论、实践的系统磨练中,中西医理论知识和临床水平得到了升华,先生践行了博览医学群书,融汇衷中参西。

（三）高等学府深造，广纳中医新知

进入中医高等学府,先生自感欣慰。先生被分配到中药方剂教研室,从此抓紧一切时间、用功习读,聆听教研室老师讲课,如《伤寒论》、《温病学》、《中医基础理论》、《中医诊断学》、《金匮要略》、《中医内科学》等。在听课之余,还为本科学生进行辅导,答疑等。在深入学习中医各科教学内容和方法的基础上,先生自己备课试讲,在搜集大量文献资料的同时,深入思考备课内容、授课的对象、目的、要求,明确重点、难点和疑点,探索了授课时间和方法。通过自己的反复多次试讲,在基本熟练的同时,进行正式试讲阶段,许多老师前来听课评讲,仅一次便基本取得成功。老师们评价认为,先生试讲条理清晰,层次分明,重点突出,难点和疑点能解释清楚,板书整洁,时间恰到好处等,老师们的评价,给先生极大的鼓励,为先生后来多次试讲成功奠定了基础。此后中医学院教务处分配给先生授课任务:"南京军区总医院西学中班的中药学"和"附院护士长中医进修班的中药学",通过两个班、半学期的授课,大大提高了先生的中医理论水平和教学方法,获得两班学员的一致好评,为留附院工作创造了优秀的条件。

（四）身临名家荟萃，博览先贤精华

先生在中医学院深造期间,以学业优异、成绩突出、工作扎实、吃苦耐劳等品质,被留附院(江苏省中医院)内科工作。江苏省中医院是全省乃至全国中医的高等学府,高级专家聚集,各路名医荟萃之地,医院条件好,学术水平高,名老中医经验丰富,求医者众多,自然是先生进一步提高理论水平与临床实践经验的极好机会和场所。先生为了使自己的求知欲望得到满足,他不辞辛苦,夜以继日,抓紧一切机遇跟随全国多名名老专家门诊抄方、查房、会诊、出诊、参加病例讨论会等。如:善用攻下、擅长疑难杂症的孟河医派马泽人老先生;精通中医内科急性温热病及各种疑难杂病的孟河医派张泽生老先生;擅长治疗肺系病和脾胃病的吴门医派曹鸣高老先生;擅长治疗肝胆疾病和内科杂病的邹良材老先生;擅长治疗急难病和内科杂病的沙星垣老先生;擅长治疗儿科急性温热病及儿科疑难症的全国知名儿科专家江育仁老先生等。先生从这些前辈们身上既学到了许多高超医技,又感染到极好的医德医风。先生在博览先贤精华的同时,为医术流传发扬光大奠定了坚实的基础。

（五）农村巡回医疗，心系农民病痛

先生下乡巡回医疗,在近两年的时间里,治愈了大量的常见病和多发病,如感冒发热、胃痛、头痛、关节痛,还治疗了一些急性病,如麻疹肺炎、急性肠胃炎、急性胃炎、急性胆囊炎、急性阑尾炎等。20世纪60年代中期,农村依然贫困,特别是山区,缺医少药严重。春季上呼吸道感染病多,小儿麻疹肺炎多。农民们说:往年无医疗队,小儿患麻疹肺炎后死亡者众多,现在医疗队来了,死亡人数大大减少。先生以中西两法治疗麻疹肺炎,获得了较好的疗效,西药用抗生素等,中药用自拟麻肺汤内服(麻黄、杏仁、桔梗、知母、黄芩、生石膏、升麻、七叶一枝花、板蓝根、芫荽等)。先生遇到了多例消化道大出血,一方面用西药止血,另一方面用中药清胃泻火、凉血止血方内服(生熟大黄、黄芩、黄连、仙鹤草、紫珠草、三七、侧柏炭、茜草炭、茅根等)都能转危为安。遇到一些饮酒过度,导致酒精中毒的昏迷患者,先生在洗胃的同时催吐,或胰岛素静滴,患者很快苏醒恢复。一些服农药中毒患者,时间短,农药量少,洗胃的同时,阿托品化治疗,终能抢救成功。先生在农村巡回医疗时,无论白天黑夜,或风雨交加,或冰天雪地,随叫随到,做到了人民医生为人民,得到了广大农民的一致好评,并收到锦旗20余面。

(六)奔赴西藏高原,服务藏族人民

1979年7月遵循周恩来总理遗愿,送医送药到西藏,先生参加了江苏省第四批赴藏医疗队,赴西藏山南地区人民医院工作。先生初到西藏,高原反应特别严重,血压从正常急剧上升到210/110mmHg,头痛欲裂,胸闷气喘,寸步难行,夜间彻夜难眠,睡在床上如坐舟中,头晕呕吐,饮食难下。当先生到西藏的第一个晚上,传来讯息,山南地区人民医院儿科病房一位周姓的10岁女孩高热40℃以上,用西药多种抗生素无效,四天四夜高热不退,高热女孩呻吟不已,家属急得像热锅上的蚂蚁,院领导急请医疗队中医会诊,先生闻讯后,毫不犹豫,忍着严重高原反应的痛苦,在旁人搀扶下气喘吁吁地步入病房,经先生望、闻、问、切之后,认为病属风寒外袭,表未解而寒从热化,稽留少阳,先生以解表撤里、和解少阳之法处方,以柴胡桂枝汤加味,处方三剂,服药两剂,汗出热退,脉静身凉,病愈之后,一下轰动了整个儿科病房,藏族家人说:医疗队中医技术好,水平高,真是"神医"到,病就好,衷心感谢政府派来的好医生。先生在西藏工作2年,完成了大量的医、教、研任务,先后诊治各种患者18 486人次,完成课堂教学368个课时,并开展了中医药治疗高原适行不全症的临床研究,还获得了西藏自治区卫生厅的科研优胜奖,深得藏族老百姓的欢迎。两年中,先生每年都被评为援藏医疗队先进工作者,并光荣加入中国共产党。

(七)瘟疫肆虐之际,攻坚克难救人

1982年瘟疫(疫疹、疫斑)即流行性出血热,在江苏某些地方流行较多,该病传染快,病情危重,死亡率高,西药无特效疗法,卫生行政部门要求立即派中医医疗队,用中药救治。先生被派到国医大师周仲瑛教授主持的中医药救治流行性出血热临床课题研究组,奔赴疫区,先生作为小分队的负责人之一,带

领医疗小分队分别到丹阳、常州、高淳、东海等地传染病房工作。那里都是危重患者，高热、低血压休克、急性肾衰、高血容量综合征甚至呼衰、心衰等危重患者特别多，此时救治患者刻不容缓，如：1983年寒冬，高淳县丹湖乡一位姓陈的干部患出血热，入院时高热41℃合并低血压休克，急性肾衰，神志昏迷。送来的干部和乡亲们都异口同声地说：陈主任是位受群众拥护的、德高望重的党的好干部，我们不能没有他，干部群众的希望和重托，是对先生和同志们的鞭策。先生带领医疗小分队全体同志，尽心竭力，积极救治了22个日夜，在维持水电解质平衡的同时，应用了中药制剂，如：清瘟合剂，清气凉营注射液，升压灵，泻下通瘀合剂等，攻克了许多难关，陈主任奇迹般地苏醒过来了。干部群众一片沸腾，敲锣打鼓，送来了大红锦旗，他们赞扬说：南京派来的好医生，经验丰富，技术水平高，责任心强，服务态度好，是陈主任的救命恩人！在救治流行性出血热的八年时间里，先生总是冒着寒冬腊月进入疫区工作，与同志们一起吃大苦、耐大劳，夜以继日，一心扑在工作上，抢救了许多危重病人，使许多危重病人得到了新生，做到了全心全意为疫区人民服务，先后救治患者1163例，使本病的死亡率从10%下降到1%，并研制了救治本病的系列中药制剂，1988年本课题获国家中医药管理局科技成果一等奖。

（八）规范中药研究，创建临床基地

先生积几十年医疗、教学、科研工作经验，深深地感到，作为高等学府的南京中医药大学附属医院（江苏省中医院），中药新药的临床研究，既没有专门机构负责，更没有科学、规范等具体操作措施，也没有制度上的保证。一些自发的研究，很难达到国家的要求，所以国家药品监督管理局，多少年从未下达中药新药临床研究任务给江苏省中医院。先生感到，这种局面既失去了医院威望，又拉开了与国内几家知名中医院的距离，更是在医院医疗水平提高方面带来了无法弥补的损失。因为中药新药临床研究可以促进中医医疗质量的提高，促进全体医护人员医疗护理水平的提高，而大量的医疗工作，反过来又大大丰富了中药新药临床研究的内涵。江苏省中医院，医疗资源丰富，硬件软件齐全，人才济济，如果不搞中药新药临床研究，很难跻身于国内知名大医院的行列。有鉴于此，先生在院领导的支持下，不辞劳苦，先后多次请示了省卫生部门，国家中医药管理局，国家药品监督管理局，并多次申报创办中药新药临床研究基地书面材料。并亲自带领医护人员参观学习了上海、北京、广州等地兄弟医院中药新药临床研究基地的经验。经过三年的创建，从实验的各种仪器设备，到临床专科的基本建设，从各项制度的建立，到医护人员的培训，完成了中药新药研究基地的各项建设任务，经过省、国家药品监督管理局组织专家验收，一致通过为中药新药临床研究基地。10余年来，I期临床已完成140余个，II、III期中药新药临床已完成500余个。已批准为国家GCP研究中心，建立起符合中医药发展规律的临床科技创新体系,基础设施及技术创新均已走在全国同行前列,显著提高了江苏省中医院作为国家医教研创新型医院的水平。GCP研究课题获得省科技进步二等奖。

(九)执教各类学生,桃李杏林满园

先生在中医药教育事业上,倾注一生心血,几十年如一日,教书育人,兢兢业业,先后执教南京中医药大学中医系、针灸系、西学中班、师资进修班、临床进修班、外国留学生班、各类研究生班、护士班、业余学习班等各级中医内科课堂教学,不断研究中医内科学的教学内容和方法,深入浅出,抓住重点,剖析难点和疑点,结合临床,生动活泼,使学生较好地掌握课文内容。如中医内科的病因病机,枯燥少味,如何讲好,这是中医内科教师必须认真研究的问题。先生认为:病因病机在内科教学中不是可有可无,而是占有特殊地位。因为它不仅能阐述每个疾病的发展规律,而且是理论联系实际的桥梁,更是指导临床辨证治疗的依据。因为任何疾病绝对没有无原因的证候,任何证候又都是在某种病因的影响和作用下机体所产生的一种病态反应。因此,讲好病因病机,不但能更好地服务于辨证施治,而且系统阐明每个疾病的致病因素和病理变化,使初学者认识到祖国医学理论的系统性和完整性,以及指导临床的重要性。先生在多年的课堂教学中总结了一套病因病机的新的教学方法,并在《江苏中医》杂志作了系统介绍,同时为师资进修班传授了他的教学经验。

在学生毕业实习带教方面,先生的经验是:一、重视专业思想教育,明确中医专业是一门很深的学问,绝不能有半点马虎,否则很难成为一名名副其实的高级中医师。二、坚持7:3的中西医知识的培养,重点要做到以中为主,发扬中医特色优势。三、认真抓好"三基本"训练,强调理论联系实际,培养学生重点掌握中医基础理论,基本知识和基本技能,严格把好"三基本"训练关,定期不定期进行考核考查。研究生的带教,根据硕士、博士生的不同层次,明确培养目标,硕士则重于临床技能的培养和训练,博士应注意疑难病症的探索,及某些病、证、方药的实验研究,寻求新的机理和临床疗效。先生先后完成了课堂教学4000余课时,带教硕士、博士、博士后28名,带教各类各级中医学徒20余人,50余年带教各级各类学生临床实践,得到了学生们的好评。国外学生100余名,国内学生数百名。

(十)发扬中医特色,创建急症中心

先生作为全国中医急诊专业委员会委员,江苏省中医急诊专业委员会主任委员,凭着他自己从事急诊工作10余年的经验,在医院领导的支持下,与医院急诊科全体医护人员一道,经过艰苦努力的奋斗,积极筹建全国中医院急诊中心。功夫不负有心人,国家中医药管理局通过初步评审,认为:江苏省中医院急诊科,硬件建设(急诊抢救室、监护室、急诊病房、各种抢救设备等)及软件建设(人员梯队、技术培训、中药急救制剂等),基本符合建设中医急诊中心的要求。经国家中医药管理局批准江苏省中医院作为全国中医急诊中心建设单位,并由国家中医药管理局专项拨款,医院配套,进行为期三年的建设。在先生的带领下,急诊中心全体医护人员,心往一处想,劲往一处使,按照国家中医药管理局的建设标准和要求,脚踏实地的一项项落实,一件件办妥。3年后国家中医药管理局组织全国中医急诊专家到医院进行了验收评审,评审专家认为:江苏省中医院全国急诊中心3年的建设,领导十分重视,措施得力,硬件建设符合要求,软件建设各项指标均达标,急诊队伍实力强,抢救技术水平高,急诊门诊患者多,抢救成功率高,单病种中药抢救率达96%,中药急救制剂20余种,病历书写质量完整、规范。专家评审结果:一致通过江苏省中医院急诊科正式为全国中医急诊中心,由国家中医院药管理局给予授牌,并将创办中医急诊中心的经验向全国推广,先后获得全国中医急诊中心先进集体奖,先生于1992年、1993年连续两年获全国中医急诊先进个人奖,2013年获中华中医学会中医急症特殊贡献奖。

(十一)中医走向世界、传播中华国粹

2006年,先生受聘于新加坡工作,在长达两年的时间里,先生为国际友人、华人、华侨精心治病,患者预约挂号要等10余天才能看病,先生觉得服务不到位,会影响患者的治疗效果,为此,他主动放弃了周六、周日的休息,全心全意为他们诊病,还经常开展义务讲学,宣传科普知识,深得新加坡人民的好评。先生治疗的各种肿瘤患者都能改善症状,减轻病情,提高患者的生存率,有些肿瘤还得到治愈,如:一位41岁的李姓男子,患鼻咽癌,淋巴结转移,新加坡国大医院手术治疗和化疗,不久病情复发,慕名前来诊治,先生在辨证施治的同时加抗癌中药,及治癌经验方,先后服用中药8个多月,后经两次磁共振检查均正常,国大医院西医肿瘤专家说:这真是奇迹。并诚邀先生开展对肿瘤的临床研究。患者感激之余,为先生送上了奖牌"华佗再世、造福人民"。许多疑难杂病及更多的肿瘤患者上门求治,马来西亚、印度尼西亚、澳大利亚等国家的患者接踵而至。新加坡总理李显龙在一次中医医疗义诊中接见了先生,他说:你诊治了许多西医无法治疗的疾病,并热情地对先生说,你是中国的"国宝",现在在新加坡热心为新加坡人民治病,也是新加坡的"国宝"。先生在新加坡工作了两年,每年都获得医疗工作优胜奖,先生说得好:"中医不仅要为国人服务,还应该为世界人民服务"。先生以实际行动实现了他自己的诺言。

(十二)忠诚中医事业,喜获累累硕果

先生几十年如一日,在中医事业的征途中,任劳任怨,埋头苦干,将毕生的精力献身于中医事业,他先后总结撰写并公开发表各种学术论文148篇,先后获得优秀论文奖21篇,其中国家级8篇,省级10篇,市级3篇;主编专著6部,参编12部;先后中标国家自然科学基金课题4项,省级社会发展课题4项,局级课题2项;先后获得科研成果奖、国家中医药管理局科技进步一等奖1项,江苏省省级科技进步二等奖2项,三等奖3项,四等奖1项;先生先后在学术和社会团体任职:江苏省中医急诊专业委员会主任委员,江苏省中医瘀血证专业委员会主任委员,全国中医血证专业委员会副主任委员、全国中医瘀血病专业委员会主任委员,全国中医热病专业委员会副主任委员。中华全国中医内科专业委员会委员、理事、常务理事;国家中医药管理局急诊必备药评审专家,江苏省中医药管理局中医药学术委员会委员,国家自然科学基金、国家中医药管理局、江苏省、南京市课题成果评审专家,中药新药评审专家。基本药物目录、中药保护品种评审专家;江苏省、南京市医疗事故技术鉴定评审专家。先生在几十年的工作中,先后获得各种荣誉有:1979年至1981年,两次被评为赴西藏医疗队先进工作者,1985年获南京中医药大学优秀教师奖,1992年获南京市优秀服务能手奖,1992年至1993年连续两年获国家中医药管理局全国中医急诊先进个人奖,1994年获院优秀共产党员奖,1994年获江苏省优秀白衣战士奖,1994年获江苏省名中医称号,1995年至1996年,连续两年被评为省优秀科技工作者,1995年被授予江苏省突出贡献中青年专家称号,1997年被授予江苏省优秀知识分子称号,1998年被授予国务院特殊津贴专家称号,1999年获江苏省科教先进工作奖,2002年获江苏省优秀科技工作者奖,2007年、2008年获新加坡医疗工作优胜奖,并受李显龙总理亲切接见,2013年获人民卫生出版社优秀出版工作者称号,同年获中华医学会中医急诊特殊贡献奖。

先生在漫长的医疗工作中,几十年如一日,兢兢业业,勤恳耕耘,一丝不苟,在学术上兼收并蓄,做到继承不泥古,发展不离中,古为今用,洋为中用,因此在中医内科急性温热病,如流行性出血热、乙脑、流脑、急性流行腮腺炎、急性胰腺炎、急性肺炎等都有大量的实践经验和独到见解。在内科杂病方面,如中风、头痛、癫痫、帕金森病、精神分裂症、抑郁症、失眠及各种风湿病、脾胃病、各种肿瘤疾病、颈腰椎病等疑难杂病均有自己的丰富经验。凡经先生诊治痊愈的患者,无不对他医德、医术心悦诚服。

先生忠诚中医事业、艰苦奋斗、全心全意为人民服务、开拓创新、继往开来,先生在医疗、教学、科研等方面,功成名就,硕果累累,但是他在古稀之年,既没有陶醉,更没有停步,而是依然辛勤耕耘,不断总结,不断探索,不断进取,在平凡的医疗工作岗位上,创造出不凡的业绩,他把自己的心血倾注到中医事业中,治病救人,造福人民,为祖国的繁荣昌盛,为中医走向世界,做出了较大的贡献。先生那种"天下无难事,只怕有心人",那种"顽强拼搏、生命不息、奋斗不止"的精神,将永远激励后人。

第二章 学术思想

一、强调中医学整体观念,辨证论治的核心价值观

中医学的一个显著特点,就是非常重视整体观念,认为人体是一个有机的整体,构成这个整体的各部分是互相制约的;又认为人生活在自然界中,并与自然界密切相关,人体的生理功能和病理变化,不能不受自然界的影响。虽然中医对病理细节的认识比较粗糙,但却在整体上把握了事物的联系,注意到增强机体内部抗病力的重要性;在认识和治疗疾病上,强调"五脏相通"、"脏腑相关"、"天人相应",注意从各器官的联系上、以发展变化的观点进行辨证论治。一般情况下,整体治疗是全局性的,局部变化处于整体的联系和制约之中,通过调整整体而达到治疗局部的目的。例如中风病患者除表现头晕、头痛、半身不遂、口眼歪斜等局部的症状外,还常出现一些机体阴阳气血和脏腑功能失调的现象,这时的治疗应从整体出发,调整机体的阴阳气血使之达到平衡,其局部的症状也就能减轻或缓解,而且由于中风病的发病与劳累太过、情绪激动、受寒等因素密切相关,所以避免以上诱发因素,就可以防止或减少中风病的发作。再如中医对高血压病的论治,不能只着眼于降低血压这一局部现象上,其重点应放在调整机体阴阳平衡上,即所谓"谨守病机,各司其属,疏其血气,令其条达,以致和平",以期从根本上解除高血压发生发展的内在原因。引起高血压的原始因素是血流供求关系的不平衡,其中尤以心、脑、肾最为重要,在血压升高的发生和维持上起着重要作用。血压升高本身是体内克服血流供求不平衡的一种代偿,因此血压升高并不纯粹是消极的病理破坏,不应当把它作为论治的对象,而应看作治疗的服务对象,也就是"治病求本",去除引起血压升高的根本原因,帮助机体改善血流供求关系,因势利导,积极扶持机体的自身调节能力。要达到这一目的,关键是从整体出发,而不能只着眼于"降压"上。在临证时一定要坚持运用整体观念认识和治疗疾病,才能提高辨证论治的水平和临床治疗效果。

中医学的整体观,体现在中医理论的各个层面,相互交叉,相互渗透,只有真正认识整体观念在中医理论中各方面的指导性作用,才能完整地、科学地理解和掌握中医理论。整体观念对中医理论的指导和影响,集中体现在藏象学说、病因病机、诊断理论、治则治法四个主要方面中,这些方面体现了整体观念的普遍性,说明整体观念普遍存在并发挥着主导性作用,整体观念体现在辨证

论治过程中的各个方面,并发挥其核心作用。

　　藏象学说中的整体观念,主要体现于三个方面:五脏是代表着整个人体的五个系统,人体所有器官都可以包括在这五个系统之中。人体以五脏为中心,通过经络系统,把六腑、五体、五官、九窍、四肢百骸等全身组织器官联系成有机的整体,并通过精、气、血、津液的作用,来完成机体统一的机能活动。这种五脏一体观反映出人体内部器官是相互关联的,而不是孤立的一个统一的整体,即"五脏一体";藏象学说中,认为人的精神情志和意识思维活动,与五脏的生理活动具有密切的关系。由于五脏的生理活动能够统率全身整体的生理功能,所以认为大脑的生理功能正常,有赖于五脏生理功能的平衡协调。五脏的功能活动异常,则大脑的精神情志和意识思维活动也必受其影响;反之,精神情志和意识思维活动的失常,也势必反作用于五脏,从而影响五脏的生理功能。因此《素问·宣明五气》中所说的:"心藏神,肺藏魄,肝藏魂,脾藏意,肾藏志",并不是不认识大脑的生理功能,而是进一步把人的精神意识和思维活动加以科学的分类,探讨其与各脏生理活动的关系,强调五脏和精神相互依存,相互制约的关系,即"形神一体"。人类生活在自然界中,自然界存在着人类赖以生存的必要条件。同时自然界的变化又可以直接或间接地影响着人体,而机体则相应地产生反应。《灵枢·岁露》说"人与天地相参也,与日月相应也"。将人体与天地置于同一体系中研究考察,强调内外环境的同一性,即"天人相应",如《素问·阴阳应象大论》说:"天有四时五行,以生长收藏,以生寒暑燥湿风。人有五脏化五气,以生喜怒悲忧恐。"认为四时与五脏所主的精神活动之间也有相通相应的关系。

　　中医学对病因的认识,是一种宏观的认识,以人与自然的整体统一为基础,通过考察影响人体的各种因素在疾病发生中的整体作用来分析病因:一种因素是否能成为致病因素,不仅取决于这种因素本身的状态,而且取决于人体的状态,病因在本质上是通过与人体的相互作用体现出来的。中医学病因理论的整体观念,集中体现于宏观认识、强调联系、审证求因三个方面。自然界的气候变化可以影响人体的健康状态,当人体的变化与自然界的变化不相协调,或自然界的各种因素变化异常时,就会导致疾病的发生,而这些因素也就成为病因。《素问·四气调神大论》说:"阴阳四时者,万物之始终也,死生之本也,逆之则灾害生,从之则苛疾不起。"人若违背了自然界阴阳四时的变化规律,疾病就会发生。人体生存在自然界中,从人体自身角度看,人体若要保持自身的健康,就必须顺应自然界的变化规律,一旦人体不能适应自然界的变化,也就必然产生疾病。所以,人的生活起居、劳作休息等,在一定程度下,也都可以成为致病因素。中医学认为,六气是否能成为六淫,并不仅仅取决于六气自身的异常变化,而是取决于人体是否在这种条件下得病,也就是说,当六气变化太过，而人体不能适应，从而导致疾病发生时，六气才能成为六淫。《灵枢·百病始生》说："风雨寒热，不得虚，邪不能独伤人。卒然逢疾风暴雨不病者，盖无虚，故邪不能独伤人。此必因虚邪贼风，与其身形，两虚相得，乃客其形。"离开人体与自然的整体联系，病因也就无从认识。中医学对病因的辨识，除了考虑发病时的各种内外因素之外，其所依赖的主要根据是患者表现出的各种症状，通过分析这些症状，结合各种病因的性质和致病特点，来具体地分析和推测病变原因的。这就是中医学所特别强调的"审证求因"的方法。病因在疾病发生中的地位，并不是由其自身的异常为据的，而是其在作用于人体之后是否能引起疾病为依据的。而且，由于人体体质的差别，这种整体反映必然是多种多样的。所以，中医学的病因，必须在与人体的相互作用中才能被认识，风、寒、暑、湿、燥、火等因素，离开人体，就失去了其作为病因的意义。可以说，中医学的病因，都是整体性的。

由于中医学把人体的各组成部分看作是一个相互联系而又相互影响的有机整体，并把人体与自然界的各种因素看作是一个有机联系的整体，所以在分析疾病的发展变化时，就必然从人体的各种部分之间的相互联系和人与自然的相互联系和相互影响出发来探讨疾病的发展变化规律，从而体现出中医学病机理论的整体观思想。中医病机理论的整体观念，主要表现在阴阳失调、脏腑病机两个方面。阴阳失调是中医学对病机的高度概括。按照阴阳学说，阴阳两方面是既对立又统一的，它们之间具有互生，互制和互化的关系。这种关系决定了病理状态下的阴阳两方面也是相互影响的，在分析阴阳病机变化时，就不能仅局限于疾病某一方的变化，而是从其相互影响出发，才能把握病变的规律。中医学认为，虽然脏腑各有其功能特点，但彼此之间又是相互联系、协调为用的。每一脏或腑的功能活动，都必须有其他脏腑功能活动的支持才能完成。以"心主血"为例，心虽然是一个与血液关系最为密切的器官，但血液的产生是通过脾的运化功能完成的，血液的运行，除了心气的推动作用外，与肝主疏泄及藏血的作用，肺气的宣发与肃降作用，脾的统血的作用等都有一定关系。五脏六腑的功能彼此之间是不能分割的，因此在病理上也就必然会相互影响。因此在分析一个脏或腑的病变时，也就必须从这个整体联系出发，才能如实揭示病变的实质过程，全面把握病变的相互影响。

中医学的诊法，主要包括望闻问切四个方面，是在中医理论的指导下进行的，因而同样贯穿着整体性思想。疾病的一切表现，都被看作人体内在的脏腑病变必然的外在反映，即所谓"有诸内，必形诸外"。通过症状的特征及其与脏腑之间的关系进行推理来诊断，是整体观念在病症分析中的典型体现。《内经》说："能合色脉，可以万全"，"能参合而行之者，可以为上工"即强调四诊合参的重要意义。由于四诊是从不同侧面，通过不同方法来进行疾病诊断的，各种方法各有特点,一种方法具有其他方法所不能代替的作用,所以,综合运用四诊,也就可以最大限度地了解疾病,为提高诊断的准确率创造条件。任何疾病都有一个不断发展和变化的过程,因此,对疾病的诊察也就不能仅仅局限于当前的症状,要对疾病更为全面的了解,需要把疾病的过程作为一个有内在联系的整体来看待。只有把握疾病以前的过程,才能对现在的疾病有更深刻的理解,并且可能对疾病的未来做出预测。疾病过程中强调对疾病的动态观察,从疾病的发生和发展规律来认识疾病,无疑是强调疾病过程中的前后因果关系,强调疾病在过程上是一个有机联系的整体。

中医学认为,疾病本质上是人与自然、社会及人体自身失调的结果。这种失调一般是在邪气的作用下,人体的阴阳双方失去了协调平衡的生理状态造成的。所以,从根本上说,所谓治疗就是通过药物或其他治疗手段,祛除邪气,恢复正气,使人体的生理机能实现新的协调平衡。中医学治则治法的整体观念,主要体现在调整阴阳、扶正祛邪、标本缓急、三因制宜四个方面。中医学在确定治则时,特别强调从阴阳之间的相互制约、相互依赖、相互滋生和相互转化的关系入手,从整体上利用这些关系,使阴阳之间恢复协调平衡。邪正斗争是贯穿疾病全过程的基本矛盾之一,邪正之间存在着互为盛衰的关系。祛除邪气和扶助正气,是治疗的基本原则,中医学在确定祛邪与扶正的使用时,不过分强调一时的祛邪或扶正,而是强调最终恢复正气和排除邪气,恢复人体的健康。标和本是一个相对的概念,"本"多指疾病过程中的主要矛盾,"标"多是指主要矛盾派生出的次要矛盾。治疗疾病时,应针对其主要矛盾进行治疗,此即所谓"缓则治其本"。当标病甚急时,则当针对标病进行治疗,此即所谓"急则治其标"。三因制宜,是指因时、因地、因人制宜,即在确定治则和选择用药时,将时间因素、地域因素和患者的个体差异考虑在内的原则。疾病不是孤立的,其产生和发展都是与不同的时间因素、地域因素以及不同患者在年龄、性别和体质方面的差异都有关系,在治疗上也是有区别的,这就强调治疗疾病时各个方面的整体联系。

辨证论治是在整体观念思想指导下进行的。辨证论治着重从整体出发,重视人体内部及人体与周围环境的一致性。对疾病的治疗,主要是通过调整整个机体的生理机能和抗病能力,即针对全身的功能紊乱加以调理,反对孤立地、片面地、静止地看待和分析人体的疾病变化,反对脱离人的具体情况而单纯去治疗病,或脱离整体而去治疗局部。所以整体观是辨证论治的精华,贯穿于辨证论治的各个方面,有重要科学价值和实践意义。

二、重视中西医结合理论与临床的创新

中医药学是我国优秀的医药科学文化,千百年来为中华民族的繁衍昌盛,

为保障人民健康做出了不可磨灭的贡献。继承发展中医药学的理论精华和丰富的临床经验，倡导中西医结合新理念，是我们这一代人光荣而艰巨的历史使命。《中华人民共和国中医药条例》指出："国家保护、扶持、发展中医药事业，实行中西医并重方针，鼓励中西医相互学习、相互补充、共同提高，推动中医、西医两种医学体系的有机结合，全面发展我国中医药事业"。这一规定从法规层面上明确了中西医结合的地位，同时也设定了中西医结合应该达到的目标，以及为实现这一目标需采取的途径和措施。国家中医药管理局又在此基础上制订了《关于进一步加强中西医结合工作的指导意见》，系统地对中西医结合工作的指导思想、任务等作了较详细的阐述。这些对中西医结合的地位和作用的肯定，也说明了对中西医结合的理论和临床创新的重视。

"中西医结合"这一概念是 1956 年毛泽东关于"把中医药的知识和西医药的知识结合起来，创造中国统一的新医学药学"的讲话之后，逐步在我国医学界出现的，首见于《人民日报》1959 年 1 月 25 日《认真贯彻党的中医政策》社论，此后得到中国医学界的普遍运用。近半个世纪以来，作为"新生事物"的中西医结合，直到今天，它一直没有一个内涵确定、外延清晰的科学定义。

关于中西医结合概念虽然存在着多种理解，归纳起来，无外乎两种，一种是狭义上的理解，也是其本义，即是毛泽东的"把中医中药的知识和西医西药的知识结合起来，创造我国统一的新医学新药学"。另一种是广义的理解，即"中西医工作者相互合作，中、西医学术互相配合，以提高临床疗效为目的的实践过程，谓之中西医结合"。狭义上的中西医结合主要在学术方面提出了中西医结合的基本内容与目的，即以创立一种统一的新的医药学为目标的结合。广义的理解，即将中西医两种理论、两种方法相互配合或联合，以提高临床疗效为目的的结合。这两种提法是从不同的层次上来界定中西医结合的，两者都有合理的一面，但我们不能人为地把二者割裂开来。如果将中西医结合目标划分为最低目标与最高目标，那么最高目标就是将中西医学融合为一体，创造一个新的统一的医药学；最低目标则是目前中西医结合工作者正在进行的运用中西医两种知识和方法，以提高临床疗效为目的的中西医联合或配合。对中西医结合的理解如果局限于最高目标而忽视其最低目标，实际上是无视中西医结合的长期性和艰巨性；相反，如果仅局限于最低目标，而忽视甚至否认了最高目标，容易导致将中西医结合简化，将中西医结合仅看成了临床诊断上"辨证"与"辨病"的"互参"，治疗上中西两法"互补"、中西两药"并用"。实际上，最低目标和最高目标之间并不是对立的，而是同一过程中的两个不同发展阶段，人为将两个阶段分离开来容易导致认识上的偏差和实践中的盲目。到目前为止，中西医结合没有权威性的定义，尚难认同和统一。大多数学者认为可概括为：中西医结合是一门研究中医和西医在形成和发展过程中的思维

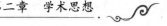

方式、对象、内容、观察方法,比较二者的异同点,吸取二者之长,融会贯通创建新医学理论体系,服务于人类健康和疾病防治的整体医学。

随着科技的飞速发展,中西医结合的研究也越来越多地结合应用现代科学技术和方法,取得的成绩进一步受到国内外同行业的瞩目。上海的邝安堃教授将内分泌学比作中西医结合的桥梁,认为激素的对抗与阴阳学说、激素的反馈与五行学说极为相似,他以独到的见解和科学手段进行中西医结合的研究,并第一个提出实验中医学的概念。此外,扶正固本说提出调节免疫功能、活血化瘀理论应用于心血管疾病、清热解毒药具有消炎作用等研究均取得一定突破。陈可冀等关于"血瘀证与活血化瘀研究",不仅首创用活血化瘀药防治冠心病介入治疗术后再狭窄和心绞痛复发,使两者的复发率下降了50%,也由此引发了全球活血化瘀药的研究热潮,他强调临床医疗研究中要注重病证结合理论或理念的思维,更是得到中西医结合专家和同行们的广泛认同。青蒿素及青蒿琥酯复方治疗耐药恶性疟疾,中药砒霜(三氧化二砷)治疗急性早幼粒细胞白血病,以及近来中西医结合预防和治疗SARS和甲型H1N1流感等,均发挥着举足轻重的作用。在中西医结合科学研究和开发上,川芎嗪、消痔灵、清开灵、复方丹参滴丸、麝香保心丸、通心络等一系列中成药的推出,让古老的中草药在组方、化学成分、剂型改进、使用方法和复方研究等方面有了新的不同方面的创新。

中西医结合医学的建立源于创新。中西医结合医学形成与发展的过程也是一个不断继承与创新的过程,从唐容川的"中西汇通"到张锡纯的"衷中参西",从恽铁樵的"群经见智"到新中国成立后提出的"中医要科学化,西医要中国化",无不体现中医学家在医学实践中力图学习、认识、沟通和发展中西医学术。中西医结合医学作为一个新兴年轻的学科,是中西医学兼容互补发展创新的产物。每一个中西医结合成果的取得,每一个中西医结合医学的发现,无不与创新联系在一起。从民间用于治疗淋巴结核、皮肤癌等点滴经验得到启发,针对单一病种急性早幼粒细胞性白血病深入研究,针对性强,疗效确切,便于观察总结,体现了专病特性;从"以毒攻毒"的朴素原理发展到诱导急性早幼粒细胞分化,促进癌细胞凋亡目前被认为较深层次的机制,说服国际学术界,体现了微观特性;从民间中医经验出发,由复方到单味中药砒霜,又到化学纯三氧化二砷,治疗急性早幼粒细胞性白血病,体现了辨证特色,它来源于传统中医学宏观辨证的经验,却又高于宏观辨证。这一专病特性、微观特性、辨证特性三者有机的创新结合,使三氧化二砷治疗急性早幼粒细胞性白血病这一中西医结合的重大发现成为现实。

目前,中西医结合学科在基础理论和临床发展方面存在的问题均值得我们关注。在基础研究中应该正确处理分析和综合的辩证关系。中西医结合不是中医西医化,不能用简单的还原论的方法来研究中医。中医学是一门经验医学,但更是一门朴素的整体医学,中医学具有独特的理论体系,从总体上来看,中医理论更接近或符合生物—心理—社会医学模式。中医学的人体观、疾病观、辨证论治的原则与方法、养生防病的理论与学说,都值得广大西医认真学习。掌握其精华,用现代科学方法补充、提高,将有利于提高我们对疾病的认识,有利于用辨证思维来指导临床诊断及治疗。而西医在过去的发展过程中主要是一门实验医学,西医的基础医学是现代自然科学与医学密切结合的产物,随着自然科学的发展,基础医学也将不断提高。西医的诊断手段与方法是当代高科技在医学中的具体运用,其先进性和客观性是毋庸置疑的。近年来,随着分子生物学、生物技术与生物医学工程的迅速发展,现代医学正面临着极好的发展机遇。医学的发展趋势以及医学模式的改变,要求我们的研究不仅建立在生物学个体的基础上,还要重视心理、社会因素的影响,强调个体差异,建立起立足于现代自然科学和社会科学之上的新型整体医学,而中西医结合可以将现代科学微观化的优势和中医学整体化的理念有机地统一起来。这种结合要求研究者不但要有扎实的现代科学的基础,更要具备较高水平的中医理论的造诣,所以必须强调中西医结合工作者认真学习中医理论和努力提高中医素养。

在临床实践中应该合理开展中西医结合的治疗,特别是中西药物的合用。中西医联合治疗是体现中西医结合优势的重要方面,对于提高疗效,特别是对于提高一些难治性疾病的治疗效果以及保护人民健康发挥了重要作用。在实践中已总结了一些成功的经验,如西医辨病、中医辨证、病证结合、同病异治、异病同治、宏观辨证与微观辨证相结合等,但中西药的合用并不等同于中西医结合。泛泛的中西药物合用是否科学,是否合理,药物之间有无不良反应,是否适得其反或者造成不必要的医疗资源浪费等,这些都是值得探讨的问题。

在中西医结合的发展上,需要注意以下几点:一是加大培养人才的力度,进一步有计划地组织西医学习中医,强化中医人员学习西医知识的深度和广度;二是要提高中西医结合的临床贡献度,要跟医疗服务需求相结合,面向社会基层服务;三是加强中医优势病种的研究,在常见病和疑难病方面下功夫,加大产业化力度,研发新药;四是中西医要进一步密切团结合作,互相尊重,互相学习,多出成果,为国争光。既往中西医结合临床研究成就表明,立足国际医学前沿,追踪、汲取生命科学和现代医学中的新观点、新学说、新手段与新方法,从学科交叉中寻找良好的切入点和创新点,针对现代临床医学面临的热点、疑难、重大问题,充分结合中西医学各自优势,进行中西医结合的病因、病机探索,寻求相应治则、治法及其经典方药防治策略,并提出科学假说,通过严谨的随机、双盲、对照研究客观评价中西医结合的临床疗效,通过实验研究进一步阐明机制、加以验证，及时提炼、总结规律性认识，最终创新、发展新的医学理论，再用于指导实践。

中西医结合是中医学与现代医学融汇、交叉的必然结果。中西医结合是我国旷古未有的开创性事业，既是中国医学发展的必然，也是现代医学发展的突破点，具有独特的优势。当今医学领域的巨大转变给中西医结合的发展带来了机遇，我们也面临着巨大的挑战，我们相信，在"中西医并重"、"实现中西医结合，发展传统医学"方针指引下，重视中西医结合理论与临床的创新，开拓进取，继往开来，中西医结合研究一定能取得更大成绩，为创造人类新医学新药学，为中华民族的伟大复兴，为人类健康事业做出更大的贡献。

三、中医急症的独特优势应努力发扬

随着现代医学的发展，中医治疗急症面临着强大现代化西医的挑战，中西医优势的竞争决定了中医急症事业的兴亡。符为民教授早年在从事中医急症工作中，作为知名的中医内科急症专家，其临证以中枢神经系统急症为主，兼及消化系统疾病、急性传染病、外感发热类疾病及呼吸系统疾病等急症，对中医药治疗急症造诣颇深，先后对流行性出血热、上消化道出血、急性胰腺炎、中风等疾病作了专题研究。强调中医急症的发展应当采用"扬长避短"的态度，充分发扬自己的特色与优势，克服劣势，才能使传统中医学的特色与现代科学技术相结合。对于在目前形势下，如何发展现代化的中医急症研究，如何振兴中医急症事业，提出了以下见解：

（一）中医急症必须以中医学为"平台"

在中医急症临床工作中，要挖掘中医学的潜力，发扬其优势，中医急症的发展应当始终以中医学为"平台"，而不是以西医学为"平台"，但是要在此平台和基础上吸取现代医学的成果，发扬中医急症的优势才会更好地为患者造福，在中医学平台的基础上，要充分继承中医固有的诊疗技术，并不断发展，许多急诊诊疗方法散存在中医古籍中，这些方法往往简、便、效、廉，易于临床推广应用，有的方法独特而临床意义极高。中医急症源远流长，早在《伤寒论》中就有涉及急症学的多项内容，从体温、脉象、呼吸、神志改变、小便、胃气等多方面阐明了古老的急症的指征，创立了急症救治原则，应用针灸、肛门给药等多种方法。特别是至明、清时期的温病学家更是将中医急症发扬光大，在治疗高热、神昏、抽搐等急症方面总结出了一套宣透、清气、透营、凉血、化痰、通络、开窍、救脱等急救治疗原则，并创制安宫牛黄丸、至宝丹、紫雪丹、养阴增液汤等仍为当今广泛应用的有效的方药。此外，在急救器械的使用方面也有悠久历史，汉末张仲景曾运用灌肠法，并曾经施用过人工呼吸技术，唐代孙思邈曾经应用导尿术。这些都是中医的优势，要继承其深厚的理论思维和丰富的治

疗手段,删除其不合理的部分使其更具有科学性、系统性和实践性。在与现代医学急症学有机结合中积极找到与现代急危重症的切入点,不断充实中医急症的内容。

例如,在流行性出血热诊治中,应始终将中医理论作为平台,该病属于祖国医学"疫疹"、"疫斑"的范畴,认为其病因为湿热疫毒所致,其病理变化有卫气营血的全过程,临床表现为发热、低血压休克、出血、少尿、或尿闭、多尿等,其中皮肤黏膜及多腔道出血是本病发展过程中的重要一环,若不及时救治,可危及生命。其出血的原因为瘀热互结、阴血内亏,热毒、瘀血、阴伤、出血互为因果。本病湿热疫毒较重,可充斥三焦,可在短时间内波及营血,一则热盛迫血妄行,血不循常道而溢于脉外,一则热毒炽盛,伤津耗气,气阴不足,血流缓慢,血液黏稠,致使血瘀。瘀血不去则出血不止,出血又可引起瘀血,瘀血留滞,则热毒更盛。此时相当于西医之"急性弥散性血管内凝血(DIC)"。对于DIC的治疗,目前西药无可靠、安全的特效疗法。虽然有学者推崇肝素抗凝疗法,但看法也不一致,特别在DIC的中晚期,由于继发纤溶亢进,有导致大出血的危险。其病理机制为瘀热互结、阴血内亏,热毒、瘀血、阴伤、出血互为因果;证候表现为气营两燔、营分热盛、营血同病;治疗以滋阴凉血、化瘀解毒为主。为此在中医"卫气营血"理论指导下,使用中药地丹合剂清热解毒、凉血散血、养阴生津可以阻断DIC的发展。

(二)中医急症要坚持中医理论特色

中医理论是不排斥西医理论及技术的,中医急症首先必须以中医理论为依据。中医相对于西医的独特优势之处在于以中医理论指导的诊疗思路来诊治疾病。辨证论治是中医治病的传统特色,其不仅体现在诊断用药方面,还体现在其他疗法,比如急症的护理等方面,其中辨证取穴、辨证施护等,都是提高急症疗效的保证。中医学的整体观体现在临床上就是对多系统、多器官、多组织的综合病变以及功能性和原因不明的病证的诊疗优势。另外中医急症的优势还在于"不治已病治未病"的思想,未病先防即是抓住某些急症出现的一些先兆,采取一定预防措施,以降低或消除潜在的危险,急症变化迅速要重视既病防变,不应等出现了病变才去治疗,而应在未出现之前即预防,采取相应的处理措施截断疾病的发展,这样才能提高抢救成功率。当然坚持中医特色不等于拒绝西医技术。应强调"拿来主义",而不只是强调保持自身的独立性与西医格格不入。中医要学西医,其目的是把现代西医行之有效的先进科学技术拿来"西为中用",取其长以补中医之不足,在临床上按"先中后西,能中不西,中西医结合"的原则进行施救、教学、科研。

例如,在治疗急性水肿型胰腺炎方面充分体现了坚持中医理论的特色,祖国医学并无"胰腺炎"的名称,但在"脘腹痛"、"胁痛"、"结胸"等篇中可找到类似的记载。总结其致病因素不外乎暴饮暴食、肥甘厚腻、情志不畅、蛔虫上扰等。病理性质属里热实证,病理机制为湿热蕴结,枢机不利,气郁食滞,胸膈不畅,气血不调,腑气不通。临床辨证可分肝郁气滞、肝胃实热、脾胃实热、蛔虫上扰等四型。其辨证要点,应区别脏腑所属,在气在血,湿热偏重等不同。治疗方法上,贯穿了疏与通合、消与化配,完全针对肝郁气滞,湿热蕴阻、食滞不化、气血不调、胸膈不利、少阳失和、腑气不通等环节。创制"胰炎灵"冲剂,该制剂中柴胡、黄芩疏和退热,生大黄清湿热以通腑,败酱草清热解毒,厚朴、枳实宽胸理气,姜黄等化瘀定痛。具有镇痛解痉、增强肠道通气和排毒的作用,用之可提高治愈率,阻断其向出血坏死型胰腺炎的发展。

(三)中医急症更应该注重衷中参西

中医急症劣势在于从理论方面缺乏对急症辨证论治体系的创新。从技术方面缺乏西医的病理、生化、物理诊断,导致诊断不明确,且重复性差,缺乏反映具有中医特色的应急先进手段,缺乏具有中医治法专效特色的新制剂、剂型等。从学术方面不规范、不统一,无统计学、缺乏合理的临床和动物试验等,这些严重阻碍了学术的发展。发展中医急症,要避劣择优,坚持走中西医结合道路,实现中医急症现代化。应注重做到以下几点:

1. 辨病与辨证相结合 中西医优势互补,博采众长,借鉴和吸收西医先进的急救技术,做到"洋为中用",结合实验室化验检查以及放射、超声等物理检查等手段,以扩大中医望诊的范围。在诊断中实行中医、西医双重诊断,把中医的辨证与西医的辨病相结合,明确诊断判定疗效。在治疗上中药从多要素、多靶点、多环节、多层次上同步改善机体状态,西药则从微观上定位准确,作用迅速,效专力猛,在机体主要失调环节和部位施以强有力的调控,使主要矛盾尽快得到解决。在中西医结合治疗急症的用药中与中药相互配合,优势互补,可以提高疗效。例如,应用化瘀止血法治疗消化性溃疡胃炎出血,认为该病多因胃中积热、肝郁化火、脉络瘀阻、邪逆乘胃,阳络受伤所致,亦有劳倦过度,脾胃受损,气不摄血,而致吐血便血者。概括之,即虚实两端,实在于火与热,虚在于气与血。本病虚实之间互有转化,病机上存在由虚转实、因实致虚的特点,其关键的病理因素为血瘀和火热,火热为始动因素,瘀血为病理中心。因此,对消化道溃疡胃炎出血的治疗,确立了化瘀止血为主的治疗方法,选用具有活血化瘀、祛瘀止血作用的"胃血宁"进行临床观察取得了显著的疗效。

2. 改变剂型和给药途径 中医的急救效应主要是通过药物的急救疗效表现于临床。中药剂型改革的滞后已成为制约中医急诊、中医药发展与现代化的瓶颈。研制用药的剂型应达到速效、高效、多途径给药,这样才有可能使中医急诊的救治得心应手。多途径给药,一是同一药物有不同的给药方式,二是同一病症有不同的给药方式。近年除了继承和发掘传统剂型汤、丸、散、膏、丹等外，还运用现代先进技术工艺制成片、膜、胶囊、合剂、冲剂、糖浆、滴丸、栓剂、针剂、气雾剂等新剂型，另外加上多途径给药，特别是静脉给药，弥补了传统剂型的部分不足，使疗效及给药速度有所提高，发展了中医急症现代化。符为民教授将经验方做了多种院内制剂，如治疗上消化道出血的"胃血宁"合剂，治疗流行性出血热的"地丹"合剂，治疗脑出血的"通脑灵"合剂，治疗胰腺炎的"胰炎灵"冲剂等，治疗急症多选用合剂，主要是取"汤者荡也"之意。

3. 辨证运用西药以提高疗效　西药中用可以看成是中西医结合的一部分。目前中医治疗急症的问题关键在于要有合适的药物和剂型，这固然可以从现有的中药的研究中得到解决，但从西药中药化的研究更易解决。从临床上看西药虽然在治疗急症方面有优势，但在有些情况下，按照中医辨证论治中一定的辨证分型诊治疾病，才有较好的疗效，不良反应较少。西医在治疗急症中有优势可以拿来使用，但使用西药不是机械地使用，而是将西药赋予中医思想，则中医临床就有治疗急症的药可用了。用中医的实践和理论去观察、解释相应的西药药理效应，使中医以宏观为主的理论与西医以微观为主的理论相互参照、互补长短，如此，能在临床上提高疗效，避免不良反应。西药使用中的中医药学思考促进了中医急症的药物扩展。在抗生素方面，认为青霉素等均属于苦寒之品，在结合患者病症，辨证应用，用于细菌感染患者，中医辨证属于实热证者疗效最佳。

4. 循证医学与中医急症相结合　循证医学又称证据医学，其定义为明确、明智、审慎地应用最佳证据作为临床决策方法。可概括称之为遵循科学依据的医学。中医学和西医学二者虽各有侧重，但均部分体现了循证医学的核心思想。中医学有必要去粗取精，去伪存真，通过先进手段阐明证的本质，建立科学的中医证型信息库，通过大量的专家咨询和统计处理，建立相对"金标准"的证候量化表，确定中医科学的评价标准，建立突出中医特色的疗效评定体系，借助循证系统评价的思维，运用统计学、数据挖掘、信息科学等学科知识，建立具有中医特色的系统评价方法，如此则有利于推进中医学现代化进程。因此，符为民教授对于临床常见的外感发热，参与制定了《外感高热症诊断标准、疗效标准、治疗常规》，为中医药治疗外感发热提供了科学的诊断及疗效评价标准。他认为在世界科技迅猛发展的新形势下，中医药事业要不断挖掘潜力，发挥优势，注重中西医结合，推进中医急症现代化进程。只有这样中医药事业才能与时俱进，立于不败之地。

（四）努力发掘民间单、验方

发展中药、民间单、验方，开展中医综合治疗，提高疗效。中药的潜力是发展中医急症事业的最大优势。这首先反映在自然动植物矿物之多，而中医临床只使用其极少的一部分,其次这些动植矿物很可能具备西医合成药物的所有功能。如万年青强心作用比洋地黄大几倍,而洋地黄本来就源于自然植物。另外民间单方、验方、民族医学治疗急症也有待挖掘、整理,成为我们治疗急症的有效方法之一。另外中医的一些独特的治疗方法如针灸放血退热、推拿止痛、拔罐、刮痧、煎水擦浴等有助于提高临床疗效。治疗急症为了使药物尽快直达病所,除口服汤剂外,可用中药保留灌肠、直肠高位滴注、中药滴鼻、中药针剂肌内注射或静脉滴注、雾化吸入、穴位注射等多种给药方法。综合应用这些疗法,取其所长互为补充,则可达到迅速而稳定的疗效,充分发挥中医在治疗方法上的优势。

四、"疫疹"、"疫斑"的"毒瘀"学说新论

先生在长期的中医急症与内科临床中,发现"毒瘀"致病在急性热病和内科杂病中的重要地位和价值,在系统总结临床经验的基础上,全面提出了"毒瘀"致病病因、病理特点、病理演变、临床表现、证型分类、治疗法则等方面的论述,现概括分析如下:

(一)"毒瘀"的认识

"毒瘀"作为一种致病因素,有外毒与内毒之分,外毒除直接感受毒邪,如:"寒毒"、"热毒"、"湿毒"、"燥毒"等,还包括"六淫"外侵郁而化生之"毒"。内毒见于内伤杂病,一般在七情、六郁、饮食不节、劳逸失常等因素的作用下,以致脏腑功能失调,气血运行失常,诸邪久蕴,变生内毒。"瘀血"是指血液凝滞,既属病理产物,又为致病的病理因素,瘀血有广义与狭义之分,狭义的瘀血(血瘀)是指积血、留血、恶血、蓄血、干血、死血、败血,血流运行不畅而停滞。广义的瘀血包含了狭义瘀血,泛指由于痰浊、食滞、瘟疫、暑热、寒湿、情志刺激等因素导致血行不畅,或积于脉内,或溢于脉外,或形成斑、块,其中又分有形之瘀和无形之瘀两种。

(二)"毒瘀"的源流

要确立"毒瘀"学说在中医理论和临床中的重要地位,应该首先要研究中医文献,明确"毒瘀"的源流;春秋战国时期,《黄帝内经》指出:"血脉凝泣"、"血凝泣"、"恶血"、及"脉不通"等为血瘀证。对于"毒"的论述有寒毒、热毒、湿毒、燥毒、大风苛毒等,但对毒邪致病的机理等论述较少。

汉代张仲景在《金匮要略·惊悸吐衄下血胸满瘀血病脉证治》有专篇论述,在《伤寒论》太阳病及阳明病篇中也较多地阐述了"蓄血证"的证治,《金匮要略·百合狐惑阴阳毒脉证并治》将毒邪分为阴毒和阳毒,系统地论述了阳毒、阴毒致病的症状、证治、方药及预后,对继承发扬"毒瘀"学说奠定了基础;隋唐时期,巢元方《诸病源候论》在妇人杂病、妊娠病、产后病诸候等方面,对瘀血

的病因、病机、病证作了论述。并根据毒邪性质不同，其临床证候表现，将毒邪进行分类和命名。《备急千金要方》认为"时行瘟疫是毒病之气"，其中"犀角地黄汤，治伤寒及温病，应发汗而不汗之，内有蓄血者，及鼻衄吐血不尽，内有瘀血、面黄、大便黑、消瘀血方"。此方属后世温病热入营血，凉血解毒的良方；金元时期，许多医家对"毒瘀"致病都做了研究，其中刘河间、张从正治疗疾病都以解毒攻邪为其长，如刘河间从理论上阐述了火热致病的病变机理。张从正倡导"攻邪"治法，提出"先应攻其邪，邪去而元气自复"的新观点。为后世治疗"热毒"相关疾病的清热解毒法提供了理论依据；明清以来，形成了比较系统的"毒瘀"致病的理论体系，《景岳全书》详细论述了瘀血证的用药，如"血有蓄而结之，宜破之逐之，以桃仁、红花、苏木、玄胡、三棱、苍术、五灵脂、大黄、芒硝之属"；吴又可所著《瘟疫论》提出了杂气说，使"毒"邪的含义进一步明确。即毒不仅指六淫之甚，还包括六淫之外的一些特殊致病因素。王清任对瘀血诸病证论述颇详，同时对因毒致瘀作了系统阐述，如《医林改错》"温毒在内烧炼其血，血受烧炼，其血必凝"，近代张锡纯《医学衷中参西录》创制了活络效灵丹，并用解毒活血汤治疗鼠疫的病案。

新中国成立以来，在"祖国医药学是一个伟大宝库，应当努力发掘，加以提高"的号召下，"毒瘀"学说不断深入研究，已有长足进步。"毒瘀"致病的理论与实践不仅在急性温热病，还在内伤杂病方面，都有较大的发展和创新。于是在继承前人经验的基础上，在救治急症患者和疑难杂病中对"毒瘀"致病学说作出了系统总结和发展。

（三）"毒瘀"的形成

"毒瘀"的形成，首先从毒邪分析，外侵之毒称之"外毒"，主要在于四季气候变化，有其时而非其气，或非其时而有其气，太过与不及，均可产生外毒，这是疫疠之毒邪滋生、传播的重要条件，六气亦即六淫，在异常情况下，可变生为邪毒，故《素问·至真要大论》"夫百病之生也，皆生于风、寒、暑、湿、燥、火，以之化之变也"。《肘后方》认为"毒有差别，致病各异"，吴又可《瘟疫论》明确指出"一气自成一病"。

内生之毒，称之"内毒"。由于种种原因导致脏腑功能失调，气血、阴阳紊乱，病理产物积聚，郁滞，所化生的超过自身排泄能力的一类对身体有害的致病物质。其中包括：饮食不节生毒，过食为病之食积化毒，饮酒过度之酒毒，或血糖、血脂过高形成糖毒、脂毒等；情志不遂气机逆乱之火热之毒。《素问·举病论》"百病生于气也"，气不通则毒内生，因气有余便是火，火热至极即为毒；津液不归正化之水毒，如《内经》"饮食入胃，游溢精气，上归于肺，通调水道，下输膀胱，水津四布……"。若脏腑功能失调，津液不归正化而紊乱，各种代谢产物不能正常排泄，蓄积日久，变生浊毒、水毒等。

"瘀血"的形成,一般血瘀为因,瘀血为果,一个是从病机角度来说,一个是从病理产物角度而言,两者难以分清,一般是由于气虚、气滞、寒凝、热灼等病理因素,影响血液正常运行,血行不畅,即血液瘀滞,从而产生瘀血为病。脏腑组织失荣等而表现出来的一系列病理改变。即血行迟缓涩滞为瘀,《黄帝内经》之"血滞则不通","血凝而不流",《金匮要略》之"内结为血瘀",死血内阻于脉之瘀,《备急千金要方》说:"脉不通则血不流,血不流则血先死"。《素问·调经论》说:"寒独留,则血凝泣,凝则脉不通"。此类血瘀,多为血液性质或血液成分发生改变,致使血液变黏变稠、凝结于血脉之中,形成死血,死血壅塞,血脉不通。脉道闭阻,血不得行之为瘀,《素问·痹论》说:"心痹者脉不通",《素问·玉机真脏论》说:"脉道不通,气不往来",此类血瘀多由于血管炎症、血管痉挛,血管狭窄,血管闭塞等血管病变所引起。离经之血为瘀,所谓离经之血,是指在各种病因作用下,血液流溢于血脉之外,停留在脏腑组织之间,留滞于皮肉腠理之内,积而不散。此类瘀血可称"蓄血"、"积血"、"聚血"等。《灵枢·百病始生》谓:"肠胃之络伤,则血溢于肠外,肠外有寒,汁沫与血相搏,则合并凝聚不得散而积成矣"。

(四)"毒瘀"互结的病理特点

"毒瘀"互结的病理特点:外感热病,"毒瘀"互结,如:流行性出血热,往往毒盛瘀显,热毒燔灼气血,经脉阻塞,卫气营血传变快,可卫气同病,卫营同病,气营两燔,营血热盛,病情重,变证多。毒瘀弥散,或上中焦同病,或三焦同病。毒瘀入营血,可见热毒迫血妄行之斑疹密布,鼻衄齿衄尿血便血等;内伤杂病,如恶性肿瘤,瘀与癌毒往往相伴而生,癌毒越盛,瘀滞越重,瘀血越多,加剧癌毒的发展和变化,《疡科心得集》中指出:"癌留者,非阴阳正气所能结肿块,乃五脏血瘀、浊气、痰滞而成"。又如:中风(脑溢血)之"毒"邪为内生之毒,"毒瘀"犯脑,神明失用,"毒瘀"在脑府的部位及毒瘀强弱不同而有差别,但总是脑络闭阻,风、火、痰、瘀等毒瘀伤脑神,是其主要病理特点。

(五)"毒瘀"的病理演变

抓住"毒瘀"的病理演变至关重要,首先瘀血与毒、瘀可化毒,毒可致瘀。急性温热病过程中由热毒与瘀血相互搏结而形成,毒瘀是常见的病理变化。毒邪致瘀有五,一是毒邪煎熬熏蒸,血瘀煎炼为瘀。二是毒邪伤络,血溢成瘀。三是毒邪伤津耗阴,阴伤血滞为瘀。四是毒壅气机,血脉凝滞。何廉臣在《重订广温热论》中说:"毒火盛而敝其气,瘀其血"。五是热毒损伤脏腑,脏腑功能失调,血行失司,而成血瘀。总之,由毒致瘀,毒瘀交结,《温热逢源》说:"因病而有蓄血,温热之邪与之纠结,热附血而愈觉缠绵,血得热则愈形凝固"。

瘀可化毒,瘀血作为津液代谢的病理产物,其本皆能化毒为害,瘀血若不能及时驱散,郁结日久,凝聚成毒,从而形成毒瘀相互交结,更使疾病缠绵,变证无穷,危重,难愈;内伤杂病中"毒瘀"演变基本雷同,王永炎院士强调"毒瘀"在中风病发病的重要性,指出中风后瘀毒为首,毒瘀互结,破坏形体,损伤脑络,他提出血管性痴呆"毒瘀"痹阻脑络对指导临床有较大意义。

(六)"毒瘀"相搏的临床表现

"毒瘀"相搏证临床表现,以流行性出血热为例。先生早年参加国医大师周仲瑛教授主持的流行性出血热课题组的临床研究,在长达近10多年的临床实践中对本病作了系统观察和总结,先后救治了1163例患者。其主要症状与体征为:发热(高热),头痛,全身痛,恶心呕吐,腰痛,眼眶痛,皮肤三红(面、颈、胸),黏膜三红症(球结膜、咽、舌),少尿或无尿,皮肤出血点,咽、软腭、结膜出血点,舌底瘀点,皮肤大片瘀斑,多腔道出血,眼周青肿,烦躁不安,谵狂,发痉,神识昏糊,面部发青,头面肿大,齿龈结瓣,口中臭气,皮肤尿霜等毒瘀壅盛之症。其中"发热"为本病之初,一般开始即见高热,恶风寒者很少见到,起病突然,24小时内体温急剧上升,此时上腭即有细小出血点,继则可见皮下出血,如猫爪状,或散在,或成片。吴又可《瘟疫论》指出:疫疠毒邪张溢,营卫运行之机乃为之阻,人身阳气因而屈曲,并指出,邪留血分,失下而致血瘀,则可昼夜发热,日晡益甚,这与邪毒壅盛、营卫运行受阻之机,又与络伤血瘀,瘀阻毒蕴有关;皮肤黏膜斑点,有点状、簇状、线条状不等,初起为鲜红色,渐至为暗色,不高出皮肤,抚之不碍手。一般斑点越多,病情越重,甚至可见大片瘀斑,色紫黑,呈进行性扩大,甚至前臂皮下弥漫性青紫。此时病情危重,何廉臣指出:"温病发斑……系经络血热之毒,窜入肌表而外越……络血热而毒瘀则色黑"。皮肤黏膜的大量斑点是由于血热毒盛,络损血瘀,毒瘀蕴结,迫血妄行窜于肌肤所致。本病早期高热、出血并见,病情发展较快,来势凶猛,柳宝诒指出:"血为热邪所迫,不安其络,因而上溢下决"。本病广泛出血,既为毒盛损络内迫,又属瘀血阻络动血,故为高热出血并见。是"毒瘀"交结的恶性循环;少尿、无尿是本病的特征性表现,一般与剧烈腰痛、皮肤斑点、出血、发热等症同时出现,又可见同时加重,故病一开始可见蛋白尿,很快出现急性肾功能损害,其机理为血分邪毒蕴盛,耗血伤津,化源不足,肾阴严重亏虚,热毒流注于肾,肾络瘀阻毒壅,气化不行所致;球结膜水肿为本病特有征之一,轻则水肿清亮,重则状如胶冻。其病机由血分热毒壅盛,络伤血瘀,毒瘀交迫,津液外泄。《素问·调经论》载:"孙络水溢,则经有留血"。说明血不利则为水,白睛属肺,肺朝百脉,若毒瘀交结,络脉壅塞,水津周流不畅,外泄而见白睛。这也说明毒瘀壅阻经脉的严重程度;面红目赤,咽喉红及颈胸潮红,为本病早期主要表现,是由热毒壅盛煎迫血液,经络皮肤瘀血所致。吴坤安说:"瘟疫阳毒发斑,面如涂珠,眼如喷火,六脉洪大燥渴欲死,此阳明血热已极,毒邪传遍三焦,经络壅塞,荣卫不通";头痛、腰痛、眼眶痛,头痛剧烈难忍,眼眶压痛明显,此乃火毒上壅,"毒参阳位"，亦即毒瘀壅阻脑络，不通则痛。腰痛固定不移，难以转侧，痛甚如折，余师愚认为："邪毒流于肾经，毒瘀互结于肾，肾脉阻塞，气血瘀滞所致"。

本病毒邪来势凶猛，短时间内可出现肢厥，甚至狂、谵、痉、神昏等并见。何廉臣指出："（心脑）但为瘀热所蔽，血毒所致，则心灵有时而昏，甚至昏狂，昏癫、昏蒙、昏闭、昏痉、昏厥"。认为"邪热内陷，里络壅闭，蔽其神气出入之窍"是昏闭的主要机理。此为热毒壅遏血络，则瘀血不行，故见昏厥、谵妄，口唇爪甲青紫，大片瘀斑等，甚至闭极气阴耗竭形成外脱。出血热患者，由于感染性休克，微循环障碍，出现弥漫性血管内凝血，形成不可逆性休克的病机。综上所述，出血热主要临床表现，或因毒瘀侵犯的卫气营血，三焦，脏腑的不同阶段所表现证候各不相同；又如：内伤杂病中的中风（脑溢血）一般为气火上逆，突然昏倒，《内经》："血之与气，并走于上，则为大厥……气复反则生，不复反则死"。此时可见神识昏糊，口眼歪斜，舌不能语，半身不遂，或见抽搐等。乃为毒瘀犯脑，元神之府损害，神明失主。

（七）毒瘀壅结的辨证分型及治疗原则

在辨证上，急性温热病如流行性出血热，按卫、气、营、血、三焦、脏腑辨证，但由于本病邪毒盛于一般，不能拘泥于卫、气、营、血的一般顺序，在国医大师周仲瑛教授指导下，通过多年的大量临床实践，从 1163 例的病例分析中总结出，该病初起即见高热，卫分证很少见，在实地调查发病情况时，少数患者有短暂的恶风寒，因而认为本病初起发热期即见"卫气同病证"，继则"气分热盛证"，但以"气营两燔证"为多见，约占 80% 以上，因而牢牢抓住气营关，可使绝大多数患者转危为安，否则病情进一步发展，热毒深入营血，为"营血热盛证"，此时，以致变症多端，病情危急。低血压休克期：临床表现往往为邪毒鸱张，热深厥深，毒瘀交结，阳气被郁，此时称为"热毒内陷证"。若厥而不复，耗气伤阴，发展为"气阴两脱证"；少尿期，此为毒瘀深入中下焦，既为肾之阴精耗伤，又为邪毒传于肾，肾伤则水液代谢失常以致少尿、无尿。此时可见"瘀热水结证"、"热郁津伤证"；多尿期，此期为毒瘀刚退而未净，可见"阴虚热郁证"、"肾气不固证"；恢复期，此时为邪毒未净正气亏虚，故可见"气阴两虚证"、"肾阴亏虚证"、"脾虚湿浊证"；治疗原则：发热期，卫气同病证：辛凉解表，清气解毒法，气分证：清气解毒，通脉泄热，气营两燔证：清营解毒，凉血散瘀法；低血压休克期，热毒内陷证：清热解毒，宣闭开郁法，气阴两脱证：益气养阴固脱法，正虚阳亡证：回阳救逆法；少尿期：瘀热水结证：泻下通瘀，解毒利水法，热郁津伤证：清热解毒，滋阴利水法；多尿期：阴虚热郁证，滋阴清热法，肾气不固证：补肾固摄法；恢复期：气阴两虚证，益气养阴法，肾阴亏虚证：补肾养阴法，脾虚湿浊证：健脾化湿法。内伤杂病，如：中风（脑溢血）有中经络中脏腑之分，中经络有：肝阳暴亢，风火上扰，风痰瘀血，痹阻脉络，痰热腑实，气虚血瘀。中脏腑，可分为风火上扰清窍，痰湿蒙塞心神，痰热内闭心窍，元气败脱。而在治法上有如平肝潜阳、熄风化痰通瘀、化痰通腑、益气活血、开窍泄浊等。中风之因，虽有风、火、痰、瘀，但都可成毒，故"毒瘀"为其病理中心，提出解毒通瘀为主要治法，符为民教授研制的"脑血通"制剂，治疗脑溢血80例，取得了较好的疗效。

符为民教授在几十年的理论和临床研究中，对"毒瘀"致病的学术思想进行了不断的总结，形成了系统的学术思想体系，指导治疗外感温热病和内伤杂病，取得了较好的疗效，同时认为对许多疑难杂病，急性热病"毒瘀"致病具有深刻内涵，对继承发扬祖国医药遗产、创新中医理论，提高临床疗效，颇有启迪。

五、中医脑病学说理论与实践的新思路

在传统的中医理论中"脑"及"脑病学说"存在着明显的先天不足。中医脑病作为独立的学科直到近代才得以形成和发展，这得益于实践与理论的结合、继承和创新。中医的"脑"长期以来未被临床医家所重视，在《内经》中被列入"奇恒之府"，肾中所藏之精化生脑髓，如《素问·逆调论》所曰："肾不生则髓不能满"，肾中精气实，则髓海满。因此，肾中所藏的五脏六腑之精，是脑髓化生的源泉。《素问·五脏生成》曰："诸髓者皆属于脑"，"精汁之清者，化而为髓，由脊骨上行入脑"，故有"脑为髓海"之说。《素问·逆调论》云："肾不生则髓不能满"。但脑髓满亏与否，会产生何种症状，何种疾病，却未详细阐述，它的很多功能被"心"所取代。直到明清以后，脑的生理和病理功能才得以从五脏中区分，如，金正希《尚志堂文集·见闻录》说"人之记性皆在脑中，小儿善忘者，脑未满也；老人健忘者，脑渐空也"。

（一）脑的生理功能

脑为元神之府。脑主神明，人脑是人体生命活动，包括精神、意识、情感、认知等高级神经活动的统帅，赖以五脏（尤其肾）以其气血、津液、阴阳作为其结构、功能物质基础，所以为多气血、多精髓之脏。《灵枢·海论》所言："髓海有余，则轻劲多力，自有其度；髓海不足，则脑转耳鸣，胫酸眩冒，目无所见，懈怠安卧。"由这段论述可见，脑除主神志，主情志（五脏藏五神，五神上归于脑）外，脑也主经脉、肢节运动。

（二）脑的病理

脑病之为患常包含六淫（风、寒、暑、湿、燥、火及疫疠之邪）、内伤（气、血、痰、火、虚）、外伤、先天、中毒等因素，其涵盖中医病证有头痛、痫证、眩晕、昏迷、中风、口僻、厥证、脱证、闭证、痿证、痉证、癫狂证、郁证、颤证、痴呆、健忘、不寐等诸多病种。狭义的脑病就涉及西医学高血压病、痴呆、脑血管病、帕金森病、多发性硬化、癫痫、头痛病（含脑炎）、眩晕（中枢性和周围性）、耳鸣、失眠、

抑郁症(焦虑症)、精神分裂症等病种。病位虽在脑,又与五脏相关,病情复杂,本虚标实,病机夹杂。风为阳邪,易袭阳位,故脑病多见火热、风邪为病。若外邪(毒邪)入侵,成痰成瘀,易见实证;脑为多气多血之脏,靠津精滋养,若气血亏虚不能上荣,精气不能填充于脑,或病久之后则易见虚证。脑主神明,邪气太盛,或精气大亏,均可伤及神明,见神昏窍闭。

(三) 脑病辨证

应抓住辨虚实,辨痰瘀,辨寒热(火)三辨原则;治疗上,则注重治瘀、治痰、治虚、调气机。

1. 治瘀　脑病的诸多表现之中,如中风病的猝然昏倒,昏不知人,或痰涎壅盛,咽喉作声,或口眼歪斜,手足瘫痪,或半身不遂,或舌强不语,偏身麻木;头痛、眩晕常伴舌暗、脉涩;震颤麻痹、痴呆、癫痫等,多病程久长,面紫肌肤甲错等;这些临床表现均是瘀血阻滞经脉的征象。瘀血是在疾病过程中形成的病理产物,同时又是加重疾病和引起疾病转化的重要致病因素。瘀血一旦形成后,不仅失去了正常血液的濡养作用,而且反过来影响人体脏腑及气血津液的正常功能及运行,引起诸多病理改变。一般而言,瘀血作为一个有形之邪,不仅可阻滞气机,还可妨碍津液代谢,从而产生经脉瘀塞不通、出血、疼痛,内脏发生积块以及"瘀血不去,新血不生"等不良后果。所以在诊治脑病的过程中,既要考虑五脏的影响、精血的失养和气机的逆乱,更要重视瘀血之患。

(1) 和血法:血和,是指血液冲和,血脉流畅。如此,则五脏六腑、四肢百骸、五官九窍均得以滋养,从而发挥其正常功能 。所谓"和血法",即调和血气,疏通脉络之法,所用之药必活血兼养血,活血兼调气,不寒不热,不壅不破,即《素问·至真要大论》所云之:"疏其血气,令其调达,而致和平。"临床常用的和血药有当归、丹参、丹皮、生地、赤芍、鸡血藤等。方剂则首推四物汤,此方出自《太平惠民和剂局方》,由当归、川芎、白芍、熟地组成,四药剂量比例相等。其中当归活血养血,川芎行气活血,熟地滋阴补血,白芍和营理血。地、芍为血中之血药,是养血之正品,归、芎为血中之气药,是活血之主药。地、芍甘苦微寒,归、芎辛温微燥,四药相合补血而不壅滞,活血而不攻破,温运而不燥,凉润而不凝,活血、养血,故为和血之主。

(2) 活血法:活血法亦称行血法,具有活血行血作用,其活血作用介于和血法和破血法之间。主要适用于治疗各种血行迟缓涩滞的"血涩"、"血滞"、"血不畅"病证。是临床应用最为广泛的一种活血化瘀法。代表方剂有桃红四物汤、血府逐瘀汤、膈下逐瘀汤、补阳还五汤、活血解毒汤、会厌逐瘀汤等,常用的药物有川芎、蒲黄、红花、刘寄奴、五灵脂、郁金、三七、穿山甲、大黄、姜黄、益母草、泽兰、苏木、牛膝、元胡、乳香、没药、鬼箭羽、蛴螬、王不留行、紫葳等。为临床最常用之法。

（3）破血法：亦称攻逐瘀血法。具有破血逐瘀，攻坚消积之效。适用于瘀血内阻，坚结难消，脉络痹阻，顽积不化等血瘀重证。由于本法逐瘀之力峻猛，易伤正气，故非血瘀重证不可单独运用。抵当汤为破血法之代表方剂。原用以治疗伤寒蓄血证之重症。方中以水蛭"逐恶血，破血消积聚"，虻虫"逐瘀血，破血积坚痞"。破血法常用药物有水蛭、虻虫、三棱、莪术、血竭、桃仁、干漆、地鳖虫等。常用于眩晕由颈椎病之椎管狭窄所致的病患，常收到奇效，其研制的椎管宁丸深受患者欢迎，时常供不应求。

2. 治痰　"痰瘀相关"是基于祖国医学"津血同源"这一基本理论而产生的。痰浊和瘀血俱为脏腑功能失调的病理产物，同时又是致病因素，在某些特定条件下，有分有合，相互转化。它们既可单独致病，又常相兼为患，形成痰瘀互结，每使患者的病理变化愈加复杂。脑为清灵之脏，多气多血，痰瘀易生，病易扰神，易见神蒙，所以这在脑病中尤为突出。痰瘀相兼为患的病证临床表现不但广泛，而且严重，甚至离奇古怪。如脑病之中风重症、头痛、痫证、呆证、癫狂等，缠绵久病，论治在祛瘀通络同时，从化痰着手常有奇效。

（1）熄风化痰：风痰为患，或肝肾阴虚，阴虚津枯，水不涵木，肝阳偏亢，肝火内炽炼液成痰，或肝阳横逆犯脾，脾运失司，内生痰浊。痰浊上潜，风亦随升，走窜经络，轻则眩晕、头痛，甚则神昏、抽搐、肢瘫。熄风化痰为法。药用天麻、法半夏、白术、钩藤、全蝎、陈皮、僵蚕，同时加天竺黄、青礞石泄热祛痰，开窍醒神。

（2）调气散痰：郁痰为患，或因思虑不遂，或因悲喜交加，或因恼怒惊恐，肝气不舒，气机阻滞，脏腑失调、阴阳失平，塞于咽喉，状如梅核；更有甚者蒙蔽心窍而引起神志失常。疏肝解郁，化痰开窍之药可治之。方选：导痰汤、涤痰汤、黄连温胆汤加减，可加九节菖蒲、远志等增强开窍之力。郁而化火者除用黄芩、柴胡外，可重用龙胆草、天竺黄等。

3. 治虚　脑与肾、脾胃的关系早在《医林改错·卷上》中就已明确："精汁之清者，化而为髓，由脊骨上行入脑，名曰脑髓。"所谓精汁，即为先天之肾精、后天之水谷精微。先天不足、肾精亏虚，则无以化血以充养脑络，后天失养，无以滋养脑髓，髓空则痰浊、瘀血上扰均可导致脑府不利，发为脑病。同样，肝肾之间关系密切，也就是常说的"肝肾同源"，肾水不足则肝阴必然亏损，肝肾两虚，常脑部为病。如癫痫，凡是由禀赋不足所引起的癫痫，或由于遗传因素，或是大脑先天性缺损所致者，均与肝肾亏虚有关；另外癫痫大多患病日久，穷必及肾，常虚风内动，也可引起惊痫抽搐。

（1）补肾平肝：明张三锡《医学准绳六要·癫痫总论》云："由肾中阴火上逆，而肝主之"，所以补肾也就可以养肝，肝阴（血）充实，肝风自可平熄。常用的补肾药有熟地、何首乌、山萸肉、女贞子、龟板、鳖甲、紫河车、枸杞子、杜仲、五味子等。这些药物也经常是在癫痫的缓解期应用。在抽风频频发作时,应该祛风、逐痰、清热、镇惊、治其标证。待风平熄,痰热已清,再用补肾养肝的药物,缓治其本。由于癫痫为久病,多难速愈,在滋补肝肾时,宜选用性平力缓之品,以图守方徐图,日久见功。

(2) 补脾益肾:肾中真阳之火为脾土之母,蒸精化气上输于脾,肾中之真火温煦脾胃,脾胃得之温煦,才能运化自如。如果肾阳衰竭,无力温煦,则中阳之气不振,运化无权,水谷精微无法生成,反生诸痰,脑府为病。故"善治精者,能使精中生气,善治气者,能使气中生精"。其滋肾不离补脾,补脾不离益肾,既补气阴之亏,又能促使阴阳相互转化,使人身之元气生生流动不息,而达制虚阳、补精血,从而使元精得充而"髓海"渐得弥。临床常用药有人参、黄芪、党参(太子参)、白术、生薏仁、南沙参、枸杞子、女贞子、天花粉、鳖甲、龟板等补气健脾、益肾育阴,配伍中注意应用少量温肾阳之品,如补骨脂、肉苁蓉等。

4. 调气机,泄浊开窍　脑中既有先天之气,又得后天之气补充,更需要气机通畅、条达。即通过脑的气机升降来实现的。脑位于巅顶之上,故脑以降为主,如脑病诸邪(痰瘀毒)大多随气而升,壅塞脑络,发为头痛、眩晕、中风、癫痫、痴呆等,所以以潜镇、泄浊为宜;但面对具体病例,不可拘泥于此,脑为清灵之脏,也可芳香开窍醒神。即用药上以降为主,降中有升。

同时,脏腑与脑在气机上相互协调。脑的功能正常,则需要五脏六腑的气机协调,其中尤其与肝、肺(肠)有关。肺主气,宣发肃降,调一身之气机;肝主疏泄条达,"肝生于左,肺藏于右"。肺主降而肝主升,二者升降协调平衡,乃全身(包括脑)气机的调畅之关键。"气为血之帅,血为气之母",气机调畅,血才得以安和。反之肝升太过,肺降不足,气机逆乱,可见胸胁胀满、头晕头痛、气喘、咳嗽,甚至肺清气不升,浊气不降,清空蒙蔽,则烦躁、抽搐,甚则昏迷等症状。许多脑病,如大面积脑梗死患者,往往出现抑郁、死于肺部感染,即为此理。常用调肝气药物:柴胡、枳壳、香橼、佛手、合欢皮;郁而化火者,龙胆草、黄芩;治肺之药:如紫菀、白前、桔梗(大剂量)、杏仁、坎脐、冬虫夏草等。也通过治大肠而开窍、理肺:

"腑畅不仅可以护腑,更可安脑;通腑不仅可以治病,更可防病",因此脑病治疗,勿忘大肠,即治脑的同时,要立足于改善大肠气机的正常运行,或泻或补以保持腑气通畅。只有腑气顺畅,才能腑通脑安。

通腑法虽有通腑泻热法、通腑化痰法、通腑活血法、通腑泻毒法、通腑醒脑法、滋阴通腑法等,但在选方用药上,一般以《伤寒论》诸承气汤为基础方加减,配伍一定数量的化痰浊、逐瘀血的药物,如全瓜蒌、胆南星、天竺黄、石菖蒲、鸡血藤、桃仁、广郁金、水蛭等。大黄、芒硝的剂量应视病情和体质而定。一般生大黄用量以 10~20g,芒硝用量以 6~10g 为宜,总以通下大便,荡涤痰热、瘀血邪毒积滞为度。

六、中医"瘀血"学说理论与临床的发展

"瘀血"学说源远流长,历代医家代均有阐述,医籍文献浩如烟海,然书山有路,唯以勤为径,先生一生孜孜求索,诊余闲暇常手不释卷,潜心研读,有道是:"九层之台,起于垒土;合抱之木,生于毫末","操千曲而后晓声,观千剑而后识器",渐尔对"瘀血"学说的历史沿革、治瘀大家的学术思想以及治疗经验娴熟于胸,且在临床实践中力辟蚕丛,独开新境。现就其笔记、论著及随师侍诊耳闻目睹所得,将先生有关中医"瘀血"学说的理论与临床发展的学术思想介绍如下。

(一)宣阐古蕴,博采治瘀名家之长

"瘀血"一词肇始于《伤寒杂病论》,其内容在《五十二病方》与《内经》中早有论述。如《五十二病方》有胸痛、心痛等血瘀证及化瘀治疗的记载。武威汉简《治百病方》第五方即为"瘀方",并记载了具有活血化瘀作用的中药,如当归、丹皮、大黄、牛膝、川芎、蟅虫等。《内经》云:"人身所有者,气与血耳","五脏之道,皆出于经隧,以行气血,血气不和,百病乃变化而生"。记载与瘀血类似的名称有留血、血衃、恶血、血脉凝泣等,其意指血流不畅。在治疗上提出了"谨守病机……疏其气血","结者散之","留者攻之","实者决之,菀陈则除之","气虚者宜掣引之"等治则治法,初步奠定了"瘀血"学说的理论基础。

东汉张仲景是"瘀血"学说的重要奠基人,他不仅在《伤寒杂病论》太阳和阳明病篇对蓄血证作了详细的阐述,更在《金匮要略·惊悸吐衄下血胸满瘀血病》篇中首先明确提出"瘀血"名称,并论述了瘀血的症状、脉象,且在多篇中论及瘀血的病因和治疗。先生通过对《伤寒杂病论》的反复研读后,认为:仲景不仅论述了瘀血的脉证,同时还根据"津血同源"、血中藏津的生理特性揭示了瘀血阻滞后一系列病理改变:血停后会导致津凝,形成瘀水互结之机;血水皆停,气机阻遏加重,又易郁而化热,成为瘀热互结;再进一步发展,热灼血津,导致血津内损,从而形成"干血"。因此仲景把瘀血分为"瘀血停滞"、"瘀水互结"、"瘀热互结"、"干血"四个病机层次进行辨治,各个病机层次所表现出的脉证、治法、方药皆有不同。体现了医圣对血瘀证发展趋势的清晰认识,不能仅用"活血化瘀"四字来概括瘀血的论治,而且这四个层次彼此关联,层层迭进,明确个中奥妙,就可以在辨证论治中兼顾可能出现的病理改变,佐以相应的药物进行防治,做到"治未病",阻断疾病的进一步发展。

隋唐时期,瘀血学说在理论上无重大突破,但认识有所深入,各有发挥,并创立了不少活血化瘀方剂。《诸病源候论》对瘀血的证候及病机进行了描述,

为临床诊断提供了依据,如《妇人杂病诸候》说:"风冷客于经络,搏于血得冷则壅滞,故令月水不来,宣利也。"《备急千金要方》记载有大黄汤、蒲黄汤、破血下瘕汤等治疗之方,同时还提出了精神、堕坠跌仆等因素亦能致瘀。《外台秘要》对瘀血证候也论述颇多,同时还搜集了不少祛瘀方剂。

宋、金、元、明时期,瘀血学说有了新的发展,《太平圣惠方》、《圣济总录》、《太平惠民和剂局方》收集了不少活血化瘀方剂;《仁斋直指方》提出血瘀气必滞的因果关系,治疗必须兼理气分的原则;陈无择提出大怒伤肝而致瘀产生胁痛的病因病机;张从正善用汗、吐、下三法疏通气血;李杲强调"恶血必归于肝",并创复元活血汤治疗坠损恶血蓄积于胁下之两胁疼痛;朱震亨及其门人创"六郁"说,尤重气血之郁,强调"气血冲和,万病不生,一有怫郁,诸病生焉";滑伯仁氏每用补剂加桃仁等破血疏络之品收效颇捷,对蓄血证初以桃仁、大黄行血破滞之剂折其锐气。明代《本草纲目》立有血瘀药专篇,所载活血化瘀药十分齐全。

清代叶天士提出"久病入络"、"久痛入络"新说,常以辛润通络、辛香通络、辛温通络、虫蚁通络法治疗络病,以达宣通脉络,瘀血自消的目的。叶氏治瘀大法,务求做到祛瘀不伤正,扶正不滞瘀,用活血化瘀,反对沉降急攻;用宣泄通络,强调固本培元。此外,先生还总结出叶天士的用药特色:

(1) 叶氏善用经方,如他用《金匮要略》旋覆花汤加减治疗肝为邪侵,疏泄失职,经脉气血郁滞,瘀阻不行引起的胸胁、胃脘痛、便血等症。认为本方为"调气散结、通阳活血"良方,凡属寒邪凝滞肝气不转而致的血瘀诸疾均可应用。

(2) 喜用虫甲,叶天士认为瘀血症大多为慢性久病,症候复杂,部位比较深,瘀久胶着,一般的发表攻里,扶正补虚均难有所见树。所谓"散之不解,邪非在表;攻之不驱,邪非着里;补正祛邪,正邪并树无益"。草木攻涤之力,不能逐除深痼之邪,须虫类灵度迅速才能深入髓络,松动痼结病根。正如叶氏所说:"虫蚁迅速飞走诸灵,俾飞者升,走者降","追拔沉混气血之邪","攻积除坚,入脏腑有间",从而达到"血无凝着,气可宣通"的治疗目的。故叶氏方中多用鳖甲、牡蛎、乌贼骨、地龙、土鳖虫、全蝎、露蜂房、水蛭、蟑螂等虫甲类药物。

王清任从气血立论,将瘀血的成因分为虚实两个方面,一为人之元气虚衰,无力推动血行,致使血停留于血管内而为瘀。他说:"元气既虚,必不能达于血管,血管无气,必停留而瘀。"二是邪气与血所结而为瘀,包括寒邪、热邪和瘟毒之邪,如"血受寒则凝结成块,血受热则煎熬成块","受瘟疫至重,瘟毒在内烧烁其血,血受烧炼,其血必凝",这也为治疗特殊瘀血证提供了理论依据,其创制的一系列活血化瘀方剂对后世产生了巨大影响。

唐宗海著《血证论》详细论述了各种血证的证治,探讨了瘀血与出血、祛瘀与生新的关系,并评价说:"王清任所言瘀血之症最详。"

(二)集思广益,探究瘀血致病之理

"瘀",《说文解字》云:"积血也。"《急救篇》颜注"瘀,积血之病也。"《段氏说文解字》注:"血积于中之病也。""瘀血"一词首见于张仲景的《伤寒杂病论》。

瘀血是疾病过程中形成的病理产物,同时又是加重疾病和引起疾病变化的重要致病因素。瘀血作为有形之邪,瘀阻部位不同,则产生不同见症,临床表现繁多,但总结其性质及见症,有如下共同特点:

1. 瘀血有形,易阻气机 气、血皆赖脾胃化生的水谷精微不断补充,在脏腑组织的功能活动和心神的主导下,它们相互渗透、相互促进、相互转化。气属阳,主动,主温煦;血属阴,主静,主濡润,这种关系可概括为:"气为血之帅,血为气之母"。对气而言,气存于血中,血载气,气推血。血为气之守,血不载气,则气将于流散,无以所归;血瘀不行,脉络痹塞,则气道不畅,气不得随血流行,停而为气滞。故《素问·玉机真脏论》说:"脉道不通,气不往来。"《血证论·吐血》也说:"凡有所瘀,莫不壅塞气道,阻滞气机。"

临床上瘀血为病,多有疼痛,或为癥瘕。此皆因瘀血阻滞,脉络不通,不通则痛,属实痛。《血证论·经血》说:"瘀血阻滞者,乃血阻其气,是血之咎,故破散其血,而气自流通",《寿世保元》也说:"若夫血有败瘀滞泥诸经,壅遏气之道路,经所谓去其血而后调之,不可不通其变矣。"唐宗海在《血证论·便脓》中说:"血之运,气运之,即瘀血之行,亦气之行,血瘀于经络脏腑之间,既无足能行,亦无门可出,惟赖气运之……是气行而血不留也……凡治血者必调气,使气不为血之病,而为血之用。"可见,气滞、血瘀二者互相影响,互为因果。

2. 瘀血为患,致病广泛 血液循行脉道,内而五脏六腑,外而皮内膜外,无处不在。瘀血所阻之处,则导致相应脏腑组织的病理改变,因病变脏腑组织的不同,所表现的临床症状各异。同时瘀血易与气滞、痰湿、郁热等邪交互为患,而更生变证,故《素问·调经论》说:"五脏之道,皆出于经隧,以行气血,血气不和,百病乃变化而生。"这里的"百病"就是指多种疾病,即瘀血致病的广泛性。对瘀血停滞的部位,既可"大怒……而血菀于上",也可"胸中蓄积,血所逆留……血脉不行",或"客于小肠募原之间,"或"离经而客于脉外"。《素问·痹论》说:"心痹者,脉不通。"即是指瘀血阻于心之脉络,而致心痹。血蓄下焦,与热邪相搏,则形成下焦蓄血证。《伤寒论》对"蓄血证"进行了详尽阐述,并治以桃核承气汤、抵当汤、抵当丸,为治疗外感热病开创了先河。若瘀血与寒、湿等邪痹阻肢体经络,则为寒痹。瘀血阻于肝络,则"肝络凝瘀胁痛"。瘀血阻络,日久可致癥瘕、发黄、中风等变证。故瘀血为患临床见症复杂多端。临床上对病程较长或其他治法治之无效时,皆当考虑瘀血是否存在。

此外,局部脉络瘀阻,可导致该脉络所濡养之脏腑失养,从而使相应脏腑

组织丧失其生理功能。若瘀血阻滞肢体脉络,使血不得行,肢端失去濡养而表现为坏疽、无脉症等。若瘀血阻滞重要脏腑脉络,则可危及生命。如脑络血瘀,或血溢脑脉之外,脑失所养,功能失常,轻则为癫狂健忘、半身不遂,重者神昏谵语,甚则丧生。若瘀血阻于心脉,导致心脉痹阻,心失所养,轻则可时发心痛,重者形成"真心痛",甚至死亡。若瘀血乘肺,使肺络瘀阻,无以"朝百脉","司呼吸",表现出咳逆喘促,鼻起煤烟,口目黑色。肝脾血瘀,则两胁癥积,或吐衄便血,终至膨胀腹水。肾络瘀阻,轻则水肿,重则肾失代谢,水毒不得外泄,而内扰心神,形成关格。胞宫瘀血,可使瘀血阻滞,经水难下而成经闭或痛经,也可致血不归经,而成崩漏,也可瘀久成积,而成癥瘤。

3. 久病血瘀,瘀久可虚　久病宿疾之人,其气必虚,而气为人体生命活动的功能物质,是各个脏腑正常功能的物质基础,也是各个脏腑化气血、生津液等的必备条件。一脏的虚损日久,必耗伤人体气机。气虚一方面可致脏腑功能低下,气血生化之源不足,而使气血更虚;另一方面,血赖气推,气不行,则血滞。血行涩滞则易瘀,瘀血形成,阻于脉道,则气道不通,气不得随血以濡养脏腑。反之,也可使脏腑更虚,形成瘀血与虚损交互为患之势。《灵枢·营卫生会》说:"血之与气,异名而同类。"《直指方》也说:"血为气之母。"《血证论·脉证生死论》也说:"载气者血也,运血者气也。"说明了生理状态下,气与血相互依存,彼此为用,血盛则气旺,气旺则血充。病理状态下,瘀血阻滞则血不载气,气滞不行。气滞不行,则血不生气,其气必虚,从而形成瘀血加重气虚的病理演变。

另外,瘀血阻滞,则新血不生,瘀血愈甚则血愈虚,血愈虚则血愈瘀。正如《血证论·吐血》所说:"旧血不去,则新血断然不生"。甚者,瘀血阻络,血不循经而溢脉外,形成离经之血,则一方面加重血虚,另一方面更加重瘀血。

肝藏血,肾藏精,肝血濡养肾脏,使肾气得以化生肾精;反之,肾精又可化生肝血,是谓"肝肾同源","精血互生"。正如《诸病源候论·虚劳精血候》所说:"精者,血之所成也。"《血证论·男女异同论》也说:"男子以气为主,故血入丹田,亦从水化,而变为水,以其内为血所化,故非清水,而极浓极稠,是谓肾精。"此即所谓血能化精,精血同源。若瘀血阻滞,脉道不通,则肾精化生所赖之血不足;血难化精迁延日久,必致阴精亏虚。而肾精为濡养周身之阴精,其精虚,可致全身阴精不足。

津液藏于脉内时,为血液的重要组成部分,是谓营阴。溢于脉外,濡养脏腑,而产生唾、液、汗等液体。故血中有津,津血同行。若由于吐泻、邪热煎熬可使津液大量丢失,津亏则血不充,血不充则涩,血液黏涩不行则易成瘀血。反之若瘀血阻滞,则津液不行,津液停滞,则渗于脉外,此种渗出非脏腑组织功能所需,津液的大量外渗,则导致脏腑组织正常的津液代谢失常。另外,由于瘀血阻滞,气化不行,以致津液生成不足,也可导致津亏。

4. 久病入络,瘀久成积　叶天士大力倡导"久病入络"说,对指导临床具有重要意义。久病入络而致瘀,究其原因,主要有以下两个方面:①久病不愈,必然耗损正气,以致气血亏虚,气虚则鼓动无力,血行迟缓;血亏则脉道不利,血流艰涩,从而形成瘀血阻络之势。②人体之血脉由经脉和络脉构成,按其分布深浅而论,浮络(阳络)居体表头面,位置表浅;脉络、腑络(阴络)在脏腑隶下,位深属里,而经脉介于二者之间,构成了浮络、经脉、脏脉和腑络三个层次。由此决定了邪气由表入里;将按一般顺序由浮络至经脉,再至脏络、腑络,最后乃至脏腑,渐次深入。病初,邪气主要在经,经脉较脏络、腑络分布表浅,形态粗直,此时机体病理损害较轻,故不易形成瘀血阻滞。久病,病邪主要在脏络腑络,位深属里,且形态细微曲折,此时气血津液病理变化日趋显著,势必造成瘀血阻滞。故《临证指南医案·积聚》说:"初为气结在经,久则血伤入络","乃由经脉继及络脉"。就临床而言,诸多长期难愈的慢性疾病无不具有瘀血指征。

瘀血阻滞,日久不去,或与痰浊相结,日积月累,渐次增大,或"肠胃之络伤,则血溢于肠外,肠外有寒,汁沫与血相搏,则并合凝聚不得散,而成积矣。"或横亘于心下,或盘踞于腹中,或停积于两胁,或结聚于少腹坚硬如石,如杯如盘,推之不移,按之则痛,是谓癥积。故《黄帝内经》认为癥积的主要病机是恶血留内,凝血蕴裹。如《素问·举痛论》说:"寒气客于小肠膜原之间,络血之中,血泣不得注入大经,血气稽留不得行,故宿昔而成积也。"《灵枢·百病始生篇》也说:"卒然外中于寒,若内伤于忧怒,则气上逆,气上逆则六俞不通,温气不行,凝血蕴里而不散,津液涩渗,著而不去,而积皆成矣。"

5. 瘀血阻滞,痰水内生　痰浊水饮是人体津液代谢的病理产物。痰浊内阻,血脉不通,从而也可产生瘀血,故痰浊是瘀血产生的一个重要原因。另一方面,瘀血阻滞,血脉痹阻,而使津液代谢失常,水湿痰饮内生。如《金匮要略·水气病脉证并治》说:"血不利,则为水。"津液为血液的重要组成部分,血中有津,津血同行,血中的一部分渗出脉外为津液,以润泽肌肤,濡养脏腑,滋润孔窍,滑利关节,补益脑髓,此皆其正常的生理作用。若血脉瘀阻,血不流行,津液也随之停滞,并从经脉中大量外渗,积聚于皮肉之间,从而形成水肿。《诸病源候论·水肿病诸候》也说:"夫水之病……寻其病根,皆由营卫不调,经脉痹涩,脾胃虚弱,使水气流溢,盈散皮肤,故令遍体肿满。"《血证论·阴阳水火气血论》也说:"瘀血化水,亦发水肿。"

《诸病源候论·痰饮候》说:"痰饮者,由气脉闭塞,津液不通,水饮气停在胸腑,结而成痰。"对痰饮的产生,明确地解释为"气脉闭塞,津液不通"所致。即瘀血阻滞,津液停留,积聚不散则为痰饮。对此,《诸病源候论·诸痰候》也说:"诸痰者,此由血脉壅塞,饮水积聚而不消散,故成痰也。"《血证论·咳嗽》更明

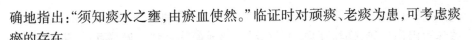

确地指出:"须知痰水之壅,由瘀血使然。"临证时对顽痰、老痰为患,可考虑痰瘀的存在。

6. 瘀血久积,壅而化毒　瘀血一旦形成,即失去了正常血液的濡养功能,是谓"败血","坏血"。尤其是离经而停积之瘀血,壅塞血脉之死血,及与热邪互结之瘀血,壅积留滞,不能及时清除,极易化热成毒,形成瘀、热、毒三者互结之势,表现于外可致疮痈;在内则可内扰心窍、脑府而致真心痛、中风等;或留滞胞宫,而成恶露不下之疾,如《灵枢·痈疽》说:"营卫稽留于经脉之中,则血泣而不行,不行则卫气从之而不通,壅遏不得行,故热,大热不止,热盛则肉腐,肉腐则成脓……故命曰痈。"

7. 血证多瘀,脉瘀血溢　脉瘀血溢,主要是指瘀血阻滞,脉络不通,血不循经,而致血液外溢,造成各种血证。《血证论·吐血》说:"经隧之中既有瘀血踞住,则新血不能安行无恙,终必妄走而吐溢矣。"可见,瘀血阻脉,影响新血运行,溢于脉外而成血证,瘀血是导致血证的一个原因。其实,此种血证之瘀,多是各种血证失治、误治所形成,常见情况有以下几点:①离经之血未能及时清除,留而为瘀。凡吐血、衄血、便血、溲血、咳血及外伤出血、崩漏下血等,均为离经之血,除溢出体外部分,尚有一部分留滞于脏腑组织间隙,由于消不及时,瘀血不化,败瘀蓄积,可损伤周围脉络,导致血证再发。②对于血证,不究其机,专事止血,瘀血内结,新血不得循经,溢于脉外,从而加重血证。大凡血证当以止血为先,但止血之法应根据病因而定,并注意祛瘀止血,以达到止血而不留瘀的目的。倘若不究根源,不加辨证,专门使用收敛固涩之品,或大量使用炭药止血,势必血难止而瘀已留下。③对血热出血之证,过用寒凉,血凝致瘀。热迫血妄行是血证的一个重要病机,但若重用苦寒之品,孟浪投剂,势必导致冰伏寒凝,瘀血留著。④当泻而不得泻之血蓄积为瘀,为邪。如妇女经行不畅,产后恶露不绝,皆为当去之血,若不能正常排出,则易停滞为瘀,如《圣济总录·妇人血积气痛》说:"若月水不通,产后恶露尽,或因他病使血不行,皆致气血凝滞。"

(三)传承创新,临床实践左右逢源

1. 脑出血　脑出血是指非外伤性脑实质内出血,具有高发病率、高死亡率、高致残率的特点,是临床常见病、多发病。脑出血属中医"中风"、"出血性中风"范畴。其病因病机及病理中心,①"正衰瘀热"是脑出血重要的病理基础。脑出血发病的病理基础,首先是"正衰",正如沈金鳌所云:"虚为中风之根。"因虚致实是脑出血发病的病理特点。"瘀热"一词由医圣张仲景提出,瘀热来源于正虚,无虚则血难瘀、火难炽、风难亢。脑出血患者在发病前大都可见面红目赤,头晕头痛,口苦咽干,便秘,口唇及舌质紫暗,脉弦数之征象,究其病因,或素体阴虚阳旺,脏腑生热,热盛于血,热之所过,血为之凝滞,火郁热瘀,血热内壅,热与血搏;或嗜食肥甘厚味、辛辣炙煿之物,或饮酒吸烟过度,以致脾胃内伤生热,伤津耗血,煎熬成块,形成瘀热之势。瘀热互结,进则动血,络损血溢而发病。由此可见正衰瘀热是脑出血重要的病理基础。②"蓄血"、"蓄水"、"蓄毒"是脑出血后脑水肿的根本病理。脑出血后,病变的重点已由脑脉瘀血,转为血蓄于脑,由于血蓄于脑,首先,化火生痰,如此瘀、风、痰、火互为因果,风动火升,火助风动,火灼痰生,病情不断恶化。其次,"经为血,血不利则为水",血蓄于脑,气滞水停。此外,蓄血于脑,百病丛生,或经络功能失调,或脏腑功能失常,甚则元神败脱,出现阴阳阻隔,阴阳离决之危候。总之,血蓄于脑是脑出血的病理中心。

对于本病的治疗,无论风阳、痰火、气火等上逆犯脑,均可形成火盛迫血妄行。以致血溢脉外。导致出血,这是始动因素。一旦出血之后,血溢脉外,留积成瘀。故"瘀血不去,出血不止,瘀血不去,新血不生",因而"蓄血脑府"才是本病的核心,只有抓住病理中心,才能抓住本病的中心环节,阻止蓄水、蓄毒的发生,减少并发症,降低死亡率。为此,立活血通瘀为大法,作为本病的切入点,对治疗本病,提高治愈率起到关键的作用。

依据脑出血系"脑府蓄血"的理论,先生结合多年的临床经验,研制了"脑血通"颗粒,旨在"下瘀热血闭",脑血通颗粒由大黄、水蛭等组成,方能"行瘀血而敛新血,一切瘀血皆玻,一切新血皆生",其中水蛭为破血之品,应用于脑出血患者,堪称有胆有识,非精工卓识之士莫能臻此化境。药理研究证实本方具有增加脑血流量和冠脉血流量,抑制血小板凝聚,降低血黏度、降低毛细血管通透性等作用。临床运用脑血通颗粒治疗急性脑出血,通过与单纯西医治疗作对照,观察26例,结果:脑血通组基本痊愈7例,占26.92%,显效8例,占30.77%,愈显率57.69%,进步10例,占38.46%,总有效率96.15%;对照组基本痊愈4例,占15.38%,显效2例,占7.69%,愈显率23.08%,进步11例,占42.31%,总有效率65.38%。两组比较,脑血通颗粒组疗效明显优于对照组($P<0.01$),且未出现毒副反应。临床观察表明,脑出血颗粒在提高有效率,改善患者生存质量。降低病残程度等方面有独特的效果。

2. 血管性痴呆 血管性痴呆是由于脑血管病(包括缺血性、出血性以及慢性缺氧性脑病)所引起的痴呆,是由一系列脑血管因素导致相应脑组织损害而出现的以智能障碍为主要临床表现的痴呆综合征的总称。属中医"呆病""善忘"等范畴。究其病因病机及其病理中心,①"痰"、"瘀"的形成是血管性痴呆病理演变的关键。血管性痴呆总由先天先衰(老年人"肾虚髓空"),脏腑功能失调,加之忧思恼怒,或饮食不节,或外邪乘虚而入等因素而诱发本病,"痰"和"瘀"是本病病理演变的关键。痰瘀互结,化毒为害,脑络受损而结聚,窍络受阻而升降不利,终致元神被乱,神机失统而发为痴呆。②肾虚精亏,髓海不足,是血管性痴呆的病理基础。因老年人血管性痴呆的发生往往是由中风发展而来,考其中风之原因,本为肝肾亏虚,标为风阳、痰火、血瘀。肝肾阴精不足,阴虚则阳亢,阴虚则风动,阳亢风动既可灼津化痰,又可导致气血瘀滞,以致由虚致实,或虚实夹杂,日久由实转虚,故肾虚精亏,髓海不足,是血管性痴呆的病理基础。

因"痰瘀互结,阻于脑络"是本病发生发展的病理中心,故在治疗上,强调应抓住"痰瘀阻窍"这一主要矛盾,以破瘀通络,化痰开窍为主,并且要贯穿本病治疗的始终。同时辅佐补肾填精,充养髓海,即所谓"治呆必补肾,补肾以充髓海;治呆须开窍,开窍必化痰祛瘀。"在临床实践的基础上,通过不断筛选和总结,先生创制了治疗本病的有效新制剂——"脑络通"颗粒,方由水蛭、制大黄、川芎、郁金、黄芪、枸杞子、菖蒲组成。应用本方进行临床和实验研究,临床试验结果:验证病例 168 例,其中脑络通颗粒治疗组 106 例,痊愈 14 例,占13.21%,显效 56 例,占 52.83%,愈显率 66.04%;脑康复治疗对照组痊愈 7 例,占 11.29%,显效 19 例,占 30.65%,愈显率 41.94%,经 Ridit 检验,两组疗效有显著统计学意义($P<0.05$)。动物实验结果:该制剂对小白鼠记忆获得性障碍有改善作用(跳台法),能明显提高血管性痴呆大鼠的 SOD 的活性,降低过氧化脂质产物 MDA 的含量,降低脑组织中 NO 的含量,并且脑络通试验组大鼠脑组织神经元变性程度轻于对照组($P<0.01$)。

3. 震颤麻痹　震颤麻痹又名帕金森病,是一种锥体外系的慢性进行性疾病。属中医"颤证"范畴。对其病因病机,本病多因年老体衰,摄生不慎,肝肾阴亏,精血耗伤,水不涵木,肝阳偏亢,风从阳化;或气血两虚,因虚而瘀,血行瘀阻,筋脉失养而发病。患病日久,迁延不愈,可因阴损及阳而阴阳两虚,肝气横逆乘脾,脾气亏虚,脾失健运则水谷精微失于转输,水湿内蕴,聚湿生痰,痰阻经络,血行不畅,血滞成瘀,痰瘀互阻,筋脉失养,可见肢体震颤拘急;痰瘀阻于头面经络,气血不能上荣而见面部肌肉拘急,呈面具脸;肝风夹痰横窜经络可见肢体震颤掉动。故本病为本虚标实之证,肝肾精亏,痰瘀阻络是本病的病机中心。

对于本病的治疗,众多医家习从补益肝肾、滋阴熄风入手,仅调补肝肾,疗效欠佳。因肝肾亏虚,日久则精血不足,其血必瘀,且肾之阳虚血必凝,肾之阴虚血必滞。据此先生治疗震颤麻痹常调补肝肾与活血化瘀并施,药物选择上喜以龟板配水蛭,白芍配干地龙。龟板不仅能滋肝肾之阴,亦能化积祛瘀,与水蛭相伍而奏"血行风自灭"之功。现代药理研究证明,白芍可增强中枢多巴胺受体与递质的亲和力,与地龙相伍可起到镇肝熄风通络之效。

4. 急性胰腺炎　急性胰腺炎是临床常见急症之一,属中医"胃脘痛"、"胁痛"、"膈痛"、"腹痛"、"胃心痛"、"脾心痛"等病证范畴。对于本病的病因病机及病理中心的认识,①血瘀的形成是急性胰腺炎病理演变的必然。急性胰腺炎的发生,由于各种原因最先常见的证候是肝郁气滞、肝胆湿热、胃肠热结,但气、湿、热结聚不散则酿生热毒,终致血瘀,血瘀的形成是急性胰腺炎发展的必然。②毒是急性胰腺炎变证发生的基础。急性胰腺炎起病急骤,病情重笃,且多变证,符合中医学"毒"之特性,又急性胰腺炎演变过程中热盛、热结皆可成"毒",而"毒"又可引发"热从毒化"变从毒起,瘀从毒结一系列病理变化。③毒瘀互结是急性胰腺炎的病理中心。由于急性胰腺炎的病理过程中有气滞、湿热、热结存在,酿生热毒,终至成瘀;"血瘀"的存在又可进一步形成"留瘀化热"、"络瘀化毒"和恶性循环,发展为"毒瘀互结"之证。

对于本病的治疗,只有紧扣急性胰腺炎"毒瘀互结"的病理中心,才能从根本上扭转急性胰腺炎治疗中的被动局面,阻断变证的发生。单纯清热解毒或活血化瘀难以解开毒瘀互结之势,根据"瘀血化火宜通下"的治则,应以"解毒通瘀"为治疗大法。且化瘀为主应贯穿治疗的始终。

七、中医治未病及亚健康状态的调治

(一) 理论渊源

1. "治未病"思想 "治未病"思想是中医学的重要思想,有着深远的理论渊源。"治未病"思想受中国古代哲学思想的影响,引申应用于中医学领域并不断发展创新,最终形成了比较完善的"治未病"的中医理论,并视为医家的最高层次。"治未病"思想至今仍有效地指导现代医学的临床应用,特别是对亚健康状态的调治,临床效果颇令人满意。

"治未病"思想可追溯到先秦诸子"防患于未然"的哲学思想。《管子·牧民》载有"惟有道者能备患于未形也,故祸不萌"。《商书·说命》中"惟事事,乃其有备,有备无患"。《易经·既济·象》云:"水在火上,既济。君子以思患而豫防之。"《老子》曰:"圣人不病,以其病病。夫唯病病,是以不病"。这种最初的朴素的哲学思想在春秋战国时期得到升华,主要表现在用兵作战的战略指导思想等方面。《孙子兵法·九变》中记载:"用兵之法,无恃其不来,恃吾有以待也;无恃其不攻,恃吾有所不可攻也。"医学受这些哲学思想的影响并引申发展,在中医学理论基础著作《黄帝内经》中结晶。"未病"一词首见于《素问·四气调神论》篇,"是故圣人不治已病治未病,不治已乱治未乱,此之谓也。夫病已成而后药之,乱已成而后治之,譬犹渴而穿井,斗而铸锥,不亦晚乎!"《素问·刺热》、《灵枢·逆顺》亦均明确提到"治未病"。

"治未病"思想被后世医家发展完善。《难经》:"所谓治未病者,见肝之病,则知肝当传之于脾,故先实其脾气,无令得受肝之邪气,故曰治未病焉",是在《素问·玉机真藏论》:"五脏有病,则各传其所胜"基础上完善论述治未病思想在相关脏腑病变中的体现，其"不治已乱治未乱"的思想贯穿始终。唐·孙思邈将疾病分为未病、欲病、已病三个层次，强调治疗疾病要"消未起之患，治未病之疾，医之于无事之前"，并提出延年益寿的具体措施。明末清初医家喻嘉言所作《医门法律》也是以未病先防，已病早治的精神贯穿始终。清代名医叶天士对于既病防变研究颇深，他在《温热论》中指出："务在先安未受邪之地"。吴鞠通在《温病条辨》中提出保津液和防伤阴，与叶氏之意吻合。此外，东汉华佗创五禽戏健身法，晋代葛洪强调气功摄生等也是治未病思想的体现。

2. 亚健康状态　随着科学技术的发展，人们在解决生命和健康问题时，越来越注重人的社会性。1984 年世界卫生组织给健康下了一个经典的定义："健康不仅仅是没有疾病和虚弱，而是身体、心理和社会适应的完好状态。"因此前苏联学者 N·Berkman 于上世纪 80 年代在"生物 - 心理 - 社会"医学模式观点基础上提出了健康和疾病之间存在着第三状态即"亚健康状态"。世界卫生组织（WHO）给亚健康状态的定义是：一组临床症状，又称次健康状态、第三状态、灰色状态、中间状态、游离（移）状态，指人的身心处于疾病与健康之间的一种健康体质状态，是由健康向疾病转化的过渡阶段。

所谓"亚健康状态"指人的身心处于疾病与健康之间的一种健康低质状态，也称作"中间状态"、"灰色状态"、"游离状态"或"第三状态"。是机体无明确的疾病诊断，但在临床上、心理上出现种种不适应的感觉和症状，从而表现出生活质量降低、适应性减退的一种生理状态。

早在《素问》时代，古代医贤就认定，医学的目的，首先是"消患于未兆"，"济赢劣以获安"（《素问》序），其次才是治病祛疾。所谓"未兆"，即未有显著疾病征兆之时；所谓"赢劣"，即虚损或不太健康，但不一定是有病的状态。而这些，正是今人所说的次健康或亚健康状态。

亚将康状态多有心理、社会、生物三者因素共同导致机体的神经系统、内分泌系统、免疫系统整体协调性失衡，生理紊乱或代谢机能低下等。亚健康状态形成的原因多种多样，并随着社会发展有具有鲜明的时代特征。

《素问·上古天真论》云："今时之人不然也，以酒为浆，以妄为常，醉以入房，以欲竭其精，以耗散其真。不知持满，不时御神，务快其心，逆于生乐，起居无节，故半百而衰也。"在当今时代出现生活节奏加快，夜生活增多，心理压力加大等导致心理承受能力和社会适应能力的下降；膳食结构改变和不平衡，食品添加剂；过劳、过逸、嗜烟酒等不良的生活方式；噪音、电磁波、大气污染、生态环境破坏等环境污染对机体的损害。各种心理、生理、社会等方面的因素导致机体的神经系统、内分泌系统、免疫系统整体协调失衡、功能紊乱，出现情绪失调、食欲不振、精力下降、疲劳乏力、头晕失眠等这些似病非病的症状。

亚健康状态的表现形式多种多样，由于人们在年龄、适应能力、免疫力和社会文化层次等方面存在差异,亚健康状态的表现常错综复杂,较常见的是活力、反应能力、适应能力和免疫力的降低。亚健康状态最典型的表现为疲劳,而与疲劳相伴的则是心理及生理的双重不适,并带来一系列的社会表现。主要有:①躯体症状:头昏,目涩,胸闷,气短,心慌,乏力,纳呆,腰酸背痛、关节不适或者浑身不舒服;②心理症状:莫名其妙地出现心烦意乱,情绪低落,抑郁,急躁易怒,紧张恐惧,记忆力减退,睡眠差;③社会表现:家庭不和睦,工作、学习困难,人际关系紧张,难以承担社会责任。随着生存环境的破坏、社会竞争压力的加大、生活和工作节奏加快、心理和社会压力加重、饮食不规律以及生活方式的改变,处于亚健康状态的人群越来越多,亚健康问题已成为当今社会广泛关注并亟需研究的重大问题。

亚健康状态作为健康与疾病的一个中间状态或过程,是一种生理功能低下的状态,也是很多疾病的前期征兆。从中医学视角考察,亚健康状态是动态的,可向疾病转化,也会朝健康回归。如果予以正确有效的干预则可以保全性命,健康长寿;如果人体长期处于亚健康状态而未予调治就会发展为一系列疾病。随着科技的进步和社会信息化的飞速发展,人们生活节奏日益加快,竞争压力逐步加大,越来越多的人处于亚健康状态。中医学强调外界环境、社会因素对人体的影响,在人和外界环境的关系上认为应当做到"天人合一"。针对政治、经济、社会、文化诸多因素应激源作用于个体造成的亚健康状态,"治未病"从根本上讲,对亚健康状态的治疗是对疾病的一种预防措施,是预防亚健康状态的产生和阻止其向疾病状态转变的过程。因此,"治未病"思想对亚健康的调治具有独特优势。

(二)治未病的原则

1. 未病先防　未病先防指在机体未病之前采取各种措施积极预防,防止疾病的发生。疾病的形成是内因和外因共同作用的结果,且内因是疾病发生与否的关键因素所在。正如《内经》所云"正气存内,邪不可干;邪之所凑,其气必虚"。

《灵枢·逆顺》云:"上工,刺其未病者……故曰,上工治未病,不治已病。"《素问·刺热》中:"肝热病者,左颊先赤;心热病者,颜先赤……病虽未发,见赤色者刺之,名曰治未病。"《灵枢·玉版》曰:"夫痈疽之生,脓血之成也,不从天下,不从地出,积微之所生也。故圣人自治于未有形也,愚者遭其已成也。"唐·孙思邈也提出,"常需安不忘危,预防诸病";清代医家陈根儒认为,"防其已然,防之未必能止;不如防其未然,使不能传之"。因此疾病虽未发生,但已出现先兆,或处于萌芽状态时,应采取措施,防微杜渐,从而预防疾病的发生。这是治病的最高境界,也是衡量医术的重要标准:"上工救其萌芽……下工救其已成,救其已败。"(《素问·八正神明论》)。

2. 既病防变　疾病是一个动态发展的过程,并会按着一定的规律传变。除外感疾病由表及里的传变规律外,其他尚有五行生克乘侮方式、阴阳互根互制方式、五脏整体联系形式、经络循行分布方式等。因此,根据疾病传变规律,进行某些预防性的治疗,可以防止病位的扩散、病情的恶化。"治未病"这种防重于治的思想,不仅体现在人体未病之前就应采取多种措施积极预防,同时还体现在一旦患病之后,应运用多种手段防止疾病的发展、传变。即"消未起之患,治未病之疾"(《抱朴子》)。若怠之慢之,"守其已成"才施治,却往往"因败其形"而收效不佳,导致"人皆轻小害、易微事以多悔"(《淮南子》)。

《素问·玉机真藏论》有曰:"五脏相通,移皆有次,五脏有病,则各传其所胜。"《医学源流论·防微论》中云:"病之始生浅,则易治;久而深入,则难治"是说疾病初期,病情轻浅,正气较盛,所以易治;若未及时治疗,病邪由表入里,正气耗伤,不能抗邪,疾病转为难治。《素问·阴阳应象大论》提出:"故善治者治皮毛,其次治肌肤,其次治筋脉,其次治六腑,其次治五脏,治五脏者,半死半生也。"因此既病防变即已病之后运用多种手段防止疾病的发展、传变,不使其进一步加重。

后世医家进一步发展了《内经》既病防变的思想。《金匮要略》云:"适中经络,未流传脏腑,即医治之。四肢才觉重滞,即导引、吐纳、针灸、膏摩,勿令九窍闭塞。"《金匮要略·脏腑经络先后病脉证》曰:"见肝之病,知肝传脾,当先实脾。"《伤寒论·辨太阳病脉证并治》曰:"伤寒中风,有柴胡证,但见一证更是,不必悉具。""患者脏无他病,时发热自汗出而不愈者,此卫气不和也,先其时发汗则愈,宜桂枝汤。"医圣张仲景的六经传变为后世治未病提供了理论依据。叶天士根据温热病易化燥伤阴的病理特点指出,当温病发展至中焦伤及胃阴时,可进一步损伤下焦肾阴,故临床诊治应先于病机发展一步而尽早滋养肾阴。在《温病条辨》中提出"先安未受邪之地"的医论。这些均是对《内经》"治未病"理论的丰富完善与发展。告诫我们疾病一旦形成必须及早治疗,防微杜渐,避免变化之端,灭病邪于萌芽之时。体现了先于病机变化的前瞻性、预见性治疗。

3. 瘥后防复　疾病初愈,虽然症状消失,但此时余邪未尽,正气未复,气血未定,阴阳未平,此时不注意调摄,不但可以使病情重发,甚者可危及生命。所以在疾病初愈,通过培补正气,调理脏腑功能,使其紊乱的状态得以恢复,防止原病复发或变生他病。

《素问·热论》云:"诸遗者,热甚而强食之,故有所遗也。"又曰:"病热少愈,食肉则复,多食则遗。"热病虽减,但还有余热蕴藏于内,若此时勉强多进饮食则会助长热邪。应少食或饮食清淡。张仲景认为病复有食复、劳复和复感之分,后世人们又总结出还有很多种疾病复发的方式如房复、情志复等,所以防止疾病的复发要顾及各个方面。做好疾病后期的善后治疗与调理,方能巩固疗效,防其复发。在补养时还应做到缓治图功,切忌大补,峻补,不可急于求成,以免适得其反。所以,病后调摄,以防疾病复发,在亚健康的调治过程中亦应当受到重视。

(三)辨证特色

1. 天人相应,调整阴阳是其根本原则 健康是人与自然、社会以及人体自身阴阳动态平衡的结果。《素问·宝命全形论》云:"夫人生于地,悬命于天,天地合气,命之曰人。"《内经》亦载:"生之本,本于阴阳"、"阴阳者,天地之道也,万物之纲纪,变化之父母,生杀之本始,神明之府也,治病必求其本"。人体的生理、病理规律受自然规律的直接影响,自然规律对人类的医疗实践活动起着一定的作用。对亚健康状态的调治应该将人体置于自然环境和社会环境之中,从人与自然、社会环境之间的关系来考察生命的运动规律,即所谓"天人合一"。

中医学认为,人体的正常生命活动,是阴阳两个方面保持着消长平衡的协调关系的结果。《白虎通德论·封禅》说:"阴阳和,万物序。"《内经》中说"阴平阳秘,精神乃治","凡阴阳之要,阳秘乃固","故阳强不能秘,阴气乃绝。阴平阳秘,精神乃治,阴阳离决,精气乃绝。"阴平阳秘乃是人身阴阳相互联系和相互影响的最佳状态,是对人体最佳生命活动状态的高度概括,其外在表现即为身心健康。在《素问·调经论》更明确地指出:"阴阳匀平,以充其形,九候若一,命约平人。"亚健康状态的本质实为体内的阴阳平衡失调,因此对亚健康状态调治的根本原则即为调整阴阳,正如《素问·至真要大论》中所说:"谨察阴阳所在而调之,以平为期。"

中医"治未病"思想在天人相应整体观念指导下,通过分析人体的阴阳虚实,采取相应的治则和治法干预,给亚健康者以个体化的干预,或补虚或泻实或温阳或滋阴,使其重归阴平阳秘,向健康状态转归。

2. 形神合一,重视治神是其重要原则 "形神合一"是中医基础理论中重要的学术思想之一,也是中医学整体观念特点的一个方面。两者是对立又统一的关系,神是形的产物,形是神的物质基础。正如范缜《神灭论》所说:"神即形也,形即神也,是以形存则神存,形谢则神灭。"张景岳在《类经》中也说:"形者神之质,神者形之用,无形则神无以生,无神则形不可活。"《素问·移精变气论》指出:"得神者昌,失神者亡",认为得神与否,生死攸关。只有"形与神俱","形体不蔽(坏),精神不散",才可"尽其天年,度百岁乃去"。

根据当今时代特点尤其要注重治神。现代社会飞速发展,社会生活中快速的节奏、频繁的应酬、激烈的竞争,给人们带来了空前的心理压力和社会适应问题。此时调心宁神就显得尤为重要,要保持健康的心理状态,就必须注意

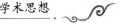

调节情志,避免过度,这也是"治未病"调养心神的核心内容。其具体内容主要表现在以下几个方面。

(1) 淡泊明志,修心养性:神者,即神明,是人的生命活动现象的总称,包括人的精神、意识、意志、思虑、德行、理智等。神是身体的主宰,是精神、意识、知觉、运动等一切生命活动的集中表现。《内经》重视保养心神,"心者,君主之官也,神明出焉……故主明则下安,以此养生则寿"(《素问·灵兰秘典论》)。《医钞类编》说:"养心在凝神,神凝则气聚,气聚则形全"。养心必须凝神,老子《道德经》中就有关于"清静无为"、"少思寡欲"的记载,老子认为,欲求长寿,必"少思寡欲","知足不辱,知止不殆,可以长久"。庄子曰:"天无为以之清,地无为以之宁,故两无为相合,万物皆化生"(《庄子·至乐篇》)。这种思想表现在中医养生观中即为"恬惔虚无"、"守静"、"保精"、"和气"等思想。这种清心寡欲,静以养神的思想为历代医家所重视。

(2) 七情和合,恬愉为务:情志变化是脏腑机能活动的表现形式之一,可以自我调节,防御外界不良因素的刺激,使机体保持生理上的协调平衡。《内经》认为:"百病皆生于气","怒则气上,喜则气缓,悲则气消,恐则气下,惊则气乱,思则气结",这些均说明情志活动不加以调节和控制,均可直接损伤脏腑的气血阴阳,引起机体的气机逆乱,脏腑功能失调,破坏机体的稳定和平衡,从而诱发疾病,甚至危害生命。《素问·生气通天论》也指出:"清静则肉腠闭拒,虽有大风苛毒,弗之能害。"情志刺激可致正气内虚,招致外邪致病;在疾病过程中,情志波动又能使疾病恶化。以"恬愉为务",保持乐观条达的心境,荣辱不惊,调畅气血,怡情放怀,维护脏腑功能,从而有效的减少亚健康的发生。

(3) 宁心修德,怡情易性:养神必修德,修心养性即是道德修养。唐·孙思邈指出:"性即指善,内外百病皆不悉生,祸乱灾害亦无由作,此养生之大经也"(《养性序》)。《寿世保元》也提到:"积善有功,常存阴德,可以延年",均说明善德才能体健,恶德则可损人,嫉妒、自私、骄横、失信等恶德都会对身体产生不利影响;心胸开阔、仁爱待人、乐善好施、心神安定、气血和顺等善德才能健康长寿。良好的道德本身就是心理健康的标志,由于健康的心理来源于个体对自身以及各种社会关系的正确认识和把握,因此,道德高尚的人不会患得患失,可免除许多焦虑烦恼,保持乐观的情绪状态,即孔子所说的"仁者不忧"(《论语·子罕篇第九》),"君子坦荡荡,小人常戚戚"(《论语·述而》)。反之,道德品质低下的人,现实中总是不能正确认识自己和处理各种社会关系,导致个体对外部环境的适应性困难,常常被贪婪、充满嫉妒和怨恨的心理包围,容易发生心理障碍和疾病。如精神紧张、抑郁、凡事斤斤计较、脾气暴躁,易伤肝损胃,导致脾胃运化功能失健,后天失养,而病生矣。

早在《内经》较早记载了各种治疗疾病的调神方法。如《灵枢·师传》记载:"人之情,莫不恶死而乐生,告之以其败,语之以其善,导之以其所便,开之以其所苦,虽有无道之人,恶有不听者乎",即最早的论述了中医说理开导法的心理疗法。现代社会随着人类医学模式由生物医学模式转向"生物—心理—社会"医学模式,心理因素在发病和治疗中的作用越来越受到重视。古之情志相胜法、祝由法、暗示法、宁神静志法、不失人情法、音乐疗法、激情刺激疗法、以疑释疑法、认知疗法、转移注意法、顺情从欲法等,至今仍有效地指导着对心理矫正和精神情志疾病的治疗。

（四）论治特色

1. 以人为本,重视体质　新世纪的医学是以人类健康为研究对象与实践目标的健康医学。在调治亚健康状态的临证中应重视人的体质状态,从具体的人出发,权衡干预措施,体现以人为本,因人制宜的思想。

体质是指个体在生命过程中,在先天禀赋和后天获得的基础上,所形成的形态结构、生理功能和心理状态等方面综合的、相对稳定的固有特征。《灵枢·寿夭刚柔》中指出:"人之有生也,有刚有柔,有弱有强,有长有短,有阴有阳。"明·万全著《幼科发挥·胎疾》指出:"父母强者,生子亦强,父母弱者,生子亦弱。所以肥瘦、长短、大小、妍媸,皆肖父母也。"可见体质的构成来源于父母之精,人在出生之际就有体质差别,胎禀不足导致出生后身体羸弱。影响体质的后天因素包括年龄、饮食、锻炼情况、生活起居习惯、疾病因素、用药情况、长期情绪状况、地理环境、社会因素、生活环境等。体质决定着人体对致病因素的易感性和病机、证候的倾向性。《灵枢·五变》篇曰:"肉不坚,腠理疏,则善病风……五脏皆柔弱者,善病消瘅……粗理而肉不坚者,善病痹。"《灵枢·阴阳二十五人》云:"木形之人……好有才,劳心少力,多忧劳于事,能春夏不能秋冬,感而病生,足厥阴佗佗然。""火形之人……有气,轻财,少信,多虑,见事明,好颜,急心,不寿暴死。能春夏不能秋冬,秋冬感而病生,手少阴核核然。""土形夏,春夏感而病生,足少阴敦敦然。"不同的人具有不同的健康体质,体质的偏颇往往是导致疾病发生的基础性因素。《医原·百病提纲论》曰:"六气伤人,因人而已,阴虚体质,最易化燥……阳虚体质,最易化湿。"

体质是相对稳定的,同时也具有动态可调性。《内经》谓:"勇者气行则已,怯者则着而为病也"。勇者脏气充盛,能够迅速调节,怯者脏气脆弱,易偏易滞。在亚健康状态下,及早采取针对性的措施,纠正或改善由于阴阳气血偏盛偏衰所导致的体质偏颇,以降低偏颇体质对疾病的易感性,可以预防疾病或延缓发病。中医"治未病"思想调治亚健康的优势在于根据个体的不同情况辨证施治,对体质调整与优化,可以提高人群的健康水平。

2. 四时之变,顺而和之　在现代生活中很多亚健康人群正是由于逆时而作,生活无序,打破了人体自身生命节律而造成的。管子说"起居不时,饮食不节,寒暑不适,则形累而寿命损",就是说作息不规律,就可能影响健康。孙思邈说"善摄生者,卧起有四时之早晚,兴居有至和之常制",所谓"常制"就是顺应自然,随自然变化调节作息。养成良好的生活习惯,做到劳逸结合,起居有度,按时作息,使工作、学习、休息、睡眠保持规律性。

《黄帝内经》认为:"智者之养生也,必顺四时而适寒暑。"春温、夏热、秋凉、冬寒四时阴阳的变化,是促进万物生、长、收、藏的动力。《素问·四气调神大论》强调:"四时阴阳者,万物之始终也,死生之根本也,逆之则灾害生,从之则苛疾不起,是谓得道。"人生活在自然界,外界气候的变化,对人体有一定的影响。如春温夏热,是阳气旺盛之时,人体阳气趋向于外而虚于内,所以要"春夏养阳",注意保养体内的阳气,不使宣泄太过;秋凉冬寒,是阴气旺盛之时,人体阴气外盛而内虚,因此要"秋冬养阴",保护好阴精,不使耗散太过,以适应来年春气生发的变化。从根本上去调节阴阳之气,则体内气血平和,阴阳协调,便能适应外界气候的变化。故起居应顺四时阴阳这个万物之根本,才能抗病预疾。

另有《素问·五常政大论》记载有:"一州之气,生化寿夭不同,高下之理,地势使然也。崇高者阴气治之,污下则阳气治之,高者其气寿,下者其气夭,地之大小异也,小者小异,大者大异。"说的就是地理环境对人身体健康的重要影响。

3. 药膳食疗,寓医于食 饮食是人类维持生命的主要方法,合理的饮食调养,不仅能补充营养,更有祛病延年之效。而不当的饮食,也会给人体带来损害。所以饮食在亚健康的调治中有着重要的作用。

《内经》中有"饮食自倍,肠胃乃伤。"强调食饮有节,即饮食要有节制、有节律,既不可暴饮暴食,也不可过度节食,要定时定量进食。《素问·藏气法时论篇》中还提出了"五谷为食,五果为助,五畜为益,五菜为充"的理论。《金匮要略》指出:"所食之味,有与病相宜,有以身为害;若得益,则益体,害则成疾。"孙思邈说:"凡欲治病,先以食疗,既食疗不愈,后乃药尔。"在《备急千金要方》云:"食能排邪而安脏腑,悦神爽志以资气血,若能用食平疴,释情遣疾者,可谓良工"。孙思邈指出:"凡欲治病,先以食疗,既食疗不愈,后乃用药尔。"宋·陈直《养老奉亲书》指出:"善治病者,不如善慎疾;善治药者,不如善治食。"

此外在饮食方面还应根据不同季节、气候、时间,服食不同性味的食物,即所谓"圣人春夏养阳,秋冬养阴",讲究春天"升补"、夏天"清补"、秋季"平补"、冬季"滋补"、四季"通补",以旺精血,适应环境和人体气血阴阳的四时变化。

4. 动静相宜,劳而不倦 运则立,动则健。人体正气的强弱、血液循环状况的良恶、新陈代谢质量的高低、抗病能力的大小、疾病治疗和恢复的快慢都与平素是否积极进行体育锻炼有着密切的联系。正如《吕氏春秋·尽数》云:"流水不腐,户枢不蠹,动也。形气亦然,形不动则精不流,精不流则气郁。"

历代医家与武家创造了五禽戏、八段锦、易筋经、太极拳等运动形式，是具有中国传统文化特色的运动养生形式。传统体育保健强调意守、调息、动作的统一，具有扶正祛邪，调节精神、改善机能，平衡阴阳，疏通经络、调和气血，延年益寿、减缓衰老的作用。根据个体差异，可以选择不同的运动方式，如跑步、游泳、健身、武术、气功等。运动贵在持之以恒，但是要注意运动适度，即所谓"体欲小劳，但莫大疲"、"人体欲得劳动，但不当使极耳"。唐代孙思邈说："人欲劳于形，百病不能成"，又说："养生之道，常欲小劳"。

坚持运动是调治亚健康状态非常有效的方法。通过身体锻炼，调节气息，静心宁神，既可以达到畅达经络，脏腑协调，强健体质，预防亚健康状态的出现，达到延年益寿的目标。现代研究表明运动可以活动一身肌肉、关节、筋骨，能疏经活络、畅行气血、振奋阳气、增强体质，同时运动还可以使人心情舒畅，改善微循环，提高白细胞的吞噬能力，调节内分泌，对中枢神经系统、呼吸系统、消化系统和心血管系统有明显的保健作用。

5. 针灸推拿，传统特色　针灸推拿无疑是中医治疗领域里最具特色的疗法，运用针刺、艾灸、推拿手法作用于相应的穴位以调整阴阳，疏通经络，运行气血，从而调整脏腑功能，沟通内外上下，使人体恢复阴平阳秘，脏腑功能活动协调的状态。其他干预措施如刮痧、拔罐、中药熏蒸、药浴等中医运动养生方法，都是中医调理"亚健康状态"的有效手段。此外，传统的膏方调养作为一项"治未病"技术，也是亚健康较为理想的干预手段之一。

（五）方药特色

亚健康状态究其根本原因在于机体的阴阳失衡，是有病因病机可究，有证可辨的，因而也有相应的治则、治法干预。基于亚健康转归的双向性，应积极干预，预防向疾病状态发展。亚健康状态系一慢性过程，典型的症状是疲劳，与疲劳相伴的则是心理和生理的双重不适，通常可涉及两个以上的症候，非短期治疗、一针一药即能奏效，往往需数法使用方能制胜，非大队药物联合作战难以周全。而膏方与汤药等相比，以其药物浓度高，药性稳定，作用持久、缓和，服用方便、易存便携等特点无疑成了亚健康状态调治的最佳选择。

膏方历史源远流长，膏剂以其剂型为名，属于中医丸、散、膏、丹、酒、露、汤、锭八种剂型之一，是中医药学的重要组成部分，既博采了民间传统药方之长，又融入了历代名医临床经验的结晶，可用于治疗慢性、顽固性、消耗性的疾患。历代医家经过临床实践，不断丰富它的应用范围，疗疾与养生相结合。特别是在亚健康状态的调治领域发挥着独特的优势，具有扶赢补虚，治病祛邪的双重作用，对亚健康人群起到滋补强身、改善体质、抗衰延年之功效，体现了中医寓攻于补、攻补兼施的治疗特色及"正气存内，邪不可干"的治未病思想。在中医整体观念、辨证论治原则的指导下，根据亚健康人群的不同体质及临床表现,严格按照君、臣、佐、使的配伍原则组成复方,调节亚健康状态的整体机能,"补偏救弊、阴阳乃治",有效纠正各种不平衡状态,起到综合调节和协助人体自然康复的作用。其经验主要概括如下:

1. 辨证论治 膏者,泽也,在《正韵》《博雅》上解释为"润泽"。秦伯未在《膏方大全》中曰:"膏方者,盖煎熬药汁成脂液,而所以营养五脏六腑之枯燥虚弱者也,故俗称膏滋药,非单纯补剂,乃包含救偏却病之义。"膏方的精髓在于辨证基础上的调整阴阳。《内经》云:"虚则补之,实则泻之,寒则热之,热则寒之。"其精髓在于维持一种"阴阳和谐""阴平阳秘"的状态。膏方补虚与泻实相结合,辨证论治,或补益为主,祛邪为辅;或祛邪为主,兼以补益,以达到阴阳平衡,气血通顺,五脏安和,使人体恢复到最佳状态。

2. 重视体质 不同的体质对疾病的易感性存在差异,并影响到疾病的发展趋向,所以体质是病证形成的物质基础,调节体质可以防病、治病。体质每因年龄、性别、生活境遇、先天禀赋、后天调养等不同而各有差异,故组方用药也因人而异。临床按不同体质特点和症状、体征而化裁,适度调节组方,即"量体裁衣"。运用王琦教授的九种体质分类法为患者进行中医体质辨识,再根据当时证型选方加减。

但是疾病亦有其独特的发生、发展规律,且受外界环境的影响,因此临床运用应辨体质、辨证、辨病相结合,同时考虑到季节气候加减,才能达到膏方最佳的防病治病效果。

3. 顾护脾胃 膏方以补虚纠偏、平衡阴阳、调养气血为核心,但必须顾护脾胃。脾胃乃"气血生化之源",后天之本,胃为五脏六腑之海,五脏六腑皆禀气于胃,脾胃健而五脏六腑之气充,精气盛而筋骨劲强,四肢百骸滑利。增强脾胃功能,能促进机体对营养物质的消化吸收,更好的发挥膏方的作用。若脾胃虚而膏入于胃而不受,或虽受而运化不利,则非益而反受其害。因此通过健脾护胃从而间接调理五脏、治五脏之未病,则"五脏元真通畅,人即安和"。

4. 善用虫药 对痰瘀阻络之病机的亚健康人群,应在活血化痰基础上,加用虫类药。因虫类药能走窜经络,搜剔络脉之瘀血及宿痰,痰瘀祛除后,气血自然通畅,筋脉才可得以濡养,如妄用补益气血之品,则有助生痰瘀之弊。他常用的虫类药物有水蛭、地龙、蜈蚣、僵蚕等,根据不同体质及病程而酌选1~2味加入组方中,每收事半功倍之效。对于年高体弱患者,则适当佐以补肾填精之品以充髓海,常用药物有鹿角胶、阿胶、龟板、紫河车等。

由于虫类药含有异体的动物蛋白质,如患者服用后出现皮肤瘙痒等过敏症状,应首先考虑虫类药所致,因此过敏体质患者不宜使用虫类药配伍,以免导致不良反应。另外,有些虫类药对某些神经系统疾病有严重副作用,在临床上要严格避免使用,如蝉衣含有大量甲壳质等成分,能降低反射反应,降低横纹肌紧张度,并对神经节有阻断作用,切记不能应用于重症肌无力患者。

八、中医肿瘤学说理论与临床新发展

(一)理论渊源

中医对肿瘤的认识历史悠久,它经历了一个漫长的发展阶段,可分别为奠基、成熟、繁荣、发展等不同时期。战国时代的甲骨文上已记载"瘤"的病名。从春秋战国时期《黄帝内经》开始,已奠定了中医肿瘤学说的基础,记载了"肠蕈"、"石瘕"、"癖结"、"膈中"、"噎膈"等病证名。同时对肿瘤的病因病机作了论述,认为与正气虚弱、外邪侵袭、七情内伤、饮食不节有关。《灵枢·九针》"四时八风之客于经络之中,为瘤病者也。"《灵枢·百病始生》指出:"内伤于忧怒,则气上逆,气上逆则六输不通,温气不行,凝血蕴里而不散,津液涩渗,着而不去,而积皆成也。"充分说明情志不调易患肿瘤疾病。在治疗原则上《内经》指出:"坚者削之"、"结者散之",当今仍有现实意义。先秦时期的《神农本草经》所载治疗肿瘤中药150余种。汉代张仲景所著《伤寒杂病论》对"反胃"、"噎膈"、"积聚"等以及肿瘤病的病因病机、治法、处方用药叙述较多,如鳖甲煎丸、大黄蛰虫丸为肿瘤治疗所常用;魏晋至隋唐是中医肿瘤的成熟时期,晋·皇甫谧著《针灸甲乙经》中载有用针灸方法治疗噎膈、反胃等。隋·巢元方《诸病源候论》详述了肿瘤病因证候169条,如"癥瘕"、"积聚"、"噎膈"、"反胃"等病证。唐·孙思邈《备急千金要方》对肿瘤进行了分类,如:"瘿瘤"、"骨瘤"、"脂瘤"、"石瘤"、"肉瘤"、"血瘤"等。此时期《外台秘要》中记载了使用虫类药治疗肿瘤,如蜈蚣、僵蚕、地鳖虫、壁虎、全蝎等,为后世医家治疗肿瘤提出了新的方法;宋金元时代是中医肿瘤学说的繁荣时期,诸子百家、学术争鸣推动了肿瘤学术的发展。《仁斋直指附遗方论》认为肿瘤是"毒根深藏"所致。刘完素提出用清热泻火法治疗肿瘤,张从正《儒门事亲》"除邪用攻法",李东垣以虚立论,提出"内伤脾胃百病由生"的论点,并以补中益气汤等扶正固本。朱丹溪倡导"相火论",对"反胃"、"噎膈"等肿瘤疾病的治疗,主张以"滋养津血,降火散结"等法,以大补阴丸治疗。明清以来,张景岳《类经》《景岳全书》将治疗肿瘤药物分为四大类:攻、消、补、散。王肯堂《证治准绳》指出了乳癌、噎膈病因病机及预后。李时珍《本草纲目》记载了抗肿瘤药物百余种,如黄药子、夏枯草、南星、三棱、莪术等。吴谦著《医宗金鉴》指出:"如能早期发现,施治得法,癌疾也是可以治愈,或带疾而终天的。"中医肿瘤学术的深入发展,并提出早期防治,方法之多,方药之多,是肿瘤学术繁荣的表现;近代随着西方医学的传入,中西医学优势互补,中医药领域对肿瘤进行了广泛深入的理论和临床研究,已取得了重大突破。首先中医已成立了独立的肿瘤学科,在系统整理古代文献的基础上,中医肿瘤专著、教材等出版,中医药肿瘤研究所,不仅从中医理论上系统研究,而且在临床实践中和有关实验方面都做了大量的工作,取得了许多成果,筛选了有效的抗癌中药,如从青黛中提取了靛玉红用于治疗慢性粒细胞性白血病,用莪术油制成注射液治疗宫颈癌,鸦胆子油治疗肝癌和宫颈癌等。同时针对化疗和放疗的毒副反应,开展用中药减毒和增效作用的临床研究。实践证明,中医辨证论治为主结合辨病治疗,不仅可以增加抗癌效应,而且能大大减轻放化疗对人体的毒副反应,能有效改善临床症状,延长患者生命周期,有些尚能达到临床治愈。事实充分说明中医药治疗癌病的技术与方法已得到了较大的提高和发展。

(二)病因病机

肿瘤的发病原因,中医认为外因与内因两个方面,外因为六淫所侵,即风、寒、暑、湿、燥、火;内因为七情所伤,情志失调,饮食不节,劳倦过度,正气虚弱。《灵枢·百病始生》指出:"积之始生,得寒乃生。"《内经》曰:"寒气客于肠外,与卫气相搏,气不得荣,因有所系,癖而内著,恶气乃起,息肉乃生,其始生也,大如鸡卵。"《诸病源候论》曰:"积聚者,乃阴阳不和,脏腑虚弱,受于风邪,搏于脏之气所为也。"说明六淫中风、寒、湿、热之毒,乘正气不足外侵而致病;内因为情志失调,精神情志因素在本病发病中起到重要的作用。有些肿瘤患者在发病前往往有过强烈的精神创伤,或因患肿瘤病后情志高度紧张,而使疾病迅速恶化。如《灵枢》曰:"内伤于忧怒……而积成矣。"《外科正宗》认为乳岩(乳腺癌)的病因为"忧郁伤肝,思虑伤脾,积想在心,所愿不得志者,致经络痞涩,聚结成核。"王肯堂《证治准绳》指出:"大怒未止,辄吃面,即时有此证。"情志失调、七情失控,即喜伤心,悲伤肺,怒伤肝,恐伤肾,忧思伤心脾,以致脏腑功能失调,人体免疫力下降,从而导致肿瘤的发生与发展。饮食不节,包括饮食不洁、饮食偏嗜和饮食失宜。《济生方》指出:"过食五味,鱼腥乳酪,强食生冷果菜,停蓄胃脘……久则积结为癥瘕。"《医碥》曰:"好热饮者,多患膈症","酒客多噎膈,好热酒者为多。"说明饮食不洁、不节损伤脾胃,以致食积、痰浊、气滞、血瘀的病理改变。是形成肿瘤的病理基础。

病理机制:正气亏虚为本,气滞血瘀、癌毒内阻为标。由于内外因的作用,以致脏腑、气血津液功能失常,阴阳失衡,首先出现气血瘀滞,因气血互生、气血相关,正常情况下,气为血帅,血为气母,气行则血行,且气可生血,血附于气。病理情况下,气滞则血停,血凝则气滞,气血瘀滞,日久终成积块。痰浊内生,源于脾胃虚弱,不能运化津液,津液不布,痰湿内停,久聚而成块;痰浊内停,气机滞阻,以致气血瘀滞,故痰湿与气血瘀滞互为因果。毒邪内蕴,一为六淫化为热毒,二为内生热毒。没有风、寒、暑、湿、燥、火六气,就没有外毒的生成,但六气变化必须作用于某些物质后才可生毒,当人的正气虚弱,外毒与气候的变异共同作用,毒可侵犯人体。内毒的化生,由于人体阴阳失调,脏腑功能失常,气血津液运行瘀滞,日久变生为毒,以致瘀热生毒,水蓄成毒,痰热化毒等。本病无论外毒、内毒,都具有致病性强,病情重,变化快的特点。

正气虚弱是肿瘤发病基本条件,《内经》"邪之所凑,其气必虚",《灵枢》指出:"壮人无积,虚人有之",《医宗必读》认为"积之成也,正气不足,而后邪气踞之。"充分说明肿瘤的发生与人的正气虚弱密切相关,是一切肿瘤发生的根本。

(三)辨证特色

1. 倡导辨证与辨病相结合。肿瘤的辨证和其他各种疾病一样,抓住临床症状和体征,用阴阳、寒热、虚实、表里、标本,结合脏腑辨证纲领进行辨证。鉴于各种肿瘤部位不同,瘤体的大小各异,体质强弱有别,早、中、晚期的临床表现不一,病理表现错综复杂,为此应辨证与辨病相结合。恶性肿瘤,中医认为属疑难重症疾病,种类繁多,病情十分复杂,寒热虚实夹杂,在分析病情时不但要用辨证来认识疾病,同时还应与辨病相结合,运用西医的有关技术和手段,作出较为详细的准确诊断,以利于辨病与辨证针对性的施治。同时要明确某些"同病异证"、"异病同证",在治疗上即可"同病异治"、"异病同治"。如同食管癌、食管上段癌患者大多属中医火热偏盛,治疗用清热解毒泻火为大法,即仲景《金匮要略》指出:"食入即吐者,胃有火也,大黄甘草汤主之。"食管下段癌患者,大多属痰湿蕴阻,气机上逆,治疗以化痰降气,苏子降气汤合旋覆代赭汤主之。辨证用药与辨病用药相结合。在辨证、立法、处方用药的同时,尚需结合肿瘤的发病部位和肿瘤细胞的各种特异性,选择一些对不同部位肿瘤治疗作用较强的药物,如食管癌可用石见穿、石打穿、大黄、白芥子、山慈菇等;胃癌可选用白花蛇舌草、半枝莲、半边莲等;肝癌可选用壁虎、龙胆草、八月札、垂盆草等;乳腺癌可选用炮山甲、蒲公英、王不留行、三七、橘核等。这样的辨证与辨病相结合,既加强了针对性,又提高了临床疗效,既以整体辨证,又照顾了局部肿瘤的病情。

2. 分清标本缓急是辨证中重要的内涵。一般来说,在疾病的病理演变过程中,总有矛盾的复杂局面,也存在矛盾的主次关系,人的抗病能力即正气是本,邪毒外袭为标,"正"与"邪"相争始终贯穿于疾病发生发展的过程中。中医对肿瘤的治疗,始终应抓住治本——扶正,治标——祛邪排毒这两方面主次、缓急。治标只是在应急情况下的权宜之计,而治本是治疗疾病的根本,即"祛邪可以安正","扶正才能祛邪"。《内经》称:"治病必求于本。"肿瘤患者在病情发展过程中常出现标本缓急的复杂情况,应当明辨标本缓急,根据临床表现,"急则治标","缓则治本",若标本并重,则应标本兼顾,标本同治。在肿瘤初发期,正气未衰,邪气尚浅,则以攻邪为要,治标为主,祛除外邪(致病因素)。肿瘤中期,正气已虚,癌毒较盛,此时应标本同治,既扶正,又抗邪毒。肿瘤晚期,正气极度虚衰,邪毒更盛,此时猛攻邪毒,则正气很难支持,当以扶正为主,兼顾祛邪。如肿瘤患者突见大出血,无论属何种出血,均应急则治标,及时有效止血,待血止标证缓解,再图其本。然而标本缓急在病变过程中,不是一成不变的,在一定条件下可相互转化,所以临床上要注意标本缓急的转化规律,牢牢抓住主要矛盾,才能掌握辨证的客观依据。

3. 明辨"邪""正"相争的辩证关系。"正邪"交争是肿瘤形成、发展过程中的必然,因此正确的运用扶正与祛邪的法则,明确其辩证关系,是肿瘤治疗成败的关键。

扶正与祛邪是中医治疗肿瘤的两大法则。祛邪即是攻法(解毒),是抑制和杀灭癌细胞,清除肿块;扶正即是补法,补气血阴阳之不足,补脏腑之亏损,扶助正气,调动机体内在因素,调整阴阳气血和脏腑功能的不平衡,提高免疫功能,提高机体的抗癌和自然修复能力。在运用扶正祛邪法则时,要认真地分析肿瘤患者正、邪双方力量对比现状,并根据患者肿瘤大小、病程、病期、体质强弱分别明确以祛邪为主,还是以扶正为主,或祛邪与扶正兼顾。如癌症初期,正虚较轻,发展到以邪盛为主,或正虚邪实,最后正气极度虚弱。辨证论治就应根据这些不同阶段的邪正关系的变化给予相应的治法。治疗大法为扶正培本,理气活血,化痰软坚,清热解毒。

(四)论治特色

1. 扶正培本法　正气不足是肿瘤发病的主要原因,《内经》"正气存内,邪不可干。"当人体正气不足时,各种致病邪气就可乘虚而入,导致各种肿瘤的发生和发展。《内经》曰:"邪之所凑,其气必虚。"肿瘤的发生就是在正气虚弱的条件下,外感六淫、饮食不节或内伤七情,气血阴阳失调,脏腑亏虚,致使癌毒形成。其特点是由虚致病,因虚致实,本虚标实,或虚实夹杂,整体属虚,局部属实。由于正气不足始终贯穿于癌症发病的全过程,因而,扶正培本应该贯穿于肿瘤治疗的全过程。这对于机体提高抗癌能力,改善临床症状,阻止或减少癌症转移,延长生命周期,提高生存率,具有科学性和实用价值。若与放疗、化疗的治疗方法同用,还可以减轻放疗、化疗的毒副反应。扶正培本法,即中医八大治法中的补益法,根据气血、阴阳亏虚的不同,选用不同的补益法。如补气药,有各种人参、党参、黄芪、白术、山药等;补血药有熟地、当归、丹参、阿胶、大枣等;补阴药有生地黄、龟板、鳖甲、麦冬、沙参、枸杞子等;补阳药有鹿茸、巴戟天、锁阳、补骨脂、肉苁蓉等。

2. 理气活血法　六淫、七情等致病因素都可导致人体气血紊乱,即气滞、血瘀,气滞不畅,经脉运行受阻,津液输布不利,日久积聚为癌肿。《医宗金鉴》云:"乳癌由肝脾两伤,气郁凝结而成。"《丹溪心法》指出:"厥阴之气不行,故窍不得通而不得出,以生乳癌。"中医称癥瘕、积聚、石瘕、痞块、瘿瘤、瘰疬等大

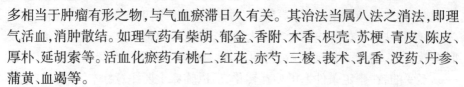

多相当于肿瘤有形之物,与气血瘀滞日久有关。其治法当属八法之消法,即理气活血,消肿散结。如理气药有柴胡、郁金、香附、木香、枳壳、苏梗、青皮、陈皮、厚朴、延胡索等。活血化瘀药有桃仁、红花、赤芍、三棱、莪术、乳香、没药、丹参、蒲黄、血竭等。

3. 化瘀软坚法　痰为津液不归正化所形成,外邪及内伤七情等都可导致水液代谢紊乱、脏腑功能失调。津液气化失司,使有用之津液变为病理状态下的痰浊,《内经》"百病多为痰作祟",痰湿凝聚日久成块,故肿瘤的形成与痰湿内停关系密切。痰湿既是病理产物,又属继发性病理因素,痰湿不去,日久成块,与气血相搏,则成坚硬之肿块,肿块不消,则肿瘤之成也。因此治疗当以化痰软坚,消散肿块,亦属中医八法之中的消法。化痰湿的药有半夏、苍术、贝母、苏子、莱菔子、葶苈子等。软坚的药有穿山甲、海浮石、皂角刺、海藻、昆布、牡蛎、鳖甲等。

4. 清热解毒法　"热毒内蕴"是肿瘤的主要发病机制之一。一般癌症病人多见癌毒偏盛,特别是癌症晚期的病人,常可见到局部肿块灼热疼痛,或发热、五心烦热、口渴欲饮、尿黄赤,便秘或便溏,舌苔黄腻等证候。从病机上分析,毒性火热,热由毒生,毒不去热必盛,热盛则毒更鸱张,说明了热毒是互为因果关系。清热解毒法属中医八法中之清法,是集寒凉之品直清里热,以折其毒的有效治法。清热解毒法以苦寒、甘寒之品为主。现代药理研究,清热解毒药的抗癌原理,具有直接抑制肿瘤作用,能抑制癌肿的生长,控制和消除肿瘤和周围的炎性水肿,减轻症状,抑制癌症的发展,调节机体的免疫功能,提高机体抗癌能力,促进造血干细胞,增加白细胞数量。清热解毒药有黄芩、山栀、金银花、连翘、蒲公英、半枝莲、半边莲、紫花地丁、野菊花、七叶一枝花、白花蛇舌草、败酱草等。

(五) 中医药治疗肿瘤的优势

1. 整体与局部相结合,疗效稳定　中医药的核心即是整体观念、辨证论治,人是一个有机的整体,阴阳气血、脏腑经络的平衡,协同维持着人体正常的生理功能。在病理状态下,一旦失衡,则相互影响。而肿瘤病灶大多发生在某个局部或某个脏器。一般西医往往偏重于局部治疗,而中医认为局部的病变不是孤立存在的,往往是整体脏腑经络、气血、阴阳病理变化在局部的表现,所以肿瘤虽发生在局部,但与全身气血、阴阳、脏腑经络是息息相关的。同时人与自然环境、社会环境也是一个统一整体。《内经》称:"天人相应",人身一小天地,自然界的气候变化,寒、热、温、凉,顺之则畅,逆之则百病乃生,许多肿瘤的发病与气候、环境、水土等密切相关。整体与局部相结合是中医药治疗肿瘤的一大优势,他不仅仅注重局部肿瘤病灶的控制和杀灭,而重要的还时刻注意全身气血阴阳的盛衰,脏腑经络的虚实,邪正双方的强弱,精神情绪的好坏,饮食起居的乖和等,同时还应考虑到因人、因地、因时制宜。综合整体多方面的因素,进而正确的针对性辨证、选方、用药,以调整阴阳、气血、脏腑、经络之间的平衡,达到扶助正气、抵抗邪气的目的。

某些肿瘤中、晚期,正气极度虚弱,癌毒较盛,胃气大伤,饮食难进时,绝不能一味抗邪,要注意到健脾和胃,使胃气恢复,遵照"有胃气则生,无胃气则死"之明训,在扶正方面,时时顾及胃气,从而体现整体治疗,稳定疗效。

2. 扶正与祛邪相结合,具有双向调节作用　肿瘤在中医病理性质上属虚实夹杂的疾病,尽管在不同阶段,表现有实多虚少、虚实并存、多虚多实,在治疗中始终要贯彻扶正与祛邪相结合的原则。应根据邪正双方的性质、程度、强弱等方面的情况,确定先攻后补,还是先补后攻,或是攻补兼施,或是攻邪为主,扶正为辅,还是扶正为主,攻邪为辅。如早期肿瘤,正气较强,可先攻其邪,或攻邪为主,扶正为辅。对中期的肿瘤,虚实并存,则攻补兼施;晚期肿瘤虚证明显,则以扶正为主,祛邪为辅。应注意的是,若攻邪过猛,往往会损伤正气,而扶正不当或太过,又会助长邪气。扶正祛邪的使用定要根据邪正双方的权重来选择,绝不能因使用不当以致"虚虚实实"。

3. 中医药与西医的相关技术相结合,增强效应,延长生命周期　中医药与西医的手术前、后的协同,术前用中药调理,目的是调整阴阳的动态平衡,提高脏腑功能,增强免疫功能,提高机体抵抗力,可分别应用补益气血、健脾养胃等。增加食欲,为术前准备机体健康的内环境,为手术顺利进行奠定基础。如部分胃癌、乳腺癌、子宫癌、肠癌等,通过术前用中药调理后,手术较顺利,术后损伤程度轻,出血量少,恢复快。早期肿瘤根治术后,配合中药扶正祛邪进行治疗,如扶正方面可选用补益气血、健脾养胃、养心安神、补肺养阴、调补肝肾等法,目的是恢复损伤的元气,调理脏腑功能,增强体质,增进食欲,以巩固已取得的疗效。实践证明,中西医结合治疗较术后单纯放疗或化疗效果更好。

中医药与放射治疗相结合:放射治疗在缩小肿瘤、解除压迫症状、减轻感染、愈合癌性溃疡、止痛和止血等方面都有显著的疗效。但由于放射治疗具有较强的副作用,其治疗范围受到了相当的限制。而中医中药在减轻放疗副作用,提高治疗效果方面具有肯定的作用。在放射治疗中根据辨证论治的原则,用中医药治疗,能改善患者全身情况,增加食欲,减轻放射治疗中的毒副作用。一般应按中医辨证用药,如见气虚、脾虚、肺虚者,则应补气、运脾、益肺;若见阴虚内热者,则以养阴清热。当今公认,中药对放疗能起增敏及抗放疗损伤作用。

中医药与化学治疗相结合:化学治疗肿瘤疗效是肯定的,但由于剂量过大,病人病情严重,体质较弱,某些患者耐受性较差,因而在化疗中常可出现各种不同的化疗副反应。中医药防治癌病化疗的副反应具有较好的疗效。根据化疗的毒副反应,从中医辨证着手,根据"气血不足"、"脾胃不和"、"肝肾内亏"、"热毒内蕴"、"阴虚火旺"等不同。可分别采用益气养血、健脾和胃、调补肝肾、清热解毒、养阴清热等方法,均能收到较好的疗效。如提高红白细胞,增强免疫功能,抗炎性反应,镇痛,解热,溃疡愈合,增强消化功能,抗疲劳等。总之,中医药不仅防治化疗的毒副反应,同时还能提高化疗的治疗效应。

(六) 中医药在肿瘤病康复中的重要作用

中医中药治疗各种肿瘤早已是不争的事实,他不仅能提高免疫功能,抑杀肿瘤细胞,还能改善临床症状,提高生活质量,延长生命周期,缩小瘤体,部分肿瘤达到治愈的目的。因而在癌症的疗效巩固、康复、预防等方面同样有较好的作用。已被国内从事西医专业的肿瘤专家所认可,有许多西医权威专家,既用中西两法治疗肿瘤,同时又大力倡导癌症患者经过手术肿瘤摘除后,应坚持用中药治疗3年以上,对于癌症患者的康复和5年以上的存活率具有十分重要意义。在坚持"辨证与辨病相结合"的前提下,认为正确的辨证尤其重要,因为正确的辨证才能抓住病理本质,才能分清矛盾的主次,才能权衡气血、阴阳、脏腑经络的盛衰,才能有针对性的选方用药。临床研究资料表明,在肿瘤的康复治疗中以中药为主,配合必要的其他方法,其治疗效果肯定会提高,即使某些肿瘤晚期尚不能痊愈或缓解,但其生存质量、生命周期也比没有采用中药治疗的要好,这应该是毫无疑义的。

如:胃癌术后,有的用放化疗,有的未经放化疗,坚持用中医中药治疗,即调肝和胃、健脾和胃、理气和胃等法,能明显提高胃癌术后5年以上的生存率。如:北京广安门医院资料统计,用中药康复治疗后,5年生存率为48%;总之,中医药对肿瘤的治疗中在平衡人体内环境,减轻癌症的恶性程度,调节人体自身抗癌能力,改善临床症状,延长生命周期,缩小瘤体等方面具有重要的作用。因此,充分发挥中医药在治疗肿瘤及康复期的应用,更有利于肿瘤病人。文献资料充分证明,中医药对恶性肿瘤的治疗,特别对于经过手术、放疗、化疗等有效方法治疗后,毒副反应严重的,不仅能减毒增效,而且能巩固治疗效果和促进肿瘤病人的康复,以及预防复发。

九、论中医药科研的自身特点与创新

先生从医六十余年,积累了丰富的临床经验,指出搞好中医药科研是时代赋予广大中医、中西医结合工作者的历史使命,并且强调中医药科研可以促进医疗质量的提高,而医疗实践又反过来大大丰富了科研的内涵。常说:"一个医生做好临床医疗工作是基本,搞好科研才能进一步提高医教研水平"。本文针对先生从事中医科研的思路与方法进行总结。

（一）首先在科研选题上下功夫

选题是开展任何一项科研活动的起点，它本身就是科研工作。"一般来说，提出问题比解决问题更困难，课题的形成和选择，是研究战略的起点。"对于任何研究课题，首先是要提出并发现问题，然后才能围绕提出问题去展开研究。所以选题是整个科研活动的基础，中医药科研活动也不例外。中医药科研选题，必须遵循中医药自身科研的选题原则，同时应掌握中医药科研的选题思路与方法。

1. 选题原则

（1）实用性：中医药科研应根据中医药科技的发展以及中医医疗、教育、科研的需要去选题。申请者应在充分了解本领域研究现状和学术动态的基础上，选择符合招标资助范围，具有重要意义和广阔前景，并与国内其他单位无重复的研究内容作为研究题目。

（2）创新性：要注意选题的先进性、新颖性。所谓创新，就是建立前人没有的新学说，或者是在前人研究的基础上，用已知的手段去探索未知。创新体现了科学研究的最大特点，只有创造性的科学研究才具有价值，否则就只能是低水平的重复。创造性的科学研究主要有两种情况：一种是原创性的发明创造，另一种是在前人的基础上继续深入探讨，提出新的见解与理论，在科研工作中，更多的情况属于后者，中医药研究亦不例外。一般来说，一个具体的科研课题中应该有一个主攻的创新内容，有的申请者把创新性理解为采用先进的实验手段，这是片面的。创新性，主要是指研究思路上的先进和研究成果的新颖。

（3）可行性：科学研究必须得到人力、物力、财力和信息的保证，选题时必须充分考虑到这些因素，即使是选题正确、设计合理，而研究工作必需的要素得不到落实，一切都是纸上谈兵。因此选题时必须从本单位及个人的实际情况出发，注意上述诸要素的落实，选题才具备可行性。

（4）科学性：研究课题，必须要在中医药理论的指导下，采用科学的研究设计与方法，不能离开了中医药理论而"闭门造车"。

（5）效益性：中医药科研，必须要在强调社会效益的前提下，考虑其经济效益。另一方面，效能原则也是体现在科研投入和预期成果的效能关系上，一般来讲，预期成果的效益应大于科研投入。

（6）特色性：突出中医药特色，是中医药科研选题最基本的原则。必须遵照中医药基本理论体系，围绕中医理、法、方、药等具有中医药特色的方面去研究，否则就失去了中医药科研的意义。

2. 选题的思路与方法　中医药科研题目，直接关系到主攻方向和研究结果的正确与否。对于研究者首先是发现或观察到客观事物存在的矛盾，找出存在的问题，再设计解决问题的方案，这个思考的过程就是选题的思路。这些思路不是凭空想象,而是来源于临床实践。

(1) 突出中医药的优势:在中医药科研选题中,应注意"以己之长,补彼之短"。如治疗流行性出血热、腮腺炎、病毒性肺炎、病毒性感冒等病毒感染性疾病,中医药有明显的优势。又如舌诊是中医诊断学上的一个特点,而西医在这方面研究较少,是个特色。

(2) 从中西医药之间疗效差距中选题:风、痨、臌、膈四大难治之症是西医棘手的疾病。中医药对这些杂病确有一定的效果,如:出血性中风、缺血性中风、肿瘤病、免疫性疾病等。

(3) 从中西医理论的交叉、矛盾中去选取课题:在一些问题的认识上,中医和西医必然会出现矛盾或交叉。例如中医认为,脾虚会导致一系列体现在消化系统方面的病症,用补脾之药可治疗之,而脾脏在西医学的认识中仅为一免疫器官,既无中医所认为的作用,也不承认有该病证。

(4) 从中医辨证诊断的标准化、客观化、现代化研究中选题:中医辨证是中医理论和临床实践的精髓之所在,有一个不断发展和不断充实的过程,这就是"辨证"如何客观化、规范化、标准化的问题。既要使疾病的辨证量化、规范化、标准化,又要使现代检测的各种指标客观化,这样一个大目标和完善过程中有许多课题可供研究。

(5) 从中西医理论的相似处选择课题:中医和西医虽然是不同的两种理论体系,但在某些问题的认识上也有一致性和相似性。这些近似之处往往需要用科学的理论与实验依据来阐明。例如:探讨中医的虚证与西医免疫功能低下、缺陷之间的关系,不仅可以为中医诊断虚证提供客观指标,而且也为阐明中医虚证的实质提供科学依据,同时也将为治疗免疫功能低下、缺陷等西医病症提供新的中医药治疗手段。

(6) 从名老中医和民间有独特疗效的经验和疗法中选取课题:名老中医在长期的临床实践中积累起来的丰富的诊疗经验以及民间流传的有独特疗效的方法是中医药临床科研选题的重要方面。这些诊疗方法和经验,有较好的临床预实验基础,从这个方面去选题,成功率较高。

(7) 从中医药文献收集和整理中选择课题:中医药文献是前人研究中医药理论的经验积累和总结,它不仅可以作为中医药科研工作中必须参考的资料,同样也可以成为中医药科研工作选题的思路与方法。中医药科研工作者通过对中医药文献的收集与整理,了解前人的研究成果和研究中存在的空白点或缺陷,从而确定自己的研究题目,这样可以避免不必要的,低水平的重复劳动。

(二) 把握研究内容和特点

1. 研究内容

(1) 中医药临床研究:中医药临床研究是中医药科学研究的起点之一,事

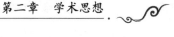

实上很多中医药科学研究都是先从临床入手,在临床研究基础上进一步深化和提高。应包括:①临床各科疾病防治的研究,包括病证的发病机理、诊断及防治规律的研究;②名老中医的学术思想及独特经验的临床诊治经验的整理、总结;③民间单验方的发现、整理研究;④临床各科疾病治疗方法的研究;⑤中医生物医学工程的研究,包括中医诊断、治疗仪器的研制以及现代科技手段在中医药领域的应用;⑥中药新药的临床观察与验证;⑦中西医结合防治疾病的临床与实验研究;⑧中医养生与康复的研究。

(2) 中药研究:中药研究是中医药科研的重要内容之一,是以中医药理论为指导,充分运用现代科学技术手段,对中药材的生产、中药制药技术、中药方剂等进行的研究。以提高中药生产技术和产品质量,研制高效、速效、稳效、低毒的新型中药产品为目标。研究内容包括:中药新药的开发;紧缺、频危、贵重、道地中药材生产技术;中药资源再生与利用;中药剂型改革与新剂型的创制;中药实验药理与中医动物模型等。

(3) 中医药基础研究:中医药基础研究应在中医药理论的指导下,运用现代科学技术手段,对中医理论体系进行理论与实验研究,以阐明其科学内涵,提高中医药学术水平,促进中医药学术发展。其内容包括:中医生理学、病理学及诊断学的理论与实践;中医证的本质;中医治则的理论与实践;中医自然辨证;中医文献学;中医医史;中药材性、味、归经等。

2. 特点

(1) 医学科研的特点:①研究目的的直接服务性。认识、利用、改造大自然,使之最大限度地满足人们日益增长的物质文化的需要。人类在相应时代发展的基本生活条件满足的前提下,健康则是最大的享受,医学科研的目的就是直接为人类的健康服务。②研究对象的特殊性。医学科研的研究对象是人,研究成果最终也应用和服务于人。医学科研的不断深化,使人们逐步认识到人体不但具有生物的特性,而且具有社会性;不但具有生理活动,而且具有复杂的心理活动;个体间也存在很大的差异,突出表现在研究信息的随机波动性。③研究结果的社会公益性。医学科学的研究是社会公益事业,不仅对某个单位和个人产生直接的效益,而且对整个社会和人类有益。

(2) 中医药科研的自身特点:把握好中医药科研的自身特点十分重要,是关系到中医药科研的方向和路径的大问题。

1) 基础理论与临床实践密切结合。中医学体系可分为基础和临床两部分,但两部分是紧密联系不可分的。中医学的脏象、病因病机、辨证与治则等都离不开临床实践,如果没有了临床实践,这些理论、治则的正确性无法证实。同样,如果临床实践离开了中医基础理论的指导,也会变成盲目的实践、毫无规律可循。因此要以临床实践为基础,要有扎实可靠、经得起重复的临床疗效,必须把基础理论与临床实践相结合。

2) 中医和中药密切结合。在中医的实践中,理法方药是一个统一的整体,因此在中医药科研中,医与药是密不可分的。如:研究用中药治疗急性胃溃疡出血,绝不能丢开中医对血症的有关病因、病机、辨证等理论进行治疗。正确的做法是把中医理论、中药理论和临床实践结合起来,积极采用传统的和现代的科研方法才能促进中医药科学和技术的发展。

3) 继承和发扬密切结合。中医药科研,首先要继承名老中医的学术经验,必须重视利用与本科研课题有关的文献资料同时,要学会积累和总结实践经验,坚持把重点放在提高与发展上,充分利用现代科学的先进技术方法和手段,只有这样,中医药科学才能深入,学术水平才能不断提高。

4) 多学科协作与多种方法的应用。中医科研的范围和内容,涉及自然科学和社会科学领域中的多种学科,以及多种现代科学方法和手段。目前就某一课题而言,已远非某单一学科所能完成,因此,多学科协作与多种方法的综合应用是必需的。

十、论中药新药临床规范化的研究

先生从事医教研六十余年的生涯中,中医药科研工作不仅是身体力行者,而且为组织领导者,在中药新药的研究中做了大量的工作,取得了较大的成果,现将其中药新药临床证候研究的思路与方法总结如下:

(一) 中医病、证的概念

中医认识疾病是从症、证、病三个深浅不同的层次入手的,因症辨证,依症诊病,症证结合是中医诊断疾病的基本手段。中医临床诊断应该包括病名诊断和证候诊断两部分内容。

证候,是机体与内外环境作用的综合反应,表现为个体、动态、整体及多样性特点。是中医理论的核心内容,也是认识人生命活动的一种科学理论和方法。

中医药治疗疾病,是从整体着眼,注意功能,应用有机配伍的中药,通过多种途径和环节,综合调整失衡的状态,来达到以平为期的治疗目的。

证候既是认识疾病的基础,又是治疗的对象,同时也是评价疗效的主要依据。而辨证论治是中医诊疗疾病的基本方法。

中药新药研究与证候有着密切关系,证候理论指导着中药新药研究的选题方向、确立治则、优化处方、建立诊断和疗效标准,贯穿新药研究的全过程。因此在中药新药研究中必须重视证候的研究。

1. 病的概念　病,是机体在内外致病因素作用下,出现了机能或形质异常变化和病理表现。疾病是从总体上反映了病理的变化的本质,具有一定的

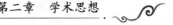

发生和演变规律。

中医有大量的病名,如感冒、痢疾、中风、癫痫、痛风、风疹、脚气病、牛皮癣等。这些是中、西医共用的病名。有些是中医自身的病名,如:百合病、喑痱、鼻渊、鹅口疮、乳岩、下疳等。

2. 证的概念　证,是机体在疾病发展过程中某一阶段的病理概括,它包括了病变的部位、原因、性质以及邪正关系,反映出病变发展过程中第一阶段的病理变化的本质。

证候常用分类方法有以表里、寒热、虚实、阴阳等八纲辨证,如:表证、寒证、虚证、阴证等;有以气血辨证,如气证、血证等;有以脏腑辨证,有心经证候、小肠证候等;有以六经辨证,如太阳证、少阴证等;有以卫气营血辨证,如卫分证、营分证等;还有三焦辨证、经络辨证以及以主治方剂命名的证候,如桂枝汤证、小柴胡汤证等。目前,在临床多采用脏腑和八纲联合辨证方法,如肝肾阴虚证、脾肾阳虚证、肝胆湿热证等。还常以病因病情配合病位的辨证方法,如寒滞肝脉证、痰火忧心证、脾湿泄泻证等。

3. 病和证的关系　辨病是从总体上把握疾病的发生和发展;辨证是掌握疾病在某阶段的病理变化。只有在辨病的基础上,才能更全面认识和评价证候。当然,证候是疾病表现的基础,客观分析证候,可以更好地辨识疾病。辨病和辨证密切相关,两者各有所长,病证结合,取长补短,可以更全面认识疾病,提高诊断疾病的准确性。

中药新药研究要求,根据新药的组方功能,制定严格的病名诊断、证候诊断标准,要突出中医辨证特色。即使以西医病名为研究对象时,也应明确相应的中医病、证诊断。

(二)临床试验证候确立依据和原则

中药新药临床试验首先要确立研究的新药主治的中医病证。确立治疗疾病的证候对新药研究有重要指导意义。脱离了证候,所确定的疾病很难保证符合该药物所治疗的特定病理过程。因此,中医证候观察在中药新药临床试验中起着重要保障作用。

证候确立依据

(1) 新药的处方功效:中药新药药味组成、配制和功效是确立主治证候的主要依据。一般说,中药新药药味组成是根据某病证辨证方法的文献记载和临床经验,遵循方剂配伍原则,以法统方,以方遣药,并经过药理学实验和临床实践和临床实践修订完善后定型下来的。

中药方剂主治的证候是在中医基础理论指导下,根据方剂中君(臣)药的功能特点,以及佐使药的协同作用,以该方药的综合功效来确定的,例如四君子汤,参、苓、术、草,以人参为君,补益脾气,以茯苓、白术健脾燥湿,甘草和中。

主要功效是补益中气,主治气虚诸证。四物汤,归、芍、地、芎,方中以当归为君,补血和血;熟地滋阴补血;白芍养血和营,以川芎活血行气。主要功效是补血和血,主治血虚诸证。两方合用,则为养气血、调营卫的八珍汤,治疗气血两虚证候。

目前有一种倾向,忽视全方整体功效和理论指导作用,堆药成方,有一味药,就有一种功能,就增加一种证候。如在治疗水肿症的处方中,增加一味活血药,就增加了治疗血瘀证功效;增加了一味理气药,就增加了治疗气滞证功效。实际上增加理气活血药,仅仅是调畅气血、助水下行。

(2) 疾病和证候协调统一:疾病和证候密切相关。疾病是证候的综合和本质反映,只有在充分认识疾病的基础上,才可能对证候进行全面的分析。而证候是疾病在不同阶段的病理表现,反映了疾病某一阶段的特点。疾病和证候都是认识生命活动的科学方法,两者相辅相成,优势互补。应当是在辨病的范围内辨证,在辨证的基础上治疗。疾病对证候有统领作用,例如同是下焦湿热证,在膀胱炎、泌尿系结石、结肠炎及直肠癌就会有不同的证候表现,其治疗、疗效及预后也完全不同。因此,疾病与证候必须协调统一,疾病是证候确立的重要依据。

据此,《中药新药研究的技术要求》中明确提出了双重诊断的要求,即中医病证和西医疾病的两个诊断并列。

(三) 证候确立的几种方式

通过分析近十几年来申报新药的有关资料,确定证候依据主要有以下几种方式。

1. 传统古方开发 直接引用古代医籍中的处方、药味剂量不变或稍有变动。所列主治病证也尽量遵照愿意。这类申报的新药,引经据典,有深厚的积累,主治病证比较明确。但也要注意由于历史的原因,对病症的认识有一定差异;同时古代医籍行文简奥,所述病证言简意赅。因此,在确立主治病证时,要结合药理学实验结果和当今应用的经验,来明确其功能主治及相应病证。至于古方新用,开拓了新的治疗领域,那就另当别论了。

2. 院制剂开发 院制剂往往是根据名老中医多年经验总结而形成的处方,或者是临床科研的成果。这类申报的新药,前期工作基础较好,初步经过药学、毒理、药效学研究,临床也有较多病例的观察。其所列主治病证清晰、明确,可以作为新药主治证的依据。但也要结合临床实践的经验,优选主要病证,切忌宽泛。

3.《药典》处方再开发 根据《药典》或部颁标准、地方标准中的中成药处方再次开发,单纯改变制剂工艺、剂型的新药,原则上按原剂型的功能主治病证进行临床试验,主治范围不得随意扩大或缩小。但这类处方中的部分处方也确定存在主治病证表述不规范,不明确,主治范围过于宽泛等问题,照抄往往给临床设计和审批时带来麻烦,可以就调整功能主治的具体内容,在申报临床研究时提出申请,说明理由,经评审专家和国家药品监管局批准后实施。

4. 单一成分或有效部位的中药开发　这类新药多为一、二类新药,近几年,有逐渐增多的趋势。其功能主治更强调的是主治的疾病。对于主治证候,则要结合药物的药效实验和临床实践,进行科学和具体的分析。特别是由单一化学成分研制的一类药,它不一定能够反映原药材的性味特征和功效主治,牵强的加上主治证候不一定切合实际。由有效部位单独或复合组成的处方,其功能主治可参考原材料的性味功效,结合药效实验和临床实践再来确定新药的功能主治和适应的病证。

5. 证候确立的原则　目前,证候的诊断标准和疗效标准尚未完全标准化和规范化,合理地确立证候已成为中药新药研究中的难题和技术关键。在确立新主治证候时,必须遵照权威性、科学性和合理性原则。

6. 权威性　权威性是指标准来源具有权威性。也即指现行公认的标准。证候诊断和疗效评价标准应遵照权威性的现行公认标准执行。这类标准主要是指国家标准和行业标准,如由国家技术监督局发布的,在 1996 年 1 月 1 日实施的《中医病证分类与代码》为中医的国家标准,编号为 GB/T15657—1995。

其次,世界卫生组织、国际专业学术组织和会议、国内专业学术组织和会议及高等院校统编教科书所制的标准,只要是现行公认的也具有较高权威性。

7. 科学性　是所采用的标准能客观反映新药临床试验的实际情况。如证候与新药的功效主治是否相适应,所确定的证候是否准确,全部受试者能否纳入观察的证候。如:胸痹(冠心病心绞痛),心血瘀阻的证候有:胸部刺痛、绞痛,时作时止,痛处固定,入夜更甚,心悸不宁,舌质紫暗,脉沉缓。其中,时作时止,痛处固定,入夜更甚等是心绞痛的具体描述。

8. 合理性　所采用的标准要符合临床一般规律,评价方法和标准具有可操作性。在证候诊断标准中要尽可能采用相对特征性证候,同时要包括主观感觉性证候和具有客观体征的证候。

在确定主治证候时,要突出主要功效的证候,不能过于分散。证候之间要有内涵的联系,切不可"寒热虚实"证候均治,这不但违背了辨证论治的原则,实际也不可能取效。

值得指出的是,目前现行的证候诊断标准均来源于历代文献记载和专家群体的经验,虽不乏深厚的实践积累,但难免带有某种程度的主观偏倚。同时,由于证候诊断标准是对实践经验规范的结果,因此它也会因实践的发展发生变化,出现与实践的矛盾,需要不断在实践中修订和完善。

但是,各种标准是规范的结果,标准也是要求大家普遍遵守的规矩。中医药的国家标准和行业规范,均带有一定的强制性。中药新药研究是一项严肃的科学实验,在研究中必须遵守和运用相关的标准和规范。

在证候量化研究中,尽可能采用四诊现代化的检测仪器和方法,如舌象仪可以对舌象进行色度学的度量,红外热象的体表图象对寒证、热证的诊断有一定参考意义等。

结合证候具体情况,还可以将微观辨证作为证候量化的参考依据。再如采用电子内窥镜、超声波、CT 等可以观察内脏的色泽、结构及功能变化,这是四诊方法的延伸和进步,应用中医理论分析这些变化,赋予其中医病因、病机及证候的意义,将提高证候诊断水平和疗效评价的准确性。

(四)证候的临床研究方法

证候是评价中药新药疗效的重要内容,建立较完善的证候疗效评价方法和标准,控制影响证候疗效的因素,将提高新药的评价水平。

证候的规范化和量化　证候诊断的规范是反映中医特色、评价新药功能主治及疗效的基础性研究工作。也是技术关键,必须予以重视。

(1) 证候的规范化:以病统证,两级诊断,首先要明确新药研究的目的,所主治疾病的具体目标,在此基础上再结合处方药味功效,才能确立主治的证候。同一疾病可以有不同的证候,研究目的不同,所确立的证候也不会相同。如治疗冠心病,研究目的可以治疗心绞痛,也可以治疗心律紊乱或改善心脏功能、控制心力衰竭。目的不一样,所选择的证候差别会很大。

确立了证候,要规范证候的名称,明确证候的内涵和外延。勿将中医病名、病机、方证当为证候。明确证候的定义、临床表现、诊断要点、鉴别诊断,以及现代医学生物学基础和研究成果。

进一步要建立证候诊断标准和证候量表,包括证候诊断的主症和次症。主症一般是具有相对特征性的症状,也是构成证候的主要症状,甚或是一票否决的症状;次症一般是相关症状,对主症有补充、完善的作用。如胃热证的诊断,口臭、牙龈肿痛、大便秘结、脉滑数为次症。

还要注意不同疾病的同一证候可以有不同的主症和次症。如冠心病血瘀证主症是胸闷心痛,而月经病血瘀证的主症则是腹痛、经血色黑有块、闭经等。再如哮喘病的肾阳虚证和水肿病的肾阳虚证主症和次症自然不同。

在确立主症和次症时,还要注意把客观体征和主观感觉的症状结合起来,以提高证候诊断的准确性。主观感觉的症状在临床操作上会容易出现主观偏倚而影响诊断结果。

对有些近似的证候,如脾气虚和脾阳虚,肝血虚和肝阴虚,肝胆火旺和肝胆湿热等证,主症和次症之间有较多的交叉和重叠。在确立主治证候时,要增加鉴别辨证要点,便于临床实施者在研究中掌握。

（2）证候的量化：为了提高证候诊断水平和客观评价疗效，应注重采用证候的量化方法。目前常用的症状积分法，在中药新药临床试验方案中也要求建立中医证候量化观察内容。根据主症和次症轻重程度，建立相应的积分标准。必要时还可以结合客观检查结果来计分，更增加了结果的准确性。症状一般分为四级。即：正常，轻、中、重度异常，积分可为 0、1、2、3 或 0、2、4、6。最后，根据症状总积分，建立证候轻、中重的分级诊断标准。如冠心病胸痹心痛可分为（0 分）；胸痛偶作，每次持续数分钟，休息可缓解（2 分）；胸痛时作，每日数次，每次持续数分钟至 10 分钟，需含服硝酸甘油片缓解（4 分）；胸痛频作，每日多次，每次持续时间长，影响日常活动，需多次口含硝酸甘油（6 分）。失眠多梦可分为正常（0 分）；睡眠易醒或睡而不实，晨醒过早，偶伴噩梦，不影响工作和生活（1 分）；每日睡眠不少于 4 小时，噩梦多，但尚能坚持工作（2 分）；彻夜不眠，心中悸动不安，难以坚持工作（3 分）。列为主要观察证候就不准确，心绞痛改善了，这些派生证候也会减轻，减少了评价的意义。而选择胸闷、憋气更符合临床实际。同时还要注意到对照药主治的证候和新药所治的证候是否具有可比性。

（五）证候疗效的评价方法

1. 半定量积分法　证候有效是评价中药新药有效性的重要内容。证候疗效评价标准应按前述的原则设计。一般将证候疗效分为四级，即临床痊愈（控制）、显效、有效、无效。在评价中药新药的证候疗效时，着重统计和观察显效以上的结果。特殊疑难病种，可以统计和观察有效以上的结果。

证候积分观察标准一般以积分总值减少至零（或 95% 以上）为痊愈（临床控制）；减少 2/3 以上（或减少 60%~95%）为显效；减少 1/3~2/3（或 30%~59%）为有效；减少不足 1/3（30% 以下）为无效。

在评价证候疗效时，要注意观察对象构成的均衡性，如不同病种间的同一证候比较时，应采用以病种为区组的随机分组方法；不同证候间比较，应注意病种的均衡性。中医临床治疗非常重视"因人、因时、因地制宜"的个体治疗原则。因此，在临床评价证候疗效时，也要注意性别、年龄、生活嗜好、精神因素对疗效的影响，必要时可采取分层区组比较的方法。在观察样本例数较少时，评价证候疗效，可以将病情轻重程度、性别、年龄、生活条件、文化水平等条件相近的配成对子，然后随机分组。这样做将增加工作量，但这样的设计更为严谨，结论更有说服力。

2. 生存质量评价方法　当前，随着社会的发展，老龄化社会的到来，医学模式向生物—心理—社会医学模式转变，疾病谱了发生明显的变化，感染性疾病发病率下降，生活方式引起的疾病发病率上升。这些疾病很难治愈，需终生服药。这又促使临床思维方式、治疗思想及疗效评价标准发生了变革。人们对健康的理解不单以治愈疾病去衡量，而更注重对生存质量和影响生命的重大事件的评价。

生存质量是以调查问卷的形式,以生存质量表为工具评价疗效的一种方法。近十年来,生存质量评价广泛应用于肿瘤、老年病、慢性疾病、治疗方案选择及医疗卫生政策的制定等各个医学领域。

由于生存质量注重患者个体的自身第一主观感觉,能够避免医生的主观因素影响。中医证候中有很多患者主观感觉的症状,采用这种方法,由患者本人填写自己治疗前后的主观感觉,可以更客观的评价药物疗效。

根据中药新药研究的目的,选择主治证候中的主症、次症中自我感觉的症状,借鉴 WHO 制定的生存质量量表研制指导原则,制定适合中医特点的生存质量量表,如"阳虚证生存质量量表"、"血瘀证生存质量量表"等,用于新药的证候疗效评价,将有重要意义。

生存质量量表设计要经过调查项目的反复筛选,再经过调查实践的检验,对量表的灵敏度、可信度和有效度进行检验和修订。

生存质量量表中较常用的症状评价方法,主要有五类判定评分法和模拟线性评分法。如,近两周,您的睡眠如何? 由患者本人根据自己的第一主观感觉界定或填定。评定方法如下:

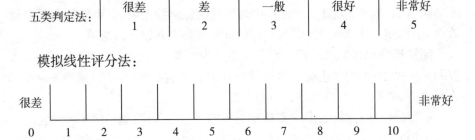

这种评价方法,能比较客观地反映患者当时的主观评价意见,避免医生在判定疗效时的主观因素的影响,提高了研究水平和研究结果的可靠性。在中药新药研究中采用这种方法,将有利于对证候疗效的评价,更加发挥中医药改善功能状态、提高生存质量的优势。

证候是中医辨识疾病的基础,也是中医临床试验和疗效评价的重要内容。随着健康人亚健康状态和各种病证证候临床流行病学调查的进行以及证候基因组学和蛋白组学的研究,证候研究将取得重大进展,在中医药临床和新药研制中充分发挥其优势,将推动中医药学的进步。

十一、论新药临床试验过程质量管理的路径

新药临床试验过程质量管理既是一项细致复杂的工作,又是涉及面较宽、

较深的一门学问,研究新药临床试验过程质量管理,是关系到试验全过程是否真实、完整、准确、规范,结果是否科学可靠。关系到受试者的权益是否得到保证和安全。因而重视试验过程质量管理是新药临床研究十分重要的课题。现就有关的几个问题,如:研究者的责任心,监察员的监察力度,相关的制度建设及标准操作规程(SOP)等归纳如下:

(一)强化研究者的责任心是搞好试验过程质量管理的基础

新药临床研究首先要求研究者应是合格的、责任心较强的、思想素质较好的、工作认真踏实的具有中华人民共和国执业医师资格的,经临床研究基地授权的方可作为正式研究者。就目前大多数研究者而言基本符合要求,但少数研究者存在不少问题,首先是责任心差,试验的原始病历不能及时记录,部分数据缺如,化验检查报告单涂改,试验时合并功用主治相同的药品,有的还转手交给未经授权的实习生,研究生去填写病历,因而导致矛盾百出、问题众多,严重影响试验质量。针对以上情况,我们认为加强对研究者的教育至关重要,我们采取的措施是:①临床试验开始前举办研究者学习班,把本次新药临床研究的目的要求、研究方案、病历书写表,知情同意书等原原本本地讲明白,对其重点和难点部分反复说明,并进行必要的讨论做到统一认识,统一目标措施。②把以往试验中存在的问题向大家通报。③签署研究者声明:如我已收到研究者手册并知道其内容;我已阅读过试验方案,同意按照方案设计进行试验,我将所有受试者进入研究前,获取知情同意书;保证受试者在试验期间出现不良事件时及时得到处理;我将保证将数据真实、准确、完整、及时、合法地载入研究病历等。④医院基地审核研究者的资格符合后给予签署授权书。我们除以上正面教育为主来提高研究者的思想素质,试验能力,责任心外,同时加强监察的力度,发现严重问题,给予批评处罚。试验工作做得好的给予表扬、奖励。总而言之:从正反两方面做工作,强化研究者的责任心,从而努力搞好新药临床试验质量过程管理的基础工作。

(二)提高监察员的职责和监察力度是做好试验过程质量管理的关键

按照GCP规范要求,每一项新药临床试验申办者都必须认真挑选和委派合格的监察员,首先应审查其资格是否符合要求。监察员应具有医学专业资格,熟悉GCP规范和相关法规,及新药临床试验知识。并接受监察员培训,思想素质好的医务人员担任。其监察内容应包括:①受试者知情同意书签署情况;②受试者是否符合研究方案规定的条件;③数据收集的可靠性和及时性;④研究者遵从临床试验方案的情况;⑤不良事件的记录与报告情况;⑥药品使用、保管的情况及其合理性等。

但目前大多数申办单位委派的监察员存在不少问题:①许多监察员无医学专业知识;②监察内容不熟悉;③不了解试验方案的内涵;④不良事件的处

理程序不清楚;⑤有的甚至连随机盲法也不懂;⑥监察员的岗位职责不知道、不明确,严重影响新药临床试验质量;⑦有的申办单位委派的监察员很少到研究单位去巡查,即使难得去一趟,连研究病历也不查,如果翻一下病历,也是走马观花问题发现不了也不能及时纠正;⑧如有的单位在用试验药的同时又加用同功用的其他药,这样的原则性问题也不能得到及时纠正;⑨又如:安全性指标,药后肝功能明显异常者没有得到及时复查和随访;⑩试验中出现不良反应时既不向申办单位报告,也没有向试验组长单位报告,得不到及时处理;⑪有的试验单位不按随机发药而出现任意发药,严重破坏随机盲法等,监察员也没有及时发现;⑫有些监察员不顾试验质量,一味在进度上做文章。还有少数监察员在巡查中请研究者吃一次饭就算监察完毕等。所有这些问题的发生,充分说明这些监察员形同虚设,严重影响新药临床试验质量。但是,也有些申办单位委派的监察员有较高的医学知识,GCP规范熟悉、思想素质好、责任心强,监察力度高,许多问题都能及时解决,研究结果水分少,问题少,弯路少,资料完整性好,科学性好,质量好。如果是不称职的监察员,研究结果相反,水分多,问题多,弯路多。资料完整性差,科学性差,质量差。为此,我们认为:一方面要配备合格的监察员,不是滥竽充数,做做样子;另一方面要提高监察员的监察力度,是做好新药临床试验过程质量管理的关键。

(三)制订系列新药临床研究制度是试验过程质量管理的根本保证

新药的安全性、有效性最终必须通过临床试验加以证实,这就决定了临床试验在新药的开发、研究中占有特殊的地位。临床试验以人为受试对象,如何使临床试验获得科学,可靠的结论,同时又要最大限度地保护受试者,这是临床试验所必须解决的大课题。世界上的一切事物没有规矩就没有科学,也不成方圆,新药临床试验若没有规范,没有系列制度保证,其科学性、可靠性会将成一句空话。为此制订系列新药研究制度极为重要。针对临床试验的各个环节我们建立了相应的管理制度,主要包括:①基地工作制度;②人员培训制度;③试验用药管理制度;④仪器设备、试剂管理制度;⑤文件资料管理制度;⑥合同管理制度;⑦I期病房工作制度;⑧伦理委员会工作制度等。同时还根据临床试验中出现的某些情况,不断修改、完善、增加新的管理规定或制度,如:我们针对试验中理化检查较乱,某些科室自行查心电图、血常规等,结果数据可靠性差的情况,专门出台了理化检查的管理规定,临床专业科室的实验室承担药品临床试验的理化检查项目必须由中心实验室负责检查,个别项目有特殊性者必须事先经过药品临床研究基地审核、批准。又如:在试验用药管理上,个别专业科室对试验用药保管不妥、乱放乱堆,易造成遗失,个别专业科室发药不按随机号发的情况。为此,我们出台了试验用药管理制度,从试验用药的接收、保管、发药登记、剩余药品的收集,上交都作了详细规定。以上所有制度的建立,要求做到严格执行,对执行制度较好的给予表扬,对于个别违规行为者,我们给予批评、通报批评、罚款,严重者撤销其研究资格等。这样从制度上堵塞漏洞,避免较大的差错,在试验质量上,从根本上得到了保证。

（四）建立标准操作规程（SOP）

20世纪70年代以来,在世界范围内接连发生了不少药害事件,使人们认识到在新药研究过程中仍然不同程度地存在着影响研究质量的诸多因素。制订SOP最根本的目的就是保证GCP规范的实施,有助于严格控制在药品临床试验中存在或出现的各种可能影响试验结果的主、客观因素,尽可能降低误差,确保得到真实可靠的研究资料,提高新药临床研究各项结果的评价质量。按照SOP进行标准化操作,既有利于专家判断现行方法是否科学和可靠;也有利于实验室自身查找分析误差的原因,以保证研究过程中数据的准确性。SOP涉及的范围和内容应复盖新药研究的所有实践活动,每项临床试验和每个实验室的各个操作环节都有相应的SOP。我们先后制订试验管理操作规程:①临床试验准备阶段操作规程;②临床试验进行阶段操作规程;③临床试验开始前协调会议操作规程;④临床试验中期协调会议操作规程;⑤临床试验总结会议操作规程;⑥临床试验前培训会议操作规程;⑦受试者知情同意操作规程;⑧实验室检查与质量控制操作规程;⑨不良事件和严重不良事件处理操作规程;⑩临床试验数据管理操作规程;⑪基地质量控制和质量保证系统操作规程等。我们认为制订SOP的具体要求要做到:①多学科协作,各环节之间相互衔接,统一布局,避免不必要的重复;②明确制定原则;③依据充分;④简明准确;⑤操作性强;⑥避免差错。我们深深体会到如果没有一个标准操作规程（SOP）临床试验质量过程管理很难落到实处。例如:多中心临床试验,其中实验室检查与质量控制操作规程更为重要,因为各中心的检测指标标准不尽相同,结果也不一样,所以建立多中心的实验检测标准操作规程就显得特别重要。

我们认为SOP的制定是一项工作量很大的系统工程,很难一步到位,一般需经历从无到有,由粗取精,不断修订完善的过程。在临床试验中只有建立了符合GCP规范的SOP,才能真正提高临床试验的水平和质量,才能使临床试验过程质量管理落到实处。

总之,通过新药临床试验,能客观准确地证实药物的有效性和安全性,研制具有"最佳效应"的新药用于临床,这对于促进中医学术的发展,发挥中医药防病、治病的优势,将对人类保健事业作出重大的贡献。通过多年的新药临床研究,特别是GCP中心筹建以来,我们深深地体会到:要真正做到与国际GCP规范接轨,除了抓好新药临床研究基地的硬件建设外,软件建设特别重要。为此,我们认为:新药临床研究单位和基地及专业科室扎扎实实,认认真真地抓好新药临床试验过程质量管理,才能使药物的有效性、安全性真正落到实处,才能符合 GCP 的质量管理规定。

十二、论中医教育思想的科学性

先生从教几十年,积累了课堂教学和临床教学的许多宝贵经验,在课堂教学中,他因材施教,深入浅出,抓住重点,剖析难点和疑点,联系临床实际,讲深讲透讲活。在临床带教中,耐心细致,举一反三,循循善诱,抓好三基本训练,不断提升各类学生分析问题解决问题的能力,"做事先做人,做人思想正",因而他无论课堂教学或临床带教,思想教育,中医专业思想教育总是放在第一位,得到各类学生的好评。

(一)中医内科学课堂教学经验

中医内科学是临床学科的一门主课,是综合基础理论、联系具体临床实践的桥梁,它体现了祖国医学的理论体系和辨证论治的特点,是临床各科的基础。其中病因病机和辨证论治为各篇的重点,是内科教师必须深入研究的问题。

首先,病因病机在内科教学中不是可有可无的,而是占有特殊的地位。因为它不仅能阐述每个疾病的发生发展规律,而且是理论联系实际的指南,又是指导临床辨证治疗的依据。一般来说,任何疾病绝没有无原因的证候,任何证候又都是在某种病因的影响和作用下机体所产生的一种病态反应。因此,讲好病因病机的目的,不但为辨证施治服务,而且是系统地阐明每个疾病的致病因素和病理变化,使初学者认识到祖国医学理论的重要性和完整性,更好地指导临床实践。

任何一门科学,总是既有其规律性,又有其特殊性。中医内科学亦不例外,如病因方面,外因有六淫,内因有七情,以及饮食劳倦等;病机方面都有病理因素、病变部位、病机重点、病理性质及其演变过程,这是每个疾病病因病机的特殊情况。另外,讲病机时,应区别同一系统不同疾病的病机特点。

其次,病因病机合讲与分讲应根据每个疾病的具体情况分别对待,不能搞一刀切,就中医内科学中五十多个疾病,约 2/3 的疾病,范围较广,内容丰富,病理变化较为复杂,病因病理可以分开讲,如咳嗽、哮喘、泄泻、痢疾、肺痨、肺痈、虚劳、胃痛、黄疸、鼓胀、水肿、淋证、中风、痹证、血证等;约三分之一的疾病,范围较小,内容较少,病理变化比较单纯,病因病理就可以合讲,如呃逆、虫证、痿证、耳鸣耳聋、便秘、阳痿、遗精等。

再次,原始病因与继发病因一定要分清,有些疾病既有原始病因又有继发因素,应在讲清楚原始病因的基础上交代继发因素。然而,原始病因与继发病因,并非每个疾病都具备,如胁痛、汗证等只需讲清致病因素就可以了,也不要把原来简单的问题复杂化。

中医内科疾病的病因之间、病程之间亦是这样。因此在讲清楚内因、外因的基础上，应进一步阐明内因、外因的互相关系。在一般情况下，外因通过内因起作用，即受邪以后，发病与否以及转归的好坏，关键在于正气的强弱。内因是发病的依据、外因是发病的条件很重要。要突出病因之间、病机之间的内在联系，及防止刻板教条，能使学生对病因病机有比较完整的理解。

最后，应讲究教学方法、提高教学效果。一般认为，中医内科学的"病因病机"部分比较抽象、深奥，教师难讲，学生也不易理解，这就从客观上要求我们尽快地研究改进教学方法，尽可能地采用多种形式，采用一些简单的教具，把较复杂的病因病机进行归类，如病因病机示意图、鉴别图表等；若条件许可，则分别采用录音、录像、幻灯、投影等，使学生听得懂、看得见，变抽象为具体、深奥为浅显易懂、枯燥为生动，从而加深学生的记忆和理解。

还应当通过临床见习，组织典型病例讨论，结合所讲的疾病，进一步巩固课堂理论知识，从而加深印象，增强记忆。

中医内科学是一门实践性很强的临床学科，其理论来源于临床实践，又为临床实践服务，讲好病因病机的目的是更好地指导辨证论治，提高学生在临床实践中分析问题、解决问题的能力，成为既有理论知识又有实践经验的中医师。

（二）临床实习教学经验

毕业实习是后期教学的主要内容，是理论与实践结合的重要桥梁，重视毕业实习质量，对于提高教学水平，促进书本知识向临床技能的转化具有积极的意义。

对于临床实习教学，首先要重视政治思想工作，加强管理，端正学生良好的学习态度，是完成毕业实习的保证。建立健全奖学金、升留级等制度，严格考试、考核等。

第二，应当站在继承发扬祖国医学遗产的立场上，坚持7：3的中西医知识结构的中医学院办学方向，积极做好发扬中医特色、巩固专业思想的教育工作。

第三，抓住"三基本"训练，强调理论联系实际，是培养学生掌握中医基础理论、基本知识和基本技能主要内容，也是毕业实习成功与否的关键。具体带教老师必须按照毕业实习大纲要求，严格把好"三基本"训练关，并作出鉴定性意见，定期进行考核考查。

第四，加强实习基地建设，提高毕业实习质量。中医学院能否真正培养出德才兼备的高级中医师，实习基地关系重大。因此，应当做好毕业实习同学的安排、经费和设备上的补充和临床带教师资的培训两方面的工作。

第五,加强毕业实习班的总体的教学与管理。定期组织毕业实习质量检查,及时总结经验,进行交流,办好毕业实习通讯,以资互相学习和促进。合理安排好实习期间的考研问题,力争做到实习与考研究生两不误。

(三)研究生带教经验

先生在几十年的研究生带教生涯中,始终把握中医的科学性、方向性、事业性和实用性,使各类研究生在中医理论和临床实践中都有不同程度的提高,40余名硕士、博士、博士后都能在中医医教研的岗位上发挥主力军作用,将其教学经验总结如下:

1. **明确临床研究生培养目标** 临床研究生培养的目标是理论与实践结合,科研与临床相结合。即:要培养既精通中医又熟悉西医的高级中医临床人才。这样,一可满足社会发展对现代中医的要求,二可促进中医事业更快更好地发展,并日趋自我完善。这首先要求学生掌握好中医理论和临床技能,其次也应使他们认识到:在现代社会中,要想做一名好的中医,西医理论和临床能力同样不可忽视。尤其是高级中医人才,无论从临床治疗疾病的角度、还是从科研和继承发展中医的角度出发,熟悉现代医学知识和实验方法都是非常重要和必需的。只有掌握了双套本领,才能更好地利用现代医学的实验手段和研究方法从较高的起点去发现、探索、研究和解释临床上的一些疑难病证,探寻新的理论并作出更加客观和科学的解释。并通过不断的大量临床实践及其成果的总结,得出新的理论,从而充实、完善并发展中医理论宝库,使古老的中医不断得到新的发展,对人类做出更大贡献。

2. **重视临床技能的培训** 在研究生培养中,尤其是后期临床教学中,应侧重于临床技能的培养、训练。首先应加强师资队伍建设,选择有较丰富临床经验的主治医师以上人员参加带教。要求指导教师应精通本专业的西医理论,了解现代医学本学科的最新发展动向,并能正确使用现代医学的检查手段对疾病作出诊断。其次,还应给他们指定几本教科书、参考书,并定期举办小讲座,结合门诊、病房查房中的典型病人介绍目前中、西医对这些疾病的诊断、治疗方法以及存在的需要解决的问题等,激发他们研究这些问题的热情。为锻炼学生的临床操作能力,应有意识地让学生多接触病人、多动手。学生操作时,注意观察并从中发现问题,及时纠正。这样,通过不断地反复训练,提高他们临床动手能力,做到查体正规、系统,辅助检查选择得当,训练有素。

3. **注重科研能力的培养** 衡量临床研究水平高低的标准,一方面是临床实践能力如何,另一方面就是科研能力。一个临床研究生与临床本科生最明显的区别是,临床研究生不但要有较高的临床工作水平,更重要的是要有一般临床本科生所不具备的科研工作能力。所以,在研究生学习后期,应尽可能地让他们参加到一些科研工作中来,承担一定的科研任务,通过具体工作,学习

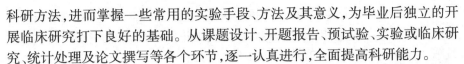

科研方法,进而掌握一些常用的实验手段、方法及其意义,为毕业后独立的开展临床研究打下良好的基础。从课题设计、开题报告、预试验、实验或临床研究、统计处理及论文撰写等各个环节,逐一认真进行,全面提高科研能力。

4. 培养良好的医德医风　针对临床医疗工作的特点,对研究生增设医学伦理道德方面的课程,培养他们良好的医德医风,树立正确的价值观。导师应从思想上教书育人,言传身教,身体力行,培养研究生的献身精神、科学精神、合作精神,使学生受到良好的科研道德、医德医风教育。

5. 放手锻炼、大胆使用　为提高研究生综合分析问题和解决问题的能力以及利用现代医学手段研究中医病证的水平,可给出或让其自选一个病证进行研究。通过大量查阅文献资料来了解当前中、西医对本病证的认识和研究状况,并了解国外最新发展动向,从而找出突破点,利用现代科技手段结合中医药对这一病证进行探索、分析、研究,运用中、西医理论对其结果进行分析并做出科学、客观的解释,进而丰富、发展中医理论。

只有这样经过严格的培训,才能培养出真正受病人欢迎而又有利于更快更好地发展中医事业的高级中医临床人才。这将不仅是对中医事业的巨大贡献,也是关心爱护中医事业的具体体现。

十三、中医内科临床辨证客观化研究的创新思路

中医内科在中医整体中,占有极为重要的地位,所以、科学发展中医内科理论及临床,势在必行。它不仅关系到继承和发扬中医事业,而且能否跟上时代步伐,理直气壮地走向世界。这是摆在我们中医同道面前,需要深入研究的大课题。

(一) 中医内科临床辨证客观化研究的历史意义

辨证是祖国医学数千年来积累的一套丰富而有特色的疾病诊断方法。它是把病人的主观感觉和客观检查,即症状和医生通过望、闻、问、切四诊所获得的信息结合起来,经过分析、综合、判断、推理等思维过程,形成对疾病较为完整的理性认识,得出中医的证候诊断,以确定治疗原则、方法和药物。但由于历史条件的限制,中医缺少现代化的设备、仪器,这些"证"的判断主要是依靠医生个人用传统方法进行,多无定性定量的客观标准,所以"证"显得既清晰又模糊,既可掌握却又难捕捉规律,使中医的辨证诊断一直比较原始。临床中医认为只有辨证准确才能论治得法,然而能否准确地辨证,不仅是凭经验,更重要的是在于有无客观化的辨证标准可循。古人云:"有诸于内,必形于外",这些因功能变化而出现的证候必然会有结构改变的基础,如果我们能借助现代医学的理念和先进仪器的诊断指标,丰富证候内容,组成新的症候群,那么新建的证候诊断模式将赋予传统中医临床辨证以新的生命力。

中医理论必须创新,所以中医内科辨证客观化标准的研究,对继承和发展中医内科学基本理论,提高中医内科临床辨证论治水平,深化中医内科学教学改革,完善中医内科教材有着深远的历史意义。

(二)中医临床辨证客观化研究的历史和现状

随着中医学研究的深入,中医内科临床辨证的客观化研究已越来越被人们重视。中医内科学在漫长的历史过程中,与其他学科一样也注意到运用定性、定量以及定位的标准。如采用度量衡来处方遣药,利用同身寸来确定经穴位置,应用呼吸及脉搏至数来确定脉的迟数,用望、闻、问、切的各种不同综合性辨证标准进行六经、八纲、脏腑、经络、气血等辨证。历史上中医辨证曾有过两次大的变革,极大地推动了中医学的发展。东汉末年,张仲景创伤寒六经辨证,规范了伤寒的辨证体系,提高了中医治疗伤寒类疾病的疗效;清末叶天士创温病卫、气、营、血辨证,揭示了温热病的传变规律,为中医温病学的辨证治疗奠定了基础。这两次变革丰富了祖国医学的基础,且形成了中医的辨证体系。

从20世纪50年代开始,我国学者一直致力于用现代科学方法进行中医的客观化研究。大体有两个方面,一是直接对中医某些诊断方法的客观化研究,如脉象、舌象的客观化研究等;二是通过对中医学中的脏腑功能的本质、作用机制的探讨进行客观化研究,即把宏观研究和微观研究相结合,从脉象角度对证本质进行研究。然而目前中医内科临床辨证仍然存在很多问题,如:①辨证分型不统一,不利于规范交流。②辨证标准不能反映证的动态变化和系统过程,不利于临床治疗。③辨证标准来源于个体水平为主,未能用群体研究的方法对这一长期活动的总结模式进行深层次的提炼。④缺乏客观指标和量化指标。要克服以上存在的问题,研究出客观、动态又能被国内外学者所接受和采纳的辨证标准,必须使用与国际同步的DME方法进行系统工程设计。

(三)DME在中医内科临床辨证客观化研究中的运用

DME(临床科研设计、衡量与评价)是将流行病学、医学、统计学、卫生经济学、社会学、运筹学等学科的原理和方法与临床医学相结合而发展起来的一门边缘学科,它是一种群体调查的研究方法。它和传统的中医科研方法一样,从临床现象入手,不过它是把群体作为研究对象的真正人体实验,它运用调查、统计、分析的方法,取得可信而客观的资料。根据DME设计方法,中医内科临床辨证客观化标准研究的总程序应是三大部分:文献研究、资料分析、临床辨证。即研究者在丰富的临床实践基础上,从文献资料的临床经验中获取所研究"证"的症候群、舌、苔、脉及有关经验和特殊检查的多层次指标群,经过综合分析,提出各证型假设的辨证标准,然后进行回顾性和前瞻性研究而加以论证。

1. 融汇古今资料，形成中医辨证假设标准　根据所选病种(中医病名—西医病种)确定病例选择的金标准(含西医诊断、中医诊断、证候诊断)，通过文献检索，寻找各病证的观察指标(含主观指标、客观指标)，根据文献资料中各证候信息及实验室指标的出现率确定各类证候的辨证指标，即证、症、征实验室指标。如胸痹—冠心病心绞痛，根据《中医病证诊断疗效标准》《新药中药临床研究指导原则》，其证候有：心血瘀阻、寒凝心脉、痰浊内阻、心气虚弱、心肾阴虚、心肾阳虚、气阴两虚、阳气虚衰等证；主观指标有：胸闷、胸痛、心悸、心烦、气短、脘痞、痰黏等。其客观指标有：心电图、心功能、血液流变、心肌酶谱、血脂等。

2. 量化辨证指标，便于观察判定和统计分析　中医诊断疾病的依据是症状和体征，传统辨证定量也是从辨证症状或体征的差异开始的。诸如：口微渴—口渴—大渴引饮；脉微数—数—疾；出汗中有微汗—小汗—大汗；如张仲景所著《伤寒论》中对寒象分出微寒、恶寒、振寒、身大寒；对寒热并存分为发热恶寒、热多寒少、寒多热少的量级。清代《四家医案》对舌色深淡分为淡、淡白、淡红、红、赤、绛各三个量级；对腻苔分薄腻、腻、厚腻等量级。张仲景根据寒热之多少，汗之微甚制定了麻桂各半汤，桂枝二越婢一汤；吴鞠通根据白腻苔的厚薄情况判断出湿邪的轻重而制订了加减正气散。这种量(值)概念被运用于确定病情轻重程度或疾病性质、治疗方法。如口渴是热证，则口微渴在热证中标志着热轻或津伤不甚的轻浅证候，大渴引饮则说明是热甚津伤的深重证候。这种热证的轻重，提示治疗可有相应的不同。但这样仍然无法用精确的数据对信息的量加以描述。根据 DME 的设计方法，应给四诊信息确定量(级)，分轻、中、重三级，正常积分为 0，轻者偶尔发生积分为 1，中者经常发生但自己能耐受或控制积分为 2。重者经常发生，程度较重，难以控制积分为 3。以此来表示病情的轻重演变。这种量(级)值概念是采用模糊数学的概念，对症状的量模拟分级，按量级来判断价值。这样既有定性概念，也有定量概念，也比较客观，为统计分析带来便利。

3. 证候动态观察，精确辨证丰富规范内容　在证候客观化研究中，不能忽视证候的动态变化，因任何疾病都是相对稳定阶段和恒动发展变化性的统一。证候是疾病发展过程中某阶段本质的反映，体现了疾病的病因、病位，病机及病势，由一定内在联系的症状，舌脉所构成。在疾病发展过程中，通过邪正消长，阴阳盛衰及药物治疗等作用。使病情逐步趋于转化。因此证的表现是动态的，证与证的转化也是动态的，构成证的各个指标含舌、脉、实验室指标等也是不断变化的，因此在中医临床辨证客观化研究中，开展证候动态观察的研究也是不可缺少的一个方面。

证从无到有，从有到转化，时刻都在不断变化着，当然，外感病变化迅速、明显,内伤病变化缓慢、隐匿。无论外感、内伤,证的变化都蕴含着从量变到质变,从质变到量变一个复杂的过程,所以证候的标准化、典型性是短暂的、相对的,大量的临床观察发现从有一定量的信息但还不能确定为证的情况开始,到信息刚好满足确诊要求为止的这一阶段蕴含着不典型证、临界证(达到诊断证候的最低诊断标准)。不典型证即证候的前沿状态,它有一定的指标量,但不足以构成某一种证,若和其他指标结合则能构成证。临界证即证的最低诊断标准,它虽不具备证的全部指标,但却能和其他证相鉴别,并能按自身的规律演化。跨界证:在证与证的过渡时期往往会有个别的传经信息,这给我们临床工作者提示证在跨界。如肝郁气滞中出现舌质红或舌苔黄,说明肝郁可能有化火之象。

因此,在辨证客观化研究中,对动态变化中证候状态进行研究,可以使辨证更加精确,内容更加丰富,论治丝丝入扣,更有效地指导临床治疗。

4. 验证假设标准,做好临床回顾和前瞻性对照研究　回顾性调查可从全国数家大医院的病例资料着手,对各类疾病的辨证和客观指标进行详尽描述登记,用计算机进行多因素分析,得出各类疾病中各种证型和有关客观指标之间的相关关系,和文献研究稿进行协调,修订假设的客观化辨证标准。通过DME方法对各类辨证标准回顾性对照的群体水平研究。对各种病证占有的全部临床信息和这些症、征和检验指标发生的偶然性和必然性联系进行数量关系分析,这份来自真正的人体试验的回顾性研究成果已成为我们中医内科辨证客观化奠定了基础,根据这一资料,进行前瞻性设计,如能在全国部分大医院进行较大规模的临床验证,以取得可贵的前瞻性资料,从而由临床专家共同制定的综合诊断标准,使辨证标准,更具规范性。

(1)研究对象的选择:一组是被金标准确诊的病例组,病例组应包括各型病例,典型、不典型;早、中、晚期;轻、中、重型。对照组可选用金标准证实确无该病的其他疾病。举中风为例,参照卫生部制定发布的《中药新药临床研究指导原则》第一辑及国家中药管理局颁布的《中医病症诊断疗效标准》选择中风病为病例组(含西医诊断和中医证候诊断);同时选择非中风病例,包括呼吸、消化系统排除高血压、动脉硬化症、冠心病、高脂血病、风湿病、糖尿病等伴发疾病者作为对照组。

(2)在病例对照组中可选择机会比(OR)进行单因素配对比较分析各项指标(含主观指标和客观指标)和证之间有无联系,再用多因素分析指标和证之间的相关关系,如中风可能和CT所测的脑梗死部位、面积及脑组织水肿;和血液流变学的改变;脑血流图、甲皱循环改变、血小板聚集率、血脂、血压、心电图、血清 K^+、Na^+、Cl^-、Ca^{2+} 等变化有关,而中风的风、火、痰、瘀、阴虚阳亢各证又与其中哪些指标相关? 如我们在中风病研究中发现血压 SBP>150mmHg

（20kPa）、DBP>95mmHg（12.7kPa）时容易发生中风，但我们没有统计风火相煽证的血压段，如果我们通过新的统计分析可以得知某一证的某几个指标的具体数据的改变，将更有利于我们进行中医病的中风防治。总而言之，在中医内科辨证客观化的研究中，我们可以进行中西医病症与客观指标的分析，亦可进行异病同证、同病异证的指标之间的相关关系分析，从中寻找和建立新的中医内科临床辨证模式。若本课题展开研究首先国家立题，同时应在国内有权威的中医院进行，开展协作攻关、做到统一计划、方案、步骤、要求、时间，逐步实现中医内科辨证客观化、标准化、规范化、现代化为中医内科医疗、数学、科研注入新的活力，努力创造崭新的中医内科学，服务人民，服务世界。

第三章 医 论

一、"疫疹"、"疫斑"——流行性出血热

(一)"疫疹、疫斑"的认识

"疫疹"、"疫斑"属祖国医学瘟疫范畴,因其有皮肤出血点,相当于西医所称的"流行性出血热",认为其由"病毒"引起,为自然疫源性急性传染病,田间野鼠身上的革螨为媒介,人通过稻草、野草、草棚等接触感染。流行形式,主要是散发性,疫区亦可暴发流行,一般在秋冬季节为高发期,每年5—6月为小高峰,潜伏期平均2周。本病以"发热""出血""低血压(休克)"和"肾脏损害"为主要临床特征:"发热"期,初起即为高热,很少有恶寒,体温一般在39~40℃之间,有的高于40℃,热型以弛张热为主,少数呈稽留热型或不规则型,一般持续5~6天;出血—轻则初起面、颈、上胸、腋下皮肤潮红充血,呈酒醉貌。重则皮下出血,肌肤发斑,黏膜下出血,球结膜出血,咯血,呕血,尿血,便血等;"低血压(休克)期"一般于病程4~6天出现,也可出现于发热期,轻则血压略有波动,持续时间短,重则血压骤然下降,甚至测不到。休克时:可见汗多口渴,呕吐,尿量少,烦躁不安,或狂躁,精神错乱,心力衰竭等;"肾脏损害"—由于病原体直接作用于血管壁造成损害,导致肾小管受压变性坏死和管腔阻塞,从而出现少尿和尿闭,因此肾脏血管损害,是肾脏病变的主要病理基础。典型病程可分为发热期、低血压(休克)期、少尿期、多尿期和恢复期五期。本病热毒盛于一般,来势凶猛,传变迅速,病情复杂多变,一般认为本病发病早期死亡率高,高峰期死亡率下降,后期病死率低。故早期诊断早期治疗是本病逆转的关键。

(二)理论渊源

《内经》中对疫病的记载,如《素问·刺法论》"五疫之至,皆相染易,无问大小,病状相似……不相染者,正气存内,邪不可干"。《素问·六元正纪大论》概述了六淫化毒之病理,如"暑郁燠,其变炎烈沸腾;其病热郁","寒气行……反热中,痈疽注下,心热瞀闷,不治者死","风湿交争,民病大热","寒来不杀,温病乃起,其病气拂于上,血溢目赤"等。说明六淫伤人,郁而化热,化火化毒,伤血成瘀之变化;清·沈金鳌在《杂病源流犀烛》对疫病有详细论述,"疫与伤寒异同处,更有当辨者……伤寒邪从毛窍入,疫邪从口鼻入,伤寒不易发斑,疫多发斑……而亦有其同正者,皆能传胃,故必用承气导邪而出,故始异而终同

也"，"疫邪贵早下，但见舌黄，心腹胀满，乘气血未乱，津液未枯，当即下之，宜承气汤"。说明疫病临床多见发热，发斑之症，治疗上故"宜早下"；王清任指出："温毒在内烧炼其血，血受烧炼，其血必凝"。故临床可见斑疹之类；余师愚所著"疫疹一得"，对本病论述颇详，如："斑疹松浮洒于皮面，或红或赤，或紫或黑"，又曰"可见头额目痛"，"骨节烦痛，腰如被杖"，伴有红丝绕目，便血，尿血，齿鼻舌衄，小便短缩，赤涩如油。所有这些临床特征的描述，与出血热的症状、体征基本相似，即三痛（头痛、腰痛、眼眶痛）三红（面赤、目赤、酒醉貌）。《医宗金鉴·疫病篇》指出："余断生死，则又不在斑之大小紫黑，总以其形之松浮紧束为凭耳！如斑一出，松活浮于皮面，红如朱点纸，黑如墨涂肤，此毒之松活外见者，虽紫黑成片可生；一出虽小如粟，紧束有根，如履透针，如矢贯的，此毒之有根锢结者，纵不紫黑亦死。"以斑之色泽、紧松等判断病顺逆，结凶；吴又可《瘟疫论》指出："……又名疫者，以其延门合户……因其感时行戾气所发也。"综上所述，从《内经》至历代医家对本病作了系统记载和描述，为临床诊断治疗奠定基础。

（三）病理机制

本病外因主要是感受温邪疫毒，发病时间为4—6月与同年11月至来年1月，且以冬季严寒之时为多见，其发病率高低随该年气候寒冷程度而异，寒冷迟则后发，早则提前发，因此认为本病与感受伤寒疫毒有关。而发病也与一定的自然环境相关，如：低洼潮湿，杂草丛生，或新垦地，雨水较多地区，故亦有认为本病为感受湿热疫毒所致。但从本病临床表现的全过程看，主要是一派温热疫毒病证的传变特征，即使早期感寒，但由寒很快化热，从卫到气或卫气同病，具有湿热疫毒的证候；内因为正气虚弱，卫外不强，一般情况下为病后体弱或疲劳过度，脾肺气弱，卫外功能减弱。特殊情况下，体质虽强，但由于邪毒过盛，超过了人体肺卫防御功能的极限亦可发病。即卫外功能一时低下，且尤与肾精不足密切相关，所以本病往往好发于青壮年，占发病率的70%~80%。符合《内经》"邪之所凑，其气必虚"的发病学观点。

发病过程表现为温热病卫气营血的传变过程，并见三焦、六经、脏腑不同见证，病位涉及肺、胃（肠）、心、肝、肾等脏，表现出顺传、逆传、变证，险证丛生，复杂多变的特点，可以总结为"发热期、低血压（休克）期、少尿期、多尿期"。

发热期：有卫气营血的不同病机，但以"气营两燔"为主，也常有两证相互重叠出现。发病初期为邪犯卫表，恶风寒之症候很轻，时间很短，此时即可见"卫气同病"既有轻微的卫分证——恶寒发热，头痛，身楚或兼咳嗽咽痛等。同时见气分热盛证，壮热口渴，面红目赤，烦渴引饮等；若邪传气分，可分别为"阳明热盛"，"燥热内结"，"夹湿蕴脾"。"阳明热盛"：表现为阳明经证，壮热如焚，体温高达40~41℃，热毒邪火上炎，则面红如醉，目赤咽红，汗出气粗，烦渴引饮;"燥热内结"(阳明腑实证):表现温热毒邪化燥伤津,燥热内结,腑气通降不利,则见腹满便秘等阳明腑实证;"夹湿蕴脾"为温毒夹湿内蕴肠胃,清气不升,浊气不降,则可见恶心呕吐,腹痛便泄。

"气营两燔"为发热期的病理重点,临床多见,即温毒燔灼,必由气分波及营血,出现气营两燔的证候表现,届时除气分证不罢外,病因营分受热,迫血妄行,内陷厥阴,逆传心包之重证。如见热伤血络,迫血妄行,轻则血溢肌肤,身见斑疹,或大片瘀斑。重则吐血、衄血、便血、尿血等。若内陷厥阴,可见抽搐、痉厥;逆传心包,则见神昏谵语,烦躁不宁。据有关报道:1467例的出血热发热期病人中,属"气营两燔"证占96%,由此可见把住"气营两燔"关,是本病逆转的关键。

低血压(休克)期:为"正虚邪陷","气阴两伤",甚则"阴竭阳亡"。由于温毒较盛,毒瘀交结,正气亏虚,故发热期中同时出现低血压(休克),一般见于发热期末,热势将退而未净之时,反见其他症状加重者。"正虚邪陷"则热深厥深,患者可见四肢不温,胸腹灼热,烦躁不宁,此为热毒鸱张,阳气被郁所致;"气阴两伤",可见倦怠乏力,口渴不欲饮,斑疹隐隐,神志恍惚,面色苍白,肢端不温等。"阴竭阳亡"(内闭外脱)由于疫毒内陷,毒瘀互结,迫血妄行,失血过多,则见面白唇青,四肢厥冷,冷汗淋漓,脉微欲绝等。本期实际上是由卫气到营血的一个变证。当温热疫毒波及营血,固然温毒仍炽,但正气耗伤严重,以致正不胜邪,邪毒内陷心肝,故可热深厥深,气阴两伤,甚至出现阴阳离决,说明在疾病转归上,虽然取决于邪正斗争的消长胜负,但毒瘀内盛往往占主导地位。

少尿期:毒瘀下结,肾阴衰竭,热壅肺气,毒陷心肝等。出血热少尿期常随低血压(休克)期接踵而至。热毒内传,毒瘀蕴结下焦,膀胱气化不利,津液失布,初为尿频,继则尿少,尿闭,少腹作胀,小便赤涩,欲解不得,甚则血尿或尿中见血性膜状物;热毒伤肾,肾阴衰竭,肾无气化之源,则小便更为艰涩,或见尿闭重证;若疫毒内盛,上壅肺气,热伤肺络以致咳嗽痰血,或吐粉红色血水,甚则咳喘不宁等;若热毒内陷心肝,风火相煽而神昏谵语,痉厥抽搐等;若毒瘀深入营血则可耗血动血,可导致吐血衄血,便血,或出血势急量多,而致气随血脱的严重状况。

多尿期及恢复期:邪去正伤,病趋多尿期、恢复期。本病经过发热期,低血压(休克),少尿期三个阶段的邪正相搏之后,毒邪渐衰而正气日复。病程相继进入多尿期和恢复期。多尿期由于毒瘀,水毒伤肾后,肾的气阴逐渐恢复,表现为肾气不固,统摄无权,制约失职。若肾阴亏损严重,一时阳不化气,无阴则阳无以化,开合失司,证见口干渴,尿频数而量多,神倦乏力,舌绛而干,脉细弦数,由此可见毒瘀之邪最伤肾阴;恢复期,为邪去正虚,由于病情轻重不同,体质强弱有别,临床表现不一。有余毒未尽,营卫失和,肾虚耗亏,脾虚湿蕴,或气血两虚等不同证候,其中以肾阴虚者多见。

本病的病机为"毒瘀较盛","毒瘀"互结是本病病机全过程的主要病理因素,无论是发热期、低血压(休克)期、少尿期、多尿期、恢复期,不过是邪正相争不同病期的临床表现,因此紧紧抓住"毒瘀"互结这一病理因素,在辨证分期的基础上,清热解毒、凉血化瘀贯穿始终。"气营两燔"是本病的病理中心,病情顺逆发展的关键,把好本病的病理中心,不仅可以减轻病情,而且可以缩短病程,控制变证,控制危险证候,同时可以越期而过,从而达到提高治愈率、降低死亡率的效果。

(四)早期诊治,提高疗效

过去对本病尚缺乏特异性诊断方法,主要依据流行病学资料和临床症状特征及必要的检验等,加以综合分析进行诊断。疫区群众和基层卫生人员总结出血热的早期表现,编成顺口溜,有助于早期诊断的参考。"头痛、腰痛、眼眶痛,面红目赤酒醉貌,皮肤黏膜出血点,发热呕吐蛋白尿"。具体来说从以下几个方面进行综合分析,明确诊断。在流行病学方面:患者发病前2个月内在疫区居住,劳动和野外留宿,直接或间接与鼠类接触等均有诊断参考价值;特征性临床表现:发热及中毒症状明显,起病急骤,形寒发热,头痛,腰痛,眼眶痛,食欲不振,身疲乏力,恶心呕吐,发热退后,症状不减反加重;典型的充血及出血体征:面部潮红呈酒醉貌,皮肤(胸部、胁下腹部)黏膜(上腭)散在出血或大片瘀斑,球结膜充血,或见齿、鼻衄血,咯血,呕血,便血,尿血等。甚则可发生颅内出血;肾脏损害,少尿、尿闭、红白细胞增多、管型或膜状物。病程中可先后出现五个期:发热期、低血压(休克)期、少尿期、多尿期、恢复期,这五个期,有些病人可顺期出现,有些患者可越期或两期三期重叠出现。

实验室检查:血常规:发病1~2天内,白细胞基本正常,3~4天后即升高,一般为$(20~40)×10^9/L$,少数可达$(50~100)×10^9/L$,呈类白血病反应,白细胞分类,可见异型淋巴细胞,血小板计数在整个病程中均显著减少;尿常规:早期尿中即有蛋白出现,3~5天迅速增多,大都在"++"以上,一般不与发热成正比,尿中有红白细胞,管型。病原学诊断方面:以往朝鲜在美国的协助下,分离出出血热病毒,我国于1977—1993年,从鼠肺及病人血清中,分离出形态大小完全相同的出血热病毒。在血清诊断方面,我国已研究出两种快速诊断方法:①间接免疫荧光法,阳性可确诊。②反向胶乳凝集法,特异性高,敏感性强,操作方便,不需特殊仪器,只要30秒钟就可得出结果。为早期确诊,早期治疗,提高治愈率,降低死亡率,提供了重要条件。

(五)排除疑病,避免误诊

本病应与流行性感冒,钩端螺旋体病,败血症,流脑等作区别:流感有显著的鼻塞、流清涕、喷嚏等上呼吸道症状，全身中毒症状远较为轻，且无出血热典型的充血出血体征。流行性感冒呈暴发流行，没有休克，肾功能损害及皮肤多腔道出血现象；钩端螺旋体病，多在7、8、9三个月流行，有疫水接触史，有怕冷、发热，结合黏膜出血、腿痛（腓肠肌疼痛如刀割）、腹股沟淋巴结肿大等，部分可见黄疸，血培养可找到钩端螺旋体；疫喉痧（猩红热）两者都见于冬春季节，均见发热，身上见疹疹，但疫喉痧多见于儿童，咽喉红肿腐性疼痛，大片充血性皮疹，环唇苍白，杨梅舌，咽拭子培养A组链球菌；败血症，多可找到原发病灶，血液或骨髓培养可得出阳性结果，本病有发热出血，皮肤进行性贫血的临床表现；春温（流行性脑脊髓膜炎）一般病发于春季，初期即见高热口渴，心烦等里热偏盛的表现，在病程中可出现热陷心包，热盛动风而导致神昏，痉厥，项强，角弓反张，并见肌肤暗紫及斑疹等。明确与上述疾病的鉴别诊断后才能做到早期诊断，早期治疗，从而提高治愈率。

（六）把握重点、防治变证

分析辨证要点十分重要，对本病的辨治有重要价值，发热的辨别：恶寒发热，为邪在卫表；寒热往来为邪郁少阳；但热不寒，有汗口渴，病在气分；日晡潮热，腹胀满痛，为阳明腑实；身热夜甚，舌红绛，烦躁或谵语，为热入营血；出血的辨别：多腔道出血，量多势涌，颜色深红，为血热妄行；血色深紫，全身某部大片瘀斑，为热毒与血相搏，热盛则迫血妄行；出血血色鲜红，多为阴虚热盛，热伤血络；斑疹的辨别：若斑疹红色不深，分布稀疏均匀，为热毒轻浅；若色红如胭脂，或紫赤如鸡冠花，且分布稠密或融成一片，则为热毒深重；若见紫黑而亮者，虽属热毒深重，但气血尚充，如见紫黑而无光彩者，为热毒极盛，最为凶险；厥脱的辨别：一般认为本病厥证初起，多属正气不足，热毒内陷的热厥，虽见四肢不温，但见胸腹灼热，按之蒸手，口渴喜冷饮等症。若见面色㿠白，额汗如珠如油，四肢厥冷，脉微细欲绝，精神倦怠，神志恍惚，此为脱证；神志的辨别：烦躁，谵语，痉厥，神昏，为热入心营，邪陷心包。若见如狂，发狂，入夜加重，为毒瘀阻窍；烦躁，谵语，痉厥，腹满胀痛，大便秘结，为腑实热毒上冲；烦躁不安，神志昏蒙，为阴伤气耗，正虚欲脱之证；癃闭的辨别：若小便赤涩量少，小腹作胀，或见血尿等，为疫毒虽重，但尚有转机，若小便点滴皆无，持续时间长，恶心呕吐严重者，属病情危重之证。

（七）辨证治疗特色

本病总的治疗原则：清瘟解毒、凉血化瘀、养阴生津。但应根据不同病期的辨证和病理特点，采用不同的治法。发热期：辛凉透表、清气泄热、凉营解毒；低血压（休克）期：宣郁开闭、救阴回阳固脱；少尿期：泻下通瘀，滋阴利水；多尿期：当以补肾固摄，养阴清热为法；恢复期应以两调气阴，化湿运脾，清热滋肾论治。

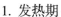

1. 发热期

(1) 卫气同病证

临床症状：微恶寒，发热头痛，腰痛，眼眶痛，口渴，恶心呕吐，面红，颈胸潮红，小便短赤，舌红，苔薄黄，脉细数。

病机特点：温邪犯卫，卫表不和，由于热毒炽盛，即传气分，故见卫气同病。

治法：辛凉透表、清气解毒

方药：银翘散加减，本方为辛凉解表的常用方。常用药：银花、连翘、桑叶、菊花——辛凉解表，疏散风热。荆芥、薄荷——荆芥虽温，但温而不燥，与辛凉合用(薄荷)可增强解表之功，桔梗——宣肺透表，牛蒡子、升麻——利咽解毒，鲜芦根——清热生津，润而不腻，无恋邪之弊。随证加减：若恶寒甚者——加葱白，豆豉，宣透表邪。若温邪伤阴，口中干渴，加天花粉生津止渴。若温毒夹湿阻于中焦，胃气上逆恶心呕吐，加法半夏、竹茹和胃止呕。若热伤血络见皮肤黏膜有出血点，加黑山栀、白茅根凉血止血。本病一般纯系卫分者极少，大多"卫气同病"，即卫表之邪未罢，气分热已盛，此时可根据气分热盛表现加入清气药，如：生知母，生石膏之类。

(2) 气分热盛证

临床症状：壮热有汗，不恶寒，口渴引饮，气急气粗，颈胸潮红，面目红赤，皮肤黏膜有出血点，恶心呕吐，头痛，腰痛，全身痛，大便秘结或溏薄，苔黄或黄燥，舌质红，脉滑数或洪大。

病机特点：热毒内结气分，里热较盛，高热明显，热毒化燥，可见燥屎内结，阳明腑实。

治法：解毒清气、通腑泄热

方药：白虎承气汤加减。本方清热解毒，泻火通腑。用于阳明热毒盛而火郁闭腑，可见大热大汗，大烦渴，大便秘结，腑气不通者。常用药：生石膏、生知母，清气泄热，养胃之阴，银花、连翘凉散泄热，天花粉、麦冬、甘草养阴清热。随证加减：若见阳明腑实，腹胀痞满甚者，加大黄、芒硝清热通腑，若热毒内盛，阳明热盛，加半枝莲、蚤休、板蓝根、黄芩等清热解毒。

(3) 气营两燔证

临床症状：高热或潮热，口渴而饮或少饮，面红目赤，肌肤黏膜出血点增多，或见大片瘀斑，烦躁不安，神志恍惚，腹痛便秘，舌红或红绛，苔黄燥，或焦黑，脉滑数或小数。

病机特点：热毒炽盛气分，传入营分，故见"气营两燔"，或见热入心包，热扰心神，则神昏谵语。

治法：清气泄热、凉营解毒

方药：清瘟败毒饮加减，《疫疹一得》，本方清热解毒，凉血化瘀，用于温瘟

79

热毒,气营两燔,或气血两燔证。常用药:石膏、知母清气泄热;黄芩、黄连、蚤休、半枝莲、板蓝根、连翘清热泻火解毒;生地、玄参、丹皮、赤芍养阴清热,凉血解毒。随症加减:若见毒盛迫血妄行,瘀斑色深而紫,或吐血、衄血,二便出血,舌红绛,唇焦者,加犀角(现用水牛角代)、大青叶、紫草、山栀、白茅根、大小蓟、地榆炭、侧柏叶、藕节炭等凉血散血。若邪毒内蕴心包,见烦躁不安,神昏谵语者,加服安宫牛黄丸,清心开窍,清热解毒。若邪毒内陷厥阴,肝风内动,手足痉挛抽搐,角弓反张,加羚羊角(或山羊角)、钩藤、地龙、鳖甲、牡蛎等,熄风潜阳,镇痉和络。

(4) 营分热盛证

临床症状:身热夜甚,口渴不甚,心烦少寐或不寐,面红目赤,肌肤有大片出血点或瘀斑,舌质红绛,干裂,或舌卷缩,苔黄燥,脉细数,神志恍惚或神昏谵语等。

病机特点:毒瘀内陷营分,心营炽盛则神明失主,毒热迫血妄行以致出血,热盛津伤,营阴耗伤等。

治法:解毒化瘀、凉营开窍

方药:清营汤加减,本方凉血解毒,养阴生津,用于营分热盛证。常用药:生地、水牛角、丹参凉血化瘀;大青叶、半枝莲、金银花、黄连清热解毒;玄参、麦冬、鲜芦根、鲜茅根养阴生津,凉血散瘀。随症加减:若热毒内陷心包,症见烦躁、谵语者,加竹叶、莲子心清心除烦;神昏者,加服安宫牛黄丸,清心开窍,护卫神明。

(5) 营血热盛证

临床症状:身热不甚,烦躁不安,神志恍惚,或昏狂,手足瘛疭,面红目赤,肌肤可见大片瘀斑,鼻衄,咯血、吐血、尿血、便血多腔道出血,舌红绛或紫绛,舌红无苔或少苔,无津,脉细数。

病机特点:热毒深入营血,"毒瘀相搏",故见多腔道出血,肌肤大片瘀斑,病及心肝,故神昏谵语,昏狂,手足瘛疭等。

治法:清营解毒、凉血散瘀

方药:犀角地黄汤加味,本方清热解毒,凉血散瘀,用于营血同病或血分热盛证。常用药:水牛角、赤芍、丹皮、紫草、白茅根清热解毒,凉血化瘀止血,鲜生地、麦冬、玄参养阴生津,金银花、半枝莲、大青叶、山栀、黄连清热解毒。随症加减:若见多腔道出血量多者,加制大黄、三七、紫珠草、仙鹤草凉血止血。若见手足瘛疭加牡蛎、鳖甲养阴熄风。

2. 低血压(休克)期:

(1) 热毒内陷证

临床症状:高热不退,烦躁不安,四肢不温,但胸腹灼热,烦躁或神志淡漠,或神识不清,肌肤斑疹隐隐,舌红或绛,脉细数。

病机特点:热毒内陷,热深厥深,阳气被郁,不能外达肌表,为热厥危险状态。

治法:开郁宣闭、清热解毒

方药:四逆散合白虎承气汤加减:四逆散理气开郁,用于热深厥深的阳气内郁之厥逆证。常用药:石膏、知母清热解毒滋阴,大黄、枳实通腑泄热,柴胡、郁金、石菖蒲理气开郁宣闭,甘草调和诸药。

(2) 气阴两伤证

临床症状:发热已降,气短,口干不欲饮,汗出而黏,颧部红,心烦不宁,舌红或绛,舌面干燥少津,脉细数无力。

病机特点:正虚邪陷,气阴耗竭。

治法:益气养阴、生津固脱

方药:生脉散加味,本方益气生津,养阴固脱,用于急性温热病,气阴两伤之证。常用药:西洋参、麦冬、五味子、玉竹益气养阴,黄精、生龙骨、生牡蛎止汗固脱。

(3) 阴竭阳脱证

临床症状:不发热,四肢厥逆,冷汗淋漓,面色苍白,口唇紫绀,神志淡漠,语声低微,或昏不知人,舌淡红,脉微细欲绝。病机特点:阴伤及阳,阳气欲脱,为正虚阳亡之危证。

治法:回阳救逆

方药:四逆汤合参附龙牡汤加味,四逆汤乃回阳益气,救逆固脱,参附龙牡汤为扶正固脱,二者合用于阴阳两脱之证。常用药:红参、制附子、干姜、炙甘草益气回阳救逆,龙骨、牡蛎、山萸肉、五味子止汗固脱。

3. 少尿期

(1) 瘀毒水结证

临床症状:小便赤色量少,甚则尿闭不通,少腹疼痛胀满,拒按,按之则痛甚,大便秘结,尿血或尿中见血性膜状物,身热不甚,舌红绛或紫绛,苔焦黄,脉滑数。

病机特点:"毒瘀互结"盛于阳明,蓄血下焦,瘀阻水停,肾关失常。

治法:泻下通瘀、凉血利水

方药:桃仁承气汤合增液承气汤,两方功用:泻下通腑,解毒破瘀,滋阴增液,泄热通腑。

(2) 毒瘀津伤证

临床症状:身热不甚,小便短赤,量少灼热,口渴心烦,腰部酸痛,舌红或绛,苔黄燥,脉细数。

病机特点:毒瘀深入下焦,津伤肾损,三焦气化失司,津液敷布失常,以致津液不足,水液内停。

治法:滋阴利水、清热解毒

方药:猪苓汤加减:本方清热解毒,滋阴利水,用于水毒互结,小便不利等。常用药:阿胶、生地、麦冬、知母清热养阴,猪苓、泽泻、滑石、白茅根、茯苓利水通便。随症加减:津伤甚者,加玄参养阴生津;瘀毒明显,加丹皮、赤芍凉血化瘀。

(3) 湿热壅结证

临床症状:小便涩少,甚则不通,少腹硬满,大便秘结,头痛,身痛,恶心呃逆,渴不多饮,舌苔黄腻,脉滑数。

病机特点:热壅湿阻,湿浊之邪上蒙清窍,窍机不利,阻遏中焦,则脾胃升降失司,腑气郁滞;湿热壅结下焦,肾与膀胱气化失常。

治法:清化湿热、淡渗利湿

方药:四妙丸加减:本方以清化下焦湿热,化瘀利水。常用药:黄柏、知母清热化湿,生薏仁、猪苓、茯苓、通草淡渗利湿,川牛膝通瘀利窍,车前子、白茅根清热利湿。随症加减:呃逆呕吐,加法半夏、橘皮、竹茹;神识不清者,加菖蒲、郁金开窍泄浊。

4. 多尿期

(1) 肾失固摄证

临床症状:小溲清长,或尿多失禁,腰膝酸软,头昏神倦,口渴欲饮,易汗,舌淡苔薄白,脉细无力。

病机特点:毒瘀伤肾,肾气亏虚,气不化水,固摄无权。

治法:补肾固摄

方药:固肾汤加减。常用药:熟地、覆盆子、仙茅补肾,党参、山药、红枣补益肾气,覆盆子、益智仁、桑螵蛸固肾缩尿。随症加减:若偏于阳虚,加补骨脂、鹿角胶温肾助阳。若偏于阴虚,加枸杞子、黄精、玄参滋补肾阴。

(2) 阴虚火旺证

临床症状:小便频多,色黄赤,尿时有灼热感,口干欲饮,腰膝酸软,手足心热,夜不安寐,舌红少津,或见裂纹,脉细数。

病机特点:毒瘀伤肾,阴虚阳盛,气化不利,开多合少;真阴不足,虚火内灼,故见阴虚火旺之证。

治法:滋阴清热

方药:知柏地黄汤加减:本方滋阴降火用于阴虚火旺证。常用药:知母、黄柏、山栀滋阴清热,生地、麦冬滋肾养阴,丹皮、茯苓利湿化瘀,黄精、山萸肉、五味子固摄下元,生甘草调和诸药。随症加减:毒瘀未尽,加赤芍、白茅根凉血化瘀。腰痛明显,加菟丝子、覆盆子补肾。

5. 恢复期

(1) 脾虚湿阻证

临床症状:气短懒言,神倦乏力,自汗动则为甚,食欲不振,大便溏薄,脘腹作痛,舌淡,苔白腻,脉细数。

病机特点:病之后期,邪毒已去,正气未复,脾运不健,湿浊中阻所致。

治法:健脾化湿

方药:香砂六君子汤加减:本方为益气化湿,健脾和中之剂。常用药:党参、白术益气健脾,茯苓、薏仁健脾化湿,砂仁理气化湿醒脾,厚朴、藿香、法半夏化湿和中,甘草调和诸药。随症加减:若不思饮食,大便溏薄者,加焦楂曲、煨木香。若有余热未清者,加黄芩、黄连。

(2) 肾阴不足证

临床症状:头昏耳鸣,腰膝酸软无力,形体消瘦,口干少饮,手足心热,舌红少苔,或舌裂,脉细小。

病机特点:毒瘀深入下焦,耗伤肾阴,肾精亏虚,精不上承。

治法:滋肾养阴

方药:六味地黄汤加味,本方为滋阴补肾,用于肾阴不足证。常用药物:生地、熟地、龟板滋补肾阴,枸杞子、女贞子、牛膝补益肾精,丹皮泻火,茯苓健脾渗湿。随症加减:若阴虚基础上,虚火明显者,加知母、黄柏滋阴降火。若见头晕目赤者,加决明子、菊花、青葙子清肝明目。

(八) 谨防传变、逆转危关

以下几点特别重要,严把"气营两燔"关,既是防传杜变的关键,又是降低病死率的重要环节。

1. 注意病期变化及严重证候　本病发病急,疫毒深重;传变快,病情危重;其病理过程极其复杂,应及时注意变化;其卫气营血的传变不完全按顺序传变,大多一开始为"卫气"同病,卫营同病,或卫、气营同病,气营两燔,气血两燔,营血同病等。按期而言,一般以发热期、低血压(休克)期、少尿期、多尿期、恢复期。在病变过程中,临床上往往二期或三期重叠,如:发热、低血压(休克)二期重叠,此二期重叠较多见,部分为发热、低血压(休克)、少尿三期重叠,此时往往病情凶险,危在旦夕。

重症患者可见温毒传遍六经,弥漫三焦,伤及肺、胃、心、肝、肾等各个脏器,引起内脏黏膜、多腔道及皮下广泛性出血,以致休克、急性肾衰竭、出血、心力衰竭、肺水肿、腹腔微循环综合征,后期还可出现高血容量综合征等,往往为本病致死的重要原因。上述这些每可互为影响,互为因果,加重病情。在临床上必须十分重视,一经出现上述危象,应立即抢救,迅速控制危候。

2. 严把"气营两燔"关　发热期,把好"气营两燔"关,是本病逆转的关键,把好这一关,不仅可以减轻病情,缩短病程,而且从根本上控制危险证候的发生,能使不少患者越期而过,从而提高了治愈率,降低了死亡率。为此拟定了具有清气泄热、凉营化瘀功用的协定方:"凉营清气针"与"清温合剂"。所以主张早用,重用。早用:一般在卫气同病证或气分热盛证时,只要见到舌红少津,口渴,或汗出较多时,就须在辛凉透表、清气泄热法的同时,加入凉营泄热之药,如生地、玄参、麦冬、犀角(水牛角代)等。按叶氏温病治疗大法,"在卫者汗之可也,到气才可清气,入营犹可透热转气,入血直须凉血散血。"而本病疫毒盛,传变快,在卫分、气分阶段,热毒已波及营分,若按部就班,病情就很快恶变,因此,必须加入凉营之药。验于临床,不及早加入凉营之药,危重病情多,病死率高,反之则,病情很快转轻,阻断了传变,不但没有引狼入室之弊,相反提高了治愈率,大大降低了死亡率。我们先后应用"清温合剂",即"清气泄热,凉营化瘀"法,卫气同病、卫营同病时即用,先后治疗了 230 例,不但具有明显的退热效果,而且绝大多数病例越期而过,全部治愈。重用:初起我们处方煎服,探索主药的用量上倍于常规用药量,如鲜生地 60~120g、玄参 30~60g、麦冬 15~20g、银花 20~30g、大青叶 30~60g。即使后来的协定方"清温合剂",由常规用量每次 20ml,每天两次,递增至每次 20ml,6 小时一次,疗效好,安全可靠,未见任何副反应。

3. 热深厥深者危　低血压(休克)期的病理重点:毒瘀内陷,热深厥深,应占本病的多数。至于少数病例,由于厥而不复,最后导致正气虚脱。所以,抓住热毒深入,阳气被郁这一重点积极救治,使许多病危病人转危为安。我们研究了中药制剂——升压灵,由青皮、枳壳等中药煎煮提炼,按针剂规范要求制作而成。我们与西药作对照,中药升压灵组治疗 112 例,西药(对照组)多巴胺或阿拉明治疗 50 例。两组基础治疗相同,均在扩容、纠酸、强心的同时,如果低血压(休克)不能逆转,则加用中药升压灵,对照组予西药多巴胺、阿拉明。观察结果:中药升压灵 112 例,低血压持续时间 5~72 小时,有效率 95.53%(107 例);西药对照组 50 例,低血压持续时间 2~117 小时,有效率 84%(42 例),两组比较 $P<0.05$,有显著性差异,说明:升压灵注射液有明显、迅速的升压作用,优于西药对照组,中药升压灵具有行气通脉,宣郁开闭的作用。气行则血行,血行则脉道通利,血压自然回升。

4. 明辨"蓄血"重症　本病急性肾衰竭,其病理基础是"蓄血",其病理因素为热毒炽盛,毒瘀互结,水毒内阻,阴津耗伤,此时采用泻下通瘀法,协定方"泻下通瘀"合剂(由桃仁承气和增液承气汤加味),先后治疗急性肾衰少尿期病人 86 例,总有效率达 96.51%,取得了较为满意的疗效。"泻下通瘀"可利小便,"急下可以存阴","泻下可以安神,通瘀能够止血"。以西医方面分析:

①泻下可使体内有毒物质排出;②泻下能减低毛细血管的通透性,增加血流量,改善血液循环;③泻下能稳定机体内环境;④泻下可减轻肾间质水肿,增加肾血流量,修复被损害的肾脏,有利于肾功能的恢复。

(九) 转归及预后。

本病若治不及时或治疗不当,其病由重转危,转归有三:

1. 痰热壅肺,肺气不降　证见胸闷气逆,咳嗽痰多,痰黄稠,高热烦躁,气喘不能平卧,舌红,苔黄腻,脉滑数;或腹胀而痛,按之更甚,大便秘结,为痰热蕴肺,阳明腑气不通。治宜宣肺降气化痰,佐以通腑。方选宣白承气汤加味。每日 2 剂,连服 2~3 天。

2. 虚风内动,真阴大伤　证见四肢抽搐,或见手足蠕动,口干舌燥,神志昏糊,舌强难言,舌红绛无苔,甚则齿黑唇裂,手足心热,脉沉细。治当滋阴熄风。方选三甲复脉汤合大定风珠加减,每日 2 剂,连服三 3 天。

3. 水毒凌心犯肺　证见神识不清,胸闷气喘,咳嗽咳粉红色血痰,面色灰滞,小便闭,大便不通,腹胀而痛,舌苔浊腻,或黄燥,脉细滑数。治宜泻肺利水,化瘀通腑,方选葶苈大枣泻肺汤合桃仁承气汤加减,每日 2 剂,连服两天。

在预后方面,本病通过及时治疗,约历时 20 天,大部分病人能转危为安,最后治愈;但若治疗不及时或治疗不当,邪毒鸱张,正气虚弱,可使病情急剧变化,出现下列征象时提示预后较差:高热持续不退,同时出现厥脱,尿少尿闭,病情危重者;由闭转脱,厥逆经治不复,未见明显好转者;多腔道出血严重,特别便血量多、出血不止,伴昏迷者(并发 DIC 严重者);极度狂躁不安或抽搐严重者;尿少尿闭持续时间较长,而见呕吐、咳喘、咳粉红色痰者;斑疹瘀紫黑无光彩,沉隐于里,精神萎靡者;腹胀腹痛持续加重,经治无明显改善,并突发肢冷脉伏,面色苍白者;虽经治疗初愈,但又突然发热,尿少尿闭,呕吐严重者。

(十) 调饮食、慎起居

1. 避免六淫之邪再次侵犯　本病调摄的重点是避免六淫之邪再次侵犯,如一例张某男性 24 岁,经 23 天积极救治,闯过几次难关,达到治愈,准备出院,然而当天晚上因换内衣着凉,第二天高热不退,多腔道出血,尿少尿闭,虽然积极抢救,终因病情危重,回天无术,3 天后死亡。这个病例提示:大病初愈,正气亏虚,稍有不慎,疫疠之邪复感,因此,注意保暖,避免受寒特别重要。

2. 调摄饮食　大病之后,脾胃消化功能明显减弱,故当清淡饮食,不宜食肥甘辛辣之物,不宜过饱,又如一例李某男性 23 岁患出血热,经治疗,高热、低血压(休克)、少尿、多尿都能顺利转危为安,治愈出院,3 个月后完婚,一晚吃猪肝辣椒面三大碗,食后一个多小时,胃穿孔大出血,虽经全力抢救,仍无效死亡,如此血的教训,深感痛心。其父母号啕大哭,悲伤欲绝。

因此,前者为虚体中邪,正不胜邪,邪毒盛而正气虚,导致再次出现低血压

(休克),进而发生急性肾衰竭;后者则为食复,多食之后,脾胃无力消化,胃络受损,气血妄行,导致胃穿孔而大出血死亡。所以流行性出血热患者,大病初愈,正气虚弱,避免受凉,饮食调理特别重要。

二、腹痛——急性胰腺炎

(一)理论渊源

首先,对病证范围的认识。中医历代文献虽无"急性胰腺炎"的明确论述,但从急性胰腺炎的临床表现看,是以腹痛、腹胀、恶心呕吐为主症,据其腹痛的部位和性质,一般认为本病属中医"胃脘痛"、"胁痛"、"膈痛"、"腹痛"、"胃心痛"等病证范畴。《灵枢·厥病》云:"厥心痛,腹胀胸满,心尤痛甚,胃心痛也。"《张氏医通·诸痛门》谓:"胃心痛者,多由停滞。……滞则通之。"《杂病源流犀烛·心病源流》言:"腹胀胸满,胃脘当心痛,上支两胁,咽膈不通,胃心痛也。"从上述文献中对胃心痛症状的描述看与急性胰腺炎的临床表现似较相符。《灵枢·厥病》:"厥心痛,痛如以锥针刺其心,心痛甚者,脾心痛也。"《三因极一病证方论》卷九:"脾心痛者,如针椎刺其心腹,蕴蕴然气满。""胃心痛"、"脾心痛"都属于"厥心痛"之一,但"脾心痛"其疼痛的程度甚于"胃心痛"似与急性胰腺炎常出现上腹部剧烈疼痛更为吻合。在本病演变过程中出现的"心腹胀满硬痛而手不可近","心下痛,按之石硬"以及冷汗淋漓、脉微肢厥等病象,又与中医之"结胸"、"厥脱"等病证相似。《伤寒论·辨太阳病脉证并治》:"太阳病,脉浮而动数……医反下之……心下因硬,则为结胸,大陷胸汤主之。""太阳少阳并病,而反下,成结胸,心下硬,下利不止,水浆不下,其人心烦。""太阳病,重发汗,而复下之……从心下至少腹硬满而痛,不可近者,大陷胸汤主之。"根据《伤寒论》条文记载可以看出,"结胸"一病多因太阳病、太阳少阳并病误下,表热内陷或实邪传里,与胸中水饮互结而成。因此把急性胰腺炎归入"结胸"范畴似有不妥,但急性胰腺炎的治疗以祛除里热实邪为主,与"结胸"的治则相同,故用于治疗"结胸"的大柴胡汤和大陷胸汤同样可以用以治疗急性胰腺炎。亦有学者认为胰腺属中医"脾"范畴,本病应为"脾实"、"脾痹"证。《景岳全书》卷一:"脾实者为胀满气闭,或为身重。"不符合急性胰腺炎的一般表现,而"脾痹"实为"肌痹",《素问·痹论》:"脾痹者,四支解堕,发咳呕汁,上为大塞。"《圣济总录·脾痹》:"肌痹不已,复感于邪,内舍于脾,是为脾痹。"又"腹痛"病证,按《实用中医内科学》定义胃脘以下耻骨毛际以上部位发生的疼痛。从部位看,与急性胰腺炎疼痛的部位似觉不符,但从疼痛的性质和临床表现亦可探寻到一些急性胰腺炎的中医证治规律。《素问·举痛论》:"热气留于小肠,肠中痛,瘅热焦渴,则坚干不得下,故痛而闭不通矣。"此热邪客于肠胃说。《金匮要略》:"腹中寒气,雷鸣切痛,胸胁逆满,呕吐。"此脾胃虚寒,水湿内停说,而

"心下满痛"及"痛而闭"则有大柴胡汤、厚朴三物汤,提示了热结、气滞腹痛的治法。孙思邈《备急千金要方》立心腹痛门,提出九种心痛名称,列方十多首,包括了温中、化瘀、理气止痛等治法。杨士瀛《仁斋直指方》分腹痛为寒热、死血、食积、痰饮、虫诸因,《丹溪心法》分腹痛为寒、积热、死血、痰湿诸因,对急性胰腺炎的辨证颇多助益。李梴《医学入门》对腹痛的分证及症状的描述更加具体,如谓:"瘀血痛有定处,或忧思逆郁,跌扑伤瘀,或妇女经来产后,恶露不尽而凝,四物汤去地黄,加桃仁、大黄、红花。《张氏医通》对腹痛证候方药详备,如谓:"腹中常热作痛,此为积热,用调胃承气汤;七情内结心腹绞痛选用七气汤;酒积作痛用曲蘖丸。"清代叶天士治疗腹痛强调以"通"为主,《医林改错》、《血证论》对瘀血腹痛的治则方剂,更有新的创见。

次之,是对胰腺解剖学的认识。古代文献中虽无胰腺解剖学名称,但对胰腺的解剖位置、形态及功能都早已记载。《难经·四十二难》曰:"脾重二斤三两,扁长三寸,长五寸,有散膏半斤,主裹血,温五脏,主藏意。"有学者推测,《难经》中所述"散膏"即为胰腺。《脾胃论》中载:"脾长一尺,掩太仓"。《十四经发挥》载:"脾广三寸,长五寸,掩平太仓,附着于脊之第十一椎。"《医学入门》载:"脾居中脘一寸二分,上去心三寸六分,下去肾三寸六分。"以上所指的"脾",实际上即为胰腺。至清代,王清任则对胰腺有了更深入的认识,他在"亲见改脏腑图"注解中云:"胃内津门之左有疙瘩如枣名遮食,胃外津门左名总提。肝连于其上","总提长于胃上,肝又长于总提之上","胆附于肝右边第二叶"。从所描述中的遮食与总提,其解剖位置与形态均与胰腺相符。可见胰腺位于肝、胆、胃、肠之间。又"脾中有一管,体象玲珑,易于出水,故名珑管。"此处之"珑管"即相当于主胰管,并描述了胰腺组织的外观结构:"中是珑管……出水道中有回血管,其余皆系水管",说明当时对胰腺通过胰管泌出胰液的功能已有了一定的认识。因胰腺位于胆腑与胃腑之间。因此,胰腺的病变,有学者理解为少阳(以胆腑为代表)阳明(以胃腑为代表)兼病,病象常兼有少阳腑实与阳明腑实两证的证候。从古代文献可知古代医家对胰腺解剖学已有了初步的了解,但对胰腺的功能、胰腺病证等尚缺乏深刻、全面的认识,这也与中医的临床思维方式有关。

对于中医文献的探究,不要把急性胰腺炎与中医学中的某个病名对应起来,更不能认为文献中所记载的某个病即今之急性胰腺炎,而是通过研究,借鉴古代病名、证名及古方,提高我们对急性胰腺炎病因病机、证治的认识,有助于了解和掌握本病辨证施治的规律,对中医临床具有深远的现实主义。

(二)病因分析

从中医病因学分类看,"瘀"属病理产物性病因,而"毒"则属其他类病因。所谓瘀血是指体内血液停滞而形成的病理产物,包括体内离经之血停积体内,以及血运不畅阻滞于经络或脏腑组织内的血液。瘀血的形成约有以下数端:或因于寒,"寒则血结";或因于热,"热之所过,血为之凝滞";或因于实,有气滞血瘀,"气结则血凝",有痰阻血瘀,"痰水之壅,由瘀血使然",有外伤致瘀,"若有所坠,恶血在内而不去",有污秽致瘀,"污秽之血为瘀血";或因于虚,有气虚致瘀,"元气既虚,必不能达于血管,血管无气,必停留而瘀。"有血虚致瘀,"气血不虚则不滞,虚则无有不滞者",有阳虚致瘀,"阳虚血必凝"有阴虚致瘀,"阴虚血必滞"。瘀血是在疾病过程中形成的病理产物,同时又是加重疾病和引起疾病转化的重要因素。瘀血一旦形成后,不仅失去了正常血液的濡养作用,而且反过来影响人体脏腑及气血津液的正常功能及运行,引起诸多病理改变。究其性质有以下特点:①瘀血为有形之邪,属阴邪,易阻滞气机;②瘀血为患,致病广泛;③病久血瘀,瘀久可虚;④病久入络,瘀久成积;⑤瘀血阻滞,痰水内生;⑥瘀久化毒;⑦血证多瘀,脉瘀血溢(他文已作详述,兹不复赘);瘀血引起的临床症状特征主要表现为:①疼痛,部位多固定,拒按,或如锥刺,或如刀割,或痛甚于胀,或夜间痛甚;②肿块,多固定不移,在体表局部青紫肿胀,在体内多为积块,触之有形,质地坚硬,部位固定不移,且多伴有疼痛;③紫绀、瘀斑,主要指面色紫黯,甚至黧黑,口唇、爪甲青紫等;④舌象多呈舌质紫黯、红绛、舌体瘀斑、瘀点及舌下脉络曲张;⑤脉象常见沉、迟、弦、涩、结、代、细或无脉等。此外,瘀血病证临床还常出现善忘、怔忡、口渴、脱发、发热、肌肤甲错等症状。

毒邪,又称毒,毒气。病因之毒含义较广,随着对毒邪认识的深化,毒邪有内外之分已成共识。所谓内毒是指由内而生之毒,系因脏腑功能和气血运行失常,代谢产物未及时、有效排出并停留于体内,对机体造成损害的一类毒性物质。所谓外毒,是指由外而来侵袭机体并造成毒害的一类病邪。研究表明,毒邪致病具有依附性、酷烈性、从化性、秽浊性、骤发性、广泛性、选择性,以败坏形质、损伤脏腑、功能受损为鲜明特征,其病理性质和致病特点具体有:①毒性暴戾。毒邪致病多发病急骤,触之即发,且来势凶猛,传变迅速,常常病情危笃,险象环生。②毒性秽浊。症状可见湿毒带下,秽浊不堪,或湿毒蕴肌肤,淫水流溢等。③毒邪深痼,影响脏腑。毒邪致病,传变迅速,极易内攻脏腑,导致病情恶化。④易化热化火,败血伤阴。火热毒邪,易化火伤阴;灼伤血络则易动血;热盛肉腐,则生疮疡痈肿而易败血。⑤多夹痰夹瘀。毒邪好入血分,又善入津聚集之处,使血液瘀滞,津聚成痰。⑥病情缠绵,易致遗患。邪气蕴积,迁延日久,郁而化毒,故致病多病情缠绵,治疗棘手,且易造成后遗之症。

毒可致瘀,瘀可酿毒,毒与瘀一旦互结为患,则为虎作伥,狼狈为奸。毒瘀互结致病,其病理性质和致病特点具有两者的共同特征,但在病势、疾病的轻重程度、病程的长短上又较单纯"毒"或"瘀"为患要急、要重、要长。表现为起病急骤,来势迅猛,传变迅速,常常病情笃重,险象环生。如毒瘀结于心,可见昏迷;毒瘀结于肝,可见痉厥;毒瘀结于脾,可见脘腹剧痛;毒瘀结于肺,可见喘促气逆;毒瘀结于肾,可见水肿关格。又毒瘀深痼体内,影响到脏腑及气血的正常功能,导致气机受阻,血行障碍、新血生迟,诸疾丛生,病情缠绵,易致遗患。

(三)病机及病理中心

1. "血瘀"的形成是急性胰腺炎病理演变的必然 急性胰腺炎的发生多由感受六淫之邪、饮食不节、胆道石阻、蛔虫上扰、精神刺激以及创伤、手术、妊娠等因素引起邪阻气滞,肝胆不利,湿郁热结、蕴于中焦;或表现为肝郁气滞之证,或为肝胆湿热之证,或为胃肠热结之证。此三方面的证候也是急性胰腺炎最早出现、最常见的证候。因此,20世纪70~80年代治疗急性胰腺炎的大法以理气通滞、清里攻下为主,大柴胡汤、大承气汤及其衍生而成的方药成为治疗急性胰腺炎的主流,迄今仍为临床最常用。但随着中医药治疗急性胰腺炎的深入研究,在急性胰腺炎病机的认识上应突破气滞、湿热、热结的窠臼,"血瘀"的形成是急性胰腺炎发展的必然和本质,而气滞、湿热、热结等证候仅是其外候。急性胰腺炎血瘀的形成有以下几个环节:①气滞,气不能行血,可致血瘀,即所谓"气行则血行,气滞则血瘀";②湿热内蕴,浊邪瘀结,气机阻遏而致血行不畅;③热壅则血瘀,所谓"邪热炽盛,郁火熏蒸,血液胶凝"(俞根初《重订伤寒论》),"伏火郁蒸血液,血被煎熬成瘀"(何廉臣《重订广温温热论》)是也。气、湿、热聚结,则酿生热毒,热毒内生则血瘀易成:①热毒壅滞,气血不畅,正如前贤所云:"毒热炽盛,蔽其气,凝其血(俞根初《重订伤寒论》)。"②热毒耗液,津亏血滞,"热极逼入营阴,则阴液耗,而阴亦病"(薛生白《温病学》),"津液被火灼竭,则血行愈滞"(周学海《读医随笔》)。③热毒动血,离经成瘀。总之,急性胰腺炎一旦发生,其病理演变必然向着"血瘀"这一方向发展。

2. 毒是急性胰腺炎变证发生的基础 中医学认为,起病急骤、病情重笃、发生变证、伤血动血败血、病情顽固缠绵、症见秽浊者多有毒。急性胰腺炎起病急骤、病情重笃、多变证,故符合中医学"毒"之特性。毒有内外之分,外毒主要随六淫而入;内毒主要由脏腑功能紊乱,阴阳气血失调,造成偏盛或郁结不解而生。《成方便读》云:"毒者,火邪之盛也",《重订通俗伤寒论》云:"火热者,必有毒"。急性胰腺炎病理演变过程中之热盛、热结皆可成"毒",而"毒"又可引发"热从毒化,变从毒起,瘀从毒生"一系列病理变化。所以说"毒"是急性胰腺炎变证发生的基础,毒不除则热不去,气阴难保,损伤难复,变证丛生。

3. "毒瘀互结"是急性胰腺炎的病理中心 由于急性胰腺炎的病理过程中有气滞、湿热、热结存在,加之酿生热毒,终致成瘀,而急性胰腺炎"血瘀"的产生又会形成"留瘀化热"、"络瘀化毒"的恶性循环,发展成"毒瘀互结"之证。

毒瘀日久不解,则可导致气血逆乱、气血耗伤而变生他证,如厥证、脱证、虚劳等证。急性胰腺炎的病理演变的过程常包括以下几个方面:①郁(气机郁滞),②结(湿热蕴结),③热(热毒内盛),④瘀(毒瘀互结),⑤厥(气血逆乱),⑥虚(瘀留正伤),而其中"血瘀"是决定病情轻与重、预后好与坏的关键。急性胰腺炎"瘀重则病重,瘀轻则病轻","毒瘀互结"为其瘀的特点,是急性胰腺炎的病理中心,从毒瘀论治应为中医药治疗急性胰腺炎的着眼点。

(四) 辨治特色

1. "解毒通瘀"是急性胰腺炎的治疗大法　从急性胰腺炎的病因病机分析入手,"血瘀"的形成是其发展的必然,而"毒瘀互结"为其瘀的特点,是急性胰腺炎的病理中心,因此中医药治疗急性胰腺炎时只有紧扣"毒瘀"施治,才能从根本上扭转急性胰腺炎治疗中的被动局面,阻断变证的发生。"毒瘀互结"时,单纯清热解毒,或活血化瘀难以解开此结,根据"瘀血化火宜通下"(何廉臣《重订广温温热论》)的原则,确立了"解毒通瘀"为急性胰腺炎的治疗大法,此法旨在清解气分之热毒,通散脏腑之瘀血。单味中药大黄治疗急性胰腺炎疗效确切,临床及实验研究均已证实。并观察到"早泻早缓解,不泻变严重"的用药规律。此外,仅看到大黄的泻下作用是不全面的,对急性胰腺炎病机的认识也是不够深入的,大黄对急性胰腺炎的疗效更利益于它的化瘀功用,正如柳宝诒《温热逢源》中所云:"瘀热所为,治之者,必须导去瘀热,俾热邪随瘀而下,庶几病势可转危为安"。大黄对急性胰腺炎的疗效恰恰是由于其具有"解毒通瘀"之功效。

2. 治疗急性胰腺炎化瘀应贯彻始终　"瘀"的存在是急性胰腺炎发展的必然,也是其内在本质,"瘀"是急性胰腺炎病理演变过程中的关键。在中医急症的研究中,中成药治疗急性胰腺炎的研制和应用不可能完全遵守某证某法某方。而是要抓住病机重点和本质,寻求治疗的切入点。急性胰腺炎从毒瘀论治正是体现了这种思想,以化瘀为主的治疗应贯穿治疗的始终,根据其瘀的特点应解毒通瘀,在此基础上或理气解郁,或清化湿热,或泻下热结,后期瘀留正伤,则又须扶正化瘀。在对急性胰腺炎舌象的观察中发现,本病舌象的主要特征是舌面出现隐隐蓝色或蓝色条带区。舌面蓝色条带区隐隐,苔色不重者,多系单纯的胰腺炎;舌苔黄紫,蓝色隐隐,苔腻或黑焦并伴有舌面瘀斑瘀点,多为胰腺出血坏死性改变。病程短者,舌质舌苔出现变化者较少;病程长者,舌质舌苔出现变化较多。从舌诊这一侧面也反映了急性胰腺炎"瘀"的本质以及化瘀治疗应贯穿始终的必要性。

3. 通腑在急性胰腺炎治疗中的作用　急性胰腺炎"毒瘀互结",毒如何解,瘀何以消? 当以"通"为第一要义。然而,对于通法的运用,不可拘泥燥屎是否存在,正如温病学大家吴又可所言:"攻邪勿拘结粪",通过攻下使毒有出路,瘀能通散。《医学真传·心腹痛》云:"夫通则不痛,理也;但通之之法,各有不同,调气以和血,调血以和气,通也;上逆者使之下行,中结者使之旁达,亦通也;虚者补之使通,寒者温之使通,无非通之之法也,若必以下泄为通,则安矣。"此论对我们认识急性胰腺炎治疗中通法的运用很有启迪,故凡能消除六腑之毒、瘀、热、郁、结、湿等病理改变之方法皆属于"通"之范畴。

(五)用药特色

在复习古今文献的基础上,根据急性胰腺炎的临床特点,结合多年的临床经验,提出"毒瘀互结"之病理假说,确立了解毒通瘀的治疗方法,并以此为据,筛选药物而成胰炎灵颗粒。胰炎灵颗粒由大黄、败酱草、柴胡、黄芩、枳实、川厚朴等组成,方中大黄入阳明泻热通腑为君,黄芩、柴胡专入少阳疏邪透表为臣,厚朴、枳实下气导滞为佐,另配清热解毒之品败酱草。诸药合用,和解少阳,内泻热结,使少阳与阳明得以双解。全方熔解毒、清热、通下、泻火、理气、散瘀、燥湿于一炉,投之能顿挫病势。

在临床研究方面运用胰炎灵颗粒治疗急性胆源性水肿型胰腺炎 46 例,并与抑肽酶进行对照。结果:治疗组愈显率为 89.13%,对照组愈显率为 78.26%,两组疗效有显著性差异($P<0.01$)。且在临床症状、体征消失的时间和血尿淀粉酶恢复正常的时间上,治疗组均优于对照组。在实验研究方面,王锋,金晖等采用水肿型胰腺炎模型,观察胰炎灵颗粒对大鼠血浆 MDA 含量及红细胞中 SOD 活力的影响,来阐述急性水肿型胰腺炎的"氧自由基损伤"学说。实验研究表明,胰炎灵颗粒剂中含有大黄蒽醌类、黄芩苷类、鞣质类化合物等,是天然、有效的抗氧化剂,能显著降低血清中 MDA 含量,并能升高红细胞中 SOD 的活力,在抗氧化方面表现出重要的药理作用。分析其机理,可能通过以下几个方面发挥治疗急性水肿型胰腺炎的作用:①稳定生物膜,维持其正常的功能;②保护抗氧化酶类生物活性;③保护血管内皮系统;④改善微循环。急性胰腺炎发病机制研究证实,炎症介质在全身炎症反应中发挥重要作用。急性胰腺炎早期机体处于损伤的启动阶段,胰酶外溢和异位激活引起胰腺自身消化,微血管收缩与缺血再灌注。内皮细胞活化游出和浸润等损伤机制在此期极为活跃。TNF、IL-6、IL-8 及内毒素等是急性胰腺炎早期启动和促进炎症介质瀑布样级联反应和全身反应综合征(SIRS)的重要因子,与急性胰腺炎严重程度密切相关。邢红等观察了胰炎灵颗粒对重症急性胰腺炎大鼠血清 TNF、IL-6、IL-8 水平的影响。研究发现,胰炎灵颗粒可明显降低重症急性胰腺炎大鼠血清 TNF、IL-6 和 IL-8 水平,且无明显剂量依赖性。其作用机制为:①大黄为通腑泻下药,可防止细菌移位,对抗内毒素;②防止胰蛋白酶、脂肪酶及淀粉酶的激活;③增强机体防御机能,增加中性粒细胞的吞噬能力;④改善微循环,对炎症早期毛细血管通透性增加、渗出和水肿有明显的抑制作用;⑤增强肠蠕

动。药理研究为胰炎灵颗粒的临床应用提供了理论和实验依据。

三、中风——脑出血

脑出血(Cerebral Haemorrhage,CEH)是指非外伤性脑实质内的出血,具有高发病率、高死亡率、高致残率的特点,是临床常见病、多发病。据统计我国脑出血每年的发病率约为55~90/10万人口左右,同国外资料相比,我国脑出血所占比例远高于欧美及日本一些数据,且国内至少每年有60万脑出血新发病人。随着人口的老龄化,患高血压、糖尿病、动脉硬化的病人增多,其总发病率将更高。目前,在诊断方面,随着CT、MRI等现代诊断技术的应用,脑出血的早期诊断准确率几乎达100%。

(一)理论渊源

现代医学概念的脑出血与中医古籍中记载的多种疾病相关,早在距今三千多年前的殷墟甲骨文中所谓的"疾言",就包含了脑血管疾病的构音障碍;《内经》中的"大厥"、"薄厥"、"煎厥"、"仆击"等名称,似包括了急性脑出血的昏迷等表现,"偏枯"、"风痱"等名称则类似于脑出血之半身不遂症状。现多称为"中风"、"出血性中风"等。

(二)病理机制

对脑出血的病理机制,主要总结有以下两点:

1. "正衰瘀热"是脑出血重要的病理基础　脑出血发病的病理基础,首先是"正衰"。《东垣十书·中风辨》中曰"中风者非外来风邪,乃本气病也。凡人年逾四旬,气衰之际,或因忧喜忿怒伤其气者,多有此疾。"此后张景岳在《景岳全书·非风》中指出:"凡此病者,多以素不能慎……先伤五脏之真阴……阴亏于前而阳损于后……以致阴阳相失,精气不交,所以忽尔昏愦,卒然仆倒……卒倒多由昏愦,本皆内伤积损颓败而然。"沈金鳌也认为"虚为中风之根也。"古人的这些论述,与现代医学所认识到的脑出血多发于中老年人、饮酒、吸烟、高血压、高血脂、高血黏度、糖尿病等危险因素是相同的,说明了因虚致实是脑出血发病的病理特点。

"瘀热"一词首先提出者为张仲景,早在《内经》中已有关于"热邪致出血"和"热甚为火、病势趋于向上"的论述,如"脾热移于肝,则为惊衄"、"脾移热于膀胱则癃溺血"等,《内经》病机十九条的"诸躁狂越,皆属于火;诸热瞀瘛,皆属于火;诸病胕肿,疼酸惊骇,皆属于火;诸逆冲上,皆属于火。"此类火病,均与精神、神经疾病有关,表现出神经系统症候群,《内经》还在治法上提出了"热者寒之"、"疏其血气,令其条达"的治则。后世孙思邈、朱丹溪、吴又可、叶天士等又有进一步的阐述,《备急千金要方》、《小品方》等医籍中记有针对瘀热证治的方药,如犀角地黄汤、芍药地黄汤等。对于中风病,古代前贤虽未明确其瘀热相合的病理特性,但许多观点散见于历代古籍中。刘河间认为"风本生于热,以热为本,以风为标,凡言风者,热也","热甚郁结,气血不得宣通"(《素问玄机原病式·火类》)。唐宗海在《血证论》中更明确提出:"凡系离经之血与荣养周身之血已暌绝而不合","此血在身不能加于好血,而反阻新血生化之机,故凡血证总以去瘀为要",又说:"化其瘀滞,则偏枯、痿废自易也"。

瘀热何以来,刘完素在《素问·玄机原病式》中指出:"所以中风瘫痪者……由于将息失宜,而心火暴甚,肾水虚衰,不能制之,则阴虚阳实,而热气沸郁,心神昏冒,筋骨不用,而卒倒无所知也"。瘀热来于正虚,无虚则血难瘀、火难炽、风难亢。脑出血患者在发病前大都可见面红目赤,头晕头痛,口苦咽干,便秘,口唇及舌质紫暗,脉弦数之征象,究其病因,或素体阴虚阳旺,脏腑生热,热盛于血,热之所过,血为之凝滞,火郁热瘀,血热内壅,热与血搏;或嗜食肥甘厚味、辛辣炙煿之物,或饮酒吸烟过度,以致脾胃内伤生热,伤津耗血,煎熬成块,形成瘀热之势。瘀热互结,进而动血,络损血溢而发病。由此可见正衰瘀热是脑出血重要的病理基础

2."蓄血""蓄水""蓄毒"是脑出血后脑水肿的根本病理 脑出血后,其病理机制已发生了根本的变化,病变的重点已由脑脉瘀血,转为血蓄于脑。由于脑有蓄血,故产生了以下一系列的病理变化。首先,蓄血于脑,化火生痰。血溢脉外,"既是离经之血,虽为清血、鲜血,也是瘀血"(《血证论》),蓄血与正气相搏,久必化热。热灼脑髓,脑髓消蚀,热灼津液,炼而成痰,痰热胶结,则热愈炽,气机愈壅,进而化火。如此瘀、风、痰、火互为因果,风动火升,火助风动,火灼痰生,病情不断恶化。其次,"经为血,血不利则为水",蓄血于脑,气滞水停。水与血同源异名,关系密切,"津液和调,变化而赤为血","血得气之变蒸,亦化而为水"。在病理状态下,常常是"水病而不离乎血","血病而不离乎水"。脑出血后,蓄血脑府,气血运行受阻,气机失常,不能正常输布津液,影响水液流行,明代王肯堂指出:"瘀则液外渗,则成水也",清代唐容川也曾言:"瘀血化水,亦发水肿",血管壁渗透增强,脉外蓄水,故致肿胀。此即"血病而兼水也。"此外,蓄血于脑,百证丛生。瘀血阻络→血停化水→瘀水生毒→毒伤脑质,或经络功能失司,目不能视、足不能步、指不能摄、掌不能握等;或瘀血踞住脉中,"则新血不能安行无恙,终必妄行而吐溢矣"(《血证论》);或脏腑功能失调,脾胃升降失常,呕吐、口干、口臭、大便秘结、舌苔黄腻、脉弦滑等;肾失开合,气化不利,小便潴留,肾失固摄,则二便自遗;肺失治节,宣降失司,喉中痰鸣,咳嗽气喘;肝失疏泄,经脉挛急,抽搐癫痫;心神失常,瘀热阻窍,则见神识昏愦、二便自遗、烦躁谵妄等程度不同的意识障碍,甚至元神败脱,出现阴阳阻隔、阴阳离决之危候。总之,血蓄于脑是脑出血的病理中心。因脑位于头颅之中,相对封闭,蓄于脑中之血无法迅速排出体外,瘀血阻滞脑络,气阻、血

瘀、水蓄,导致颅内压力的升高,变生诸症,如此瘀血成为这种级联反应(瘀血阻络→血停化水→瘀水生毒→毒伤脑质→脑水肿)的始动因子,脑府蓄血蓄水蓄毒是产生脑水肿的根本病理。故脑出血的治疗重点在于尽可能快速去除脑中蓄血。

(三)辨证特色

通过长期临床实践,无论风阳、痰火、气火等上逆犯脑,均可形成火盛迫血妄行,以致血溢脉外,导致出血,这是始动因素。一旦出血之后,血溢脉外,留积成瘀,故"瘀血不去,出血不止,瘀血不去,新血不生"。

(四)论治特色

基于蓄血脑府是本病的核心,只有抓住病理中心,才能抓住本病的中心环节,阻止蓄水、蓄毒的发生,减少并发症,降低死亡率。为此立活血通瘀为大法,作为本病的切入点,对治疗本病、提高治愈率起到了关键的作用。

《内经》为中医瘀血学说之肇始,其中虽无瘀血一词,但有恶血、留血、脉不通、血不流、凝血等近似瘀血的名称达三十余种,且详细地论述了瘀血的成因及其治则治法,如散寒化瘀法,用于寒邪外袭、瘀血内停之证;温经化瘀法,用于治疗精血枯竭、月经闭止之证;后世在此基础上又创立了调气活血法、补气活血法、补血活血法、活血调津法、泻热逐瘀法、化瘀消癥法、活血止血法等。经曰:"血实宜决之",无论何处瘀血,总属"血实"范畴,瘀血在内当迅速清除为要,正如《医碥》所言:"凡血妄行瘀蓄,必用桃仁、大黄行血破瘀之剂,盖瘀败之血,势无复返之理,不去则留蓄为患,故不问人之虚实强弱,必去无疑。"脑出血总属本虚标实之证,正衰瘀热,加之诱因相激,进而动血、上冲于脑,而突然发病。病势凶猛,变化多端,危及生命,只有急治其标,方能顿挫病势,逆转病情。"取血脉,以散恶血"(《灵枢·五邪》),阳明经为多血多气之府,肠道血络丰富而表浅,通过攻下,可促进肠道血络活动,借谷道以使热邪随瘀而下,寓有上病下取,釜底抽薪,顺降气血之意。血得热则妄行,血凉自可循经,瘀阻则血溢,脉道通畅则血行无阻,血行无阻则不外流,"不塞不流,不行不止。""伏其所主,而先其所因"。因此,脑出血急性期瘀热炽盛,蓄血脑窍,当以祛除蓄血为当务之急,活血通瘀为基本治疗大法。

活血通瘀法,源于仲景之《伤寒论》。张仲景根据《内经》理论创制了桃核承气汤、抵当汤、抵当丸等攻下通瘀之剂,从理、法、方、药等方面完善了《内经》的"血实宜决之"论,用以治疗瘀热在里之蓄血证。此法既不完全苟同于过分强调单一活血化(祛)瘀,也有别于泛用清热泻火、平肝熄风、化痰开窍诸法,它熔通腑、散瘀、泻火、利水、解毒、熄风等诸法于一炉,脏腑合治,见血不止血,而在化瘀血,见风不治风,而在通血脉,使瘀热、水毒、燥屎速下,腑气通降,风火上升之势被遏制,收不止血而血自止之效,从而降低脑出血的死亡率、致残率。

（五）方药特色

依据脑出血系脑府蓄血的理论，结合多年的临床经验而制定了脑血通颗粒，旨在"下瘀热血闭"。脑血通颗粒由生大黄，水蛭等组成，具有增加脑血流量和冠脉血流量，降低毛细血管通透性的药理作用。临床观察显示，脑血通颗粒具有抗脑水肿及抗脂质过氧化作用，改善脑血管床功能状态，从而起到保护脑组织的作用。水蛭别名蚂蟥，味咸、苦，性平，有小毒，有破血、逐瘀、通经之功，主治血滞经闭，癥瘕积聚，跌打损伤，心腹疼痛等。水蛭水煎醇沉液能促进家兔脑血肿的吸收，减轻周围脑组织炎症及反应，缓解颅内高压，改善局部血液循环，保护脑组织免遭坏死，并有利于神经功能的恢复。大黄性寒，味苦，归脾、胃、大肠、肝经。有攻积导滞，泻火凉血，清热解毒，活血祛瘀，利胆退黄之功。主治实热便秘，谵语发狂，癥瘕积聚，吐血等。其对血液流变学、微循环有双向调节作用，并认为此双向调节正是大黄发挥活血和止血作用的依据。

四、中风——脑梗死

脑梗死（Cerebral infarction，CI）过去称脑梗死，是由于血管狭窄或闭塞，血供不足而使相应的局部脑组织缺血坏死。绝大多数为白色（缺血）梗死，少数梗死区的血管坏死，继发出血，形成出血性梗死。按不同的病因和发病机理，临床上较常见的有以下几种类型：脑动脉血栓形成性脑梗死，栓塞性脑梗死和腔隙性脑梗死。文献中又常统称为缺血性中风或闭塞性脑血管病。

本病发病常以猝然昏仆，不省人事，伴口眼歪斜、半身不遂、语言不利，或不经昏仆而仅以㖞僻不遂为主症，并具有起病急、变化快、如风邪善行数变的特点，故属中医学"中风"或"卒中"、"偏枯"、"偏风"等范畴。根据其临床证候之轻重分别列为中经络、中脏腑。中经络系中风病轻证，以半身不遂、口舌歪斜，舌强言謇或不语，偏身麻木为主证，而无神识昏蒙者。中脏腑系中风病重症，其临床表现以半身不遂、口舌歪斜，舌强言謇或不语，神识恍惚或迷蒙或昏愦为主症者。

针对缺血性脑损害的不同病理机制应用于脑梗死临床的抗凝治疗、降纤治疗、血液稀释疗法、抗血小板聚集治疗、脑保护治疗包括兴奋性氨基酸受体拮抗剂、兴奋性氨基酸释放抑制剂、钙通道拮抗剂、自由基清除剂、白细胞黏附抑制剂等治疗措施，均没有被严格的临床试验所证实有明显的疗效或其疗效十分有限。而有着几千年医学史，为中国人民健康作出重大贡献的中医药学正日益为人们重视。随着对中医药现代研究的不断深入，中医药将为更多的中风患者解除痛苦。

（一）理论渊源

《黄帝内经》首论风邪可以直接侵袭人体，发为中风。《灵枢·刺节真邪》

云："虚邪偏客于身半,其入深,内居营卫,营卫稍衰,则真气去,邪气独留,发为偏枯。"中风发病的内因,《内经》明确指出与体质、饮食、情志等因素密切相关,由之致使脏腑失和、气血失调而发中风病。汉·张仲景在《金匮要略》提出络脉空虚,风邪乘虚而入内发为本病。

唐宋时期,医家多持"内虚邪中"的观点。唐·孙思邈认为,"邪客半身入深,真气去则偏枯。夫诸急卒病,多是风"。宋·严用和在《济生方》中进一步明确提出了内虚邪中的观点:"真气先虚,营卫失度,腠理空疏,邪气乘虚而入。"可见,唐宋时期医家多认为风邪外袭虽是引发中风的直接原因,但脏腑失和导致的营卫不足、气血亏虚是其内在基础。

金元时期,刘完素、李东垣、朱丹溪各出新解。刘完素认为中风是肾水不足,心火暴甚使然,"五志过极"郁而化火,发生中风。李东垣则专于气虚,明确指出中风因为形盛气衰,本气自病。至元代,朱丹溪则提出痰邪为患,《丹溪心法·论中风》篇有云:"东南之人,多是湿土生痰,痰生热,热生风也。""半身不遂,大率多痰"。后有论者,多不出此三家范围。

自金元起,虽然医家多从内风立论,但并未完全摒弃"外风说"。明初王履首先将真中、类中区分,在《医经溯洄集》中认为"因于风者,真中风也。因于火,因于气,因于湿者,类中风而非中风也"。清·叶天士明确提出"内风,乃身中阳气之变动"的观点,并且进一步阐明其病机的关键为阴虚阳亢,肝风内动。清·王清任则专门阐述了气虚与血瘀在病理上的相互联系,把气虚视为导致血瘀的重要原因,其所创制的补阳还五汤也成为后世的名方。近代三张(张伯龙、张山雷、张锡纯)总结前人经验,并结合现代医学知识认为中风的发生主要是由于肝阳化风,气血并逆,直冲犯脑所致。

(二)病理机制

中风病因的认识分为两大阶段,唐宋以前多以外因为主,主张内虚邪中论。金元以后,则以内因为主,突出了风、火、痰、虚、气、血的作用。

由临床观察可知人在50岁以后脑梗死发病率渐增,60~80岁为发病高峰。临床表现除了具有虚损的见证外,同时兼有痰浊瘀血的表现,且随年龄增长呈正相关关系。中风病虽多发于中老年人,病因病机复杂多变,但总以阴阳概括之,其病理中心为瘀痰相关。中医认为:人至四十阴气自衰,肝肾阴虚,阴虚津枯,血失濡润,血运不畅;又水不涵木,肝阳偏亢,肝火内炽炼液成痰,或肝阳横逆犯脾,脾运失司,内生痰浊导致痰瘀互结,肝风夹杂痰火瘀血,横窜经络,蒙蔽清窍突发本病。阳虚多由脾肾阳虚,脾失健运,则聚湿生痰;中气不足,则无以统血;土壅木郁,则气机逆乱,致使痰瘀阻络,蒙蔽清窍而致病。总之,本病主要因素在于肝、脾、肾三脏阴阳失调,加之忧思恼怒,烦劳过度,或饮酒饱食,嗜酒肥甘,饥饱失宜,或房室劳累等诱因而发病。其病因病机之间存在着层次关系。虚是中风病发病的内因,以脾肾亏虚为根本;痰、瘀是因虚而致的病理产物,虚、瘀、痰共存是中风病发病的始动因素,虚、瘀、痰相互作用,相互转化贯穿于中风病的始终;火、热是中风病发病及发展过程中某一阶段的病理产物。气机失调是中风病诸多致病因素由量变到质变的转折点,气机逆乱是中风病发病初期最主要的矛盾。对中风急性期发作特别强调瘀、痰、火三者之间的相互致病作用。

血与津液皆来源于水谷精气,化生于后天脾胃,同属阴精,关于津血同源在中医古典医籍中及现代医家均有论述,如《灵枢·痈疽》中说:"津液和调,变化而赤为血。"《灵枢·邪客》中说:"营气者,泌其津液,注之于脉,化以为血,以荣四末,内注五脏六腑。"而瘀血和痰浊是津血为病的两个不同方面的表现形式,瘀痰相关。如《灵枢·百病始生》说:"凝血蕴里而不散,津液涩渗,著而不去而积成矣。"说明了瘀血与津液相互影响的病变过程。隋·巢元方著《诸病源候论·诸痰候》中明确提出:"诸痰者,此由血脉壅塞,饮水结聚而不消散,故能痰也。"首次阐明了瘀血化痰的病理过程。《圣济总录》认为"经血壅闭则水饮不化",元·朱丹溪首次提出了"痰挟瘀血,遂成窠囊"论断,并极力倡导痰瘀同病;《血证论》谓:"须知痰水之壅,由瘀血使然"等,均论述了瘀痰相关。罗赤诚对痰挟瘀血和瘀血挟痰,从病因病机详加分析,他说:"或问痰挟瘀血,何以验之? 予曰:子知有痰挟瘀血,不知有瘀血挟痰。如先因伤食,血逆则气滞,气滞则生痰,与血相聚,名曰瘀血挟痰。……若素有瘀痰,后因血滞,与痰相聚,名曰痰挟瘀血。"明代孙一奎撰《赤水玄珠全书》三十卷指出"津液者,血之余,行乎脉外,流遍一身,如天之清露。若血浊气滞,则凝聚为痰,痰乃津液之变,遍身上下,无处不到。"当代王永炎教授亦持中风急性期乃"风火痰瘀互结作用于人体,使气机升降失常,气血运行逆乱,邪实充斥三焦所致。"瘀痰同病观点亦为现代临床研究所证实,如林求诚教授对中老年人医学流行病学的调查证明,除了具有虚损的见证外,同时兼有痰浊瘀血的表现,且随年龄增长呈显著正相关关系。叶壁珍对老年急症的临床研究表明,痰瘀互结的虚实间杂证是老年急症中突出的证候特点。

总之,瘀、痰二者之间的相互致病作用是脑梗死急性期的关键所在。中风病虽然临床可分多种证型,但脑梗死急性期则多表现为风痰瘀互结证。

(三) 辨证特色

中风病虽然临床有多种证型,但急性期多表现为风火痰瘀互结证,倡导血瘀则痰难化,痰阻则血难行,只有化瘀为主,痰瘀并治,火清气降,方能祛瘀涤痰通络。故脑梗死治疗应分急性期和后遗症期治疗。急性期宜祛瘀化痰并举,通腑泻火为辅。后遗症期根据阴阳气血虚实而进行辨证施治。

（四）论治特色

在临床实践中不断总结和筛选，创制通脑灵颗粒冲剂治疗脑梗死急性期。通脑灵颗粒冲剂主要由水蛭、生大黄、郁金、石菖蒲、胆星等组成。方中水蛭、大黄为君，郁金为臣，菖蒲、胆星为佐使，共具活血通络、涤痰泻火的作用。其中水蛭为君药，咸、苦、平；归肝经。破血，逐瘀，通经。为破血逐瘀要药，《神农本草经》记载其"主逐恶血，瘀血，月闭……"主治瘀血内闭。新鲜水蛭的唾液中含有一种物质，名水蛭素，现代药理研究表明水蛭素具有抗凝血酶物质，可中和凝血酶；水蛭水提取物对 ADP 诱导的大鼠血小板聚集性有显著的抑制作用，有抗血栓形成的作用。此外，水蛭唾液腺还分泌组胺样物质、肝素、抗血栓素等，对水蛭素有协同作用。大黄《神农本草经》言其"下瘀血，血闭寒热……"又曰可"推陈致新"。《本草纲目》谓"大黄，乃足太阴、手足阳明、手足厥阴五经血分之药，凡病在五经血分者，宜用之。"《医学衷中参西录》："大黄，味苦、气香、性凉，能入血分，破一切瘀血，为其气香，故兼入气分，少用之亦能调气……"《日华子本草》谓其能"通宣一切气，调血脉"。现代药理研究发现大黄降低血浆黏度和全血黏度、红细胞压积，使渗透压高者降至正常。临床观察，中风急性期患者多具有大便秘结，口有浊味，舌苔黄厚而腻的热滞胃肠，宿滞中阻不得下行症状，浊气上熏，则更助肝阳痰火上亢，而增重病情。运用大黄通腑攻下，一可使腑气通畅，气血得以敷布，以通痹达络，促进半身不遂等症的好转；二可使阻于胃肠的痰热积滞得以清除，浊邪不得上扰心神，又抑上亢之肝阳以克服气血逆乱；三可急下存阴，以防阴劫于内，阳脱于外，发生抽搐、戴阳等变证。临床常见，服用大黄后，患者既能排出甚臭的积粪，又血压下降，头痛烦躁减轻，黄腻苔渐化。郁金活血止痛，行气解郁，凉血清心，《本草备要》记载其具有"行气，解郁，泻血，破瘀。凉心热，散肝郁……"之效；《本草汇言》称："其性轻扬，能散郁滞，顺逆气，心肝肺胃气血火痰郁遏不行者最验。"现代药理证实其有改善血液流变，降低各种切速下血液黏度，明显降低红细胞聚集性及血浆纤维蛋白原含量、胆固醇、磷脂。南星燥湿化痰，《本经逢原》："……南星专走经络，如中风麻痹以之为向导。"《本草纲目》"虎掌天南星，味辛而麻，故能治风散血；气温而燥，故能胜湿除涎；性紧而毒，故能攻积拔肿而治口歪舌糜。杨士瀛《直指方》云，诸风口噤，宜用南星，更以人参、石菖蒲佐之。"《本草汇言》"南星，开结闭、散风痰之药也。……若风痰湿痰，急闭涎痰，非南星不能散。"石菖蒲《神农本草经》言其"……开心孔，补五脏，通九窍，明耳目，出音声，久服轻身，不忘，不迷惑，延年。"石菖蒲芳香化浊力能涤除垢腻，直抵巢穴，最是化痰良剂。现代药理证实其具有中枢镇静、抗惊厥、增强记忆作用。以上药味组方，验之脑梗死急性期临床，较单纯活血化瘀组方可明显提高疗效。

（五）方药特色

临床观察显示通脑灵颗粒剂能显著降低血胆固醇、甘油三酯、红细胞压积、纤维蛋白原，具有改善脑梗死神经功能缺损症状的作用。临床观察研究表明，通脑灵颗粒组痊愈 3 例，占 15.00%，显效 15 例，占 75.00%，愈显率 90.00%，脉络宁组痊愈 2 例，占 10.00%，显效 12 例，占 63.00%，愈显率 73.00%；两组比较祛瘀涤痰通络的通脑灵颗粒组综合疗效及愈显率优于活血通络的脉络宁组（$P<0.05$），从临床角度进一步证实了痰瘀互结在脑梗死急性期的有效作用。

五、血证——急性上消化道出血

急性上消化道出血是中医急诊与消化专科的常见病，病情多较危重，如不及时救治，往往来势凶猛，可危及生命，其中消化性溃疡、胃炎导致的上消化道出血最为常见，对此类上消化道出血，认为久病入络为瘀血，是消化性溃疡、胃炎导致出血之病理基础；火热动血为瘀血，是出血之始动因素；离经之血为瘀血，是出血之病理结果。提出了瘀血留着为本病的病理之关键与中心环节。从而在治疗上，确立了化瘀止血法为治疗消化性溃疡胃炎出血的根本大法。并确定了这一治法的作用机制、特点、适应证。

（一）理论渊源

消化性溃疡、胃炎出血属中医"吐血"、"便血"、"下血"等范畴，早在汉·张仲景就对本病的治疗积累了一定的经验，开化瘀止血法治疗出血性疾病之先河。对吐血下血（黑便）的证治《金匮要略》立有专篇讨论，在《伤寒论》中亦有较多的论述，其治疗方剂如泻心汤、赤小豆当归散、桃核承气汤，抵当汤等。后世亦多尊其法，如宋·朱肱云"伤寒吐血，……瘀血甚者，抵当九；轻者，桃仁承气汤，兼服犀角地黄丸、三黄丸"（《活人书》）。可见，仲景对吐血、便血的辨证论治中蕴含着活血化瘀以止血的思想，并对后世医家产生了深刻的影响。自汉以后，医家对本病的治疗，虽注重寒热虚实辨治，或强调寒凉止血，或主张温补摄血，各有所持，但大多数医家在清降或温补止血的同时，往往不忘行血消瘀。滋阴派代表人物朱丹溪，对胸闷呕吐紫血者，就主张攻下逐瘀法。温补派代表人物张景岳也不废行瘀之法，他说："凡火逆上焦，紫黑成块，或痛或闷，结聚不散者，惟宜行散，或吐出方好"（《景岳全书·血证》）。同样，对气虚不摄出血，亦有兼用理血行瘀之品者，如明·戴元礼对胃伤吐血用理中汤加川芎等治之，温补而不忘行瘀（《证治要诀·吐血》）。大凡在明清以前，医家对吐血便血的治疗多强调清凉或温补，化瘀止血兼或用之。明末乃至晚清，医家对运用化瘀止血法治疗吐血便血才引起了足够的重视。他们针对出血病症有瘀血的特点，从历代寒凉派和温补派争论不休之间，找到了一条止血的中间法则——行血消瘀法。明·缪希雍认为,对血证专用寒凉或专行温补,均有弊端,他针对世人疗血之患,提出了吐血治疗三要法。即"宜行血,不宜止血","宜补肝,不宜伐肝","宜降气,不宜降火",把活血行瘀放在首位,认为"行血则血循经络,不止自止。止之则血凝,血凝则发热,恶食,病日痼"(《先醒斋医学广笔记》)。清·唐容川对血证有了更深入全面的认识。其专著《血证论》对吐血便血的治疗,有独辟的论述,独特的见解,提出了"止血、消瘀、宁血、补血"四步骤的治血方法,指出"凡血证,总以祛瘀为要"。从此,化瘀止血法治疗吐血便血为临床所广泛采用。

(二)病理机制

上消化道出血发病原理,是在脏腑病变、功能失调的基础上,导致气火逆乱,血不循经,络脉损伤,血溢于外所致。上消化道出血大多有病因可寻。诸如暴饮暴食,过食肥腻,饮酒辛辣,勉力负重,劳心太过,七情所伤及用药不当等。其中饮食不当与劳倦内伤又是加重胃疾或直接引起出血的两大重要因素,不能不引起高度重视,病位主要在脾、胃和肝。久病气虚,脾气虚损,气失固摄,血不循经故出血。火热迫血妄行,也可出血。《济生方·吐衄》云:"夫血之妄行也,未有不因热所发,盖血得热而淖溢,血气俱盛,热随气上,乃吐衄。"然血既离脉而出,阻于脉外必为瘀血,因此从病理生理来理解,出血与瘀血是一个统一的矛盾体。但不管何种原因引起的出血,止血乃首要之急。

上消化道出血大多为情志内伤,饮食不节,素体脾胃虚弱或劳逸过度所致。脾为后天之本,气血生化之源,阴阳水火升降之枢要,故与血证关系密切。脾主统血,若脾气健旺,则血循于脉道若脾气虚衰,或本虚之时复因劳累、郁怒、饮食不节等因素,致脾胃络损,脾虚气不摄血、血溢脉外,即"阴络伤则血内溢",胃络损伤,血溢于外,造成阳络伤血上溢而吐血,阴络伤血下渗而便血。正如《景岳全书》所云:"盖脾统血,脾气虚则不能收摄;脾化血,脾气虚则不能运化,是皆血无所主,因而脱陷妄行"。病机虽较为复杂,但总属本虚标实,临床分实证和虚证。随着疾病的发展演变,不断地发生病理变化,而产生各种证候类型,如瘀阻胃络、胃阴亏虚型等,但急性上消化道出血总为实证为主,多见胃热壅盛、肝火犯胃等。

由此确立了瘀血为消化性溃疡、胃炎出血的病理中心,消化性溃疡、胃炎出血是急性上消化道出血最常见的病症,多因胃中积热,肝郁化火,脉络瘀阻,邪逆乘胃,阳络受伤所致,亦有劳倦过度,脾胃受损,气不摄血,而致吐血便血者。概括之,即虚实两端,实者在于火与热,虚者在于气与血。我们从临床体会到,本病虚实之间互有联系,病机上存在着因虚致实、因实致虚的特点,其关键的病理因素为血瘀与火热,火热为始动因素,瘀血才是病理中心。他将主要依据论述如下:首先,久病入络为瘀血,出血之病理基础,本病原发病为溃疡病与胃炎,属中医"胃痛、胃脘痛、脾心痛"等范畴,在发病上有着久病久痛的特点.久病则中气受损,脾胃气弱。推运无力,气血运行不畅,而致血行瘀滞,久痛则气血凝滞,不通则痛。《内经》云:"病久入深,营卫之行涩,经络时疏,故不通。"认为久病致瘀是因病久正虚,病邪深入,影响经络气血生理功能引起一系列病理改变所致。故后世医家有"久病入络为瘀血"之说。现代研究认为胃局部循环功能的改变,往往导致胃黏膜营养不良,分泌功能低下和降低胃黏膜屏障功能,导致胃黏膜系列病理变化,如糜烂、出血、溃疡、纤维组织增生、血管显露。腺体萎缩、肠上皮化生及颗粒结节形成等,这些病理改变符合中医的胃络瘀阻征象,为应用活血化瘀法提供了微观依据。其次,火热动血为瘀血,出血之始动因素,祖国医学十分重视火热病邪在急性出血中的重要作用。因为火为阳邪,主升主动,易伤经动血,一旦各种原因导致邪热或虚火内炽,阳热亢盛,灼伤脉络,迫血妄行,即可发生吐血便血等证。《济生方·吐衄》云"夫血之妄行也,未有不因热所发,盖血得热则淖溢,血气俱盛,热随气上,乃吐衄"。张景岳亦认为"血本阴精,不宜动也,而动则为病。……盖动者多由于火,火盛则逼血妄行"(《景岳全书》)。可见,火热是导致出血的始动因素。不仅如此,火热还可熬煎血液而成瘀血。《医林改错》中有云"血为热所搏结而不行"。从临床征象看,急性出血时所形成的瘀血往往与火热有关。本病呕吐物多呈紫黑色或紫红色块状,大便色泽乌黑光亮,与虚寒性失血表现为血色暗淡无华有所不同,一般责之为火热。朱丹溪云"火极似水,血色紫黑"(《金匮钩玄》)。在出血性疾病中,火热与瘀血的病理因素是相互交织在一起的。一方面火热导致脉络破损而出血与血管内外血液受熬煎而成瘀血;另一方面瘀血内阻又导致热郁火盛。两者交互作用,共同为患。再次,离经之血为瘀血,出血之病理结果,进一步分析,吐血便血是由于血不循常道外溢所致。不论其病性寒热虚实如何,均可归属于"瘀血"这一病机范畴,唐容川在《血证论》中明确指出"吐衄便漏,其血无不离经……离经之血,虽清血、鲜血,亦为瘀血"。认为只要有出血,不管血色污黑鲜活,均属瘀。这一观点已为世人所公认,目前关于瘀血证的诊断标准中,只要有"离经之血"这一条,即可诊断为血瘀证。从而为临床运用活血化瘀治疗出血提供了广泛的适应证。

瘀血之患在出血性疾病中,既是病理产物,又是致病因素。因为瘀血内着,阻滞或损伤脉络,可致再出血。如《血证沦·吐血》中所说"且经隧之中,即有瘀血踞位,则新血不能安行无恙,终必妄走吐溢矣"。另外,瘀血滞留体内,还可引起一系列局部及全身性病理改变,如血瘀而气滞者,可见脘腹疼痛及胃肠功能紊乱(腹胀、纳差、便秘或腹泻等),瘀积化热者,则见全身发热、烦躁、失眠等症,瘀血阻滞,新血不生者,则见头晕、乏力、口干、心悸等血虚津少之证。由此,本病的发生是在久病宿疾(溃疡病、胃炎)存在有瘀血之病理基础上,由火热病邪所触发导致急性出血,由出血而再致瘀血,由瘀血而加重出血并引起一系列局部及全身性病理改变。在整个病理演变过程中,瘀血机制贯彻始终,故瘀血留着为本病病理变化之关键与中心环节。

（三）辨证特色

中医药治疗上消化道出血效果显著,但需识证、立法、用方、给药得当。出血量少者初期多为实证,表现为胃热壅盛及肝火犯胃两证型者多见,后期多为虚证,表现为气不摄血、气虚血溢之症状,然而出血量大者可以迅速发展为气随血脱证,病势危重,往往要及时应用西医内镜技术及西药生长抑素等治疗,对于短期大量出血伴休克状态者要进行积极扩容、输血、止血等抢救措施,对于出血量少的患者,应用中医辨证分型治疗存在很大优势,他临床上对本病有独特的辨证特色,他认为在辨证施治的过程中,首先要辨轻重,其次要辨实虚,再次要辨寒热,最后要重视瘀血之为患,现详细总结如下:

1. 辨轻重　首先,"便血者为轻,呕血者为重",便血者,量少而致,呕血者,量多而涌,临床上单纯便血患者往往出血量少,或者出血速度较慢,很少发生低血容量休克的危重症,很多患者因为没有明显症状而为就诊,耽误了及时的治疗,对于此类患者检查胃镜,多提示急性胃炎或者溃疡病导致出血,此类患者单纯中药疗效确切,而对于呕血患者往往出血量大,或者出血速度较快,多有发生低血容量休克的危险,此类患者多需要结合西药治疗,对于有低血容量休克的患者要及时采取抢救措施,据病情急灌服中药汤剂及应用生脉或参附等注射液益气回阳,并需要迅速有效地采取多种抢救措施,积极扩容、输血以维持生命体征稳定。

其次,无论便血还是呕血,要注重"血色黑者为轻,血色鲜红者为重",血色黑说明出血时间较长、较慢,血色鲜红者为新近出血,往往出血量大,并发症较多,病情变化快,要及时抢救治疗。

再次,"实证为轻,虚证为重",实证患者往往是出血量少或者新近出血患者,气未随血脱,如果得到及时救治,预后往往很好,而虚证患者往往是出血量多或者出血时间较长者,及时救治,往往因失血量多导致各个脏器缺血性损伤,恢复较慢,预后相对较差。

在急性上消化道出血的救治过程中,辨轻重尤其重要,因为关系到将要实施的救治方法问题,对患者的预后尤其重要,不可以掉以轻心。

2. 辨虚实　实证可以分为两种证型:胃热壅盛型、肝火犯胃型,这两种证型患者往往病情相对较轻,中医药治疗的参与率较高。

（1）胃热壅盛型

症见:吐血色红或紫暗,常夹有食物残渣,口臭,便秘,大便色黑,舌质红,苔黄腻,脉滑数。

治法:清胃泻火,化瘀止血

方药:泻心汤合十灰散

泻心汤由黄芩、黄连、大黄组成,具有苦寒泻火的作用,《血症论·吐血》里说,"方名泻心,实则泻胃",十灰散凉血止血,兼能化瘀,大蓟、小蓟、侧柏叶、白茅根清热凉血止血,棕榈皮收敛止血,丹皮、栀子清热凉血,大黄通腑泻热,大蓟、小蓟、丹皮、大黄、茜草根兼有活血化瘀的作用;胃气上逆而见恶心呕吐者可加代赭石、竹茹、旋覆花和胃降逆,热伤胃阴而表现口渴,舌红而干,脉象细数者,加麦冬、石斛、天花粉养胃生津。

(2) 肝火犯胃

症见:吐血色红或紫暗,口苦胁痛,心烦易怒,寐少梦多,舌质红绛,脉弦数。

治法:泻肝清胃,凉血止血

方药:龙胆泻肝汤

本方具有清肝泻火的功效,可加白茅根、藕节、旱莲草、茜草或十灰散,以加强凉血止血的作用;胁痛甚者,加郁金、制香附理气活络止痛。

虚证也分为两种证型:气虚血溢型、气随血脱型,这两种证型患者往往病情相对较重,往往要配合西药及各种现代化的抢救措施,中医药治疗的参与率较低。

(3) 气虚血溢

症见:吐血缠绵不止,时轻时重,血色黯淡,神疲乏力,心悸气短,面色苍白,舌质淡,脉细弱。

治法:健脾养心,益气摄血

方药:归脾汤

可酌加仙鹤草、白及、乌贼骨、炮姜炭等以温经固摄止血。若气损及阳,脾胃虚寒,症见肤冷,畏寒,便溏者,治宜温经摄血,可改用柏叶汤,方中以侧柏叶止血,艾叶、炮姜炭等温经止血,共奏温经止血之效。

(4) 气随血脱

症见:血吐如注,或便血不止,面色苍白,汗出肢冷,心慌气短,舌淡,脉沉细数。

治疗:益气回阳固脱

方药:独参汤或参附汤加味。人参粉 6g、三七粉 2g、白及粉 3g(水冲服)、制附子 6g、口服或鼻饲。中成药:云南白药。保险子 1 粒,迅速温水送服或鼻饲。阴竭者可以选用生脉或参麦注射液,每次 20~40ml 加入 5% 葡萄糖注射液 250ml 静脉点滴,每日 1 次。阳亡者可以选用参附注射液 20~50ml 加入 5% 葡萄糖注射液 250ml 静脉点滴,每日 1~2 次。

3. 辨寒热 病症的寒热关系到用药的选择,便血色鲜,量多,苔薄黄,脉弦数,为热证;当以清胃泻火,或泻肝清胃,并以凉血止血,多选用黄芩、黄连、大黄、龙胆草等清火之品;便血色暗,面色少华,神疲乏力,少气懒言,纳呆,舌淡胖,边有齿痕,苔薄白,脉沉细,为寒证;当以健脾养心,益气摄血,多选用党参、炒白术、茯苓、黄芪、艾叶、炮姜炭等益气固涩摄血之品。

4. 重视瘀血之为患　瘀血贯穿在急性上消化道出血的始终,因此辨证施治中一定要兼顾活血化瘀治疗,如:在实证、热证中,总是应用大黄以凉血化瘀、通腑清热;在虚证、寒证中,常常使用炮姜炭以温经止血。然而瘀血瘀积,最易化热,因此,在寒证、虚证中也加用清热凉血化瘀之大黄,每每得到事半功倍之疗效。

(四) 论治特色

虽然拟定了协定方,但是辨证分型治疗仍然是中医治疗本病的有效方法之一,临床辨证的详细分型还可以见有多种:

实证除"胃热壅盛型"和"肝火犯胃型"外,还可以见到"寒热夹杂型"和"瘀血内阻型"。寒热夹杂型:宜寒热并用止血,选用黄土汤、黄连理中汤加减;瘀血内阻型:宜活血化瘀止血,选用失笑散、桃红饮加减。

虚证除"气虚血溢型"和"气随血脱型"外,还可以见到"阴虚内热型"和"脾胃虚弱型"。阴虚内热:宜养阴清热、凉血止血,选用玉女煎、茜根散加减;脾胃虚寒型:治宜健脾益气、温中止血,选用附子理中汤、炙甘草加炮姜汤加减。

辨证的同时,根据不同病证适当加用止血药,如三七、大黄、地榆、白及、紫珠草、仙鹤草、侧柏叶、云南白药等。

(五) 方药特色

在瘀血理论指导下,将化瘀止血法运用于临床治疗上消化道出血,化瘀止血法包含两层意思:一是化瘀兼有止血作用:二是化瘀之目的是止血,止血通过化瘀来实现。化瘀是本,止血是标,标本之间相济为用。单独止血往往有留瘀之弊,而一味活血又有出血之虞;活血、止血并用,化瘀而不动血。中医诊治上消化道出血具有方法多、疗效高、止血快等优点,但剂型有待于向更简便、更速效、更易行方面改革,只有快捷便利,做到及时给药,运用于临床才能取得了很好的疗效。因此拟定了胃血宁合剂(组方为生制大黄各10g、黄连6g、黄芩10g、海螵蛸30g、地榆炭10g等),尽管中医药治疗上消化道出血的临床报道越来越多,但对这些药物的基础药理研究开展还不够广泛深入,目前仅对胃血宁方中大黄止血的药理研究取得初步进展,然而大黄的副作用又一直影响其临床应用。如何提取大黄中有效止血成分,减少副作用,以及其他组方中的有效成分,有必要加强进一步研究,这样才能促成无副作用又能快速止血中药的开发研究。

在治疗上消化道出血的药物中,尤其应重视大黄的应用,《神农本草经》曰"大黄味苦寒。主下瘀血,血闭",是中药治疗上消化道出血的重要药物之一,明代已有"用单味大黄水泛为丸,名将军丸,治疗吐血"的记载,清·唐容川称大黄"止血不留瘀,尤为妙药"。大黄治疗上消化道出血是取其凉血化瘀止血之功效,现代药理学研究显示其止血机制可以总结以下方面:大黄止血的主要成分大黄酚能降低毛细血管通透性,减少溃疡面渗出,改善血管脆性,缩短凝血时间,促进骨髓造血功能等;大黄内含大黄素,能使结肠中段、远端平滑肌收缩,促使排便,祛除瘀血,以促使血液及淋巴循环,有利于血管平滑肌收缩而止血,大黄对上消化道的运动呈抑制效应,可减少出血部位的机械性损伤,亦有利于血小板在血管破裂处凝集而止血,所含 Ca^{2+} 等亦有加速血液凝固作用;大黄能增强结肠蠕动,而不使胃、十二指肠蠕动,对病灶无害,通过排便次数增多来迅速清除瘀血,有助于吸收热消退及胃肠局部血管收缩而止血。内含释质,有局部收敛止血作用,有抑制胃蛋白酶及消炎作用,利于溃疡出血灶的愈复,有引起红细胞压积下降和全血比黏度降低的药理作用。大黄有儿茶素和没食子酸两种止血单体,这两种单体能增高血小板黏附试验及血小板聚集试验的均值,故可促进血小板黏附和聚集功能,而且可降低抗凝血酶I活性;没食子酸还能增高巨蛋白含量,降低纤溶性,这些均有利于促进血液凝固。

上消化道出血急性阶段,血热瘀滞为其基本病机特点,瘀血停于体内又可直接引起或间接诱发出血,且上消化道出血的急性期往往都有较明显的胃腑局部热象,因此,急性期应将局部证候放在首位,只有尽快地消除胃腑实热,才能有效地制止出血,从而尽快地消除胃腑实热,才能有效地制止出血,从而防止全身性气血亏虚的进一步加剧,为了阻止血热瘀滞进一步加重病情,急则治其标,采用泻火、凉血、行瘀方法势在必行,故宜用大黄止血,此外,大黄内含有的蒽醌化合物成分还可促进停积在胃肠道的瘀血排出,避免瘀血停积胃中直接引起或诱发出血。

六、痴呆——脑动脉硬化

(一) 理论渊源

脑动脉硬化症(CAS)是在全身动脉硬化的基础上,脑动脉发生弥漫性的粥样硬化,管腔狭窄,小血管闭塞,从而使脑实质的供血量减少,神经细胞功能障碍,从而引起一系列神经与精神症状。其临床主要见症为头痛,头晕,健忘,耳鸣行动迟钝,智力障碍,甚或中风等。中医虽无脑动脉硬化症的病名,但多将其归属于中医学"眩晕"、"健忘"、"痴呆"、"耳鸣"等范畴。早在《黄帝内经》就记载脑动脉硬化症发病机理是由于肝肾亏虚,髓海不足。如《素问·上古天真论》云:"……肾气衰,发堕齿槁……肝气衰,筋不能动,天癸竭,精少,肾脏衰,形体皆极。"《灵枢·海论》又指出"髓海有余,则轻劲多力,自过其度,髓海不足,则脑转耳鸣,目无所视,懈怠安卧"。后世医籍在认识上不断有所充实发展,《伤寒杂病论》提示"痰"、"瘀"是主要病理因素。《伤寒论》有"其人善忘者必有蓄血"记载,阐明了瘀血对大脑功能的影响。而《金匮要略·痰饮咳嗽病脉证》篇则提及"心下有痰饮,胸胁支满目眩"。本病多因人到中年,阴气自半,元气不足脏腑功能衰退,髓海不充,肝肾亏虚,精气虚弱,肾精不足,虚火灼精,肾气亏虚,气不化津,则清从浊化,或水不涵木,肝失疏泄,木不疏土,而致脂浊内聚,困厄脾运,脾失健运,聚湿生痰,壅塞脉道,痰阻血脉,血行不畅,渐积成瘀,痰瘀互阻,脑络不畅发为本病。痰瘀互结,着于血脉,胶结凝聚,形成粥样斑块,斑块既成,阻于脑络,精明失用,而致头晕、头痛、健忘、不寐、耳鸣、耳聋、麻木、振掉、呆病、中风等病症。

(二)病理机制

根据脑动脉硬化症的临床表现,探究其发病根由概括总结如下:

1. 肾虚精亏、髓海不足是脑动脉硬化症的病理基础 《灵枢·海论》指出"肾主骨,骨生髓,脑为髓海,髓海有余,则轻劲多力,自过其度,髓海不足,则脑转耳鸣,目无所视,懈怠安卧"。叶天士《临证指南医案》曰:"乃本为肾之阴精亏虚,不能上充于脑,久之则脑髓消,耳数鸣。"故肾虚精亏,髓海不足,是脑动脉硬化症的病理基础。

2. "痰"、"瘀"的形成是脑动脉硬化症病理演变的关键 在脑动脉硬化症的发病机制中,一定程度的肾虚髓空是老年人在生理上自然衰退的普遍现象,而"瘀"和"痰"是本病病理演变的关键,尤其是以瘀为主,痰瘀阻塞脑络,清窍受蒙所致。"痰"、"瘀"的形成主要体现在以下几个环节:①气滞,气为津血之帅,气滞则停血停津,血留而为瘀,津聚而为痰。此正如清·陈士铎《辨证录》所谓"起于肝气之郁,血滞于脑"是也;②肾为"先天之本,元阳之根",肾亏阳虚,推动乏力,血聚而为瘀。肾气亏虚,气化无力,水液不得正常蒸化,变生痰饮,正所谓"肾虚不能制水,则水不归源。……水泛为痰也";③髓虚脑空,浊邪乘虚而入,气机阻遏终致痰瘀交阻于脑;④本病病程漫长,久病入络,也可导致痰瘀阻络;⑤血虚则脉络不充,血行不畅,涩而为瘀;⑥久病脾虚,运化失常,水湿不运,聚为痰湿;⑦阴虚阳亢,阴虚则脉络不利,血行不畅而为瘀。阳亢火旺,灼津炼液而为痰;⑧痰瘀相关,痰可致瘀,瘀可致痰。痰饮积久,阻碍气机升降,气血运行不畅,则成瘀血;瘀积日久,津液不行,聚而为痰。此正如唐容川《血证论》所说:"痰水之壅,瘀血使然",及《景岳全书·痰饮》所云:"痰即人之津液,无非水谷之所化,此痰亦既化之物,而非不化之属也。但化得其正,则形体强,营卫充,而痰涎本皆血气。若化失其正,则脏腑病,津液败,而血气即成痰涎"。总之,脑动脉硬化一旦发生,其病理演变必然是导致"痰"与"瘀"的出现,进而发展为痰瘀互结,清窍受蒙。

3. "痰瘀互结"是脑动脉硬化症的病理中心 脑动脉硬化症之发生,病机虽较复杂,但归纳起来不外虚(阴虚、气虚)、火(肝火、心火)、痰(风痰、湿痰)、气(气滞、气逆)、血(血瘀)等五种最常见的致病因素,彼此间互相影响,但其中以"痰瘀互结"为本病发生发展之关键。脑动脉硬化症之诊断是以头昏,头晕,健忘,行动迟钝,智力障碍及其精神症状为其突出表现的,这也是脑动脉硬化症同中风等其他脑血管病之本质区别,而痰瘀互结,化毒为害,脑络受损而结聚,窍络受阻而升降不利,终致元神被乱,神机失统而发为痴呆,可见痰瘀互结,阻于"清窍之府"是智能障碍出现之关键,正所谓"气血凝滞脑气","痰瘀互结",是脑动脉硬化症的发病基础、病理中心,也是发生变证的条件,从痰瘀论治应当成为中医药治疗脑动脉硬化症的着眼点。

(三)论治及用药特色

由于本病的主要病理机制为肝肾不足,痰瘀阻络,本虚标实,故治疗即应滋肾养肝,以调节阴阳平衡,稳定机体内环境,延缓衰老进程,防止动脉粥样硬化的形成。同时还需通过消痰化瘀,祛除病理产物,阻止或逆转其实质病理改变。本病的关键是肝肾不足,脾运不健,因此,治疗中心是滋肾养肝运脾,体现了治病求本的指导思想,药用制首乌、桑寄生、枸杞子、白芍、茯苓、炒白术等。脑动脉硬化症的发生乃渐进而成,往往都有痰浊瘀阻的表现,肝肾不足,痰浊内生,困遏运脾,日久导致血瘀,痰瘀互阻,痰阻脉络,脑窍失养、灵机失运,所以治疗时又须注意化痰开窍、祛痰安神。药如九节菖蒲、郁金、炙远志、丹参、川芎等。肝肾不足,肝木失涵,肝阳易亢,故本病的治疗,亦常佐以平肝之品,如天麻、钩藤、珍珠母之类,又因痰瘀痹阻,易滞气机,宜加用行气之药,如陈皮、枳壳等。根据多年来的临床经验,摸索出一系列治疗脑动脉硬化症的方法和用药特色,现介绍如下:

1. 滋肾养肝、温肾助阳 虽然肝肾不足是脑动脉硬化症的基本病因,但根据人体的生理病理分析,补肾更为重要。肾为五脏六腑之本,肝木尤需肾水的滋涵,才不致上亢、化风,所以补肾重于养肝,具体用药选用滋肾为主,兼以养肝的制首乌、杞子、桑寄生、女贞子、墨旱莲、山萸肉等,此类药补而不滞,滋而不腻,且药性平和,善收缓功,现代药理实验证明这些药物有很强的抗自由基功能,并有降脂、降压、降低血糖等作用,与现代药理暗合。张景岳云:"善补阴者,必于阳中求阴,则阴得阳升而泉源不竭。"补阴药需要补阳药相配伍,才能取得较好疗效;再者,本病日久,阴损必然及阳,正所谓阴亏于前,阳损于后;再就是,补肾助阳还有助于脾之健运,有助于痰浊、瘀血的消除。所以临床既要重视补益肝肾之阴,又不应忽视温肾助阳的应用。常用仙灵脾、巴戟天、菟丝子、肉苁蓉等,温而不燥,既有温滋之长,又无伤津耗阴之弊。

2. 健运脾胃、防重于治　临床中"脾常不足"者为多见，中年以后尤其明显，消化、吸收功能逐渐减退，加之久坐少动，不利气机发动，又喜食肥甘、醇酒厚味，饮食失调，更损肝肾功能。肝肾本虚，痰浊内生，困遏脾运，进一步促使膏脂凝聚成痰，互为因果，恶性循环，使病情进一步加重。古人云："脾以运为健"，"痰之化无不在脾"，本病治脾不在补其虚，故不用党参、太子参、黄芪等，而是重在健其运，故常用焦白术、茯苓、茅苍术、山药等；"上工治未病"。这个原则对本病尤为重要。其一，由于脑动脉硬化是普遍存在的，约有90%的人程度不等地存在着，只是并非每个人都表现出脑动脉硬化症状而已。脑动脉硬化症的进一步发展，可发生中风、震颤麻痹、脑萎缩、痴呆等，因此"治疗动脉粥样硬化的基本任务，在于防止动脉粥样硬化的发展和促使其消退"。做到饮食有节，勿过饥过饱；谨和五味不偏嗜；低盐、低糖、低脂肪、高蛋白质；忌烟、慎酒，适量饮茶；调摄情志，精神内守，保持心情舒畅，避免大怒、大喜、大悲等精神刺激；适当运动，劳逸结合；其二，脑动脉硬化是一个较为漫长的发展过程，治疗贵在有恒，即使症状消失，亦应服药预防复发，稳定期可服丸药缓图，既方便又较经济。

3. 痰瘀同治，化痰重于祛瘀　痰浊、瘀血均是因脏腑功能失调或衰退而产生的，痰浊可以导致血瘀，血瘀亦可化生痰浊，两者可相互影响、转化，以致加重病情。由于脑动脉硬化患者瘀血的产生首先与痰浊有关。因为痰为浊阴之邪，具黏滞、重着之性，留伏遏阻脉道之中，滞涩不散影响气血的运行，痰阻气滞，导致血瘀，故脑动脉硬化治疗化痰应重于祛瘀。根据病情将化痰类药物分为五类：一是开窍化痰，药物如九节菖蒲、郁金、远志等；二是健脾化痰，药如：茯苓、白术、半夏等；三是行气解郁化痰，药如陈皮、合欢皮、白芥子等；四是软坚化痰，药如海藻、昆布、牡蛎等；五是清热化痰，药如天竺黄、胆南星等。临证时根据辨证，灵活运用以上五类化痰之品。

4. 辨证与辨病结合　在强调辨证不失传统的同时，根据病证的病理特点，采取行之有效具有针对性的用药加减，才能达到事半功倍效如桴鼓的作用。并在此基础上，有效地结合现代科学的理化检查资料，强化辨病处理，把共性与个性有机联系起来，既不失传统中医的核心特色，也是一种创新。针对脑动脉硬化症，可根据脑血流图、脑血管造影情况，使用川芎、三七、丹参、肉桂、水蛭、葛根、土鳖等药物扩张脑动脉、改变血液黏稠度、改善脑细胞的缺血缺氧现象；智能减退是脑动脉硬化症的主要临床症状之一。现代研究证实益智中药可提高大脑机能，增强智力，从而对智能减退病证起防治作用，补益类中药人参、五味子、刺五加、枣仁、茯神、枸杞、潼蒺藜、益智仁、黄芪等对提高人体智能有一定作用，在辨证的基础上亦可适当选用；对血液检查有胆固醇、甘油三酯、β-脂蛋白升高者，若形体丰腴超重偏胖，可用泽泻、半夏、薏米、茯苓、苍术、陈皮、鸡内金、石昌蒲等化痰渗湿之降脂药;形瘦阴津亏乏者,可使用首乌、灵芝、黄精、黑芝麻、生地、玄参、牛膝、续断、月见草等滋阴降脂药;脑动脉硬化症患者约半数以上合并有高血压病,高血压病又是促成脑动脉硬化的重要因素。故有高血压者,可随方选用生杜仲、桑寄生、牛膝、汉防己、地龙、杭菊、钩藤、罗布麻、绞股蓝等中草药以降压;血糖增高者,辨证加用生地黄、熟地黄、苦参、天花粉等。

七、腰痛——腰椎管狭窄

(一) 理论渊源

腰椎管狭窄症属传统祖国医学"痹证"范畴,为临床常见病、多发病,病程较长,疼痛缠绵,严重影响患者的日常生活,给家庭带来了严重负担。痹证是因风寒湿热之邪侵袭人体,痹阻经络,阻滞气血,以疼痛为主要表现的病症,临床以风寒痹证最多见。

《素问·痹论》曰:"风寒湿三气杂至,合而为痹也。其风气胜者为行痹,寒气胜者为痛痹";"痛者,寒气多也,有寒故痛也"。寒为阴邪,经络气血受寒则凝滞不通,不通则痛,此乃风寒凝于经脉,阻于络道,故见痛也。《症因脉治·痹证论》曰:"痹者闭也,经络闭塞,麻痹不仁,或攻注作疼,或凝结关节,或重着难移,手足偏废,故名曰痹。"《医林改错》曰:"凡肩痛,臂痛,腰痛,腿痛,或周身疼痛,总名曰痹证"。痹证根据病因的不同多分为风寒湿热痹,无论何痹,疼痛皆有,寒性主痛,故以风寒痹证为最多。痹证总属肝肾亏虚,风寒湿邪痹阻经脉,气血瘀滞,筋骨受损,治宜温经散寒,通络止痛,"通则不痛"。对于久病从瘀,病久入络,瘀血凝滞,肢体拘挛变形、抽掣疼痛之久痹、顽痹,则宜重用虫类药物以搜风剔络、舒筋通络止痛。

《症因脉治·痹证论》曰:"痹者闭也,经络闭塞,麻痹不仁,或攻注作疼,或凝结关节,或重着难移,手足偏废,故名曰痹。"《三因极一病证方论·叙论》曰:"夫风寒湿三气杂至,合而为痹……三气袭人经络,入于筋脉,皮肉,肌肤,久而不已,则入五脏……大抵痹之为病,在骨则重而不举,在脉则血凝不流,在筋则屈而不伸,在肉则不仁,在皮则寒……"《医林改错·痹证有瘀血说》:"凡肩痛,臂痛,腰痛,腿痛,或周身疼痛,总名曰痹证。"

(二) 病理机制

1. 本病病理其本为肝肾内亏,其标为风寒湿痹着 风寒湿痹着为其标,如《内经太素·输穴·骨空》曰"风为百病之源";《素问·至真要大论》曰"诸痉项强,皆属于湿";临床表现为畏寒,怕冷,头痛遇风尤甚,颈项僵直或疼痛,肩背部酸痛,阴雨天加重。而病程缠绵,则与"湿性黏滞"特点相符。肝肾内亏为其本。《素问·六节脏象论》曰:"肾者,主蛰,封藏之本,精之处也,其华在发,其充在骨。""肝者,罢极之本……其华在爪,其充在筋,以生血气。"肾主骨,肝主筋,若先天禀赋不足,肾精亏虚无以充养骨髓、脑窍,则见头昏、头痛、耳鸣、耳聋、眩晕,甚者昏厥、视物模糊;肝之阴血不足则筋力不健,运动不利,颈项僵硬或疼痛,转侧不利,上肢麻木,手指动作不灵活。总之,痹证外因责之于外感风寒湿邪,内因责之肝肾亏虚。若肝失藏血,肾精亏虚,致肝肾亏损,气血瘀滞,筋脉失于濡养,腠理空虚,更易招致风寒湿邪客于筋骨经脉而发病。

2. 筋骨受损、气血瘀阻乃病理重点　本病病位在筋骨,病理重点为筋骨受损、气血瘀阻,病理性质为正虚邪实或虚实夹杂。关键在于对其病机的认识,只有深刻了解其发病机制,才能为下一步的治疗提供正确合理的指导。

（三）辨证特色

1. 首辨寒热虚实　痹痛游走不定者为行痹,属风邪盛;痛势较甚,痛有定处,遇寒加重者为痛痹,属寒邪盛;关节酸痛、重着、漫肿者为着痹,属湿邪盛;关节肿胀,肌肤焮红,灼热疼痛为热痹,属热邪盛。关节疼痛日久,肿胀局限,或见皮下结节者为痰;关节肿胀、僵硬,疼痛不移,肌肤紫暗或瘀斑等为瘀。一般说来,痹证新发,风、寒、湿、热、痰、瘀之邪明显者为实;痹证日久,耗伤气血,损及脏腑,肝肾不足为虚。病程缠绵,日久不愈,常为痰瘀互结,肝肾亏虚之虚实夹杂证。

2. 次分标本,辨缓急　分标本,辨缓急是治疗本病的关键。治疗首先要分标本,辨缓急,急则治其标,缓则治其本,此大法也。若治疗不辨标本、缓急,急性发作期即予滋补肝肾,则深入筋骨、络脉之邪非但不祛,且胶结于络脉、筋骨之中,致病程缠绵难愈。也就是说,骤补无功矣,只有待外邪祛除、痹阻通畅后,再施调补肝肾之法,气血津液才能得以充养四肢筋骨,肌肤百窍。

（四）论治特色

临证治疗中注重以下原则:祛风胜湿,以除痹为先;温经散寒,以止痛为要;活血破瘀,以通络为辅;虫类搜络,以定痛为长;益肾蠲痹,以扶正为基。

结合临床,治疗腰椎管狭窄的经验处方选为椎管宁丸,该药主要由全蝎、僵蚕、蜈蚣、水蛭等药物组成。该方"温经散寒,搜风剔络,破瘀止痛",方中以辛温之品全蝎、蜈蚣、僵蚕为君,咸寒之品水蛭、地鳖虫为臣,君臣相须,共奏止痛之效;以蜜调之,以酒服之,以助宣通血脉,引药入经,以为佐使。药虽五味,和而用之,力专效著。风邪得搜,寒邪得散,瘀血得破,经络得通,通则不痛,对于颈、腰椎间盘突出伴椎管狭窄导致的各类疼痛,风湿、类风湿性关节炎等无不效如桴鼓,治疗本病疗效显著,深受患者的欢迎,作为我院治疗腰椎管狭窄症的常用药物。

虫类药的合理使用往往是病情逆转的重要措施。叶天士云:"风寒湿三气合而为痹,经年累月,外邪留著,气血俱伤,化为败瘀凝痰,混处经络,须用虫类搜剔,以动药使之无凝著,气可宣通。"

对于病程长、病情重之久痹、顽痹,乃风寒之邪深入筋脉、透达骨骼,非草木之药所能胜任,非虫药莫属,药专力悍,直达病所。遵叶氏"久则邪正混处其间,草木不能见效,当以虫蚁疏通逐邪"之训,取"虫蚁迅速飞走之灵"之特性借"飞者升,走者降,血无凝著,气可宣通,搜剔络隧之瘀"之威力,重用虫药以发挥搜风剔络,蠲痹止痛之功。全蝎味辛性平,温通经脉,性善攻窜,窜筋透骨,通络蠲痹,乃攻毒通络止痛之要药,对风寒痹久治不愈,筋脉拘挛,甚至关节变形之顽痹,作用颇佳。现代药理研究发现,本品富含蝎毒,一种类似蛇毒神经毒的蛋白质,其蝎毒素Ⅲ、抗癫痫肽具有强烈的镇痛疗效。蜈蚣性温味辛,温通辛散,善搜风攻毒,舒利关节,有良好的通络止痛之效,尤善治疗游走不定痛势剧烈之风寒痹痛。蜈蚣"走窜之力最速,内而脏腑,外而经络凡一切疮疡诸毒皆能消之"。现代研究表明,本品含有组织胺样物质及溶血性蛋白质等两种类似蜂毒成分,具有显著的镇静止痛之功,同时,另有研究发现,蜈蚣不但无毒性,尚有补益肝肾,增强体质之功,攻补兼施,疗效肯定。僵蚕味辛性平,《本草汇言》称僵蚕"凡诸风、痰、气、火、风毒、热毒,浊逆结滞不清之病,投之无有不应"。研究发现本品富含蛋白质、脂肪及铁、锌、铜等多种维生素,发挥搜风剔络、通络止痛的同时,尚能显著提高人体免疫力。地鳖虫咸寒性善走窜,破血逐瘀,活血止痛,破而不峻,能行能和。《长沙药解》言之"善化瘀血最补损伤",故虚人亦可用之。古人取其活血通络、疗伤定痛之功治疗坐骨神经痛,服后翌日痛即瘥,取其生汁,疗效更佳。水蛭性平味咸,咸苦入血破血逐瘀之力强,用于血滞经闭,筋脉痹阻,不通则痛之痛证。《神农本草经》曰:"主逐恶血,瘀血,月闭,破血逐瘀"。本品唾液中含有水蛭素、抗血栓素及组织胺样物质,有较强的抗凝、抗血小板聚集作用,显著改善血液流变学,用于久病从瘀之痹证,瘀血去,新血生,通则不痛。

虫类药善窜透而搜剔风邪,对风邪致病经久不愈者,唯虫类能截能擒,重用之以搜剔疏泄,通络止痛,对于风湿痹痛,顽固性疼痛,疗效颇佳。虫药一方面因其力锐,能搜剔钻透,直达病所,深入经络、骨骼、脏腑气血、痰瘀胶结处,以通闭解结,扫除病邪;另一方面,虫药系高蛋白、高能量之品,可激活体内能量,扶助正气而抗御病邪,故可收到祛邪而不伤正之效果,攻补兼具,疗效显著。虫药乃血肉有情之品,兼有滋补肝肾之功,补益肝肾以治本,蠲痹止痛以治标,标本兼顾,攻补兼施,实乃良药也。重用多种虫药,实有协同增效、耕田耙地、疏流开渠之效。虫药效峻力猛,且大多属有毒之品,故临证选用,一要细审其证,有其证用是药;二要严格掌握其剂量及疗程,中病即止。

临床中,我们观察了 2010 年 07 月—2012 年 12 月我院脑病中心门诊、住院风寒痹阻证腰椎管狭窄患者 60 例,试验组与对照组各为 30 例。治疗组,男

16例,女14例,平均年龄55岁;对照组,男17例,女13例,平均年龄58岁。两组患者在性别、年龄方面具有可比性。治疗组采用椎管宁丸,每次5g,2次/日。对照组选用二十五味珊瑚丸,每次4粒,1次/日。15天一疗程。分别于首日、15天进行疗效评定,症状与体征评分。结果,治疗组临床显效和总有效率分别为82%、95%,与对照组比较均有显著差异($P<0.05$);两组治疗后中医证候积分组间比较有明显差异($P<0.05$)。治疗前中医证候积分无明显差异($P>0.05$);治疗组治疗后中医证候积分与治疗前比较有显著差异($P<0.05$);两组治疗后中医证候积分组间比较有明显差异($P<0.05$)。两组患者在治疗期间均无特殊不适症状。治疗后复查血、尿、粪常规,心电图、肝、肾功能未发现异常变化。本研究表明,椎管宁丸能显著改善腰椎管狭窄症风寒痹阻证患者的疼痛;椎管宁丸能明显改善腰椎管狭窄症风寒痹阻证患者的酸胀重着、拘急不舒等伴随症状;且安全、有效、无副作用。临床需进一步增加投入,扩大临床样本量及进行相关实验研究,进一步探讨椎管宁丸改善腰椎管狭窄的作用机制,以期更好为病人服务。

腰椎管狭窄症的中医药治疗主要在于改善椎管内外各组织的血液循环,症状可以得到改善或不再进展,中医药治疗是无创性的,患者免去了因手术而造成的痛苦和损伤,且患者比较容易接受,具有广阔的发展前景。临床多数医师认为中药制剂可营养椎管周围神经与肌肉,改善血液循环,抑制炎症反应,消除水肿,达到缓解症状的目的,是常用于治疗腰椎管狭窄症主要方法之一。临床常用中药、针灸、推拿、封闭和牵引等方法治疗,中药作为该综合征的主要治疗方法之一,临床上应用广泛。

(五)方药特色

急性发作期治宜温经散寒除湿,搜风剔络,舒筋活血;缓解期当滋补肝肾,益气活血善其后。如急性发作期基本药物组成为:葛根、细辛、当归、片姜黄、木防己、陈皮、威灵仙、全蝎、僵蚕、桂枝、地龙、水蛭、蜈蚣,乌梢蛇、鸡血藤。加减:①若痛甚者,加制川草乌、雷公藤、甘草;②肝阳上亢头痛、眩晕者,加天麻、钩藤、菊花、决明子;③肾阳虚腰酸冷痛者,加仙灵脾、鹿角片;④痰瘀互结症见肢体麻木、苔白腻、质淡红有紫气、脉弦滑者,加石菖蒲、法半夏、郁金。缓解期基本药物组成:山萸肉、淮山药、熟地、党参、黄芪、木防己、葛根、当归、丹参、枸杞子、川牛膝、紫河车。

本病属于中医"痹证"、"腰腿痛"范围,临证时将其分为四型施治:风寒痹阻、肾气亏虚、气虚血瘀、痰湿阻滞。风寒痹阻型治以祛风散寒、通络止痛,方用三痹汤加减,药用羌活、独活、秦艽、荆芥、防风、细辛、川芎、当归、生地黄、赤芍、白芍、茯苓、肉桂、杜仲、川牛膝、党参、生甘草、生黄芪、川断等;肾气亏虚型治以滋补肝肾、疏通经脉,药用熟地黄、鸡血藤、骨碎补、肉苁蓉、淫羊藿、莱蒇子、当归、川牛膝、山萸肉、茯苓、川断、杜仲、白芍、青皮、五加皮等;气虚血瘀型治以补气活血、化瘀止痛,方用补阳还五汤加减,药用炙黄芪、当归、赤白芍、地龙、川芎、桃仁、红花、三棱、莪术、炙全蝎等;痰湿阻滞型治以理气化湿,祛痰通络,方用二陈汤加减,药用半夏、陈皮、茯苓、木香、白附子、制南星、白芥子、川贝母、生牡蛎、僵蚕、全蝎、郁金等。以上各型有间歇性跛行者加黄芪、僵蚕、蝉衣;胸闷纳差者加枳实、白术;下肢麻木甚者加全蝎、乌梢蛇等。临证辨证加减运用,寒湿者加附片、桂枝;湿热者加苍术、黄柏、牛膝;气滞血瘀者加鸡血藤、桃仁、红花;肾阳虚衰者加仙茅、淫羊藿、阳起石;肝肾阴虚者加熟地黄、玄参。

最后,合理调护是良好疗效的保证。"三分治疗,七分护理",调护不当往往是引起颈椎病发作或加重的重要原因。对于痹证患者宜避风寒,夏天不入空调房间,冬天戴脖套以保护颈项;居住环境避免潮湿,睡眠时宜平板床,枕头高度适当,不让头部过伸或过屈;工作久时应注意变换姿势,及时活动颈部及上肢,有利于颈、肩肌肉弛张,调节和改善血液循环。另外,饮食宜清淡,富于营养,不吃腥荤油腻及老鹅、螃蟹、虾、猪头肉、公鸡等发物。

腰椎管狭窄症属祖国医学"痹证"范畴,为临床常见病、多发病之一,大多病程较长,疼痛缠绵,严重影响患者的日常生活及工作,给家庭带来了严重心理及经济负担。

痹证是因风寒湿热之邪侵袭人体,痹阻经络,阻滞气血,以疼痛为主要表现的病症,临床以风寒痹证最多见。本病病位在肢体、经络,病理性质总属本虚标实,风寒湿痹着,肝肾内亏乃发病因素;筋骨受损,气血瘀阻乃病理重点。

虫类药的合理使用是病情逆转的重要措施。对于病程长、病情重之久痹、顽痹,乃风寒之邪深入筋脉、透达骨骼,非草木之药所能胜任,非虫药莫属,药专力悍,直达病所。现代药理学研究亦表明虫药具有显著的镇痛之效,这显著拓展了虫药的应用范围,使虫药的运用进入了一个崭新的时期。

为此,总结了治疗腰椎管狭窄的经验处方椎管宁丸,该方"温经散寒,搜风剔络,破瘀止痛",用于腰椎管狭窄导致的坐骨神经痛等症状,获得较好疗效。通过研究,表明椎管宁丸能显著改善腰椎管狭窄症风寒痹阻证患者的疼痛;椎管宁丸能明显改善腰椎管狭窄症风寒痹阻证患者的酸胀重着、拘急不舒等伴随症状;且安全、有效、无副作用。辨证论治基础上选用椎管宁丸,尤其对于风寒痹阻型之久痹、顽痹疗效肯定。

八、胃痛——慢性萎缩性胃炎

慢性萎缩性胃炎(CAG)是消化系统常见病、多发病、难治病之一,与遗传因素、年龄、吸烟、饮酒、食物刺激、药物、缺铁性贫血、金属接触、温度、放射、胃内潴留、十二指肠液反流、免疫因素、幽门螺旋杆菌（Hp）等十四种有害因素有关，作用于易感人体而形成。本病属中医学"胃脘痛"、"胃痞"、"积聚"、"腹胀"等范畴。究其病因不外乎饮食所伤、外邪诱发、情志不和等因素。现代人喜食辛辣肥甘，嗜烟酗酒；国人特有的饮食习惯使 Hp 感染率极高；快节奏的生活方式容易使人抑郁、紧张、焦虑；以上这些原因都是诱发本病的重要因素。现将其对慢性萎缩性胃炎病因病机及辨治用药的认识总结如下。

（一）历史渊源

胃为水谷之海，气血生化之源，又为多气多血之腑，故胃腑病变，气病血病多见。且胃腑与外界相通，最易受戕，诚如叶天士所说："盖胃者汇也，乃冲繁要道，为患最易"（《临证指南医案·胃脘痛》），或由"饮食自倍，肠胃乃伤"（《素问·痹论》），或因"肝为起病之源，胃为传病之所"（《临证指南医案·木乘土》），或因外邪侵袭（如幽门螺杆菌感染），胃膜受损等，诸多因素皆可致脾胃气机升降失常，胃气郁滞，血行不畅，胃络瘀阻。而慢性萎缩性胃炎大多病程迁延日久，反复不愈，久则由气入血，即久病入络，久病必瘀，如《素问·痹论》所云："病久入深，营卫之行涩……"，叶天士则明确提出："初病气结在经，久病则血伤入络"，"初病在经，久病入络，以经主气，络主血，则知其治气治血之当然"（《临证指南医案·积聚》）；林珮琴在《类证治裁》中也说："初痛邪在经，久痛必入络……初痛宜温散行气，久痛则血络亦痹"。一方面，"气为血之帅，血随之而运行……气结则血凝。"（《血证论》），《沈氏尊生书》亦云："气运于血，血随气以周流，气凝血亦凝矣，气凝在何处，血亦凝在何处。"胃气郁滞日久，必然影响血液运行，血液流动不畅而成瘀血；另一方面，气之于血，有温煦、推动、统摄的作用，这些作用，均有赖于脾胃之气的旺盛充足。慢性萎缩性胃炎病程日久，脾胃之气受损，"气虚不足以推血，则血必有瘀"（《读医随笔·承制生化论》），"元气既虚，必不能达于血管，血管无气，必停留而瘀"（《医林改错》），《脾胃论》更是明确指出："脾胃不足，皆为血病"，"脾无积血不痞"，"伤寒谓痞者，从血中来……杂病痞者，亦从血中来"。而脾虚失于统摄，血不循经，溢于脉外，离经之血不得消散，蓄而为瘀；气虚及阳，阳虚生寒，血无以温煦，凝泣成瘀；胃阴不足，阴虚内热，煎熬津液，血质黏稠，难以流通亦可为瘀。瘀滞胃体，不仅使慢性萎缩性胃炎病情加重，缠绵难愈，日久还可形成有形之积，发生胃癌。

（二）病理机制

本病的发生与湿邪特别是湿热之邪密切相关。湿邪有内外之分，外湿由外感而来，内湿由脾胃功能减退或失调，不能运化水谷精微所致，饮食、劳倦、病后均可致脾胃功能障碍，而导致湿从内生。内湿、外湿相互关联，外湿困脾，必致脾失健运，内湿停滞，同时脾虚易感受外湿，湿邪阻滞脾胃以后，随着脏腑功能的差异及体质的不同,而发生寒化、热化,幽门螺杆菌感染的患者往往多见热化的改变,从而形成湿热内蕴的病理变化。在临床上表现为口干作苦,或口中发黏,胸脘满闷,舌苔黄腻,脉象濡数等。现代研究认为,湿热内蕴的环境还有利于幽门螺杆菌的繁殖。湿性黏滞,湿热内阻,易致气机阻滞,加重脘腹胀闷等症状;热为阳邪,湿热内蕴日久,还易导致阴液耗伤,出现舌红、口干、便燥等症,并且湿热与阴伤互为因果,最终多形成湿热与阴伤并见的虚实错杂之证。此外,瘀血是本病的另一个病理中心,他说:叶天士言,初病在经,久痛入络,以经主气,络主血,则可知其治气治血之当也,本病胃络瘀阻,脏腑失养,瘀血不去,新血不生,脾胃益亏,瘀血益甚,如此导致了 CAG →异型增生→胃癌的转化。所以本病患者既有胃脘痞胀、隐痛、舌质黯或紫、舌下脉络瘀紫、增粗、迂曲、延长等瘀血阻络之征,又有面色无华、形瘦神疲、短气乏力、头晕等脾胃气虚之候;胃之腺体或黏膜已萎缩,焉能磨化、"游溢精气"和"行其津液"?日久湿浊中阻,郁而不解,蕴积成热,热塞血瘀而成毒,形成"浊"、"毒"内塞之势。浊毒进一步影响脾胃气机升降,气机阻滞则胃脱痞满、疼痛、嗳气反复不解,缠绵难愈;热毒伤阴,浊毒痹阻胃络,导致胃失滋润,胃腺萎缩。现代研究表明,慢性萎缩性胃炎的主要病理改变为:胃黏膜由橘红色变为苍白色;黏膜变薄,血管显露;腺体广泛萎缩破坏,损失半数以上;出现肠上皮或假幽门腺化生;黏膜颗粒状隆起,皱襞粗大;胃液减少,胃酸分泌不足。这些病理变化,恰符合以上所阐述的慢性萎缩性胃炎的中医发病机理。

(三) 辨治特色

针对胃痞,治疗上钱乙注重升举脾阳,创制了白术散,在四君子汤的基础上加用葛根、藿香、木香,振奋脾胃气机,使脾阳得升,中气自复;张元素主张顾护脾胃,变枳术汤为枳术丸,白术倍于枳实,取"养正积自除"之意;李东垣创立"阴火"学说,阐发内伤热中证,主张"甘温除热",并创立补中益气汤,重在补脾、益气升阳,药可选用党参、太子参、淮山药、黄芪,也配用生白芍、北沙参、麦冬、石斛等,加谷麦芽、神曲、山楂以助运化,便干者加瓜蒌仁、玄参、火麻仁,便溏者加白扁豆健脾和中;缪希雍在《医学广笔记》中提到"世人徒知香燥温补为治脾之法,而不知甘寒滋润益阴之有益于脾也",从而提出了甘凉滋润、酸甘化阴之脾阴不足证的治疗方法,叶桂首创"养胃阴"学说,并提出脾胃分治的主张,他从仲景麦门冬汤化裁,喜用沙参、麦冬、石斛、扁豆、山药、粳米之类,并创制了益胃汤。因胃为阳脏,喜润恶燥,以降为顺,可取木瓜酸味通降、乌梅酸涩养阴,以增胃酸助运化。若胃脘灼痛甚者,则用白芍、甘草甘缓止痛,再配青木香、苏叶、黄连辛开苦降、消胀止逆。而王清任则提出了分部治疗血瘀证的方法,立血府逐瘀汤治胸中血府血瘀之证,立膈下逐瘀汤治肚腹血瘀之证。针对久病入络,络伤血阻或瘀血渐生加之胃阴不足,气机运行不利而气滞血瘀；津不敷布，胃失濡养，从而致瘀；胃阴不足，热伤血络，络损血溢，积而为瘀，其症见脘痛如锥刺，持续不已，部位固定不移，纳谷锐减，饱胀不能多食，厌食油腻，干呕或吐，大便干黑，形体瘦，肌肤甲错，舌有瘀斑，脉细涩。治宜养阴和营、化瘀消积，方用一贯煎、丹参饮加减，取其行而不峻，化而兼养。本型多数病程较长，正气已伤，故慎用猛烈攻破之品。

临证总结"四辨原则"，一辨虚实：脘痛拒按者为实，喜按者为虚；痛而胀闷者为实，隐痛不闷者为虚；喜寒者为实，喜热者为虚；进食则甚者为实，饥时痛者为虚；舌苔厚腻、脉象弦滑者多实，舌淡苔少、脉象细缓者为虚。并认为本病临床多表现为虚实夹杂，实在寒热、气滞、血瘀，虚在脾胃虚弱或胃阴不足。二辨寒热：寒性收引凝滞，故寒邪偏胜，多胃脘疼痛较明显，受寒痛增，得温痛减，苔白，脉弦紧；属热者，多表现为胃脘灼痛，喜进冷食，苔黄，脉滑数。三辨气血：病变初起，以胀为主，胀甚于痛，痛无定处，时作时止，聚散无形，此乃无形气滞，病在气分；久病入络，痛重于胀，持续刺痛，痛有定处，舌质紫黯，此乃有形之血瘀，病在血分。四辨浊毒，浊属阴邪，毒为阳邪，然两者关系甚密，常胶结致病。而临床上，两者主要从舌苔、脉象，辨孰轻孰重，分而治之，使浊毒分离，或外泄或内彻，或于呼吸外泄，或从汗出，或从二便而出。徒清热解毒则浊邪不去，单化浊利湿则毒邪不除。

治疗上应防治结合，辨证辨病合参。早期治疗辛开苦降、寒温并用，祛除湿热防止肠上皮化生，清热利湿常用黄连、黄芩、仙鹤草等，其中黄连为胃肠病常用药物之一，其性味苦寒，归心、肝、胃、大肠经，有泻火解毒、清热燥湿之功，现代研究认为黄连含多种生物碱，主要为小檗碱，其抗菌作用广，对多种革兰氏阳性球菌及革兰氏阴性杆菌均有较强的抑制作用。黄芩亦为苦寒之品，能泻实火，除湿热。《别录》认为其能"疗痰热、胃中热"，药理研究发现黄芩有较广的抗菌谱，对多种病菌均有抑制作用。有报道：200 种中药对幽门螺杆菌的抑杀作用进行观察，发现 38 种中药对该菌有抑杀作用，其中以黄芩、黄连的作用最明显，抑菌环达 25 毫米。仙鹤草性味苦平，归肺、肝、脾经，能清热解毒、凉血止血，原用于溃疡病出血，现发现其对幽门螺杆菌也有抑杀作用。

后期标本兼顾防恶变，气虚血瘀是 CAG 癌前病变的病理基础。脾胃虚弱，生化乏源，气血俱亏，形体失于充养，故临床每见病人面色无华、形体消瘦、神疲乏力等症，因此，治疗应重在健脾益气，活血消瘀，这是阻断和逆转 CAG 癌前病变的关键。临床上常用党参(或太子参、西洋参)、白术相伍，补中益气健脾，扶正固本，用党参(太子参、西洋参)与当归相配则益气生血，养血和络。脾气充则血行，血行则瘀祛，意在"助之使通"；用丹参，丹参苦平微寒，专入血分，内达脏腑而化瘀滞，具宣通运行之效；广郁金，去滞生新，活血定痛。

临证运用，针对本病寒热虚实，错综复杂的特点，注意辨别寒热虚实、气血阴阳,做到药随证转,随证化裁。如见脘痛连及胁肋,喜嗳气,口苦泛酸,每因情志不畅加重,舌淡红或带有紫气,苔薄白,脉弦等,则疏肝和胃,选药柴胡、赤芍、香附、甘草等;如见胃脘胀满疼痛,恶心呕吐,口干口苦,不思饮食,苔黄腻,脉滑者,则清化湿热,选药黄芩、黄连、仙鹤草等;如见胃脘隐痛,似饥似胀不欲食,舌红少苔,脉细或细数者,则养阴益胃,选药用生知母、沙参、麦冬等;痛甚者,则行气活血止痛,选药香附、延胡等。

此外,在辨证基础上还需结合辨病,有的放矢,并提出化瘀消炎宜早,截断此癌变过程不可迟。如检测发现有幽门螺杆菌感染者,常用炒苍术、仙鹤草、石菖蒲、黄芩、蒲公英等清化湿热,抑菌消炎;如胆汁返流者,常用柴胡、鸡内金、金钱草等疏肝利胆;如胃镜见胃黏膜紫黯呈颗粒状,病理检查有肠化(尤其是Ⅱb型肠化)、异型增生或癌胚抗原(CEA)阳性者,常用解毒之法,根据毒之轻重而用药。如毒重者可用黄药子、莪术等力猛之药;毒介于轻与重之间者用半边莲、半枝莲、白花蛇舌草、败酱草、石见穿、石打穿等;毒轻者则常用黄连、黄柏、大黄、绞股蓝、连翘、生薏苡仁、山楂、银花等,以上药物,抑制胃上皮细胞的异常增殖,阻止细胞发生癌变;如胃镜见糜烂、溃疡及出血点时,用乌贼骨、白及等敛疮护膜,消炎生肌。对于治疗慢性萎缩性胃炎伴随的肠上皮化生、典型增生,对于防止其癌变有显著作用。

(四)用药特色

脾胃位居中焦,乃气机升降之枢纽。故治疗脾胃病,处方用药,应处处维护脾胃之生理特性,以调整其正常功能为度,寒热温凉,勿过偏执。

1. 活血慎破气,逐瘀兼养血 CAG癌前病变病久入络,瘀血是CAG癌前病变过程中的病理产物,然瘀血不去则新血不生,故活血化瘀为法,但临证患者每见面色无华、消瘦等血虚之候,故活血慎用破气之品,逐瘀当兼顾养血,常用当归、丹参、桃仁、红花等。其中当归味甘,辛温而润,补血润燥止痛,为血中气药,长于动而活血,辛香性开,走而不守;丹参活血养血;桃仁"苦以泄滞血,甘以生新血"(《用药心法》),尤适于肠燥便秘者;红花则"少用养血"。用药选择,可随症情轻重不同而变化,强调活血应遵循行而不峻,化而兼养的原则,少用破气逐瘀之品,盖瘀血祛除不可急功,当在缓图,况破气逐瘀之品用之日久,徒伤正气,脾胃益损,犯虚虚实实之错。

2. 脾以健为补,以运为先 《脾胃论》云:"善治者,唯有调和脾胃。"《慎斋遗书》则云:"万物从土而生,亦从土而归。补肾不若补脾,此之谓也。治病不愈,寻到脾胃而愈者甚多。"强调久病不愈当治脾胃。CAG癌前病变病情迁延,久病必虚,其本在于脾胃气虚,益见补益脾胃之必要。但脾贵在健运,以运为补,脾胃运化正常,益气之品方能起效,气血才能生化无穷,脾胃健则气血旺,有道是"脾运则分输五脏,荣润四肢……脾气以健运为能。"其常用太子参、白术、薏苡仁、山药、扁豆等甘平微温之品以健运中气。

3. 气机宜调,谨防香燥 脾主升清,宜升则健,胃主和降,宜降则和。脾胃升降失常则气机阻滞,故CAG癌前病变患者常可兼夹气滞胀满之症。此时,用枳壳配桔梗,取其一升一降,意在调理升降,顺应脾升胃降之势,对气滞脘胀久治乏效者,常可出奇制胜。它如葛根、荷叶、升麻等也可升发脾气而达脾升胃降之功。另一方面,在选用理气药时,常仿叶天士之"忌刚用柔",不过于辛香温燥,戕伤胃阴,常选用佛手花、绿萼梅、玫瑰花等理气而不伤阴之品。偶用香砂之品,一则分量较轻,二则中病即止,从不因"滞"而大肆开破。其常言"补阳易,求阴难",胃阴一亏,则病难复。

4. 益胃宜柔润,养阴防滋腻 胃阴者,胃之津液也,为胃府的根本,胃之受纳、腐熟必赖胃阴的濡润。经云:"人年四十而阴气自半也。"CAG癌前病变中老年者尤多,且该病反复缠绵,因此CAG癌前病变胃阴不足之证也甚为多见。现代研究发现CAG胃酸缺乏或胃固有腺减少、萎缩,分泌功能降低,G细胞减少或消失等一系列特点,类似于中医学之胃阴不足。况胃为阳土,喜润恶燥,故治疗胃阴不足之证,当以甘凉柔润为主,《类证治裁》云:"治胃阴虚,不饥不纳,用清补,如麦冬、沙参、玉竹、杏仁、白芍、石斛、茯神、粳米、麻仁、扁豆子……脾胃阴虚,不饥不食,口淡无味者,宜清润以养之,如沙参、扁豆子、石斛、玉竹、当归、白芍、麻仁、大麦仁,若消导则耗气动液,忌枳、朴、查肉、萝卜子、曲蘖。"根据前人之经验,结合临床实践,认为本难求速效,治当缓图,养阴益胃贵在柔润,不可滋腻,常用药如南北沙参、石斛、百合、麦冬、玉竹、甘草等品。若胃阴久虚不复,可加乌梅、白芍等酸味之品,酸甘化阴,同时为防阴柔之品呆滞气机,处方中适当地配伍佛手花、绿萼梅、谷麦芽等顺气和中之品,脾胃气运转药力,调畅枢机,或于养阴药中少佐橘皮络、姜半夏、炙内金、炒谷麦芽等和胃消导、醒脾苏胃,以助流通。此外,还强调孤阳不生,独阴不长,在养阴益胃时少佐黄芪、党参等甘而微温之品,以期阳生阴长。

5. 一方易效,难在恒守 本病患者常常初诊时,觉得第一剂药有效,再服几剂则觉得无效或缓效,则使得医者怀疑自己的判断。出现这种现象的原因是,本病患者多久受病苦,主诉繁杂(寒热虚实症状具可见),并四处求医,查阅医书,一知半解,人为地给治疗带来了干扰;加之病程长、病情极易反复(诱因多),极易使病人丧失信心,导致半途而废,使治疗功亏一篑。针对这种现象,只要辨证辨病准确,就要恒守大法不变,一方面积极做病人的思想工作,鼓励病人坚持治疗,另一方面依据病人的饮食偏嗜、季节更替、情志变化和大便情况,主方略作加减,常服10~20剂后开始见效,30~40剂后症状缓解,半年后基本治愈。

总之,慢性萎缩性胃炎,胃黏膜发生癌变是一个缓慢的、由量变到质变的多步过程。目前,由慢性胃炎→胃黏膜萎缩→肠上皮化生→异型增生→胃癌的发展模式已被业内广泛认同。故阻止甚至逆转慢性萎缩性胃炎肠化生和异型增生是进行胃癌二级预防的有效措施,这与中医未病先防、既病防变、愈后防复这一"治未病"的思想不谋而合。而通过辨证可知本病病因多样,虚实夹杂,脾胃亏虚、气阴两虚为本,胃络瘀血、浊毒贯穿本病始终,故采用健脾益气养阴,解毒化瘀为治疗大法,为有效预防胃癌的发生提供了新的思路。

此外,胃病也应膳养,食疗也起着重要的作用,在不同病变时期饮食随之改变,以调整胃的各项功能,酸多时要抗酸,应用保护和营养胃壁的食物,使胃黏膜细胞获再生,少吃过热过冷的食物,少吃甜薯等易产气的食品。酸少时用能刺激胃黏膜细胞分泌胃酸的食物,少量多餐,可挑选一些富含生物价值高的蛋白质和维生素的食物,多吃些带酸味的水果或纯果汁,酸牛奶还可多吃些肉汤、肉汁来增进食欲,促进胃液分泌,但应少吃动物脂肪。戒烟、酒培养良好的饮食习惯,定时定量,细嚼慢咽,避免暴饮暴食。

九、头痛——血管性头痛

临床以头痛为主症者,多见于现代医学的偏头痛、紧张性头痛、丛集性头痛及慢性阵发性偏头痛等,其中以偏头痛最为常见。偏头痛与中医学之"头风"、"脑风"、"偏头痛"、"厥头痛"、"夹脑风"等诸病证相关,现将其对偏头痛病因病机及病理中心的认识总结如下。

(一)理论渊源

本病最早见于《素问·风论》"风气循风府而上,则为脑风","新沐中风,则为首风",认为外在风邪犯于头脑可致头痛,此为外感头痛。《普济方》对外感头痛的病因别有发挥:"气血俱虚,风邪伤于阳经,入于脑中,则令人头痛。"《内经》还提出内伤头痛的病因病机,如《素问·五藏生成》:"头痛巅疾,下虚上实,过在足少阴、巨阳,甚则入肾。"《素问·方盛衰论》:"气上不下,头痛崩疾。"历代医家多宗此病因分类,将头痛分为外感、内伤头痛。仲景《伤寒论》中将外感头痛分为太阳病、阳明病、少阳病、厥阴病头痛进行分经论治。《东垣十书》指出外感与内伤均可引起头痛,据病因和症状不同而有伤寒头痛(其中还补充了太阴头痛和少阴头痛)、湿热头痛、偏头痛、真头痛、气虚头痛、血虚头痛、气血俱虚头痛、厥逆头痛等,从而为头痛辨证用药创造了条件。《丹溪心法》认为内伤头痛多因痰与火。

现在关于偏头痛的病因病机不外乎外感与内伤两方面。外感头痛多以风邪为先导,常挟以寒、湿、热邪,上犯清窍,引起头部经脉绌急而发生头痛;内伤头痛以实证多见,常为肝胆郁热、痰湿上扰、湿热中阻和瘀血阻络,虚证较少见,常为肝血不足或肝肾阴虚。风邪外袭,迁延不愈,邪滞经脉,春至风气升,或情绪波动,风阳易动,内外相引,迅速发病。本病病位主要在肝胆,其基本的病机是肝失疏泄,挟邪上扰,头侧肝胆经络不利,不通而痛,偏头痛应从肝辨证论治。本病病程长,多为痰瘀互结,头痛日久难愈,可致痰瘀阻络,气血失于调和,故头痛不得愈。

综上所述,从病位来说,偏头痛不离肝胆,以头之两侧,系足少阳胆经循行之所,胆与肝相表里,肝阳易亢,肝风易动,故本病急性发病期为肝阳上亢、风阳上扰、痰瘀互结而致清阳不升,或浊邪上犯,清窍失养为主;缓解期则以肝阴不足、瘀血阻络为重。

(二) 病理机制

基于历代医家的认识,结合长期临床经验,头痛病因虽多,总以风痰上扰、瘀血阻络为主。观其主证,偏头痛多伴有抽动、跳动感,呕恶便秘,舌苔厚腻。前人谓,"风性主动","伤于风者,上先受之","巅顶之上,唯风可到","风为阳邪,其性开泄"。说明风邪善动不居,具有升发、向上、向外之特性,故头痛有抽掣跳动之感,当责之风邪为患;其呕恶便秘,舌苔厚腻,则系痰滞所致。痰滞于内,一者随风上行,风痰相夹,清空受扰,再者胃腑失清,浊阴不降。由此可见,形成本病之主要病机为风阳痰浊上扰脑府。风邪外侵,日久不去而逐渐深入脑络,滞于经脉,瘀血痹阻,脑络失养而发头痛。即所谓"久痛入络"、"久痛多瘀"、"不通则痛"。久痛入络,气滞血瘀,瘀血阻络,其客观表现:头痛部位相对固定,呈刺痛。头痛日久不愈。偏头痛病因虽多,因此,将本病的病机要点概括为风邪深入,痰瘀阻络。

(三) 辨证特色

临床上偏头痛每兼有不同兼证,对于不同兼证,要在辨证施治基础上,辨证用药,他认为临床兼证最常见的有5种:肝郁气滞、肝阳上亢、痰浊上扰、瘀血偏重、气血亏虚,对于这5种兼证的治疗如下:

1. 肝郁气滞　发病多与情绪紧张有关,妇女多与月经来潮有关,头痛偏于一侧,多呈胀痛,胸闷不舒,善太息,舌红苔薄,脉弦,可加疏肝解郁之品如柴胡、香附、郁金等;若兼有心火旺盛可加黄连、淡豆豉、焦栀子、连翘心等;伴睡眠障碍者可加酸枣仁、夜交藤、远志等。

2. 肝阳上亢　表现为头痛且胀,头晕,左右游走不定,心烦易怒,口苦咽干,大便干结,舌红苔黄或舌红少苔,脉弦细;可加平肝潜阳之品如生石决明、夏枯草等;肝火炽盛者加清肝泻火之龙胆草、黄芩、栀子等。

3. 痰浊上扰　头痛胀重,昏蒙如裹,缠绵不已,胸脘满闷,纳少无味,苔白腻或厚,脉沉滑或沉弦,可加健脾化痰,降逆止痛之品如姜半夏、白术等;寒甚加细辛。

4. 瘀血偏重　头痛经久不愈,痛有定处,其痛如刺,舌质暗红或有瘀斑,苔薄白,脉沉细或细涩,可加祛瘀通络之品如桃仁、红花、葛根、地龙等。

5. 气血亏虚　头痛绵绵,时发时止,遇劳加剧,神疲体倦,舌淡苔薄,脉沉细而弱,可加益气养血滋阴之品如太子参、生黄芪、熟地黄等。

(四)论治特色

基于偏头痛风邪深入,痰瘀阻络的基本病机,治疗本病总以祛风化痰、活血通络为主。所谓祛风,即平肝熄风,抑制升动之风阳;所谓化痰,即泄浊化痰,使胃腑得清,浊阴得降,引上逆之气下行,而头痛之疾可除。由于病因、素质之不同,临床上使用祛风化痰之法时,亦有所不同。如风邪之产生,有外风侵袭,亦有内风扰动,故祛风又可分别采用祛风、养肝、和血等方法。祛风法,即祛除外风为主,祛风邪外出,使之不得上干。养肝法,则系平熄内风之意。肝为风木之脏,经云:"诸风掉眩,皆属于肝。"说明肝失滋养可产生内风之证。此外,前人有论"治风先治血,血行风自灭",并有"血虚生风"之说,可知和血祛风亦有密切关系。三者可谓殊途同归,均以祛风为目的,仅手段之不同而已。化痰之途径,又可分为从内而化和从下而泄两种。从内而化即通常所使用的燥湿化痰、清热化痰、健脾化痰等;从下而泄,则是以通腑泄浊之剂,使痰浊随腑行而外泄,使邪有出路。活血之法,尤其活血兼以祛风则为久病痛剧所必用,是"久痛入络"、"久痛多瘀"、"不通则痛"理论的具体运用,在实践中取得了显著的疗效。

长期自拟经验方"芎芷镇痛方",主要由川芎、白芷、当归、僵蚕、蝉衣、蜈蚣、天麻、钩藤、黄芩、白蒺藜、甘草组成。方中川芎、当归为君,僵蚕、蝉衣、蜈蚣为臣,天麻、钩藤、黄芩、白蒺藜、白芷为佐,甘草为使,共具祛风活血、通络止痛的功效。其中,川芎为君药,味辛性温,归肝、胆、心包经,《神农本草经》记载其"主中风入脑,头痛、寒痹,筋挛缓急……"。《珍珠囊》记述:"散诸经之风,治头痛、颈痛。"为血中之气药,能上行头巅,下达血海,旁通四肢,外彻皮毛,具有活血祛瘀,行气开郁,祛风止痛之功效,现代药理研究证实了川芎对肾上腺素引起的微动脉血流减慢或停止、管径的收缩等微循环障碍有显著的推迟发生作用,且对微动脉有扩张作用。当归味甘,辛,苦,性温,归肝、心、脾经,《本草纲目》:"治头痛、心腹诸痛,润肠胃筋骨皮肤……和血补血。"故有活血养血,化瘀生新,有祛瘀不伤好血之妙,亦为君药。现代药理研究表明当归对血小板聚集有明显抑制作用,血浆纤维蛋白原减少,红细胞和血小板电泳时间缩短。蝉衣甘寒,具有熄风解痉之功、配合味辛之蜈蚣、僵蚕共为臣药,能走窜经络,搜剔络脉之瘀血及风邪,起到熄风止痉,通络止痛的功效,此搜风剔络治法,则为久病痛剧所必用,是"久痛入络"、"久痛多瘀"、"不通则痛"理论的具体运用,是以君臣共奏活血熄风、通络止痛之功。天麻润而不燥,钩藤甘苦微寒,均主入肝经,长于熄风止痛,黄芩苦寒,《兰室秘藏》云:"治少阳头痛及太阳头痛,不拘偏正",白芷味辛,性温,《主治秘要》云:"治头痛在额,及疗风通用",温通血脉,通窍止痛,白蒺藜散风平肝解郁,而通达气机,以上共助诸药之力,是为使药。甘草缓急止痛,益气和中,调和诸药,使祛瘀风熄而不伤正,是为使药。各药合用,使瘀祛新生,气行络通,风为之熄,则头痛自平。

(五) 方药特色

本病多虚实夹杂,本虚标实,上实下虚,发作期以实证为主,缓解期虚实并存,气血、阴阳、脏腑功能失调为其根本,故急则治标,缓则治本,头痛缓解后,当调理气血、阴阳、脏腑功能,图治根本,以防复发。

偏头痛的治疗还要分为发作期及缓解期,在偏头痛发作期常以祛风通络为大法,多以川芎配钩藤、地龙配全蝎、川牛膝配羚羊角粉、水蛭配白僵蚕等;在缓解期则以养肝活血为主,常以生地配桃仁、红花,再稍佐活血化瘀、涤痰通络之品,如丹参、郁金、菖蒲、全蝎、蜈蚣、乌梢蛇、白僵蚕等。长期反复发作者,尤需加搜风通络之品如全蝎、蜈蚣、乌梢蛇等才能改善症状。至于兼夹之邪宜分辨随证治之,贯彻平肝熄风、活血通络,兼以健脾、补肾、健脑通络,匡扶正气,体现治病求本的临证要求。组方要灵活权变,切中病机,使阴阳平衡,脏腑协调,气机升降出入有序,精神乃治,顽疾得痊。

在临证治疗中,处方遣药应灵活多变,治疗不拘一法,主要表现在以下几个方面。

1. 以通为法 偏头痛总的病理为瘀血阻络,脑失所养,不通则痛,故治疗总则当以通为法,分型施治。邪阻者祛邪以通,虚者助之使通,实者泻之以通,寒者温之使通,热者清之使通。

2. 用药宜轻 头为清窍,病位在上,非风不到,治当清轻之剂,故临证多用风药(祛风药、熄风药),如羌活、防风、白蒺藜、蔓荆子等。然风药走散,久服伤气,故气虚者慎用;风药性偏燥,易伤阴津,故阴虚者慎用;风药性升,凡阳亢之证亦要少用。

3. 搜风剔络 本病多反复发作,病情缠绵难愈,头痛久而不愈,易入络成瘀,必加搜风通络之虫类药以搜剔络道,祛瘀止痛,能明显增加疗效。故通络搜风药必不可少,取虫蚁搜风之意,多加虫类药,如:蜈蚣、全蝎、地鳖虫、地龙、僵蚕等搜剔络道,祛瘀止痛。虫类药运用得当,常常收到较好疗效,但蜈蚣、全蝎除其毒性之外,均属温燥之品,如有痰热、内热,若是配伍不当或长期应用,易耗阴血,故用量不宜过大,痛止逐渐减量,不宜久服。

4. 必用引经 引经药是对某些病证或某些处方具有特殊作用药物,其作用是引诸药直达病所,实际上有关归经及引经的理论与西医受体及靶向治疗的思想有相通之处,在治疗疾病时应根据疾病所在病位及经络,选用适当的引经药,才能达到最佳的治疗效果。引经药既有引药入经之效,又能在方中发挥其主要治疗作用。川芎作为引经药在偏头痛的治疗中必用,盖川芎是治疗头痛圣药,为血中气药,不但能化瘀止痛,而且引药上行,直达病所,否则疗效不佳,然川芎温燥,剂量不可以过大,一般用 10~12g。

5. 注重温通 本病病机偏寒居多,湿热型相对较少。寒主收引,易致头痛,遇寒证适当加用温药,如能适当应用温经通络之品,如川乌、草乌、细辛等,每每能收到事半功倍的效果。

十、痫证——癫痫

(一) 理论渊源

痫证是以发作性精神恍惚,甚则突然昏倒,昏不知人,口吐涎沫,两目上视,四肢抽搐,或口中如作猪羊叫声,移时苏醒如常人为特征的疾病。古代医家对该病已有认识,《内经》认为癫痫为"胎病",属"癫疾",如《素问·奇病论》曰:"人生而有癫疾者……此得之在母腹中时,其母有所大惊,气上而不下,精气并居,故令子发为癫疾也";宋·《济生方》曰:"癫痫发则旋晕颠倒,口眼相引,目睛上摇,手足搐搦,背脊强直,食顷乃醒";《三因极一病证方论》指出:"癫痫病,皆由惊动……逆于脏气";《丹溪心法》认为病因"无非痰涎壅塞,迷闷孔窍"。

在总结前人的经验基础上并结合数十年临床经验认为,痫证病因病机复杂,总体概括有痰、瘀、虚、惊、风等致病因素,造成脏腑功能失调,痰浊阻滞,气机逆乱,痰凝气滞血瘀,肝风内动,风热痰瘀互结,闭阻窍络所致。痫证虽然病因较多,病机复杂,最关键的是要抓住痰瘀互结这一发病的主要病机,其中痰邪作祟尤为重要,痰邪贯穿于痫证的发生发展全过程。痫证日久正气必虚,血行无力,停滞而成瘀;加之久病入络;又有痫症本身即因产伤、外伤而致者,还有与月经周期有关的癫痫发作等,因此瘀血是痫症发病中又一个重要的因素,亦为痫证病机之必然转归。痫症之疾多见于小儿,其脏腑娇嫩,元气未充,神气怯弱,或其"在母腹中时,其母有所大惊",导致气机逆乱,精伤肾亏,胎儿发育异常,遇有高热、劳累、饮食失节等诱因,痰浊随气逆,或痰浊随火炎,或痰浊随风动,蒙闭心神清窍,致发癫痫;成人患者大都反复发作,缠绵难愈,"癫久必归五脏",病延时久,必然伤其正气,从而导致脾、心、肝、肾诸虚,本虚标实是痫证的病性特点。

痫证一病,风为百病之由,痰为百病之根,虚为百病之本也。痫证的治疗应重在豁痰化瘀、扶正熄风,治痫着重于祛痰,把祛痰作为治疗痫证的第一要务,在祛痰的基础上,强调分清标本虚实,在发作期以治标为主,可采用以涤痰为主,配合活血化瘀、平肝熄风等手段,同时,在治痰时要注重理气,如反复发作或处于缓解期者,除祛痰以外,则需根据正气强弱,配合健脾益气、养心安神、扶正固表。

(二)病理机制

首先,痫证的病因较多,主要分为先天因素和后天因素几个方面:

1. 正气亏虚　痫证病多始于幼儿,小儿先天发育不成熟,神气怯弱,气血不充,邪气相搏则发为癫痫。新生即痫者,五脏不敛,血气不聚,五脉不流,骨怯不成也,多不全育。正如明·周慎斋《慎斋医书》云:"羊癫风,系先天之元阴不足",清·刘洲《医学纂要》总结曰:"痫证……总由正气虚衰。"

2. 孕期受累　癫痫起于幼年者,与先天因素密切相关。胎禀母气以生,孕母突受惊恐,气乱精怯,或起居劳作不当,或感受病邪,或饮食无节,或情志不遂,或接触毒物,必使胎元受累,正常发育受到影响,致其出生后脏腑失调,气血逆乱,遇到诱因,则癫痫易作。正如明·徐桓《小儿卫生总微论方·惊痫论》云"儿在母胎中时,血气未全,精神未备,则动静喘息,莫不随母,母调适乖宜,喜怒失常,或闻大声,或有击触,母惊动于外,儿胎感于内,至生下百日以来,因有所犯,引动其痰……是胎痫也。"

3. 暴受惊恐　《素问·举痛论》曰:"恐则气下","惊则气乱",突然受到惊吓,则气机逆乱,进而损伤脏腑,肝肾受损则易致阴不敛阳而生热生风,脾胃受损则精微不布,痰浊内聚。经久不化,遇逢诱因,则痰浊或随气逆,或随火炎,或随风动,蒙闭脑窍,从而癫痫发作。

4. 惊风成痫　风为阳邪,无论外风内风,其性均炎上,易犯头部高巅,使惊风反复发作,风邪与痰浊交结,蒙蔽心窍,横窜经络,则发为痫证。风属肝木,肝木主筋,若机体血气不和,则肝失所养,内动生风,风主动摇,风热盛于肝,则一身之筋牵掣,故令手足搐搦,癫痫发作。

5. 痰阻致痫　痫证发作过程中所见喉中痰鸣,口吐黏沫为有形之痰,为致痫之标,机体活动中所产生的无形之痰,为致痫之本,此痰可随气机升降流注全身,闭阻经络,使脏腑气机升降失常,阴阳不相顺接,清阳蒙蔽,有形之痰与无形之痰相互为害,无形之痰使有形之痰阻于咽喉,排出不畅,有形之痰阻碍气机,滞其升降出入之路,又可加重无形之痰所致的神昏、抽搐之症。至于痰涎的产生,清·陈士铎《石室秘录》云"癫痫之症,多因气虚有痰,一时如暴风疾雨,猝然而倒,口吐白沫,作牛马叫声,种种不同。"说明气虚无力推动津液运行,可生痰阻络引起癫痫。此外,食积脾胃,致脾失健运,胃失和降,阻滞气机,津停为痰,积痰内伏,痰热上蒙清窍而发为痫。沈金鳌云:"然诸痫症,莫不有痰。"有"无痰不作痫"之说。然细究之,由此可见痰浊内伏是痫证的主要致病因素,因而豁痰、祛痰乃被古今医家视为治痫之常法。

痰邪虽为致病的直接因素,但查其来源,主要是因脾胃功能失调所致。又有饮食不节,劳累过度或其他疾病的后期,造成脾胃的受损,脾主运化,脾虚则运化失职,精微不布,经久水湿内生,痰浊内聚;胃主受纳,腐熟水谷,胃弱则饮食无味,消化功能减弱,厚味积滞而为痰浊;若脾胃功能经久失职,造成水湿积聚,痰浊内生,痰浊积聚,或随气逆,或随风动,蒙蔽清窍,以作癫痫也。

6. 瘀血成痫 瘀血为痫证发病中又一个重要的因素,亦为痫证病机之必然转归。清·王清任《医林改错》最早提出痫证病位在脑,力倡活血化瘀法治疗癫痫。瘀血既是一种致病因素,又是一种病理产物。瘀血形成后,阻塞脑窍、经络,清窍闭塞,筋脉失养,挛急刚劲,风气内动而致痫证发作。痫证为一反复发作的慢性疾病,病延时久必伤其正气,正气虚则血行无力,久病必虚,虚必兼瘀,脾气虚弱,运血无力,致血瘀气滞,脾虚痰伏,痰聚日久,痰凝气滞血瘀,故古人有"痰瘀同源"、"痰必兼瘀"之说。因此,痰瘀在很大程度上贯穿于癫痫发展过程的始终,痰瘀互结使癫痫症状反复发作,病情缠绵难愈,符合中医学"怪病多痰"、"久病多瘀"的特点。

总之,本虚标实是痫证的病性特点。痫证病机复杂,总体概括有痰、瘀、虚、惊、风等致病因素,造成脏腑功能失调,痰浊阻滞,气机逆乱,痰凝气滞血瘀,肝风内动,风热痰瘀互结,闭阻窍络所致。

(三)辨证特色

痫证病机复杂,常与痰、瘀、虚、热、惊、风有关,运用望、闻、问、切四诊合参,才能审证辨机,思路清晰,现将对痫证的主要临床辨证思路总结如下。

1. 辨痰 痫证的主要病机应责之于痰,张景岳云:"多由痰气,风气有所逆,痰有所滞,皆能壅闭经络,格塞心窍。"痰是造成癫痫的中心环节。饮食不节,嗜食甘甜厚味,煎烤油炙之品,极易损脾伤胃,导致脾胃失调,运化失常,水液失布又是产生痰的主要根源,因此,痫由痰致、痰自脾生、脾虚痰伏是痫证的主要病理基础。若发作时痰涎壅盛,喉间痰鸣,瞪目直视,神志恍惚,状如痴呆、失神,或仆倒于地,手足抽搐不甚明显,或局部抽动,肢体麻木、疼痛,骤发骤止,日久不愈,舌苔白腻,脉弦滑者为痰浊阻络;若突然仆倒,四肢抽搐,喉间痰吼,面红目赤,性情急躁,或视物变大变小,变远变近,声音变响变弱,大便干结,小便黄赤,舌红,苔黄或腻,脉滑数者为痰火上扰;若脐周疼痛反复发作,或恶心呕吐,或有头痛,面色潮红,精神抑郁或烦躁多汗,大便或干或稀,舌淡红,苔白腻,脉弦滑者为痰阻气滞。

2. 辨瘀 痰浊与瘀血形成之后,常交结为患,互为因果。痰瘀在很大程度上贯穿于癫痫发展过程的始终,痰瘀互结使癫痫症状反复发作,病情缠绵难愈。若发作时头晕眩仆,神志不清,单侧或四肢抽搐,抽搐部位及动态较为固定,头痛,大便干硬如羊屎,舌红少苔或见瘀点,脉涩者为瘀血阻窍;若每于行经前发作,神昏、抽搐,月经逾期不行,或数月一次,精神抑郁,烦躁易怒,胸胁胀满,少腹胀痛,夜寐不安,舌边紫黯或有瘀点,脉沉弦或沉涩者为气滞血瘀。

3. 辨虚　痫证的病机从根本上说,属本虚标实,因虚而生痰、生瘀、生风。脾胃位居中州,通上联下,是升降的枢纽,脾主升清,胃主降浊,升降失常,则清浊不分,运化失职,痰浊内生,痰蒙清窍,是为痰痫。病生脾胃,或中气不足,或阴火上冲,则脑神失充,阴火蒙蔽清窍,元神运转失机,亦可发为痫证。此"阴火"之成,由于中气不足,清气下陷,水谷不化,变生湿浊,流于肾间,以致下焦之气不化,郁而生热;而下焦阴火上冲,中焦脾胃亦首当其冲。且脾胃与肾,后天之精与先天之精互根互用,元气不足,精气亏虚,髓海不足,脑神失荣,癫痫则更易生矣。若发作频繁或反复发作,神疲乏力,面色无华,时作眩晕,食欲欠佳,大便稀薄,舌淡,苔薄白,脉细软者为脾虚痰盛;若发病年久,屡发不止,时有眩晕,智力迟钝,腰膝酸软,神疲乏力,少气懒言,四肢不温,睡眠不宁,大便稀溏,舌淡红,苔白,脉沉细无力者为脾肾两虚;若温病日久,低热留连,精神憔悴萎靡,或昏睡烦躁,项强、震颤,或肢体拘挛,自汗盗汗,大便干结,或有失聪、失语、失明、失听等症,舌红绛而光,无苔,脉细数无力者为肝肾阴虚。

4. 辨惊　痫证因惊恐而发,可分为先天之惊与后天之惊,先天之惊是指孕母受惊影响胎儿,亦称胎中受惊;后天之惊指患儿生后受惊,因惊动风,发为抽搐。若患者为婴幼儿,发作时两侧对称性全身性肌肉强烈痉挛,头及躯干前屈,上肢前屈内收,下肢屈曲至腹部,反复发作,病情严重者,可达十数次至数十次,常伴有意识障碍,舌淡红,苔白者多为胎中受惊;若起病前常有惊吓史,发作时惊叫,吐舌,神志恍惚,夜卧不宁,面色时红时白,惊惕不安,如人将捕之状,四肢抽搐,大便黏稠,舌淡红,苔白,脉弦滑者多为惊恐动风。

5. 辨风　风有外风与内风之分,外风多见高热反复发作,日久成痫,此如古人云"惊风三发便为痫";内风多为肝风内动,其原因可为因痰、因瘀、因惊或因外风引动内风而发病,此型特点是抽搐症状较重,是中医典型的痫证表现。若发作常由外感高热引起,两目凝视,上翻或斜视,昏倒于地,不省人事,面色潮红,继而青紫或苍白,口唇青黯,牙关紧闭,四肢抽搐,或伴咳嗽流涕,咽喉肿痛,大便干结,舌红、苔白,脉滑数者为热盛动风;若多见于高热或低热之时发病,发作时突然仆倒,神志不清,颈项及全身强直,继而四肢抽搐,而且上视或斜视,牙关紧闭,口吐白沫,口唇及面部色青,舌苔白,脉弦滑者为肝风内动。

(四) 论治特色

痫证是常见的一种疾病,罹患后多表现反复发作,经久不愈。痫证一病,风为百病之由,痰为百病之根,虚为百病之本也。痫证的治疗应重在豁痰、熄风和补虚。治痫着重于祛痰,把祛痰作为治疗癫痫的第一要务,在祛痰的基础上,强调分清标本虚实,在发作期以治标为主,可采用以涤痰为主,配合活血化瘀、平肝熄风等手段,同时,在治痰时要注重理气,如反复发作或处于缓解期者,除祛痰以外,则需根据正气强弱,配合健脾益气、养心安神、扶正固表的原则。

1. 豁痰治痫，消积导滞 中医认为："痫因痰生"。如《医学纲目·癫痫》曰："癫痫者，痰邪逆上也。"在发作时常呈现昏不识人，喉中痰鸣，或口吐涎沫等痰涎壅盛、蒙闭心窍之症。痰是脏腑功能失调的病理产物，也是导致各种疾病的根本因素之一。他主张由痰致痫，当治生痰之因。正如张景岳所说："然痰之为病，亦唯为病之标耳，就必有生痰之本。"故临床常用导滞豁痰法治疗痫证，能明显减少或控制痫证发作。常用药：厚朴、茯苓、鸡内金、焦楂、麦芽、僵蚕、天竺黄、建曲、陈皮、蝉蜕。厚朴辛苦温，行气宽中、燥湿化痰为主药；辅以鸡内金、焦楂、麦芽、建曲消食化滞；茯苓、陈皮健脾和中为佐；天竺黄、僵蚕、蝉蜕化痰熄风为使。诸药配合共奏消积导滞、豁痰熄风之功。若痰热重加川贝母、胆南星；顽痰不化加青礞石。祛痰药物应用原则如下：

(1) 根据致痫之痰的性质应用祛痰药物：痰是一种病理产物，由津液所化，脾为生痰之源，由于情志不畅，或饮食不当，损伤脾胃；或素体虚弱，中气不足，皆能使脾失健运，不能为胃行其津液，聚而成痰，正如明·龚廷贤《寿世保元·痫证》所云："脾虚则生痰。"痰与风气相搏结而成风痰；素体阳虚，湿从寒化而为湿痰或寒痰；又阴虚所生之内热，以及由喜怒思悲恐所化的"五志之火"皆能煎熬津液而成热痰；或脾胃积热，壅塞中焦以致食积为痰，痰积生热，热盛动风，痰热闭塞窍络而发为痫。针对痰的性质，湿痰用苍术、白术；热痰用青黛、黄连、黄芩、天竺黄、胆南星、川贝母；食积痰用神曲、麦芽、山楂；风痰用南星、白附子、蜈蚣、全蝎、僵蚕；顽痰用海浮石、半夏、瓜蒌、香附、五倍子；惊痰者用生龙齿、朱砂、夜交藤、钩藤等。

(2) 根据致痫之痰的特点应用祛痰药物：因痰致痫中的"痰"与一般痰邪有所不同，与风气相搏结为其主要表现形式，具有随风气而聚散和胶固难化的特性。患者积痰于内，每遇有惊恐、饮食不节、劳累、高热等可致脏气不平，经络失调，厥气风动而致痫证发作。痰为津液所聚，凝着日久，裹结日深，而成胶固难拔之势，致使癫痫病情缠绵难愈。针对顽痰这一特点，多重用善坠顽痰之礞石。礞石性甘咸平，《本草纲目》载："治积痰惊痫"。礞石滚痰丸以礞石为君，泄火逐痰，是治疗实热顽痰所致癫痫的常用方。针对脏气不平、厥气风动的病机特点，采用虫类药物平肝熄风以助化痰，如：全蝎、蜈蚣、白僵蚕、地龙、乌梢蛇等搜风镇痉。

(3) 针对"脾虚痰伏"，标本兼顾，重视健脾药物的应用：程钟龄在《医学心悟》中提到"痫久必归五脏"，每致虚实夹杂，而其中尤多脾虚痰盛之证。盖脾虚则生化乏源，而气血不足，运化失职则痰浊日增。《寿世保元》谓："痫疾之原……肝脾独虚，肝虚则生风，脾虚则生痰。"因此，"痫由痰致，痰自脾生，脾虚痰伏"乃是小儿痫证的主要病理基础。在治疗上，标本兼顾，顺势利导，以柔克刚，积极消除病因，豁痰祛痰，又要重视脏腑阴阳调理，尤其是脾气的调理，两者相互为用,方能相得益彰。代表方为六君子汤,常用药为党参、白术、茯苓、半夏、陈皮、黄芪、白芍、胆南星等。

(4) 祛痰治痫,使痰有出路,痰祛痫止:治疗癫痫重在行痰,而行痰又有豁、利、下三法,力求使痰有出路。礞石滚痰丸中用大黄,荡涤实热,开痰火下行之路,使痰积恶物由肠道而下。对于咽中不适兼咳嗽者可用远志、桔梗,刺激喉头气管,而促使其咳痰,亦使痰有去路;对于大便不畅者,可用大黄、瓜蒌、牵牛子等,荡涤痰浊使从肠腑下泄。

2. 痰瘀同病,痰瘀同治 痫证发作之时气机逆乱,气血运行失常,不但可"津停为痰",也可"血滞为瘀",日久则痰瘀互结。再则痫证抽搐之机,伤及脉络,瘀血逆生。素有瘀血停着脑府者,阻碍元神气机,影响清窍元神功能,又可与痰浊互结,而成痼疾。津血相关,痰瘀同生,互为因果,而致痰瘀互结,胶结难解。因痰生瘀者,痰浊阻滞脉道,妨碍血行,久病入络而成瘀;或痰随气行,痰凝则气阻而气滞血瘀。因瘀生痰者,或因瘀阻脉络不通,影响津液的正常输布,聚而为痰;或离经之瘀血溢于脉外,气化失宣,以致津液停积为痰。肢体跌仆损伤、颅脑外伤或手术、脑卒中、分娩产伤是产生瘀痫的最为常见的病因,此类为气滞血瘀而阻滞脑脉经络,损伤元神机能故发为痫病。中医理论认为"久病入络,久则血伤入络"、"久病多虚",气血亏虚运血无力,血行不畅亦成瘀。表明顽痫必然出现经络气血瘀滞不通的病理状态。

根据瘀血致痫根据病因之不同,临证化瘀治痫的方法亦有不同。凡跌仆损伤、分娩产伤、脑中风、颅脑手术后继发痫证者,临床瘀象也较为明显者,最为适用活血通络、化瘀止痫。但久病因虚、因热、因风致气血失调,瘀阻脑窍者,而瘀血外在证象不甚明显,用其他治法效果不显著时,配合使用活血通络治疗,往往可收到很好疗效。但临证选药之时也有区别,久病顽痫由于其脏腑气衰,血行迟滞,瘀血久留不去,运化难复,治当以水蛭、虻虫、桃仁、大黄诸品破血逐瘀;外伤及炎症瘢痕所致痫病,痰伤于络,积痰成瘀,运用活血化瘀药可促进癫痫病灶的转化,用上行头目、祛脑络之瘀的红花、川芎、麝香、凌霄花,使清阳之府瘀血得去;中风继发痫病早期发作患者,由于痰热内扰,瘀血阻络,应急治其标,以全蝎、僵蚕、蜈蚣、地龙、远志诸品,以清热化痰、活血通络为主;经期性癫痫则多用活血、养血调经通脉之品香附、牛膝、枳壳、柴胡、薄荷。瘀血往往夹痰、夹热、夹气滞,故治疗以活血化瘀为主,同时伍用其他治法。津血相关,痰瘀同生,痰瘀常互为因果,胶结难解,临证痰瘀互结为痫者甚为多见,活血通络的同时,多加用石菖蒲、半夏、胆南星、竹茹等化痰之品以痰瘀同治。若瘀痫抽搐重,瘛疭痉挛表现明显者多是风盛之征,还必须加用羚羊角粉、地龙、钩藤、天麻、僵蚕等以熄风止痉。气能生血,血可养气,气行则血行,气滞则血瘀,故在活血时需配行气药,如香附、枳壳、牛膝、柴胡、薄荷等,以调畅气机而推陈出新,提高疗效。

3. **熄风定痫,平肝为要** 中医认为:"风性善行数变"、"风性主动"。《内经》曰:"风胜则动"、"诸暴强直,皆属于风"。临床将猝然昏倒、不省人事、四肢抽搐,甚至颈项强直,包括搐、搦、掣、颤、反、引、窜、视八候,都归属风的病变。这些证候反映在体表与人体的筋、目和精神状态有关。而肝主筋,开窍于目,又和精神活动有关。故痫证从风论治责之于肝。临床常言"肝风"。即身中阳气之动变,因其不同于外风,故又称"内风"。如《素问·至真要大论》曰:"诸风掉眩,皆属于肝。"基于以上,在痫证治疗过程中,一是重视肝经药物的应用,这种选择性作用于肝风,可使药物直达病所,而充分发挥作用;二是重视动物、矿物药物的应用,取其重镇潜阳、祛风解痉,达到痉止目的。如石决明、磁石、龙骨、牡蛎、鳖甲、龟板、全蝎、僵蚕、蝉衣、琥珀等;三是在各种类型的痫证中都佐以熄风药。痫证的发作,无论症状轻重,往往诸型交错互见,不同程度的伴有风动的临床表现,如常见有热极生风、血虚生风、痰浊生风等。因此熄风药是治疗各种痫证必不可少的。常用药物除动物、矿物药外,尚有天麻、钩藤、白蒺藜、白芍等。

4. **补虚断痫,治本之要** 痫证缓解期的治疗,前人有"补虚断痫,以图其本"之法。临证总结应注重抓主证,痫证无论处在缓解期,或是发作期,其主证以一派虚象呈现,都要从补虚的角度出发。这样既可达到断痫,又可达治本防复发的目的。痫证久发不愈,多属虚痫一类。临床以抽搐无力、少气懒言、神倦体乏、两目乏神、面色少华、形体消瘦、表情淡漠、或反应迟钝,或多涎、便溏为主证。补虚断痫常从养血、健脾两方面着手。前者宗其"治风先治血,血行风自灭"这一要旨,采用"养血熄风法"治疗由肝血不足所致血虚风动之证。并依据"气为血帅"、"气旺血自生"之理论及"脾为气血生化之源"的生理。常常肝脾同治,选以当归补血汤合参苓白术散。若因肝阴不足累及肾阴亏虚,则宜肝肾同治,以六味地黄丸为主加味应用。肾水壮则能涵养肝木所谓"乙癸同源"也。后者以健脾化痰法治脾虚痰浊生风证。由脾虚痰湿内生,其本于脾失健运。故以参苓白术散加化痰剂,并少佐熄风之药。本病往往缠绵难愈,虚损之证又难复。故治疗不要随便更弦易辙,须坚持服中药控制不发作1~2年左右,方能停药,或改间断服药,直至痊愈。总之,在治痫中,豁痰重在辨治生痰之因,熄风则注重择其入肝经平肝风之动矿物药物,补虚不离养血、健脾之法,验之临床,实为治痫诸法中之要义。

5. **注意夹杂症候的处理** 从临床实践中认识到,癫痫治疗期间,患者的饮食、睡眠、大便、情志对治疗效果的影响非常密切。若发生食少纳呆,或失眠,或大便秘结,或情志不舒,其中任何一个夹杂症候,均可致癫痫病频繁发作、病情加重。为此,在治疗过程中,一旦出现上述夹杂症候,应及时作出以下处理:

①食少纳呆,治宜益气健脾,方用四君子汤加麦芽、大枣、山楂等。②失眠神疲,治宜补益心脾、养心安神,方用归脾汤加五味子、柏子仁、龙骨、牡蛎等。③大便秘结,治宜顺气导滞,方用六磨汤去沉香、木香,加厚朴、当归、火麻仁。④情志不舒,治宜疏肝解郁、清肝泻火,方用柴胡疏肝散去川芎、甘草,加佛手、丹皮、栀子。

十一、面瘫——面神经麻痹

(一) 理论渊源

周围性面神经麻痹是茎乳突孔内急性非化脓性面神经炎所引起的周围性面神经麻痹,或称贝尔麻痹。绝大多数为一侧性,双侧很少见。常呈急性起病,一侧面部表情肌突然瘫痪,症状可于数小时或1~2天内达高峰,表现为病侧额纹消失、眼裂变大、闭目不紧、鼻唇沟变浅、露齿时口角偏向健侧、鼓腮、吹哨漏气,咀嚼时食物残渣滞留于病侧齿颊之间。病人面瘫程度、持续时间、有无受凉史、处理是否及时适当等均对预后有很大影响。

根据临床表现,面神经炎属中医"面瘫"、"口眼㖞斜"、"卒口僻"、"吊线风"等范畴。西医称"面神经炎"、"周围性面瘫"等,系面神经的炎性病变,常因感冒、吹风受凉等引发。临床症状常见一侧面部麻木、表情障碍、额纹消失、眼裂增宽、口角歪向健侧等,部分患者有患侧耳后疼痛、味觉减退及听觉过敏。

中医学对于本病早有记载,如:《黄帝内经·太素》:"是阳明与太阳之经急,则口目为僻,而眦急不能正视"。《灵枢·经筋》首次指出病因为外邪侵袭颜面经脉而发,并详细描述了临床表现:"卒口僻,急者目不合,热则筋纵,目不开,颊筋有寒则急,引颊移口,有热则筋迟缓,缓不胜收,故僻"。《诸病源候论·偏风口㖞候》指出正气亏虚则易感受风邪致病:"偏㖞,是体虚受风,风入于颊口之筋也。足阳明之筋,上夹于口,其筋偏虚面风固乘之。使其经筋偏急不调,故令口㖞僻也"。由于本病发病急,多与感受风邪有关,临床表现为口眼㖞斜,历代医家多将之归于风门中,提出与"中风"进行鉴别。张子和即提出"口眼歪斜是经非窍"论是从发病部位不同上进行鉴别。明代楼英《医学纲目·口眼㖞斜》则从临床表现上区分两者:"半身不遂者,必口眼㖞斜,亦有无半身不遂而㖞斜者"。治疗上多以祛除风痰为法,创立了牵正散等名方。

(二) 病理机制

"盖足阳明筋结颊上,得寒则急,得热则弛。左寒右热则左颊筋急,牵引右之弛者而㖞向左也,右寒左热则右颊筋急,牵引左之弛者而㖞向右也。"这些文献都明确了面瘫属阳明经筋病,故面瘫的治疗应遵循在筋守筋之法。面瘫既属经筋病,就应用阳明经筋刺法,浅针多刺,即:治在燔针劫刺,以治为数,以痛为腧(《灵枢·经筋第十三》)。

面神经炎多数由于正气亏虚,表卫不固,起居不慎,风邪乘虚入侵,客于经络,以致气血痹阻,经络失和所致。本病的外因是以风邪为主,有风寒、风热或风邪与痰瘀互结,内因为正气亏虚,络脉空虚,卫外不固,以致风邪乘虚而入,引动伏邪流窜经络,使气血痹阻致㖞僻之症。初起病邪在络,久则在筋肉,并与痰湿之邪相杂,窜于经络而阻于内。

面瘫病位在面部,盖头面属阳位,是诸阳经经气汇聚之处,而风为阳邪,其性升泄,同气相求之理,易兼夹他邪上犯头面,客于面部诸阳经络,阳邪与阳气相搏,遂引起症状。是以在发病上,或风热直接致病,或受风寒于先,而化热于后,始符合症状、病因、病位、病机上的一致性。临床观察表明,面瘫虽因吹风受凉引起,辨证属于风热型者多见,部分风寒证型,总伴有热象,如患部轻度红肿、耳后部灼痛、脉浮数等。故而在面瘫发病上,络虚是本,风热是因。

久病气血亏虚,气血运行无力;或痰瘀阻滞经络,气血运行不畅,面部经脉失于调养,发为口眼㖞斜。

总之,本病主要病理特点为脉络痹阻。痹阻原因为风、痰、瘀阻滞脉络,亦有气血亏虚不能荣养,使经脉不通,发生口眼㖞斜。病位按经络分,多归阳明、少阳二经。临证则以表证为多,里证较少。

(三) 辨证特色

面瘫之病机责之于风、痰、瘀阻及气血亏虚。发病急,起病之初多为表证,日久可入里,成为内外合邪之证。诊断抓住口眼㖞斜之主症,辨证从病程、症状着手,辨明病因、病位,临床可分为风邪袭络、风痰阻络、肝气郁结、气血亏虚等型。临证时也有寒热错杂、痰瘀互结者,应灵活对待。

本病临床主要应注意与中风病进行鉴别,中风病除有口眼㖞斜表现外,还有半身不遂,甚则昏迷等,与单纯口眼㖞斜不同;中风病初期仅表现口眼㖞斜者,应作相应的辅助检查,以区别,同时要密切观察病情变化;中风病后期口眼㖞斜者,可参考本病论治。

风邪侵袭面部阳明经脉,痹阻气血,经络失养,颜面部筋脉弛缓无力,发为面瘫。而寒、湿、热诸邪均可依附于风邪侵袭络脉,痹阻经脉。

素体亏虚,痰饮内伏,复感风邪,或气郁扰痰,痰动生风致风痰互结。由于风性善行,可挟痰上扰面部,痹阻阳明络脉,经气壅遏不行,络脉失养而成面瘫。

久病体弱,气血亏虚,由于气属阳主动,血属阴主静,气虚不能鼓舞血行,致面部表情肌失于荣养;或气血亏虚致经脉瘀阻,均可致口眼㖞斜。

忧思恼怒、情志不畅,致使肝气郁结,阳明脉络壅滞不利,变生口僻之证。

根据该病的病因病机及"未病先防,既病防变"的中医治疗原则,结合多年的临床观察验证认为:①针刺治疗周围性面瘫的最佳时机是急性期(发展期),而且时间越早,疗效越好,疗程越短,治愈率越高;②面瘫是面部表情肌的瘫痪,取穴力求少而精,针刺治疗的刺激量需要达到一定的量的积累,并要求每个穴位都有麻、窜的针感,以达到疏通经脉气血,濡养经筋,调整面部表情肌的功能恢复,从而改善临床症状。

面瘫后,面瘫恢复不完全可产生如下后遗症:①面肌挛缩及抽搐:患侧睑裂变小,鼻唇沟变深,挛缩面肌伴有阵发性抽搐现象。②面肌联合运动:病人瞬目时发生口唇颤动,露齿时不自主闭眼,闭眼时发生额肌收缩。③反常的味觉泪反射:俗称鳄鱼泪,表现为进食咀嚼时,病侧眼泪流下或颞部皮肤潮红、发热、汗液分泌等。面瘫后遗症除给患者造成面部缺憾外,尚会带来心理上和社交上的障碍,针对性的处理应是积极采用联合医学、心理学和康复学三方面的综合疗法。

(四)论治特色

治疗面瘫,一般应着眼于"祛风",药如白附子、白蒺藜、白芷等均为常用之品,而全蝎、蜈蚣、僵蚕、地龙等虫类药物,熄风解毒,为治疗本病之要药;又特别强调活血化瘀药的选用,如丹参、当归、红花、川芎等,盖取"治风先治血、血行风自灭"之意。上述两法,应在整个治疗过程中,贯彻始终。如初起伴有恶风发热,目胀,耳后压痛,乃风热之邪入侵,邪正纷争所出现的表证,可选用羌活、防风、菊花、贯众、板蓝根、蒲公英等以祛风解毒。此时风中经络,病势尚浅,如治疗及时,一般15~30天即可取得显效,2~3个月左右逐步恢复正常。

面瘫初期在八纲辨证上归属阳、实、表、热证范畴,故治法当以疏风清热、调气通络为主。(组成药物:桑叶、菊花、防风、白芷、钩藤、夏枯草、当归、赤白芍、银花、黄芩、丝瓜络、薄荷、甘草),疏风清热,调和气血,临床应用可随症加减。该方与一般对面瘫病使用的辛温豁痰、搜风透络之剂相比,有清疏和络之效,却无温燥伤津之弊,似更适用于患者。需要注意的是,在面瘫中后期,因邪未尽去,正气受伤,用药应注意顾护正气,此时选玉屏风、补中益气之类加减用之,辄起到雪中送炭的作用。

本病发生的根本原因为正气虚损,风邪乘虚而入。因此,补其内在正气,泻其外来邪气,恢复阴平阳秘,当为治疗基本法则。

本病如治疗失时,日久气血亏虚,痰瘀凝聚,往往缠绵胶结,迁延难愈,面瘫症状依然如故,可见面萎,神疲,舌淡,脉细。此时除继续应用平肝熄风法外,还需调补气血,标本兼顾。盖本病日久正虚邪恋,非扶正无以增强免疫力,则邪气难以蠲除;非祛邪无以疏通经络,理顺气血,则偏斜难以牵正。

对后遗症要早期进行防治,下列体征,可视为出现后遗症的早期症状:①与健侧比较,患侧的眼缝缩小;②患侧鼻唇沟加深;③在紧闭患侧的眼皮时,口角均向上向外牵引;④在睡觉时和冷时,患侧面部有抽搐感或收缩、笨拙的感觉。

这时应避免面部的电刺激(包括电诊断),减小刺激量或更换治疗方法。

对面瘫程度及预后判断,是治疗面瘫的一个重要组成部分。一方面,医者可确定有效的治疗方案,对治疗面瘫有信心;另一方面,患者对疾病了解得越清楚,对未来恢复的情况知道得越多,就越可以避免不必要的检查及到处寻医寻药的烦恼。对面瘫程度及预后判断主要依据以下3点:①病因:可分原发性和继发性2类。原发性面瘫以周围性面神经炎较常见,发病多与病毒感染有关。继用针灸治疗的患者预后佳。②是否应用激素:在临床实践中发现,应用激素后虽然当时消除水肿效果较好,但会延长痊愈时间。同时,也会大大增加面瘫并发症的发生,故其多不主张应用激素。但若急性期应用激素治疗的病人,就不能突然停药,应按原治疗方案继续使用至疗程结束为宜。③面神经受损水平:面神经的损伤平面对面瘫程度及预后也有着十分重要的影响,面神经损伤平面位置高,波及范围广,损害程度大,疗效差。损伤平面低,波及范围窄,损害程度小,疗效好。在临证时,常依患者有无眼泪、听力障碍、听觉是否过敏、味觉障碍与否来判断面神经受损水平,以判断面瘫程度及预后。

临床应重视对患者的医嘱,每有新患者来诊都仔细交待,诊治过程中亦会时时询问病人的饮食起居,以便指导。有关注意事项包括:①面部应避免再受风邪,尤其是患侧;②嘱病人劳逸结合,不宜多用目力,本病多因劳累之后,正气虚急致病,故在治疗期间不宜再度疲劳;③嘱病人勿食生冷,勿以冷水漱口洗脸,勿浴后当风;④尽量平卧,卧位时避免患侧卧位;⑤教会患者自我按摩面部,分为穴位按摩和面肌按摩。患者面对镜子,面部穴位按摩是指以中指或食指指腹,对睛明、阳白、瞳子髎、承泣、牵正及翳风等穴位,先行揉按穴位后,以指力按压,使之产生酸、麻、胀的感觉为佳。面肌按摩是指用双手摩擦至手心发热,以掌面揉按面颊部由内下方向外上方轻推7~9次,要求患者持之以恒。面部按摩确是一种行之有效的辅助手段,其能够增强面部肌力,预防失用造成的肌肉萎缩,促进面部神经肌肉协调功能的恢复,从而缩短疗程,减少并发症的发生。

康复训练。嘱患者对着镜子练习抬额、皱眉、闭眼、耸鼻、撅上唇、微笑等动作,可适当用手帮助其被动运动。每种动作,每次持续收缩5s,休息10s,每节重复5~10次,每日1~2次。但对于合并有面肌痉挛者慎用。

面瘫的调养需贯穿始终。尤其是初期的调养很重要:一是保暖,患部不能受凉,风寒天气外出要带口罩或裹围巾。二是休息,要保证患者充足的休息,防止体劳、心劳、房劳。防止用眼疲劳,眼部用眼药水(膏)保护,预防感染。三是饮食,不能食辛辣刺激之物,忌烟酒。

良好的心理状态能提高针刺的疗效,在针刺治疗时要观察病人的精神状态,使患者保持镇定的情绪,密切配合治疗,获得适宜的针感,提高针刺的疗效。如果患者在焦虑、消极、紧张和不配合的情况下,就不能充分地发挥针刺的作用,影响针刺的疗效。故根据面瘫患者的心理特征,巧妙运用"语言"对患者进行启发疏导,使患者消除顾虑,克服内心忧郁、苦闷和紧张,增强了战胜疾病的信心,促进了疾病的康复。

十二、不寐——失眠

(一) 理论渊源

不寐亦称"失眠"或"不得眠"、"不得卧"、"目不瞑"。是以经常不能获得正常睡眠为特征的一种病证。不寐之病名出自《难经·第四十六难》。《内经》作为中医学奠基之作,其中虽尚未出现失眠这一病名,但也以"不得卧"、"目不瞑"、"卧不安"、"不眠"等称谓散见于《灵枢·营卫生会》、《灵枢·邪客》、《灵枢·大惑论》以及《素问·逆调论》等20余处文献中。不寐的临床表形式很多,有的是难以入寐,有的是寐而易寤,而有的是寐而不稳,或寤后不能再寐,甚至整夜不能入寐。

在现代社会中,随着社会生活和工作节奏加快及竞争的激烈,人们所承受的工作、学习及家庭压力较前急剧增加,心理负担比较沉重,人的心理精神紧张、情绪变化等不良刺激,已成为不寐证发病的重要致病因素。中医认为情志失调是不寐证之主因。而肝主情志,心主神明,不寐一病,病在心,病源在肝,应责之心肝二脏。病机以肝郁为首,肝失疏泄,气血失调,以致形成气、火、痰、瘀等病理产物,扰乱心神,神不守舍,病发不寐。临床辨治当以心肝为中心,根据气滞、火邪、痰火、血瘀之病理因素的不同阶段辨证论治。治疗上强调从心肝论治不寐,在此基础上确立了疏肝解郁、清心安神这一治疗总则。

(二) 病理机制

1. 肝为起病之源,心为传病之所

心、肝与睡眠

1) 心与睡眠:心主神明,为君主之官,是五脏六腑之大主,精神之所舍。如明代张介宾在《类经·脏象类》中说:"心者,君主之官,神明出焉。心为一身之君主,禀虚灵而含造化,具一理而应万机,脏腑百骸,唯所是命,聪明智慧,莫不由之,故曰神明出焉。"心藏神,主要指心具有主宰人体精神意识思维活动的功能,而且心神又统摄着其他四脏所藏之魂、魄、志、意,正如张介宾在《类经》中说:"心为五脏六腑之大主,而总统魂魄,兼该意志……此所以五志唯心所使也。"因此,睡眠作为人体的精神活动,实则由心神所控制。张景岳《景岳全书·不寐》又云:"不寐证虽病有不一,然惟知邪正二字,则尽之矣。盖寐本乎阴,神其主也,神安则寐,神不安则不寐。"同时,心主血脉,心神依赖心血的濡养,神志活动必须建立在心血充盈、畅通的基础之上。正常情况下,心为神之居所,心气充,血脉和利,血运通畅,则神游行有序,神君安居其位,统摄五脏六腑,则生化有序,起卧如常;若气滞痰火血瘀凝聚均可导致血脉运行不畅,从而影响心神的潜藏,使神不守舍而影响睡眠。

2)肝与睡眠:肝主疏泄和藏血,肝为将军之官,魂之居。肝之疏泄是指肝具有保持全身气机疏通畅达,通而不滞,散而不郁的作用。情志活动亦与肝的疏泄功能密切相关。正常的情志活动,主要依赖于气血的正常运行。肝主疏泄的功能之所以能影响人的情志活动,实际上是由肝主疏泄,调畅气机,促进血液运行的生理功能派生的。肝的藏血功能可以安养神魂。魂乃神之变,魂发于心而受于肝,其活动"随神往来",并以肝为居,以肝血为依托,故《灵枢·本神》云:"肝藏血,血舍魂。"睡眠与魂的关系非常密切,若肝的功能正常,则气机条达,气血和顺,情志舒畅,魂守于舍,神安其位,睡眠正常;若情志所伤,肝失疏泄,气机不宣,气血失和,魂不守舍,不归肝藏,扰动心神,神亦不藏,而生失眠之疾。《普济本事方·卷第一》云:"平人肝不受邪,故卧则魂归于肝,神静而寐。今肝有邪,魂不得归,是以卧则魂扬又离体也。"

3)心与肝的关系:在五行中,肝属木,心属火,是母子关系;在功能上,心主神志,肝主疏泄,人的精神、意识和思维活动,虽由心所主,但与肝的疏泄功能亦密切相关。

2. 心、肝与不寐

(1)情志失调,肝失疏泄是失眠的主要因素:情志因素是引发失眠的主要病因,与肝的生理病理有着密切的联系。正如《张氏医通》曰:"平人不得卧,多起于劳心思虑,喜怒惊恐。"肝藏血而舍魂,是主情志的重要脏腑,具有疏达气机、调畅情志的生理功能。《内经》云:"肝主谋虑","肝藏魂","随神往来谓之魂","魂伤则狂妄不精,不精则不正",情志病变与"肝魂失舍"密切相关。虽然肝魂得舍养,以肝藏血为物质基础,但仍赖肝气的疏泄,方能随神往来,调节觉醒与睡眠的协调平衡。肝的疏泄功能调节着全身气的运动,并进而通过调气达到以助行血的功能。疏泄正常,则气的升降出入有序,血的运行输布如常,气血调和,使人精力充沛,心境平和,神魂安宁。若肝受邪,疏泄失司,升降失序,气机失调则百病丛生。情志失调,首先伤气,《素问·举痛论》曰:"百病生于气也,怒则气上,喜则气缓,悲则气消……",情志过极使肝郁不舒,气机逆乱,气血失调,功能失常。其中以急躁恼怒伤肝为最常见,郁怒使肝气失调,肝失疏泄,气机郁滞,进而气血不和,甚或气郁化火上炎,又气郁日久,可化火伤阴,炼津成痰,痰火上扰,亦可导致血行不畅,瘀血闭阻,肝魂飞扬,心神不宁而致烦躁不寐。此外,肝气的疏泄功能有助于胆汁的分泌排泄和脾胃的运化,所谓木能疏土,土得木而达,脾胃得肝气之条达,升降运化正常,诸痰、食之邪无从作祟,则神魂不受其扰。

（2）心神不安是不寐的重要病机：《素问·六节脏象论》曰："心神不安则生不寐"，心主神明，寐由神所主，神安则寐，神不安则不寐，不寐证的发生，总由心神不安所致。《辨证录·不寐门》中说："气郁既久，则肝气不舒，肝气不舒，则肝血必耗，肝血既耗，则木中之血，上不润于心，则不寐。"心神往往易受情志因素的影响。七情不畅，肝失疏泄，则可出现气机不畅，肝郁气滞，则气血紊乱，肝郁内扰心神；或气滞日久，郁而化火，火性上炎，扰乱神明；郁火灼津为痰，痰热上扰心神；或肝失疏泄，气机郁滞，气不行则血瘀，瘀血闭阻神明以致不得卧。失治或误治，又会加重痰阻、气滞、火郁、瘀血等致病因素，使病情顽固难愈，失眠日久不愈，患者心情必不舒畅，或抑郁或烦躁，反过来又加重肝气郁滞。两者互为因果，是失眠发病或加重的主要机理。病理上心、肝两脏常互相影响，互为因果，若情志所伤，疏泄不及或太过，均可致心神不宁，患者起卧失常。

由上可见，情志失调，心神不安是失眠形成的重要病因病机。从现代病因学的特点出发，伴随着社会发展时代进步，生活节奏日益加快，精神过度紧张焦虑，精神因素在不寐证的发病中占据着越来越重要的位置。在失眠患者中，约70%受情志影响，导致心神不宁，神不守舍。故肝为起病之源，心为传病之所，失眠病在心，病源在肝，失眠的产生应当责之心肝两脏，心肝合治失眠症方可获得较好疗效。

（三）辨证特色

不寐患者以入睡困难或早醒、或间断多醒、多梦，甚则通宵难寐为特征，纯属肝气偏旺的一种表现，而白天头晕或头胀痛或心慌、心烦、口干、口苦，或胃脘不适、大便不调等，亦因肝木偏旺而上亢脑络，致头晕或胀痛，或犯心而心慌、心烦、口干口苦，或犯胃而胃失和降，或因肝亢肾虚，则头晕胀痛、耳鸣或脑响、腰酸乏力、尿频难控等表现，无不从肝而起，再波及他脏，甚至多脏腑功能紊乱，气血阴阳失调，使临床症状多样化，五脏虽皆有不寐之象，但其根源不离于肝，故临床辨证立法用药当从肝论治，以治肝为中心，兼顾调理其他四脏紊乱功能，颇能收良效。临床所见脏腑病变，多与不寐先后同见，且相互影响，互为因果，运用望、闻、问、切四诊合参，除了不寐这一主症外，辨证分析患者各项兼症，审证辨机，明辨脏腑，分清主次，分别论治，现总结如下。

1. 肝病不寐　主要由于肝病患者，在患肝病期间精神紧张，情志不畅，多思多虑引起，多见于急慢性肝病患者，患者在某一阶段常合并严重失眠，以失眠为主症前来就诊，按肝病不寐证治。急性肝炎或慢性肝炎活动期，有肝功能异常，当以清肝或疏肝利胆，或养肝健脾活血安神为主方治之。

2. 心病不寐　多见于冠心病、心肌炎、心动过速或频发早搏患者，常合并严重失眠，主要由于肝郁犯心，心血瘀阻，或心气不足引起。临床表现常有冠心病、心肌炎、或心律不齐病史,近因感冒后,或因情志不悦,精神过劳而病情复发,合并严重失眠,一夜睡 2~3 小时,甚则通宵不眠。白天胸闷心悸或隐痛不适,心烦不安,急躁易怒,口干苦,苔黄少津,舌质暗红,脉细弦或数,有结代。辨证多属肝郁瘀阻,心气不足,治以平肝或疏肝解郁、益气活血安神之剂。

3. 脾虚不寐　主要由于脾胃虚弱,反复不愈,常因精神过劳或情志不悦,而同时合并严重失眠。临床表现以慢性腹泻为特征,每日 2~5 次不等,便时有腹痛,或无腹痛,大便稀薄,或呈不消化状,无脓血。病情时好时差,反复发作不愈,大便化验无异常。失眠症状表现夜眠不安,多梦易醒或早醒,醒后不能再入睡,一夜睡 2~3 小时,甚则通宵不寐。此按脾虚不寐论治,常用疏肝健脾、养心安神之剂。

4. 胃病不寐　主要是患胃病(慢性胃炎、胃溃疡、十二指肠球炎或胃下垂等),常因情志不悦或精神紧张、过劳而引起失眠,以致胃病复发,又加重失眠,互相影响而发病。临床上表现严重失眠、精神抑郁或焦虑,同时胃脘胀闷不适,或胀痛、嘈杂、泛酸、嗳气频作。常用平肝或疏肝和胃之剂。

5. 肾虚不寐　主要由于肾气不足,肾气亏虚,三焦气化失司,膀胱通调水道不利,而致尿频、尿急或失控,同时并严重失眠,心烦不安等。多见于 40 岁以上妇女,再加情志不悦而诱发。西医诊断女性尿道综合征。临床主要表现则见尿频、尿急不爽,甚则失禁。每夜 3~4 次,或 7~8 次,白天亦尿频、尿急,常不敢外出,有时半途尿急、尿频、失控、遗尿。小便色淡黄,尿常规无异常。腰酸乏力,或脚跟痛,睡不安寐,间断多醒,每夜睡 2~3 小时,常合并心烦不安,情绪抑郁,采用平肝解郁补肾安神法治之。

6. 肺病不寐　多见于春秋二季,素禀肝木偏旺之体,屡因感冒以后,未能及时调治和休息,或因情志不悦、精神过劳,而致肝阳上亢,或肝郁化火,木旺侮金,肺失肃降,耗伤肺阴,致呛咳无痰,夜卧难寐。临床表现主要为呛咳阵作,时而升火,夜辄为甚。重则咳嗽而引起胸闷胸痛,心烦不安,急躁易怒,口干咽燥,大便偏干或便秘,数日一行。常彻夜难寐,或仅睡 2~3 小时,证属肝郁化火,耗伤肺阴,常予疏肝清心、养阴润肺之剂。

(四) 论治特色

情志失调是不寐证之主因,而肝主情志,心主神明,不寐一病,病在心,病源在肝,应责之心肝二脏。病机以肝郁为首,肝失疏泄,气血失调,以致形成气、火、痰、瘀等病理产物,扰乱心神,神不守舍,病发不寐。临床辨治当以心肝为中心,根据气滞、火邪、痰火、血瘀之病理因素的不同分阶段辨证论治。治疗上强调从心肝论治失眠,在此基础上确立了疏肝解郁、清心安神这一治疗总则。

1. 疏肝解郁、清心安神为主　失眠在一般人群中十分常见,并有不断增加的趋势。失眠患者又以肝郁者最多,究其原因,应与社会的发展有密切的关系。随着社会节奏的加快，人们在各方面的精神压力也随之增加，极易引起精神情志失常，直接影响肝主疏泄的功能。肝主疏泄，从而产生气滞、痰阻、火郁、血瘀等病理产物，扰乱心神，神不守舍，病发不寐。失眠的病机以肝郁为首，故治疗当以疏肝解郁为主，常用药物有柴胡、白芍、枳实、香附、珍珠母等。临床也要在疏肝解郁的基础上辨证论治，痰阻者兼以化痰，火郁者化火，血瘀者活血。失眠者虽以肝郁为主，但均为心机受损，神明受扰所致，所以治疗时应佐以镇静清心安神药物。《先醒斋医学广笔记》中提到"治不寐以清心火为第一要义"在临床上具有重要的指导意义，临床遇到失眠伴心烦者，均应注意清心。其发病多与情志因素相关，由于心情焦虑而引动心火者，往往心烦而失眠，伴有舌痛生疮，舌红苔黄，脉偏数，治当清心泻火，用黄连导赤散加味，药用黄连、生地黄、竹叶、通草、栀子、麦冬、川牛膝、生龙骨、生牡蛎等。由于情志抑郁，肝气郁结，久而化热化火，以致肝火偏盛、上扰于心、心神不宁而失眠，出现失眠心烦、多梦，性情急躁易怒，或伴胁肋部胀痛不适，目赤，口干口苦，舌红苔黄，脉弦数；心藏君火，肝藏相火，肝火常引动心火，临床多呈心肝火盛为患，伴有上述心火证候；治当清肝泻火，兼以清心除烦；一般多用黄连导赤散加牡丹皮、栀子、夏枯草清肝。肝火盛者，酌加龙胆草以清泻肝火，再酌加重镇安神药物，如磁石、生龙骨、生牡蛎等。

2. 血失其和，兼以养血化瘀 心主血脉，肝藏血。心神依赖心血的濡养，肝的藏血功能可以安养神魂。《素问·八正神明论》指出："血气者，人之神。"《灵枢·平人绝谷》曰："血脉和利，精神乃居。"若血失其和，则血不能安养神魂，亦可导致或加重失眠多梦。应当重视血失其和而引起的失眠，既要重视由于血瘀而不能养神，还要重视血虚而心神失养。治疗的同时必得兼以养血化瘀。

不寐日久，必暗耗气血，气血虚弱，心失所养。《血证论·卧寐》指出："心藏神，血虚火妄动，则神不安，烦而不寐。"临床出现失眠，或伴心烦，多梦，易醒，心悸，健忘，头晕目眩，舌淡，脉细；血为气之母，血虚亦可见疲倦乏力，纳差，脉虚弱无力等气虚症状。常以四物汤合酸枣仁汤加减，应用时重用熟地黄、当归、白芍，减川芎，加何首乌或夜交藤。应注意酌加养血之品，如何首乌、阿胶等。增强养血安神之功；配用益气药物，在于健脾益气以生血，改善疲倦乏力等症状。血瘀导致失眠上述文中已有提及。《医林改错·血府逐瘀汤所治之症目》列有"不眠"、"夜不安"、"夜寐梦多"等症，指出"夜不安者，将卧则起，坐未稳又欲睡，一夜无宁刻，重者满床乱滚，此血府血瘀。""夜睡梦多，是血瘀。"血瘀而致不寐，应引起临床注意，出现上述症状，并伴有疼痛，舌质紫暗或瘀斑瘀点、脉涩，呈现明显血瘀证候者，以血府逐瘀汤加丹参，再酌加安神之品。失眠病久，凡兼见瘀血之证，常在辨证用方中，适当加当归，丹参活血。

3. 重视应用安神之药 治疗失眠，既要强调辨证论治，灵活选方，在此基础上,尚需注意安神药的合理配用,这是提高临床疗效的重要环节。安神药的功效特点各有不同,其兼有的其他作用亦有所异,因此,应注意合理选用。失眠兼见血虚者多选加酸枣仁、夜交藤、大枣等,补养心肝,养血安神,夜交藤应适当重用;失眠兼见阴虚者多选加柏子仁、百合、酸枣仁,滋养阴血安神;痰热者在清化痰热的同时,多选加合欢皮、远志,或适当重用茯苓。情志不遂、心情抑郁而不寐者,加用合欢花或合欢皮,《神农本草经》言其"安五脏,和心志,令人欢乐忘忧",是解郁安神的主要用药。兼血瘀者可加琥珀安神。由于惊恐不安,心肝火盛者更应选用重镇安神药物,如生龙骨、生牡蛎、磁石等,并适当重用,但一般少用朱砂有毒之品。

4. 从痰瘀论治顽固性不寐 顽固性不寐,病程较长,迁延难愈,给患者带来了极大的痛苦。中医有"顽证治痰"、"怪病治痰"的说法,《丹溪心法》曾指出:"痰之为物,随气升降,无处不到",张景岳在《景岳全书》也说过:"饮惟停积肠胃,而痰则无处不到。无处不到而化为痰者,凡五脏之伤,皆能致之",中医又有"久病入络"、"久病必瘀"的说法,故对于治疗顽固性不寐,主张从痰瘀论治。

长期不寐,暗耗人体的精神气血,除脏腑虚弱外,尚有痰浊、瘀血阻滞,临床上因痰瘀交阻致失眠者较为多见。痰既是病理产物,又是重要的致病因素。因痰致病者,痰湿内生,郁而化热,痰火内伏,内扰心神,心神不宁,而致难以入眠,究其根源在于痰湿。因病致痰者,多因顽固性不寐,迁延日久,或心烦急躁,恼怒伤肝,肝失条达,克伐脾土,土木违和,生湿聚痰,日久化热;或劳心伤脾,脾失健运,宿食停滞,酿为痰热;痰热内扰、心神不宁即致不寐。不寐日久,脏腑虚弱,气血失调,血运不畅,则血络瘀滞,血瘀是长期失眠的病理产物,又是失眠顽固存在的重要原因,瘀阻心脉,则心失所养,心神不宁;瘀阻肝脉经,则肝气不舒,肝魂不藏;瘀血阻滞气机则郁不能解。痰瘀互结,胶着难化,阻滞脏腑经络,心神失养以致寤寐异常。故治疗痰瘀交阻失眠患者须详审病机,准确辨证。临床多见有:一是偏于痰湿重者,痰浊由水湿所化,性属阴邪,阴主静,故易内蒙心窍使神明失用,表现为反应迟钝,精神抑郁,甚者如痴如醉,治宜解郁化痰开窍;二是偏于痰热内扰者,痰热生火,上扰心神,则夜寐不宁,表现为彻夜难眠,头晕耳鸣,嗳气,不思饮食,口苦,大便干结,舌红苔黄腻,脉滑。治宜化痰清热,养心安神。三是偏于瘀血阻滞者,表现为入睡困难,甚者头痛,急躁,口干,双目可见红丝,大便干,舌质暗红,边有瘀斑,脉弦,治宜活血化瘀。提出针对痰瘀交阻所致失眠之证,治之当以化痰祛瘀为主,化痰类药物多用半夏、陈皮、茯苓、瓜蒌、泽泻、枳壳、海藻、枳实、竹茹、胆南星等;消瘀类药物多用丹参、川芎、赤芍、当归、山楂、桃仁、红花、水蛭、蒲黄、牛膝、大黄、延胡索等;可酌情加用酸枣仁、合欢皮、夜交藤、石菖蒲、炙远志、龙骨、牡蛎等以助安神。津血同源,凡气血精津环流不畅,代谢升降失其常度,皆可碍运滞血,痰

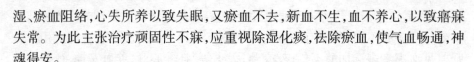

湿、瘀血阻络,心失所养以致失眠,又瘀血不去,新血不生,血不养心,以致寤寐失常。为此主张治疗顽固性不寐,应重视除湿化痰,祛除瘀血,使气血畅通,神魂得安。

5. 注意生活调摄　失眠属于心神病变,除药物治疗外,还特别强调要重视心理及生活方面的调理。要劝慰患者调摄情志,喜怒有节,心情舒畅,解除思想负担。服药期间及睡前须戒烟酒、咖啡、浓茶。生活要规律,按时作息,养成良好的睡眠习惯。居住环境要安静,应设法避免或消除噪音。每日应有适当的体力活动,加强体育锻炼,促进身心健康。服药应在午休前及晚上临睡之前,这对于提高临床疗效都具有重要意义。

十三、郁证——抑郁症

(一) 理论渊源

郁证是由于情志不舒,气机郁滞所引起的一类病证。主要表现为心情抑郁,情绪不宁,胁肋胀痛,或易怒善哭,以及咽中如有异物梗阻,失眠等各种复杂表现。中医学对抑郁症的认识较早,相关的论述散见于古代医籍中。在中国古代文献中虽然没有抑郁症之病名,但是与抑郁症的病因、病机、治疗等方面相关的记载却相当丰富。在中医学中主要将其归类于情志疾病的范畴,古代文献多归在郁证中,其他散见于百合病、脏躁、癫证、不寐、健忘以及梅核气等疾病中。元朝王安道言:"凡病之起也,多由乎郁,郁者,滞而不通之义。"《景岳全书》中记载"五气之郁,因病而郁;情志之郁,因郁而病"。

在总结前人先贤基础上,结合行医经验,认为郁病诊治的新思路即肝肾不足为本病发生之内在因素,阳郁不达为本病中心病理环节,血、湿、食、热、痰为外在表现。治疗以温补肝肾、宣阳解郁法为本病基本大法。

(二) 病理机制

1. 肝肾不足为本病发生之内在因素　本病之发生涉及肝、肾、心、脾、胆、脑,但是与肝、肾关系最为密切,当肝肾不足或肝气郁滞时常诱发本病,肝肾亏虚常为本病发病之内在因素。

(1) 郁证与肝的关系:肝藏血,主疏泄,性宜条达。当肝血充足时则肝脏的生理机能亦条达舒畅,当肝血亏虚时,又适逢外因影响如谋虑不遂,郁怒不解等情志过极,使肝失条达,疏泄失司,而致肝气郁结。久则由气及血,影响五脏。如肝络不和而致胸胁痛。肝郁或横逆犯胃克脾,脾胃受制,纳谷运化失常,水谷不为精微,反生痰湿,或肝病及脾,肝脾气结,气滞脾精不布,聚湿生痰,痰气郁结,上逆胸膈咽喉,可发为梅核气。若肝郁化火,扰动心神,心血亏耗,神失所养,则发为脏躁。正如《灵枢·口问》所说:"悲哀忧愁则心动,心动则五脏六腑皆摇。"心主血脉,肺主治节而朝百脉,心肺正常则气血调和,若肝气上逆犯肺,肺气不展,百脉失朝,气血不畅,内伤肺阴,久则心肺阴虚,百脉受累,于是症状百出,发为百合病。惊恐伤神则心失所养,忧思伤志则肾失所藏,心肾两亏,由阴及阳,阳虚不能制水,寒水及肾之积气上逆,可发为奔豚气。肝郁可影响肾之封藏,或肝气郁久化火,暗耗阴精,肾阴亏虚或阴虚火旺,久则可致虚劳。妇女气郁血滞,冲任失养,久则可发为经闭、癥积,由于肝、脾、心、肺等脏腑机能失调,病因病理错综复杂,病程中还可表现为心脾两亏、心肾阴虚、阴虚火旺、心脾气结、心肝气郁、肝脾不调、肝胃不和等证候类型。由此可见肝血充足则肝气条达,肝血不足则易发生肝气郁结,而肝气郁结又可演变为心肾脑的其他脏器病变及血、痰、瘀等六郁。

(2)郁病与肾的关系:肾虚精亏也是抑郁症的病理基础之一。《医方集解》载:"人之精与志皆藏于肾,肾精不足则志气衰,不能上通于心,故迷惑善忘也。"肾精不足,不能化髓充脑,神明用之不足,精神颓废而成抑郁。明·李时珍指出:"脑为元神之府",谓"脑实则神全,神全则气全,气全则形全,形全则百关调于内,八邪消于外"。王清任在《医林改错·脑髓论》中也说:"灵机记忆不在心在脑"。可见,脑主宰生命活动,人的视、听、言、动及思维感觉记忆等均与脑的功能有关,肾精充足则脑髓充盈,神明得养,精神舒畅,反应灵敏。《类证治裁·郁证》曰:"七情内起久郁,始而伤气,继必及血,终乃成劳",指出抑郁日久必有虚损,"久病必虚,穷必及肾。"肾藏精、生髓、充脑,年老或久病耗伤肾精,可致肾精亏虚、髓海不足、脑失充养、九窍不利、常有心境低落、思维迟钝、头晕耳鸣、失眠健忘、神疲乏力等抑郁症表现。汪昂《本草备要》说:"人之记忆皆在脑中……老人健忘者,脑渐空也。"肾虚精亏可直接导致抑郁症的发生。髓海不足还可通过影响其他脏腑功能,间接引起抑郁。脑的功能分属五脏,五脏分主神志活动,心在志为喜,肝在志为怒,肺在志为悲,脾在志为思,肾在志为恐,髓海不足则五脏神志活动不得所主,出现喜怒无常、悲忧无度、思虑过度、郁郁寡欢等神志异常表现。另外,髓海不足引起的脏腑功能失调还影响到气、血、津液的运行和输布,造成气郁、血瘀、痰郁等,从而加重肝郁,进一步影响并加重抑郁症。《赤水玄珠·郁门·郁》说:"有素虚之人,一旦事不如意,头目眩晕,精神短少,筋痿气急,有似虚证,先当开郁顺气,其病自愈",指出体质素虚是郁证发病的内在因素。

2. 阳郁不达为本病中心病理环节 抑郁症常表现为形神兼病,其形病以形体重滞、脏腑郁痹为基本表现,神病以神机颓废为特征。其中,尤以神病为抑郁症的基本特征和先决条件。神机之发,功在阳气。阳气宣通,得以鼓动彰明,神机方能振奋。阳气郁痹不畅,生发之机抑遏,故神机颓废,表现出情感低落、兴趣和(或)愉快感缺乏及意志行为减退的"三低"症状;阳气郁痹不畅,推动温煦之力减弱,故体重呆滞、乏力及畏寒;阳气郁痹不畅,影响脏腑气化,脏腑功能失调,出现纳呆、手足心热、大便秘结等;阳气郁痹不畅,自身阳气消长变化不能与天阳同步,故出现睡眠障碍。综上所述,阳郁神颓证以生机抑遏,功能低下的精神、躯体症状为特征,尤其是伴症状群有典型"晨重暮轻"现象者。本证患者多为性格内向的中青年,伴面色晦暗、舌象正常或舌暗淡等相关性较强的症状。

综上所述,阳气郁痹的基本病机贯穿抑郁症始终。在疾病进程中,由于病程、体质不同、脏腑损伤到一定阶段,其他病理产物也可成为主要病理因素,但中心病理环节并非不存在,而是处于次要地位。若以脏腑辨证,则时常表现为多种证型同时并见,仅是主次程度的差异,而不是有与无的差异。在充分认识和掌握阳郁神颓这一中心病理环节的基础上,进一步对抑郁症进行辨证,可凸显抑郁症在中医病机证候学上的共性,起到执简驭繁的作用。提示保养阳气、宣畅阳气对于抑郁症的临床治疗和预防发病方面均有重要指导作用。

3. 血、湿、热、食、痰为外在表现　气为血帅,气行则血行,气滞则血不畅,阳气郁痹日久则由气及血而成血郁。肝病及脾,脾失健运,或气滞湿阻,聚湿生痰而成痰郁。痰气郁结,湿易停留,湿浊不化则食滞不消,于是痰、湿、食郁亦随之而起,而痰湿食郁又可进一步影响气血郁结。此外,气、痰、湿、食久郁,还可化火而成热郁,最终气、血、痰、湿、食、热六郁相因为病或错杂互见。

(三) 治疗特色

1. 温补肝肾、宣阳解郁法为本病基本治疗大法　由于肝肾不足是本病发病之内在因素,而阳郁不达又贯穿本病发病之始末,因此在治疗本病时一定要标本兼顾,虚实同治。根据治疗抑郁症临床经验提炼出宣阳解郁汤为基本方加减治疗抑郁症各种证型,临床上获得显著疗效。药物组成为:制首乌30g、制香附15g、石菖蒲10g、郁金10g、远志10g、巴戟天30g、夜交藤30g。药取制首乌为君药,滋补肝肾,生精益髓补脑,《开宝本草》谓其能"黑须发,悦颜色,久服长筋骨,益精髓,延年不老"。现代研究认为,何首乌所含卵磷脂成分是构成神经组织尤其是脑脊髓的主要物质。另外,药理实验研究表明,何首乌还能减少体内胆固醇的吸收,防止胆固醇的血内沉积,缓解动脉粥样硬化,具有改善微循环和抑制血栓形成的作用。因此,具有益精填髓的何首乌尚能活血消痰,可谓一举两得。巴戟天功能补肾阳,壮筋骨,祛风湿,《神农本草经》:"主大风邪气,阴痿不起,强筋骨,安五脏,补中增志益气。"《日华子本草》:"安五脏,定心气,除一切风。"该药为臣,助首乌补肾阳,该药补阳而不伤阴,阳气得以充足,则宣阳可事半功倍。由于痰血互相胶结,痰凝血难行,血瘀痰难化,所以治痰必治血,血活则痰化,活血必治痰,痰消则血行。痰浊血瘀的主要病变部位在脑之络脉,《临证指南医案》指出:"辛香可以入络通血",因此选用郁金、石菖蒲等通络解郁开窍。郁金辛苦寒,归肝、胆、心经,《本草备要》谓其能"行气、解郁、泄血、破瘀。"石菖蒲辛温,性味芳香,《本草从新》谓其能"利九窍……逐痰消积",《重庆堂随笔》云:"石菖蒲,舒心气,畅心神,怡心情,益心志,妙药也。清解药用之,赖以祛痰秽之浊而卫宫城;滋养药用之,借以宣心思之结而通神明"。香附,味辛微苦甘,性平。具有疏肝解郁、调理气机、行气止痛之功。入肝、三焦经。《本草纲目》曰其能"利三焦,解六郁……乃气病之总司,女科之主帅也"。《本草求真》曰"香附,辛味甚烈,香气颇浓,皆以气用事,故专治气结为病"。《本草述》谓其"七情抑郁者能开之"。香附醋制能增强疏肝理气的作用,正如《药品辨义》中所说"因味辛散,乃用醋炒,佐入肝经……借以行气而快滞也",故方中选用醋香附以疏肝理气解郁,气行则诸郁自解。香附、菖蒲、郁金三药合用为佐以宣阳解郁。

远志功能安神益智,祛痰,消肿,用于抑郁症患者心肾不交引起的失眠多梦、健忘惊悸,神志恍惚,咳痰不爽等症效果良好。菖蒲和远志相互有拮抗作用,菖蒲开窍启闭、理气化痰,远志交通心肾、宁心安神。夜交藤,滋心阴,养心血,安神。入心、肝二经,为引经使药。

综观本方,诸药以入肝、肾经为主,靶向明确。重用理气药,意为气结开则诸症自愈。理气而不耗气,活血而不破血,调气血,补肝体,助肝用,宁心神,共奏滋补肝肾、宣阳解郁之效。

2. 临证加减

(1)"六郁"辨证加减:偏于痰郁者,宣阳解郁汤(制首乌30g、制香附15g、石菖蒲10g、郁金10g、远志10g、巴戟天30g、夜交藤30g)基础方加法半夏10g、陈皮10g;偏于血郁者,宣阳解郁汤基础方加丹参20g、红花6g;偏于食郁者基础方加焦山楂20g、神曲10g;偏于湿郁者,宣阳解郁汤基础方加茯苓20g、藿香10g;偏于火郁者,宣阳解郁汤基础方加丹皮10g、栀子10g。

(2)证候辨证加减:心血虚证,选用宣阳解郁汤基础方加当归15g、阿胶10g(烊化兑服);脾气虚证,宣阳解郁汤基础方加茯苓20g、白术15g;肝郁化火证,宣阳解郁汤基础方加柴胡10g、栀子10g、肝郁脾虚证,宣阳解郁汤基础方加柴胡10g、白术10g;痰证,宣阳解郁汤基础方加法半夏10g、制南星9g;痰气互结证,宣阳解郁汤基础方加厚朴10g、半夏10g;痰火内扰证,宣阳解郁汤基础方加竹茹15g、川贝9g;火热炽盛证,宣阳解郁汤基础方加栀子10g、黄连6g。

十四、癫狂——精神分裂症

(一)理论渊源

癫狂是一类临床常见的精神失常疾病,是中医对各种严重精神疾病的统称。癫证以精神抑郁,表情淡漠,沉默痴呆,语无伦次,静而少动为主要特征,狂证以精神亢奋,狂躁不宁,打人毁物,动而多怒为主要特征。两者相互联系,互相转化，故常并称癫狂。

中医学对癫狂的认识很早，如《难经·五十九难》载："狂癫之病，何以别之？然狂疾之始发，少卧而不饥，自高贤也，自辩智也，自贵倨也，妄笑好歌，妄行不休是也。癫疾始发，意不乐，僵仆直视，其脉三部阴阳俱盛是也。"唐·孙思邈《备急千金要方》对癫狂进行了描述："凡诸百邪之病，源起多途，其有种种形相示表癫邪之端，而见其病，或有默默而不声；或复多言而漫说；或歌或哭；或吟或笑；或眠坐沟渠，啖食粪秽；或裸形露体；或昼夜游走；或嗔骂无度；或是蜚蛊精灵，手乱目急。"中医对癫狂的病因病机以及治疗有详细的论述，且历代都有不断的深入，形成了独特的辨治思路，但限于当时的认识水平，可能无法对精神病人偏离正常的思维和行为做出合理的解释和量化的诊断标准，但他们以科学的态度进行了探索。

（二）病理机制

情志刺激与先天禀赋不足是癫狂发病的重要原因，多以气郁为先，气机不畅，阴阳失调，导致体内痰、火、瘀病理因素，四者相互因果兼夹。

1. 癫之始发，痰气内郁，上蒙清窍　心主神明，人体精神活动均由心神所支配，心神功能正常则表现神志清晰，精神充沛。若因情志内伤，造成气机不畅，肝气郁结，痰浊内生，痰气互结，蒙蔽神机。癫之为病，精神抑郁，表情淡漠，沉默痴呆，语无伦次，静而少动，多因情志不遂，肝气郁结，久之痰气内郁，蒙蔽心窍，或忧愁过度，劳伤心脾，心神失养，脾虚生痰。张景岳在《景岳全书·癫狂篇》中提到："癫病多由痰气，凡情志之郁，气有所逆，痰有所滞，皆能壅闭经络，格塞心窍。"张锡纯在《医学衷中参西录·治癫方》中也提到："由于忧思过度，心气结而不散，痰涎亦即随之凝结。又加以思虑过度，则心气内耗，而暗生内热，痰经热炼，而胶粘益甚，热为痰锢，而消解无从，于是痰火充溢，将心与脑相通之窍络，尽皆瘀塞，是以其神明淆乱也。"癫证属阴，寒痰是癫疾的重要病因，陈士铎在《石室秘录·癫症》中记载："癫病之生也，多生于脾胃之虚寒，脾胃虚寒，所养水谷，不变精而变痰，痰凝胸膈之间不得化，流于心而癫症生矣。"而郑钦安在《医法圆通·癫狂》中论述到："癫为心阳之不足，神识昏迷，喜笑无常，作事无绪，皆由心阳不足，神识不清，寒痰易生，上闭心窍。"临床中，癫证初期也以阳虚为多见，舌苔脉象多见阳虚之象。

2. 狂之始发，痰火壅盛，上蒙清窍　《素问·至真要大论》载"诸躁狂越，皆属于火"，火为阳邪，其性炎上，火邪与狂证关系密切，狂证多见精神亢奋，狂躁不宁，打人毁物，动而多怒。若喜怒无常，心阴耗伤，或脾胃阴伤，胃热炽盛；或五志化火，炼液成痰，皆可致痰火内郁，上蒙心窍而发狂证。刘完素在《素问玄机原病式·六气为病·火类》中论述："狂者，狂乱而无正定。越者乖越礼法而失常也。夫外清而内浊，动乱参差，火之体，静顺清朗，准则信平，水之体，由是肾水主志,而水火相反,故心火旺则肾水衰,乃失志而狂越。"此外,张介宾在《景岳全书·癫狂痴呆》中论到:"凡狂病多因于火,此或以谋为失志,或以思虑郁结,屈无所伸,怒无所泄,以致肝胆气逆,木火合邪。"叶天士在《临证指南医案·癫痫》则提到痰火发病的机理:"狂由大惊大怒,病在肝胆胃经,三阳并而上升,故火炽则痰涌,心窍为之闭塞。"

3. 癫狂久作,气滞血瘀,痰瘀互结 癫狂多以情志为患,且以气郁为先,久之气滞而致血瘀、痰凝。瘀血内伏又进一步加重气滞。而痰瘀互相转化,二者潜伏经络之中,每因受刺激而发,导致精神失常之癫狂。清代医家王清任提出癫狂发病的瘀血机理,在其论著中提到:癫狂一症,哭笑不休,詈骂歌唱,不避亲疏,许多恶态,乃气血凝滞脑气,与脏腑气不接,如同做梦一样。

(三)辨证特色

1. 辨痰与瘀 所谓"怪病多痰瘀",在辨证论治癫狂时,十分重视对痰与瘀程度的把握,如在疾病初期,患者四诊之中痰迷心窍之象多显,亦间杂舌暗,脉涩等象。

痰又称痰饮,瘀又称瘀血,两者是人体受某些致病因素作用后在疾病过程中所形成的病理产物,这些病理因素筑成后又能间接或直接作用于人体某一脏腑组织,转变成致病因素。痰饮多因肺脾肾及三焦等脏腑气化功能失常,水液代谢障碍,产生津液停滞而成,瘀血多由气虚、气滞、血寒、血热等原因,使血行不畅凝滞而成。《景岳全书·痰饮》中记载:"痰涎皆本气血,若化失其正,则脏腑病,而血气即成痰涎",唐容川在其著作《血证论》中提出:"血积既久,亦能化为痰水",可见气机调畅,则津液化生为血液,反之病理条件下,气机逆乱,则津液溢出常道便成痰浊,故中医有"痰血同源"之说。在临床实践中发现对于一些痰证,在单纯使用祛痰、化痰药无效时,加用一些活血化瘀之品常可获良效,而某些血瘀证患者在单纯使用活血化瘀药物效果不佳时,加用一些祛痰逐饮之品亦可收效,如此更验证了"痰瘀同源"之说。

"痰瘀同源"在历代医籍有所论述,但未成体系,痰瘀同源是指在疾病产生过程中,一个病因既可生成痰饮,亦可产生瘀血,而何者为先,与患者体质密切相关。如阳虚气虚不能布化津液,津液停聚则成痰成饮,而阳虚气虚推动无力,也可形成血瘀;阴虚火旺者,虚火可灼津成痰,而虚火灼络,络脉不利,致使血行不畅,也可生瘀。"痰"作为津液代谢障碍的病理产物,产生的常见疾病有:冠心病、高血压病、高脂血症、癫痫、癔症、精神分裂症、慢性复发性头痛、哮喘、糖尿病、梅核气等,而一些临床观察也发现痰证患者的交感神经兴奋性显著高于非痰证患者及正常人,这提示痰证患者自主神经功能存在一定程度的失调。交感神经功能亢进,可表现为心跳加快,血压升高,心悸、胸闷、烦躁口干、失眠多梦等,这表明神经系统发病与"痰"之间可能存在密切关系。古人云"肺为贮痰之器,脾为生痰之源,肾为生痰之本",故痰病用药多用温肺、健脾、补肾之药,常用细辛、生姜、半夏、陈皮、麻黄、杏仁、白术、桂枝、茯苓、山药、山茱萸等,对于一些疑难病症,不妨开始便加用一些活血化瘀之品,如川芎、当归、赤芍、丹参、牛膝,如若病久破血之品亦当其冲,如水蛭、三棱、莪术、穿山甲等。

癫狂发病,古代医家有"痰迷心窍"与"血迷心胞"之说,临床所见一些初发的癫狂病人舌苔脉象现有瘀象,但癫狂初期应重视痰,可辅以瘀,但随着疾病的发作,可重用化瘀,乃至迫于之品。

2. 辨癫狂之"寒" 《素问·至真要大论》篇云:"诸躁狂越,皆属于火",且历代医家都十分重视从痰火论治癫狂,施以清热泻火,镇心涤痰等法,但癫狂从虚寒角度论治,自清代已渐具理论体系。郑钦安在《医法圆通·癫狂》论述:"癫为心阳之不足,神识昏迷,喜笑无常,作事无绪,皆由心阳不足,神识不清,寒痰易生,上闭心窍。"此外清代医家陈士铎在其所著的《石室秘录·癫症》一书中阐述了寒痰致癫的发病机理:"癫病之生也,多生于脾胃之虚寒,脾胃虚寒,所养水谷,不变精而变痰,痰凝胸膈之间不得化,流于心而癫症生矣",方用祛癫汤,组成为:人参五钱,白术一两,肉桂一钱,干姜一钱,白芥子五钱,甘草五分,菖蒲五分,半夏三钱,陈皮一钱,陈氏在书中注到:"此方用人参、白术专补脾胃,用桂、姜以祛寒邪,用白芥子,半夏以消顽痰,用甘草、菖蒲以引入心而开窍,自然正气回而邪痰散。"陈氏用肉桂祛寒,大剂量白术补气健脾燥湿,兼顾消痰之剂,以成化癫之法。另一位医家傅氏在《傅青主男科·癫狂门·癫狂》中记载:"此证多生于脾胃之虚寒,饮食入胃,不变精而变痰,痰迷心窍,遂成癫狂。苟徒治痰而不补气,未有不死者也",而傅氏所给出的治疗方剂与陈氏一样,考两者生存年代,乃陈氏遵从了傅氏的学术观点。而傅氏在《傅青主男科·癫狂门·狂症》中也记载道"此证有因寒得知者,一时之狂也,可用白虎汤以泻火,更有终年而不愈者,或拿刀杀人,或骂亲戚,不认儿女,见水大喜,见食大恶,此乃心气之虚,而热邪乘之,痰气侵之也",该论述前部分,因寒得知,为何用白虎汤? 前人有注解,盖寒邪外逼,里热不泻而扰心胃,如冬伤于寒,春必病温是也。

从以上的论述中不难看出,此证乃脾胃虚寒为本,痰迷心窍为标,治疗时亦以白术、人参补气为先,古人云"气能生火",火即可疗虚寒。癫狂之疾,历代皆宗"痰迷心窍"之说,然该病始于痰,并非终于痰,临证之时,倘若辨证属脾胃虚寒,痰湿内停,不妨以治气为主,治痰为辅,实乃扩宽临床治疗思路。

3. 重视辨"胃气" 胃气是中医学十分重要的概念,涉及疾病病理、生理及治疗等多个方面,历代医家都是十分重视对胃气的调护与识别。《景岳全书》中论述到:"凡欲察病者必须先察胃气,凡欲治病者,必须先顾胃气",这是中医看病的特色也是中医看病的巨大优势,癫狂治疗时多会选用一些重镇、破血之品,往往会伤及胃气,所以遣方用药之时能知病家胃气状态则治疗时心中有数,正所谓"知己知彼",如医家胃气充足,选药之时可多用一些力大效专之品。

在辨证之时多从舌苔脉象之中了解患者的胃气。舌苔的形成与变化与胃气的关系十分密切,即舌苔乃"胃气挟气上蒸而成",虽然不同的疾病状态下胃气表现各异,但万变不离其宗,病家苔少则胃气不足,胃气亦将为顺,然降者必先升,故其胃气"生"与"升"皆不足,苔厚腻则降不足,降不足则胃气壅滞,苔现腻象。脉诊在四诊之中最难把握的,临阵之时脉诊对于治疗的靶向有很大的帮助,如脉中有胃气,则表现为从容和缓,脉诊诊察脉管的状态,其多反映机体的长期状态,即脉象之成非一日之功,故脉象对于调整体质,鉴查胃气有很大的帮助。

(四)论治特色

1. 初起以行气开郁、泻火涤痰为要务 癫证初起多见肝郁气滞,脾失健运,狂证多见气凝痰阻,痰热互结,均以邪实为主,临床之中,常用温胆汤灵活加减运用,多能获效。温胆汤源于南北朝姚僧垣《集验方》,首载于唐代孙思邈《备急千金要方》,原方主治胆虚寒,证见"病苦眩厥痿,足趾不能摇,不能起,僵仆,目黄失精",在《三因极一病证方论》中在前方基础上加用茯苓与大枣,组方结构较《千金》更为完整,其组方为"陈皮、半夏、茯苓、枳实、竹茹、甘草、生姜、大枣",《三因方》中分析该方主治提到"心胆虚怯,触事易惊,或梦寐不详,或异象惑,遂致心惊胆摄,气郁生涎,涎与气搏,变生诸证",可见气郁生涎,涎与气搏是变生诸证的根源。本方乃二陈汤加枳实、竹茹,半夏燥湿而祛痰,陈皮化湿浊而健脾运,竹茹化痰涎而清郁热,茯苓淡渗水湿,枳实下气消痰。此方通常视为清热化痰之方,名为温胆,历代医家均有所见解,如"和即温也,温之者,实凉也",而费伯雄在《医方论》中论述到:胆为清静之府,又气血皆少之经。痰火扰之,则胆热而诸病丛生矣。温胆者,非因胆寒而与为温之也,正欲其温而不热,守其清静之故。前任常以胆经代表少阳病变,胆与三焦同属少阳,温胆有温通三焦之意。《张氏医通》中也有论述:"胆之不温,由于胃之不清,停蓄痰涎,沃于清净之府,所以阳气不能条畅而失温和之性。故用二陈之辛温以温阳涤涎,涎聚则脾郁,故加枳实,竹茹以化胃热也。"癫证初起,侧重心肝脾,可用温胆汤加用疏肝理气之品,如柴胡,香附,郁金,绿梅花等;对于狂证痰火壅盛者可配合龙胆泻肝汤加减。

2. 癫狂久作多痰瘀,活血化瘀起沉疴 所谓"久病多瘀,怪病多痰",癫狂久作多现瘀象,对于一些反复发作,或久治无效者,多从瘀论治,此外即使癫狂初起,四诊合参现瘀象者,亦可从瘀随证遣方。临床实践中也发现,对于一部分癫狂,单纯从痰火论治,病情并未得到控制,而从瘀论治往往会见到一定效果。临床常用王清任之癫狂梦醒汤、血府逐瘀汤加减。常用药物有桃仁、大黄、三棱、莪术、丹参、牛膝、川芎、赤芍、香附等,并善用水蛭、蜈蚣、地龙等虫类药,水蛭在《神农本草经》中记载"味咸平,有小毒,主逐恶血瘀血",水蛭咸以走血,入肝经血分,擅长破血逐瘀,力峻效宏,对于癫狂属瘀者可用之,但临床使用时应注意,水蛭功专破血逐瘀,善破坚疾,体弱血虚,孕妇及月经量多者忌用,同时使用该药应中病即止,以防久服伤血。

十五、颤证——帕金森综合征

震颤麻痹(paralysis agitans)又名帕金森病(Parkinson disease,PD),是一种锥体外系的慢性进行性疾病,临床表现以进行性运动徐缓、肌张力增高、静止性震颤及姿势反射消失为特征。一般将原因不明者称为震颤麻痹,查明原因者则依据其原因命名为综合征(PS)。本病属于中医学"颤证"范畴,古称"颤振"、"振掉"、"跌厥"。现将其对震颤麻痹病因病机及病理中心的认识总结如下。

(一) 理论渊源

中医对于帕金森病的认识及治疗源远流长,中医典籍中并无帕金森病病名,但是早在《黄帝内经》就已经有震颤、强直、运动减少、慌张步态等症状描述。元代张子和《儒门事亲》中记载"新寨马叟,年五十九,因秋欠税,官杖六十,得惊气成风搐已三年矣。病大发,则手足震掉,不能持物,食则令人代哺,口张联唇,舌糜烂,抖擞之状如线引傀儡。""手足震掉"、"抖擞之状如线引傀儡"也都与帕金森表现相似,符合《证治准绳·杂病》"颤,摇也;振,动也。筋脉约束不住而莫能任持,风之象也"。《素问·至真要大论》"诸风掉眩,皆属于肝",概括其病机为肝风。根据其发病多在中年以后,《素问·脉要精微论》认为震颤与肾关系密切,如"骨者,髓之府,不能久立,行将振掉,肾将惫矣。"《华氏中藏经·论筋痹第三七》指出,震颤之病因与寒热浸淫筋肉有关。隋代巢元方认为,其病因病机为风、寒、热客于足太阳之络。明代孙一奎的《赤水玄珠全书》首次把以震颤为主要临床表现的疾病统一命名为颤振症,强调颤振不能随意控制,指出"颤振者,人病手足摇动,如抖擞之状,筋脉约束不住,而莫能任持,风之象也。"并首次对震颤和寒颤作了鉴别,并认为本病的基本病因为风、火、痰、瘀、虚,五者相互影响兼夹,基本病机为风气内动,表现为本虚标实,虚指肝肾阴虚,气血两虚,实指风、痰、瘀、火。病位主要在脑、肝、肾,涉及于脾。肾藏精生髓,脑为髓海,主神志思维,司机体运动。髓由肾精及气血所化,充养脑实质,肾虚则精不上承而脑髓空虚、脑窍失养致脑失其用。恰如《医学衷中参西录》言:"人之脑髓空者,知觉运动俱废,因脑髓之质,原为神经之本源也。"肾虚"年老阴血不足,少水不能制肾火","乃木火上盛,肾阴不充,下虚上实,实为痰火,虚则肾虚",日久气血俱虚,精髓上不奉于脑,脑窍失养;下不能化精津濡养筋骨所致"振摇不止"的病机。至于痰、湿及血瘀等邪实症状突出的患者,究其根本,仍在于肾虚致瘀、或肾虚及于他脏功能失调所致。督脉功能失调亦与震颤病相关,督脉为"阳脉之海","总督诸阳",与手足之阳经相交会,故对各阳经起统率、督促作用,其分支与经脉联系很广。《难经·二十八难》中说:"督脉者,起于下极之腧,并于脊里,上至风府,入属于脑。"督脉之主干起始于长强,入络于脑,联络于肾,与肝经交于巅顶。督脉于脑和肝肾而言,起到了枢机的作用。当督脉经气旺盛、经脉通畅,则肝肾精血得以上奉于脑,脑有所养,而见思维敏捷,反应灵活,精神振奋,行动自如;若督脉经气滞而不畅或失于调节时,则肝肾所藏精血无以上奉,脑失所养,可见神明失聪,反应迟钝,精神萎靡,行动失常而成震颤之状。PD 的震颤和肌僵直与血瘀密切相关。这种僵直一方面是因为精血匮乏,由虚生颤,因瘀致僵,因虚生瘀,由瘀致虚,因虚引动肝风致颤,由瘀阻滞脉络成僵。颤则是因筋骨约束不住而动,僵则是因关节失其滑利为拘;另一方面归结为络瘀之后阻止血液循行所致的血不养筋、筋失濡润的一种由瘀滞所致的"络虚不荣"。王清任在《医林改错》中指出:"元气既虚,必不能达于血管,血管无气,必停留而瘀"。

（二）病理机制

本病多发于中老年,每由年老体衰,摄生不慎,肝肾阴亏,精血俱耗,致水不涵木,肝阳偏亢,风从阳化,或气血两虚,因虚而瘀,血行瘀阻,筋脉失养而发病。患病日久,迁延不愈,可因阴损及阳而阴阳两虚,肝气横逆乘脾,脾气亏虚,脾失健运则水谷精微失于转输,水湿内蕴,聚湿成痰,痰阻经络,血行不畅,血滞成瘀,痰瘀互阻,筋脉失养,可见肢体震颤拘急。痰瘀阻于头面经络,气血不能上荣而见面部肌肉拘急,呈面具脸;肝风夹痰横窜经络可见肢体震颤掉动。故本病为本虚标实之证,以虚为主,虚指气血阴阳亏虚,实则风、火、痰、瘀为患。病变脏腑以肝、肾、脾为重点。治疗应特别注意肝肾精亏、痰瘀阻络是本病的病机中心。

（三）辨治特色

震颤麻痹的主症为肢体震颤,强直,动作徐缓。病机多为肝肾不足,虚风内动,多从补益肝肾、滋阴熄风入手论治。提出辨证论治及分期论治,也结合针灸康复治疗,改善症状,延缓残疾,提高生活质量。

1. 分型论治　临床常见证型为肝肾阴虚型、气血两虚型、血瘀动风型、痰热动风型等四型,但也可见脾胃虚弱型、脾肾两亏型、心脾两虚型等;且各型可重叠兼见,交杂出现,故临证须知常达变,随症加减。

辨证论治,可从五脏辨证,病位在肝、在肾:颤摇之病,风之象也。肝为病之本,肾为肝之根,精血同源故也。也可从五体辨证而言,病位在筋:筋急则拘,风动则颤,颤拘病发也。筋者肝之属也。故本病治疗定要滋养肝肾精血,以濡养筋脉,熄风止颤。帕金森病之风,是虚风而非实风,宜于养肝熄风,而不宜重潜镇逆熄风。也从六经辨证,病在厥阴。六经为百病之纲领,不独为伤寒而设,厥阴为两阴交尽,一阳初生,"厥阴之上,风气治之",肝风内动是厥阴病的重要病机,脏气亏虚,不能主持,寒热相激,阴阳相荡而风起也。敛肝熄风是厥阴病的独特治法,乌梅丸重用乌梅,以酸补肝,集大寒大热于一身,可治阴阳相荡之风也。

(1) 肝肾阴虚证

治法:滋补肝肾,育阴熄风

方药:大定风珠加减:生鳖甲(先煎)15g、生龟板(先煎)15g、生牡蛎(先煎)15g、生地15g、白芍25g、麦冬10g、阿胶10g、鸡子黄9g、五味子3g、甘草6g、火麻仁6g。

方解:方中鳖甲、龟板、生地、麦冬、生牡蛎养阴熄风潜阳;阿胶、鸡子黄血肉有情之品及白芍、地黄大补肝肾精血;芍药、甘草、五味子酸甘化阴,且能缓其急迫;麻仁润燥泻火;全方共奏滋补肝肾,熄风止颤之效。加减若虚热甚,症见五心烦热,舌红苔剥,脉细数,可加知母、黄柏、丹皮、牛膝,以增其养阴清热降火之效;颤振重者,可加羚羊角粉冲服,或加石决明、珍珠母、天麻、钩藤,以增平肝熄风之效;筋脉拘紧重者,可加葛根、地龙、全蝎以解痉通络。

(2) 气血两虚证

治法:益气养血,熄风止颤。

方药:人参养荣汤加减。党参30g、黄芪30g、茯苓30g、白术10g、当归12g、熟地12g、白芍15g、五味子3g、远志3g、肉桂(后下)3g、厚朴9g、干姜3g、大枣5枚、甘草9g。

方解:本方以党参代人参,合黄芪、茯苓、白术、甘草,益气健脾,使气血生化有源;当归、熟地、白芍养血和营,平熄虚风;配五味子、远志养心宁神;肉桂温补脾肾之阳;厚朴代陈皮理气,合姜枣和中补中。全方气血双补,养心调中,共奏熄风止颤之功。加减震颤拘急重者,加天麻、钩藤、全蝎、地龙以增熄风止颤之效;便秘可加枳实、火麻仁;汗多可加龙骨、牡蛎。

(3) 血瘀动风证

治法:活血化瘀,熄风通络

方药:补阳还五汤合天麻钩藤饮加减。黄芪30g、当归15g、白芍9g、赤芍15g、桃仁9g、红花9g、益母草15g、天麻15g、钩藤后下9g、全蝎6g、地龙9g。

方解:方中黄芪益气行血,取气行则血行之意;当归、川芎、赤芍、桃仁、红花、益母草活血祛瘀,以达血行风自灭之效;天麻、钩藤、全蝎、地龙熄风通络,共奏止颤之功。加减舌强言謇者,加石昌蒲、郁金、薄荷叶以开窍;肝郁气滞者,加柴胡以疏肝理气;心烦失眠者,加山栀、夜交藤、枣仁以降火安神;痰盛者,加胆南星、瓜蒌仁、鲜竹沥以清化热痰。

(4) 痰热动风证

治法:清热化痰,熄风止颤

方药:导痰汤合小承气汤加减。姜半夏9g、胆南星9g、茯苓30g、陈皮6g、甘草6g、山栀6g、生大黄后下3g、枳实9g、厚朴9g、鲜竹沥20g、天麻15g、钩藤后下15g。

方解:方用半夏、南星、山栀、鲜竹沥以清化热痰;加大黄、枳实、厚朴以通腑豁痰;茯苓、陈皮、甘草健脾化痰;天麻、钩藤熄风止颤。腑实重者,增加生大黄用量,并可加芒硝(冲服),以通为度;口苦心烦者,加黄连;颤振重者,加生石决明、珍珠母。

颤证病程缠绵,病机复杂,临证须仔细辨析。除上述选方用药外,肝肾阴虚型尚可选用大补阴丸、杞菊地黄汤、左归饮、地黄饮子、六味地黄汤、定颤丸等;气血不足型尚可选用八珍汤等;痰热动风型尚可选用导痰汤合天麻钩藤饮等。本病晚期常见筋脉拘急,四肢僵直,行走艰难,步态冻结,舌强言謇,吞咽困难,气短乏力,僵卧病床。多属气阴两虚,治宜益气养阴,熄风通络。

2. 分期论治 帕金森病在各个病程有着不同的病因病机,治疗上也应该有所侧重。针对疾病的不同阶段,应该以动态的眼光去审视疾病的发展规律,更好地辨证施治。

将帕金森病分为初、中、后3期,初期:邪实(痰热动风、风阳内动)为主。中期:虚实夹杂(阴虚血瘀为主)。晚期:本虚(气血亏虚、肾精亏竭)为重,共分为痰热动风(方用自拟化痰熄风饮、导痰汤、黄连温胆汤、摧肝丸加减)、风阳内动(方用自拟清肝宁神汤、羚羊钩藤汤、二甲复脉汤)、阴虚血瘀(方用自拟滋阴定颤汤、自拟龟羚帕安丸、通窍活血汤、熄风解痉汤加减)、气血亏虚(方用自拟养荣定颤汤、人参养荣汤)、肾精亏竭(方用龟鹿二仙膏、地黄饮子、壮骨丸、右归丸、海马补肾丸)5型。也可按帕金森病功能障碍程度,将病程分为早、中、晚期。早期以痰热动风证(方用导痰汤合羚角钩藤汤化裁)、血瘀动风证(方用血府逐瘀汤合天麻钩藤饮化裁)为主。中期以气血两虚证(方用定震丸)、肝肾不足证(方用大定风珠)为主。晚期以阴阳两虚证(方用地黄饮子)为主。

晚期帕金森患者病机大多虚实夹杂,在肝肾阴虚的基础上常夹痰夹瘀,西药过量或过久的使用,在体内蓄积的药毒使机体的多系统功能损伤,出现蓄毒伤正之变。中医认为长期服用左旋多巴所出现的不随意运动、僵住等症状,仍然是药物伤阴所致。患者服药后"开"期延长,"关"期缩短。现代药理研究证实,滋补肝肾、通络解毒的中药,如天麻、白芍、丹参、生南星、僵蚕等,具有镇静、催眠、抗惊厥等作用,能明显抑制大鼠自主活动,减少大脑皮层自发电活动;枸杞子含阿托品、莨菪碱等抗胆碱成分,可对抗胆碱能系统的过度兴奋,可明显提高患者生存质量,减轻毒副反应,增强原有疗效,同时临床运用比较安全。

仅调补肝肾,疗效欠佳,因肝肾亏虚,日久则精血不足,其血必瘀,正如张锡纯所言:"或纵欲过度,气血亏损,流通于周身者,必然迟缓,血即之而瘀。"且肾之阳虚血必凝,肾之阴虚血必滞。据上述病理特点,治疗震颤麻痹常调补肝肾与活血化瘀并施,药物选择上善以龟板、鳖甲配水蛭,白芍伍干地龙。龟板不仅能滋肝肾之阴,亦能化积祛瘀,与水蛭相伍而奏"血行风自灭"之功。现代药理研究表明,白芍可增加中枢多巴胺受体与递质的亲和力,与地龙相伍可起到镇肝熄风通络之效。

但治疗中需注意:①长期服药,不求速效。帕金森病是终身疾病,而且呈慢性进展性病程,目前尚无控制其进程的有效药物,因此只要辨病辨证准确,只要近期没有用药不良反应或小有疗效,就要坚持,不可频频更方。②药量不宜过重,不可过寒过热,不可过腻过燥,不可过于金石重镇,以平淡中求神奇。③阳中求阴。帕金森病是慢性疾病,多数就医者已有半年以上病程,而帕金森病本质多为肝肾精血不足,筋脉失于濡养,或阴虚风动而发病,但病久则血损及气,阴损及阳,对此治疗要阳中求阴。④活血通络。帕金森病属于慢性进展性疾病,按叶天士"久病入络"理论,宜加入活血药,搜风剔络药物,可取得较好疗效。

3. 针灸治疗　针灸治疗帕金森病的方法很多,包括头针,体针,眼针,舌针,粗针,穴位透刺,穴位埋线,梅花针叩刺,隔药灸等,其中头皮针又称头针法,是通过刺激头部特定部位治疗疾病的一种疗法。早在20世纪50年代就有人提出来,但是真正临床上推广是在20世纪70年代以后,通过对大量病人的治疗证明,头皮针不仅方法简单安全,而且对脑部引起的多种疾病有独特的效果。"头为精明之府,神明之主,内藏脑髓,而为髓海。"机体诸精,上聚于头,五脏精华之血,六腑清阳之气上注于脑,以滋养脑髓,活跃神机,维持机体的平衡。"帕金森病的病位在头,涉及肝肾等脏腑,脑与五脏和十二经脉的功能有千丝万缕的联系。"头针疗法所取穴位位于头部,对治疗帕金森病有着举足轻重的作用。头为诸阳之会,诸经皆归于脑,针刺头部穴位不仅可以激发头部经气,调节头部阴阳,还可以调整全身气血和阴阳,改善全身症状。但是头针刺激较强,使用时应严格掌握适应证,对于有高血压、心脏病等基础疾病的病人,是否选择头针应根据病人的具体情况而定,以免因刺激量过大引起血压升高,心跳加快等引发他病。

中医药针对帕金森病非运动症状改善较明显,此有助于改善帕金森病患者的生活质量。

十六、痿证——重症肌无力

（一）理论渊源

在中医文献里，"痿证"、"睑废"、"瘖痱"、"大气下陷"等是与之较为接近的病证。《素问·痿论》根据痿证的病因、部位、临床表现及五脏所主，有皮痿、脉痿、筋痿、肉痿、骨痿五痿之分，其中的肉痿与 MG 的症状有类似之处。《素问·太阴阳明论》指出："脾病而四肢不用，何也？岐伯曰：四肢皆禀气于胃，而不得至经，必因于脾乃得禀也，今脾病不能为胃行其津液，四肢不得禀水谷气，气日以衰，脉道不利，筋骨肌肉皆无以生，故不用焉。"这一论述强调四肢不用、痿软乏力乃脾病所致，脾不为胃行其津液，气血不充而引起肌肉病变，与 MG 的临床表现及病理机制颇为吻合，现代的临床观察也证实了这一点。眼睑下垂为 MG 的常见症状，巢元方《诸病源候论·唯目候》中称"唯目"亦名"侵风"。《圣济总录·卷第一百一十》称"眼睑垂缓"，清·黄庭镜《目经大成》称为"睑废"，后世称为"上胞下垂"，属于 MG 眼肌型，且为 MG 最常见的类型。MG 可出现面肌、咀嚼肌、舌咽肌等无力，说话声音逐渐减低，讲话不清、吃力，吞咽困难，饮水呛咳等。声音嘶哑，中医称为"瘖痱"。呼吸困难，是肌无力危象。中医称之为"大气下陷"。如张锡纯《医学衷中参西录》指出"胸中大气下陷，气短不足以息。或努力呼吸，有似乎喘，或气息将停，危在顷刻"。张志慧等对重症肌无力危象的中医病因病机探讨，认为元气不足导致大气下陷是本病发展的内因，络脉空虚而运行而滞涩是本病发展的重要病理机制，加上各种诱因引发，最终导致本病的发生。

本病的中医概念界定尚不能完全统一，造成临床鉴别不清，不利于临床应用。本病首发症状以眼睑下垂、复视、肢体无力及面肌、咀嚼肌、舌咽肌等无力最为多见，虽然临床Ⅰ型 MG 无肢体无力及面肌、咀嚼肌、舌咽肌等无力等症状，但是近来对Ⅰ型 MG 患者的肌电图检查，发现临床症状表现为Ⅰ型的 MG 患者往往伴随着四肢神经低频波幅递减的电生理现象，说明临床Ⅰ型 MG、也就是称为"睑废"的患者往往也伴随着四肢骨骼肌神经肌肉接头的病变，故单纯用"睑废"作病名不合适；"瘖痱"以往多用于中风证候的描述，"瘖"是指语言不利或不能讲话，"痱"是指四肢痿废，不能运动，MGⅡ、Ⅲ、Ⅳ、Ⅴ型患者均有上述临床症状，但是归根结底均是面肌、咀嚼肌、舌咽肌及（或）肢体肌肉等无力的临床表现；而出现肌无力危象时，可见胸闷、气喘、呼吸困难等症状，所谓的"大气下陷"是由于呼吸肌无力造成的，由此，MG 中医病名以"痿证"概之最为客观。

（二）病理机制

对于 MG 病因病机，医者有广泛论述，有认为：元气不足、阳气虚乏为主要病因病机。元气不足,不能充实蓄积于奇经八脉,是以奇经亏虚,阳气虚乏,而致气血不能正常的渗灌,十二经脉的气血受到影响,全身的气血运行会出现逆乱无序的状态,则全身的肌肉筋脉失于温煦、濡养而出现肢体萎软无力或眼睑下垂等症状;有人将其病因归纳为先天禀赋不足,后天失调,或情志刺激,或外邪所伤,或疾病失治、误治,或病后失养,导致脾胃气虚,渐而积虚成损。病机主要为脾胃虚损。脾脏可以影响他脏,他脏有病也可影响脾脏,从而形成多脏同病的局面,即五脏相关,但矛盾的主要方面仍然在于脾胃虚损;有认为阳气不足或虚衰则卫外不固,虚邪贼风易入,继而不能养神柔筋;阳气不足则气血生化无基,脏腑功能减弱,久则肌肉筋脉失荣;阳气不足则推动气化无力,聚湿生痰成瘀。加之不良的生活方式,易损耗人体的阳气,故溯本探源,阳虚是病发之根;李声岳认为 MG 多因先天禀赋不足或后天失养,气血亏虚,脉络瘀阻,致胞睑肌肉筋脉失养而废;有认为其主要病机是肺脾肾虚,气虚下陷,挟风挟痰;有认为情志所伤、饮食失宜、劳倦过度皆可致肝血亏虚,血不养筋则宗筋弛纵,不能耐劳;肝血不足则肾精亏损,肝肾阴虚,水不涵木,肝风内动风阳灼津为痰,肝风挟痰阻滞经络,气血痹阻,筋脉肌肉失养而弛缓痿废;还有医家认为:"奇阳亏虚,真元颓废"是 MG 的发病之本,"络气虚滞"是 MG 的主要病理环节。

参考众医家观点,结合临床经验,认为本病主要累及肺脾肾,并与肝、胃有关,病因主要是外感风寒湿热、痰瘀阻络、劳伤过度、先天禀赋不足、久病失养等。在病机的甄别方面,最重要的是辨"气虚"与"阳虚"、"痰浊"与"瘀血"。发病初期患者大多数是因为"脾胃气虚"、气虚无力致痿,呈现出脾胃虚损之证;日久则殃及肾阳,出现肾气不足,阴阳失调;脾胃生化不足,肝血无源而亏虚,血不养筋则宗筋弛纵,不能耐劳;肝肾阴虚,水不涵木,肝风内动风阳灼津为痰,肝风挟痰阻滞经络,气血痹阻,筋脉肌肉失养而弛缓痿废。此外,长期使用激素治疗过程中,激素的副作用由早期的伤损肝肾之阴,到后期又转而损及肝肾之阳,结果出现阴阳两虚。

综上所述,脾肾亏虚证是重症肌无力常见病证类型,脾肾不足、气血亏虚、筋肉失养是其基本病机,健脾益气、调补肝肾是其基本治法,脾肾亏虚证临床可见于 MG 的整个病理进程中,是 MG 最主要和最常见的病症类型。

(三)辨证特色

MG 脾肾亏虚证的形成,主要是外感风寒湿热、痰瘀阻络、劳伤过度、先天禀赋不足、久病失养等。发病初期患者大多数是因为"脾胃气虚",气虚无力致痿,呈现出脾胃虚损之证;日久则殃及肾阳,出现肾气不足,阴阳失调;脾胃生化不足,肝血无源而亏虚,血不养筋则宗筋弛纵,不能耐劳。此外,那些长期使用激素的患者治疗过程中,激素的副作用由早期的伤损肝肾之阴,到后期又转而损及肝肾之阳,结果出现阴阳两虚。因此,不论从哪一方面开始,其发展结果皆可成为脾肾不足、气血亏虚,筋肉失养的病症。故 MG 脾肾亏虚证的临床特点:既有脾胃虚损导致的"气血亏虚"的症状,又有肝肾不足导致的"筋肉失养"的症状。气血亏虚的症状如眼睑下垂、少气懒言、面色苍白或萎黄、自汗乏力、进食呛咳、甚者吞咽困难、肢体痿软无力、便秘、舌淡而嫩、脉细弱等;筋肉失养的症状如腰酸膝软、遇劳则甚、休息后可缓解、舌红无苔、脉细等。

因此,诊治重症肌无力主要运用问诊、脉诊及望舌等诊查方法。四诊搜集过程中首重问诊,必须问诊内容有:肌无力的部位,肌无力的时间,肌无力与活动的关系,服用西药(糖皮质激素、免疫抑制剂、溴比斯的明等)情况,饮食情况,大便情况,其他伴发症状。再重脉象,结合舌象得出诊断。

由于脾胃虚损和肝肾不足的程度不同,所以在临床表现上亦有区别。有的以脾胃虚损为主兼有肝肾不足,有的以肝肾不足为主兼脾胃虚损,亦有脾胃虚损与肝肾不足并重。临床主要的辨证思路如下:

1. 脾胃虚损 偏于脾胃虚损者多由脾失健运、气血不足发展而来,症状以眼睑下垂、少气懒言、面色苍白或萎黄、自汗乏力、进食呛咳、甚者吞咽困难、肢体痿软无力、便秘、舌淡而嫩、脉细弱等气血亏虚的表现较为突出,其病变部位在脾胃。

2. 肝肾不足 偏于肝肾不足者多由劳伤过度、先天禀赋不足、久病失养等发展而来,症状以腰酸膝软、遇劳则甚、休息后可缓解、舌红无苔、脉细等筋肉失养的表现为主,其病变重在肝肾。

3. 脾肺气虚、肾不纳气 如果脾胃虚损和肝肾不足的表现均较为明显,则可以出现脾肺气虚、肾不纳气之病证,导致大气下陷者,表明病情严重,往往预示治疗效果欠佳,则需要住院通过中西医结合的方法抢救治疗。

4. 辨大便 脾胃虚损,水湿不化则便稀,多见于开始服用溴比斯的明的患者,严重者可以有脾运不健、气机阻滞之症状,表现为湿浊积滞结聚导致腹痛欲泻,泻后气机暂时畅通;另有气机不畅,影响胃失通降,大肠传导失常,则大便秘结或便下不畅。

5. 辨饮食 脾主运化,胃主受纳,脾胃虚损则纳运之职受损,纳呆食少,严重者表现为进食困难、饮水呛咳。

6. 辨体力 脾为后天之本,气血生化之源,脾气虚,一身之气不足,肾为先天之本,肝肾亏虚,则无以温养、滋润。肝主筋膜,脾主四肢,肝脾气虚则筋膜四肢失养,表现为动则体倦乏力。眼睑下垂无力为脾虚,四肢无力为肝脾肾不足。

7. 辨脉象 重辨脉位及力度,以关尺脉为主,脾胃为后天之本,气血生化之源,脾胃气虚,气血生化乏源,脉道不充则脉弱,特别是关脉力弱,或者细脉;

如尺脉力弱或者细则反映肝肾不足之证;如见沉迟微弱,关前尤甚,甚或六脉不全,或参伍不调,脉细如丝等,则需考虑脾肺气虚、肾不纳气,导致大气下陷者,尤为要重视。

8. 辨舌象　脾胃虚损,水湿内停,故多舌淡或淡红,苔薄白,边有齿痕;肝肾不足者分两种,偏阳虚者,舌质淡胖而有齿痕,苔白滑,偏阴虚者,舌红少苔,或见舌体偏瘦。

（四）论治特色

根据脾肾亏虚的病机特点,当循"虚者补之"、"损者益之"之旨,以健脾益气、调补肝肾为治疗方法,在补益脾胃药中加入调补肝肾之品,以补以通以化,早在《黄帝内经》提出"治痿独取阳明",在此理论为基础的指导下,后世医家对痿证的病因病机研究向更加深入的方向发展,至北宋年间,医家窦材将痿证的发病责之于肾,提出以温补肾阳、壮火起痿等方法来治疗足痿证,明代《普济方》记载了用起痿丹、金刚丸、牛膝丸等治疗"肝肾不足"之痿证。《景岳全书·杂证谟·痿论》对痿证的治疗上提出"惟鹿角胶为最善,或加味四斤丸,八味地黄丸、金刚丸"。由于"肾为先天之本、脾为后天之本",因此在辨证论治及遣方用药上多脾肾同治。

中医药治疗 MG 在我国相当普遍,相对于单纯西药治疗,加用中药制剂治疗 MG 有很大的优势,首先中医药能有效改善肌无力症状;其次中医药能有效调节免疫功能。在辨病的基础上,采用辨证施治是治疗 MG 的关键,从辨病的方面来看,脾主四肢肌肉,肾主一身之阳气,肾阳对脾气具有温运作用,而肾气虚不能温运脾胃是本,因此本病的病理基础为脾肾气虚,故治疗重在温补脾肾,选用健脾益肾法治疗,常选用补中益气汤、金匮肾气丸、黄芪复方等。若偏于脾胃亏虚者,宜用补中益气汤、黄芪复方;若偏于肝肾不足者,宜用金匮肾气汤;若二者并重,宜用参龟培元冲剂,或者金匮肾气汤合补中益气汤加减。

（五）方药特色

1. 病证结合,目标明确　根据临床观察,自拟健脾益肾方(党参、淫羊藿、黄芪、白术、茯苓、熟地、菟丝子、陈皮、甘草等药物组成),方中党参益气健脾,淫羊藿温补肾气,共为君药;黄芪补气升阳,熟地补肾填精,菟丝子补益肝肾,共为臣药,以助党参、淫羊藿温肾健脾之功;白术、茯苓健脾益气,熟地、菟丝子补益肝肾,共为佐药;陈皮理气调中,甘草调和诸药,共为使药。临证加减:易出汗患者加用五味子、碧桃干等养阴敛汗;有肝肾阴虚症状者(如目花、目干、耳鸣、口干、舌红苔少或者无苔等)加用玄参、枸杞子等;病久体弱者加用鹿角胶等。

2. 药物分类,针对病机　临床上,将健脾益气、调补肝肾的主要药物按照各药的药性特点做了分门别类：

健脾益气药分为益气、行气二类。益气多选用黄芪、人参、茯苓、甘草等；行气多选用柴胡、升麻、桔梗、陈皮等。

调补肝肾药分为平补、温补、滋补三类，平补多选用山萸、杜仲、淫羊藿、牛膝、黄精等为多；温补多选附子、肉桂等；滋补可用生熟地黄、枸杞子、龟甲、首乌等。

此外，强调临床处方用药在遵循中医辨证施治的同时，要紧密结合现代医学的药理研究成果，现代药理对许多中药治疗 MG 的机理做了大量的研究，为临床治疗 MG 提供了可靠的依据，如研究发现：黄芪可以调节机体的免疫功能，抑制 AchR-Ab 的产生，从而减少对神经肌肉接头 AchR 的破坏，具体作用部位是多环节的，即调节细胞免疫功能，又调节体液免疫，使紊乱的免疫机制恢复平衡。当归可清除血中的自由基，增非特异性吞噬功能，具有补体系统活化作用，对皮质素所致的抑制作用具有免疫增强作用；白芍总苷具有双向调节免疫系统功能的作用；白术可增强网状内皮系的吞噬功能，提高淋巴细胞转化率，增强机体抗病力；茯苓具有免疫调节、诱生干扰素等多种生理活性；淫羊藿能增强下丘脑 - 垂体 - 性腺轴及肾上腺皮质轴、胸腺轴等的分泌功能等。中药黄芪复方下调辅助性 T 淋巴细胞，抑制 B 淋巴细胞的特异性免疫应答，使细胞免疫及体液免疫都发生了变化，可以调节机体的免疫功能，使 MG 异常的免疫应答得以纠正。诸如此类的研究很多，临床结合这些研究成果在辨证施治基础上，给予辨病用药，往往疗效更佳。

3. 中西医结合，提高疗效 胸腺瘤相关性重症肌无力的治疗往往是临床棘手的问题，胸腺瘤术后，患者肌无力症状多难以消失，有的患者甚至有肌无力症状加重的倾向，此类患者单纯应用中药治疗往往罔见疗效，对于此类患者以往多主张应用糖皮质激素治疗，近年来，免疫抑制剂逐渐取代糖皮质激素，已经成为治疗重症肌无力的首选药物，然而免疫抑制剂长期使用的同时也带来了许多副作用，如严重的骨髓抑制、肝肾功能的损伤等，中药可以在改善肌无力症状的同时，减轻免疫抑制剂带来的副作用，特别是在胸腺瘤相关性重症肌无力的治疗过程中，免疫抑制剂联合中药治疗已经开始应用于临床，从理论上看，环磷酰胺作为化疗药物既对肿瘤有抑制作用，而且也是常用的免疫抑制剂，适合胸腺瘤相关性重症肌无力的治疗。

目前，国内应用环磷酰胺治疗重症肌无力尚无明确规范的应用方法，治疗方案很多，推荐总量 30g 三步方案（第一步：环磷酰胺针剂 0.4 静滴，每周两次，共 25 次，总量 10g；第二步：环磷酰胺片 50mg、每日两次，共 100 天，总量 10g；环磷酰胺片 50mg、每日 1 次，共 200 天，总量 10g），定期监测血常规及肝肾功能，配合健脾益肾中药治疗，往往在临床上取得意想不到的效果。

十七、痹证——类风湿性关节炎

(一) 理论渊源

类风湿性关节炎属祖国医学"痹证"范畴，"痹证"最早记载于《内经》。《内经》对其病因、发病机制、证候分类及演变等方面均有论述。

如论病因，《素问·痹论》云："所谓痹者，各以其时，重感于风寒湿之气也"，提示风、寒、湿三邪是导致痹证的重要外在因素。而《灵枢·五变》载"粗理而肉不坚者，善病痹"，《济生方·痹》曰"皆因体虚，腠理空疏，受风寒湿气而成痹也"，明确指出正气不足是痹证发生的内在因素，是痹证发生的基础，综上所述，痹证是因劳逸不当，或久病体虚等，风寒湿邪，或风湿热邪趁虚而入，闭阻经络，影响气血运行而致。

如论证候，"风寒湿三气杂至合而为痹，风气胜者为行痹，寒气胜者为痛痹，湿气胜者为着痹"。因感邪季节，所受部位的不同，《内经》中又提出了"五痹"之分，其本质并未出风、寒、湿、热之痹以外。《素问·痹论》曰："以冬遇此者为骨痹，以春遇此者为脉痹，以至阴遇此者为肌痹，以秋遇此者为皮痹。"另外，还阐述了痹的演变与五脏的关系，"五脏皆有合，病久而不去者，内舍于其合也。故骨痹不已，内舍于肾。筋痹不已，复感于邪，内舍于肝。脉痹不已，复感于邪，内舍于心。肌痹不已，复感于邪，内舍于脾。皮痹不已，复感于邪，内舍于肺"。然而预后，"其入脏者死，其流连筋骨者痛久，其留连皮肤者易已。"

关于正气不足导致痹证的发生，历代医家多有阐述。《金匮要略方论》以黄芪桂枝五物汤治疗"血痹"，治以补虚缓急通阳。隋·巢元方《诸病源候论》中提及"人腠理虚者，则由风湿气伤之，搏于气血，血气不行则不宣，真邪相击，在于肌肉之间，故其肌肤尽痛。"明代·李中梓在《医宗必读》中更进一步提出了扶正祛邪相结合治疗痹证的原则，认为"治外者，散邪为急；治藏者，养正为先。治行痹者，散风为主，御寒利湿仍不可废，大抵参以补血之剂，盖治风先治血，血行风自灭；治痛痹者，散寒为主，疏风燥湿仍不可缺，大抵参以补火之剂，非大辛大温，不能释其凝寒之害也；治着痹者，利湿为主，祛风散寒亦不可缺，大抵参以补脾补气之剂，盖土强可以胜湿，而气足自无顽麻也。"所谓"正气存内，邪不可干"。论痹证强调正气的重要性，提倡扶正祛邪法，临床治疗类风湿性关节炎以顾护阳气为先，补益肝肾贯穿始终，据患者气血阴阳虚损情况，辨证施治。

(二) 病理机制

"卫出于下焦"，肾虚则髓不能满，真气虚衰，卫外不固，腠理失司，风寒湿之邪杂至，合而为痹。及至邪气侵入人体，客于肌表经络，最易稽留于关节，致营卫行涩，气血周流不畅，经脉凝滞不通，血滞为瘀，津聚为痰，痰瘀胶着，深入骨骱,关节肿胀变形,屈伸不利,肾主骨生髓,肝主筋,肝肾同源,筋骨受损,更伤肝肾。可见,肝肾不足,卫外不固是痹证发生的起因,痹证日久又会损伤肝肾。《医方集解》有云:"肝肾强而痹痛愈已",强调了肝肾在痹证治疗中的重要地位。通过长期临床的观察,风湿病患者多因先天禀赋不足而发病,患病后体质多较虚弱,即使在风湿病急性活动时期,也往往存在着正气虚的一面。

通过临床观察,认为RA初起以"寒湿证"和"湿热证"多见,其中湿邪是最主要的致病因素,表现为晨起病变关节僵硬,关节隆突部及受压部皮下结节。邪气侵入人体,闭阻经络,气滞血瘀痰凝,痰瘀胶着,深入骨骱,关节肿胀变形,屈伸不利,而湿邪黏滞,留恋不去,每因气候变化,环境改变,外合于风、寒、热之邪使病情加重,日久变生他证,致病情复杂,迁延难愈,称其为"顽痹"。

(三) 辨证特色

在诊治痹证的过程中,着重辨别邪气偏盛,责因求之于天、地、人三才,因于病程新久,患者主要症状,更好地把握其证候特点。因为邪气偏盛不同,患者表现的主要症状也不同,这是辨证分型的主要依据。另外,时间、地理、环境不同,人的正气不足涉及气血阴阳的亏虚,所以辨证时,均细细询问,力求辨证准确,方可用药精准,力起沉疴,使邪浅病浅者可逆转,力图减轻患者痛苦,控制病情发展。

1. 辨邪气偏盛 风、寒、湿、热之邪是痹证发生的主要外在因素。通过大量临床观察,认为出湿邪是痹证最主要的致病因素,主要表现在两个方面:一是肢体关节多晨僵困重,易与寒、热之邪相挟为患;二是湿性黏滞,病程迁延难愈。风气偏盛者,主要表现关节酸疼游走不定;寒气盛者,主要表现为关节疼痛较剧,得热痛减,遇寒痛增;湿气胜者,主要表现为关节重着,或有肿胀,肌肤麻木不仁等;湿热之证,则表现为关节局部灼热红肿,痛不可触,得冷则舒,可有皮下结节或红斑,常伴有发热、恶风、汗出、口渴、烦躁不安等全身症状。痹证日久,则主要表现为痰、瘀中间病理因素所致的关节刺痛不移,肌肤紫暗,肿硬变形,顽麻重着等。

2. 责因天地人

(1) 因于时:因于天时主气更迭,人与之相应,而表现为RA的发生或病情的加重。如秋冬季节,阳气收藏,而阴气渐长,至立冬则长极。阴寒之邪趁虚侵袭人体,耗伤阳气,痹证患者此期关节冷痛较剧,得温痛减。长夏季节,多雨水连绵,湿热熏蒸,与人体内湿邪相合,表现为肢体关节困重,肌肉酸疼,待天朗日明时,患者自会舒服一些。临床根据天时特点,组方选药,每收奇效。

(2) 因于地:《内经》有云:"天不足西北,地不满东南"。西北地区地阔人稀,气候寒冷,多痛痹;东南地区地势较低,濒临海洋,多湖泊湿地,灌木丛林,气候湿热,人苦于肢节困重、或麻木不仁,或关节红肿疼痛,多着痹、湿热痹证。

(3) 因于人:正气不足为 RA 患者发病之根本,人有男女之分,老幼之别,体质各异,因此,临床应辨清患者正气不足是气、血、阴、阳哪一部分的亏虚。RA 患者气虚明显者,表现为神疲,乏力,少气,动则尤甚,纳呆,便溏,肢节困重,舌淡红苔白;血虚明显者,患者面色少华,心悸,失眠,多梦,关节顽麻不仁,舌淡苔薄,脉细;阴虚者,心烦口干,肌肉瘦削,关节疼痛至夜尤甚,骨蒸劳热,筋缩挛急,腰膝酸软,舌红少津,脉细数;阳虚者,手足不温,畏寒怕冷,面色㿠白,腰膝冷痛,每遇天寒地冻,关节剧痛难忍,伴有便溏,滑精,舌淡苔薄白,脉沉细弱。

3. 辨痹证之新久　辨明痹证之新久,明确其病理演变。痹证新起,以邪盛为主,伴有正气的不足,病位亦较浅,明确此期,在扶正的基础上,兼以祛风、散寒、除湿、清热之法,使邪气出而痹证除;中期,邪气未除,正气更虚,可表现为气血不足;晚期,痰瘀胶着,侵蚀筋骨,正气亏损严重。从分期来治疗,使用药更有的放矢,无遗漏。

人处天地间,从与外界的相互感应,及内在脏腑经络的联系来认识和治疗疾病是从整体观的角度出发,体现了中医特色的思维方式。中医关注的不是人的病,而是生病的这个人,现代医学模式的转变也在向这个方向靠拢。

(四) 论治特色

1. 祛邪有重点　"湿"是 RA 的主要致病因素。"湿"为阴邪,阻滞气机,易挟他邪为患,患者表现为关节酸楚,僵直,屈伸不利,畏寒发凉,遇阴雨连绵,或阴雨之前就会表现重着、麻木不仁、怕冷疼痛等不适加重,"湿"性黏滞,留恋不去,病程迁延难愈。故治疗首当祛风胜湿,用苍术、姜黄、木防己、羌活、独活、防风、秦艽、威灵仙、薏苡仁等随症加减。强调尤需重用木防己、威灵仙、薏苡仁等,每用至 20~30g。《本草分经》谓木防己一味"能行十二经,通腠理利九窍";张景岳谓威灵仙"此药性利善走,乃治痛风之要药",故为治疗所常用。"寒邪"是仅次于"湿邪"的第二常见致病因素,患者就医多以疼痛为主症,"寒胜则血凝泣而不通",不通则痛,治以温经散寒以定痛。常用桂枝、细辛、制川乌、制草乌、炮附子等。其中制川乌、制草乌祛寒毒,止疼痛,取效迅速,但二药毒性较强,用时宜先煎 1h 以减其毒性;桂枝、细辛均为温经散寒、通络止痛常用之品,是温经散寒的要药。有的 RA 患者病情重、呈急性或急进型,可见关节红肿热痛,拒按,触之可明显感觉温度偏高,得冷则舒,关节屈伸不利,晨僵,或伴有高热烦渴,咽痛,溲赤便秘,舌红暗或紫,有瘀斑,瘀点,苔黄腻,脉细弦或涩数。辨证为热毒蕴结,此时以清热解毒为主,兼以扶正,喜用生地、知母、水牛角、羚羊角、寒水石等,生地、知母此处除清热外,还有滋阴的作用,前者用量可达 30g 以上,效果明显,寒水石既可泄热,又有通络的作用。

2. 固本贯始终

（1）补益肝肾：肾虚存在于 RA 整个病程中，初期即须补益肝肾。或因先天禀赋不足，或后天饮食劳倦，年老肾亏，及痹证日久，导致骨骼、关节、筋脉的损伤，更伤肝肾。其病位主要在肾、肝，涉及经络、脾、胃、关节等，其中肾为最主要涉及脏器。常用仙茅、仙灵脾、骨碎补、牛膝、鹿角胶、冬虫夏草、黄芪、杜仲、续断、紫河车等，补肝肾、强筋骨、祛风湿、止痹痛，随证选用，补肝益肾而固本，即《医方集解》有云："肝肾强而痹痛愈已"。类风湿性关节炎一旦出现骨侵蚀、骨质疏松、关节间隙变窄、关节脱位、骨性强直等肝肾亏虚的表现，再采用补益肝肾的方法，为时已晚。这与现代医学治疗类风湿关节炎的"早期治疗，联合用药（二线药）"以控制骨侵蚀的原则相吻合。现代药理研究表明，牛膝、杜仲、续断等补肾药通过神经内分泌免疫网络介导作用可延缓雄性大鼠的骨衰老，对保护关节软骨细胞、阻止软骨内胶原纤维原的转型，维持软骨形态和功能的完整性，抑制关节炎的形成和发展有积极作用。

（2）扶助正气因初期以邪实为主，治疗以祛邪外出为主，兼以补益扶正；中后期邪气留恋，产生痰浊瘀血，侵蚀筋骨，损伤肝肾，致正气更虚，此时应扶助正气，补益肝肾。在临床治疗 RA 过程中，坚持两个原则：扶助正气贯穿始终，中后期增强补肝肾。扶助正气，以顾护阳气为先，以桂枝附子汤、麻黄附子细辛汤、附子汤、乌头汤为基本方化裁，常用药有炮附子、细辛、桂枝、炙麻黄、白术、防风、炙甘草等。风湿久蕴化热，最早见于《金匮要略》，"诸肢节疼痛，身体尪羸，脚肿如脱"，主以桂枝芍药知母汤，虽言化热，但病的根本仍为阳虚风寒湿气痹阻，因此，仲景仅以知母一味清热，又以桂枝、附子温阳，在临床治疗中使用此法，疗效明显，患者寒热症状均有好转，舌苔脉象均有改善，阳虚时，运用大剂温阳药并不助邪热，温阳与清热并不矛盾，须慎用苦寒清热药，虑其伤阳。

（五）方药特色

1. 方药化裁——常用效验基础方

（1）效验方：临证总结，RA 新发多见"寒湿证"和"湿热证"。寒湿方中以大剂温阳药补益阳气以祛寒邪，兼以健脾化湿；湿热方中以知母、生地清热滋阴，虽为湿热，患者多有阳气不足的表现，仍以温经通络之法顾护正气；痰瘀痹阻方中用活血化瘀，祛痰通络法，并注意补益气血，以虫类药搜风通络止痛，兼以补益肝肾；痹证晚期，患者正气亏损明显，肝肾亏虚方在祛风湿的基础上，增强补益肝肾、气血之用，方如下：

寒湿方：制川乌（先煎）5g、乌梢蛇 10g、炮附子（先煎）15g、桂枝 12g、汉防己 20g、防风 12g、炒白芍 12g、薏苡仁 30g、白术 12g、茯苓 10g、炙甘草 5g。

湿热方：桂枝 12g、芍药 12g、知母 12g、生地 10g、麻黄 12g、黄柏 10g、防风

12g、白术12g、茯苓20g、生姜10g、炙甘草3g、忍冬藤10g。

痰瘀痹阻方:当归20g、川芎15g、白芥子10g、炒白芍12g、生地10g、茯苓10g、炙甘草3g、蜈蚣3条、全蝎6g、杜仲10g、牛膝10g、鸡血藤20g。

肝肾亏虚方:独活15g、秦艽15g、防风10g、肉桂5g、炒白芍10g、熟地10g、杜仲10g、牛膝10g、桑寄生15g、党参30g、当归15g、茯苓10g、炙甘草3g。

(2)加减运用:徐灵胎曾云:"天下有同此一病,而治此则效,治彼则不效,且不惟不效,而反有大害者,何也? 则此病同而人异也,夫七情六淫之感不殊,而受感之人多殊,或身体有强弱,或质性有阴阳,生长有南北,性情有刚柔,筋骨有坚脆,肢体有劳逸,年龄有老少,奉养有高粱藜藿之殊,心情有忧劳和乐之别,更加天时有寒暖之不同,受病有深浅之各异,一概施治则病情虽中,而于人之体质迥乎相反,则利害亦相反矣。"因此,随症加减,灵活运用为珍贵的治疗之道。如风胜者,加大防风、葛根用量,增强祛风散寒,解肌通络之功,兼以当归、鸡血藤养血活血通络,即所谓"治风先治血,血行风自灭";寒胜者可制川、草乌同用,或将制川乌改为生川乌或生草乌,增强祛寒燥湿之效;如湿邪引起肌肤麻木不仁予海桐皮、豨莶草以祛风通络;如小便不利,浮肿,加泽泻、车前子以利水祛湿;痰浊滞留,皮下有结节者,加胆南星、天竺黄化痰通络;瘀血明显者,关节疼痛、肿硬、强直、畸形,予莪术、三七、地鳖虫破血逐瘀通络;气血不足者,症见关节麻木不利、酸痛乏力、不耐久劳、面色萎黄、自汗盗汗、心悸少寐等,予黄芪、当归益气养血,川芎、当归、芍药补血活血,牛膝、杜仲、熟地黄补益肝肾,强壮筋骨,人参、茯苓、甘草益气扶脾,使气血旺盛,有助于祛除风湿;阴虚者,加知母、玄参、白芍,清热养阴;阳虚者,加干姜、巴戟天,或合用阳和汤温阳以散寒;腰膝酸软,乏力较著者,加鹿角霜、续断、狗脊以补益肝肾,强筋骨。

2. 辨证施治——虫类药效专力宏 治疗RA应用虫类药,临床积累了丰富的治疗经验。祖国医学对虫类药的认识源远流长,清·叶天士提出"久病入络"论,谓"久则邪正混处其间,草木不能见效,当以虫蚁疏逐","每取虫蚁迅速飞走诸灵,俾飞者升,走者降,血无凝着,气可宣通"。虫类药效专力宏,其搜剔骨节筋肉间风湿、活血通络之性远胜草木,辨证施治,每收显效。关节疼痛剧烈者,予全蝎、蜈蚣搜风定痛;关节肿胀变形者,予僵蚕祛风化痰;关节肿硬痛处固定不移,舌紫暗或有瘀点瘀斑者,予地鳖虫消瘀破结,活血通络;寒胜者,予咸温之乌梢蛇祛风通络、散寒止痛;热盛者,予咸寒之地龙泄热通络。按部位不同,用药亦有区别。如腰腹、肩背以上痹痛者加全蝎、蜂房等;腰以下久痛者加蜈蚣、炮穿山甲等;背部疼痛剧烈难受者,以九香虫温阳理气。一般的,虫类药入煎剂可用10g左右,经过加工炮制,除非使用特大剂量,此类药物一般没有毒性反应,例如有毒的动物如蕲蛇、全蝎,其干燥虫体毒素早已破坏,毋庸多虑。现代研究显示,虫类药的动物异体蛋白是药效的一部分,但有时会引起过敏而出现药疹瘙痒,可暂予停药,亦可予徐长卿、蝉蜕脱敏止痒。此外,由于虫类药多破气耗血伤阴之品,故宜加入生地黄、当归、鸡血藤、白芍等养血滋阴之品,提高疗效;非沉疴顽痹者及体弱多病、月经量多、血虚肾亏、及肝肾功能衰退者慎用,勿犯虚虚之戒;虫类药力强专攻,要掌握邪去而不伤正,中病即止的原则,不可过量、久服。

3. 辨证施治——藤类药取类比象 藤类药的使用也有规律可循。早在《本草便读》中便有记载,"凡藤蔓之属,皆可通经入络,盖藤者缠绕蔓延,犹如网络,纵横交错,无所不至,其形如络脉。"藤类药取类比象,被广泛运用于治疗风湿病,辨证施治,临床疗效显著。如因精血亏虚、心神失养而引起的心烦多虑、血虚身痛、风湿痹痛等,表现有肢体关节或全身肌肤有虫咬蚁行感,及周身不适不可名状者,可用夜交藤;络脉空虚兼有瘀血者,或血虚之人患风湿病,或妇女产后风湿病及部分风湿病患者患病后期气血不足导致的贫血者,均可用鸡血藤;对风湿热痹之筋脉拘挛,或风湿寒痹、郁久化热,或患者机体阳盛、感受湿邪从阳而化而出现的关节红肿热痛,风湿病急性期或慢性期急性发作时应用疗效最佳,用忍冬藤;《要药分析》中记载:"络石之功,专于舒筋活络,凡患者筋脉拘挛,不易屈伸者,服之无不效,不可忽之也",遇风湿痹痛、肢体关节筋脉拘挛者用络石藤;对水肿、脚气,晚期类风湿关节炎因前期的关节肿胀及下肢静脉回流受阻引起的下肢肿胀,用青风藤,祛风湿,利小便。

4. 中西并蓄——辨病与辨证结合 在用药方面,还提倡辨病与辨证相结合,根据现代药理研究结果,积极运用对类风湿关节炎病理机制有明确针对性的中药,以取得更好的临床疗效。经大量试验研究,雷公藤一味药,含有抗肿瘤、免疫、抗生育、抗炎、抗白血病、抗菌等多种有效的活性成分,主要药理作用有免疫调节作用,抗肿瘤作用,抗炎作用,抗菌等,其毒副作用亦不容忽视,因用量过大,或时间过长等原因,关于服用雷公藤后毒副作用的报道屡见不鲜,如引起患者生殖系统、消化系统、血液及骨髓系统、肾脏系统等各方面的损害。雷公藤作为一种免疫抑制剂,可以使免疫系统恢复稳定,多种炎性介质趋于降低,且小剂量雷公藤能增加自然杀伤细胞的细胞毒活性,纠正 T 细胞亚群分布上的紊乱,调整免疫反应。用其治疗难治性类风湿关节炎,每收奇效。雷公藤可以作为皮质激素的良好替代药物,它较激素及免疫抑制剂反应轻微,而且可以减轻二者引起的不良反应,减少二者的用量和维持量,且短期使用雷公藤治疗类风湿关节炎是安全有效的。强调临床上使用雷公藤治疗 RA 要注意总量的控制,雷公藤起效到达药效顶峰时间一般在服药后 3 个月左右,进入平台期后药效难以提高,因此 RA 患者连续服用 2~3 个月即可。随着现代技术的发展,药物成分提取的单一化,保留活性成分,并且能有效地去除毒性部分,雷公藤的制剂会得到更广泛的应用。治疗 RA,除了内服汤剂,还以雷公藤、芒硝、川芎、炙乳香、炙没药等制成外敷制剂，二者结合，临床取得了较好的效果，既加快了中药的起效时间，快速缓解病人主苦，尤其对关节局部肿痛症状，药力直达病所，同时也降低了大剂量口服雷公藤所导致的毒副作用，是外治大师吴师机"外治佐内治"治疗理念的具体体现。

另外，近年来临床多用另一种新型的免疫调节药白芍总苷，提取自白芍干燥根，其有效成分包括芍药苷、羟基芍药苷、芍药花苷、芍药内酯苷、苯甲酰芍药苷等，其中，芍药苷的含量占总苷的 90% 以上。据研究，白芍总苷可作用于免疫应答的最初环节，从源头控制病情发展，调节人体免疫功能、改善紊乱状态，它还具有消炎镇痛、保肝、催眠镇静的作用，临床不仅用于治疗类风湿关节炎，对其他自身免疫病如强直性脊柱炎，及皮肤科病有特效，因其安全性大，耐受性好，普遍为患者所接受。临床诊病应不拘泥古法，倡中西并蓄，站在患者角度，强调安全与疗效，每验于临床，力起沉疴。

5. 古今相参——古代疗法为今用　古代医疗方法与现代科技相结合。中药熏蒸疗法历史悠久，最早记载于《五十二病方》，《黄帝内经》中亦有记载，"其有邪者，渍形以为汗"，此中的"渍形"即是熏蒸治疗，在中医辨证论治的基础上，组方配药，利用一定的方法针对患处熏蒸。现代研究指出，药物变成更利于吸收的蒸汽后，通过皮肤表层吸收、角质层渗透和真皮层转运进入血液循环而发挥药效，提高药物的生物利用度。此外，蒸汽可使局部血管扩张，加速血液循环，淋巴液循环，促进新陈代谢，加速组织的再生和促进炎症介质的吸收，有利于缓解局部痉挛，关节疼痛，肿胀，晨僵等临床症状，改善关节功能，有利于加强功能锻炼。具体操作如下，临床辨证，拟方温经散寒，祛风胜湿，活血通络等用，用纱布将药物包好放入自动中药熏蒸机蒸发器内，患者坐入蒸发器，露出头部，关闭舱门，温度设置在 41℃左右，可根据患者耐受性调节，以免烫伤，时间控制在 30min，每日一次，20 天为一疗程，可根据患者病情决定使用几个疗程，以此祛风除湿、活血通络、理气止痛，大量临床实践证明，中药熏蒸疗法治疗痹证疗效确切、安全无创，患者易于接受，适合在临床上广泛运用推广。

6. 治未病观——运动干预慎起居　强调类风湿关节炎患者重在调摄，即"三分治疗，七分护理"，是"治未病"思想的具体体现。护理的理念体现在三个方面：避免诱因，减少发作；既已发作，及时治疗；缓解时期，功能锻炼。

目前认为环境因素中的病原体(可能有细菌、支原体和病毒等)、药物、理化等因素促发了自身免疫反应，使 RA 发病和病情加重。类风湿关节炎患者以正虚为本，四时更替，气候各异，若非顺应四时特点调整生活方式，重感于风、寒、湿邪，内外相合，疾病不免复发或加重。如冬季天寒气冷，须避寒就温，建议戴脖套以保护颈项、腰扎元气袋以护腰等，不宜在寒冷潮湿之地久处，运动以不出汗为宜，以防汗出当风诱发或加重病情；夏季酷暑炎炎，湿热多雨，不能过于贪凉饮冷,天人相应,此季人体阳气趋向体表,毛孔、腠理开疏,RA 患者本身正气不足,虚邪贼风趁虚而入,寒湿侵袭肌肉、经络、关节,不利于 RA 患者的病情。饮食宜清淡,富于营养,勿食腥荤油腻及老鹅、螃蟹、虾、鲤鱼、猪头肉、公鸡等发物,以免诱发病情,影响服药效果。

运动养生在我国源远流长,人们早在先秦时期就以舞蹈来舒筋活络,流通气血,防病祛病,是治未病、养生思想的一个重要体现。现代研究也证明,对 RA 患者进行运动干预,对改善其关节功能,缓解疼痛,减轻炎症均有重要作用,可提高患者的生活自理能力和社会工作能力。美国风湿病学会公布的RA 治疗原则中,把运动疗法列入该病的主要治疗方法。针对最常受累和最易致畸部位的运动干预如下:如指间关节,以手指分开、并拢,手指屈曲、伸直、拇指与其他手指一一对指,双手指互相抵抗,做抓、捏的动作;肩关节,有爬墙法,上肢摆动画圆法,或双手握在一起放于头后,双肘尽量向后拉等;膝关节的肌力锻炼,如仰卧直抬腿法,即下肢抬高约 10° 左右,超过 10° 并不能达到更好的效果;膝关节活动锻炼,座位直抬腿法;踝关节,踏空缝纫机法;髋关节锻炼,侧卧位,抬高外侧腿,保持 5min,休息后,反复运动 10~20 次,注意以不痛及不明显的劳累为度。通过长期锻炼,远期效果较好,可减轻和预防肌肉萎缩和骨质疏松,减少和防止关节粘连。中国传统保健术如太极拳、八段锦、易筋经、五禽戏、气功等,动作柔和,形随意动,动静结合,形神俱养,所谓"流水不腐,户枢不蠹",动而不衰,此之谓也。

十八、汗证——自主神经功能紊乱

(一)理论渊源

汗证是指由于阴阳失调,腠理不固,而致汗液外泄失常的病证。其中,不因外界环境因素的影响,而白昼时时汗出,动辄益甚者,称为自汗;寐中汗出,醒来自止者,称为盗汗,亦称为寝汗。如《明医指掌·自汗盗汗心汗证》对自汗、盗汗的名称作了恰当的说明:"夫自汗者,朝夕汗自出也。盗汗者,睡而出,觉而收,如寇盗然,故以名之。"

自汗、盗汗是临床杂病中较为常见的一个病证,中医对其有比较系统、完整的认识,多由于脏腑气机升降出入失常,而致水津运行障碍,腠理不固而使汗液外泄的所致。若辨证用药恰当,一般均有良好的疗效。

汗是人体五液之一,是由阳气蒸化津液而来。早在《内经》即对汗的生理及病理有了一定的认识。明确指出汗液为人体津液的一种,并与血液有密切关系,所谓血汗同源。心主血,汗为心之液,阳为卫气,阴为营血,阴阳平衡,营卫调和,则津液内敛。反之,若阴阳脏腑气血失调,营卫不和,卫阳不固,腠理开阖失职,则汗液外泄,故血液耗伤的人,不可再发其汗。并明确指出生理性的出汗与气温高低及衣着厚薄有密切关系。如《灵枢·五癃津液别》说："天暑衣厚则腠理开,故汗出……天寒则腠理闭,气湿不行,水下留于膀胱,则为尿与气。"在出汗异常的病证方面,谈到了多汗、寝汗、绝汗等。《金匮要略·水气病脉证并治》首先记载了盗汗的名称,并认为由虚劳所致者较多。《三因极一病证方论·自汗论治》对自汗、盗汗作了鉴别"无论昏醒,浸浸自出者,名曰自汗;或睡着汗出,即名盗汗,或云寝汗。若其饮食劳役,负重涉远,登顿疾走,因动汗出,非自汗也。"并指出其他疾病中表现的自汗,应着重针对病源治疗,谓"历节、肠痈、脚气、产褥等病,皆有自汗,治之当推其所因为病源,无使混滥"。朱丹溪对自汗、盗汗的病理属性作了概括,认为自汗属气虚、血虚、湿、阳虚、痰;盗汗属血虚、阴虚。《景岳全书·汗证》对汗证作了系统的整理,认为一般情况下自汗属阳虚,盗汗属阴虚。但"自汗盗汗亦各有阴阳之证,不得谓自汗必属阳虚,盗汗必属阴虚也"。《临证指南医案·汗》谓:"阳虚自汗,治宜补气以卫外;阴虚盗汗,治当补阴以营内。"《医林改错·血府逐瘀汤所治之症目》说:"竟有用补气、固表、滋阴、降火,服之不效,而反加重者,不知血瘀亦令人自汗、盗汗,用血府逐瘀汤。"补充了针对血瘀所致自汗、盗汗的治疗方药。

另外少数人由于体质关系,平素易于出汗,而不伴有其他症状者,则不属本节范围。正如《笔花医镜·盗汗自汗》说:"盗汗为阴虚,自汗为阳虚,然亦有秉质如此,终岁习以为常,此不必治也。"

(二)病理机制

出汗为人体的生理现象。在天气炎热、穿衣过厚、饮用热汤、情绪激动、劳动奔走等情况下,出汗量增加,此属正常现象。在感受表邪时,出汗又是祛邪的一个途径,外感病邪在表,需要发汗以解表。

病理性汗出可分为表证汗出和里证汗出,特殊汗出以及局部汗出。

① 表证汗出和里证汗出:表证汗出多属中风表虚证或表热证,由于风性开泄,热性升散,风热袭表,腠理疏松所致;里证汗出多属里热证,因里热炽盛,迫津外泄所致。

② 特殊汗出:可分为自汗、盗汗、脱汗、战汗、黄汗等。

自汗多见于患有佝偻病的儿童及甲状腺机能亢进的患者。盗汗是指入睡之后汗出,醒后则汗止。多属阴虚内热证,或气阴两虚证。因人睡之时,卫阳入里,肌表不固,虚热蒸津外泄,故睡时汗出;醒后卫阳归表,肌表固密,虽阴虚内热,也不能蒸津外出,故醒后汗止。盗汗常见于肺结核浸润期的患者。脱汗是指在病情危重的情况下,大汗不止,每可导致亡阴或亡阳。亡阴之汗是以汗出如油,热而黏手为特征,兼高热烦渴,脉细数疾,多见于亡阴证;亡阳之汗是以大汗淋漓,质稀清冷为特征,兼身凉肢厥,脉微欲绝,多见于亡阳证,病势危重。战汗是指病势沉重之时,先战栗抖动,而后汗出者。战汗是邪正相争,病变发展的转折点,应注意病情变化。战汗多发生于急性热病过程中,若见发热烦渴,突然全身恶寒战栗,继而汗出,热势减退,多为正气拒邪,正盛邪退,乃属病情好转之象。若汗出后四肢厥冷、烦躁不安,表示正不胜邪,正气随着虚弱下去,则是危重症候。黄汗则以汗出色黄如柏汁,染衣着色为特点,多因湿热内蕴,多见于历节病。

③ 局部汗出:可分为但头汗出、半身汗出、手足心汗出、心胸汗出、外阴部汗出等。"但头汗出 "是指仅见头部或头项部汗出较多者,或谓之头汗。多属上焦热盛、中焦湿热、虚阳上越或进食阳旺所致。半身汗出,或称为偏汗,是指身体一半出汗,另一半无汗,或见于左侧,或见于右侧,或见于上半身,或见于下半身。无汗的半身是病变的部位,多因风痰、痰瘀、风湿阻滞经络,气血不周所致。《素问·生气通天论》所说:"汗出偏沮,使人偏枯",即属此类病变。半身汗出多见于中风、痿证及截瘫病人。

（三）辨治特色

汗证应着重辨明阴阳虚实。一般来说,以属虚者多,自汗多属气虚不固;盗汗多属阴虚内热。但因肝火、湿热等邪热郁蒸所致者,则属实证。病程久者或病变重者会出阴阳虚实错杂的情况。自汗久则可以伤阴,盗汗久则可以伤阳,出现气阴两虚或阴阳两虚之证。

虚证当根据证候的不同而治以益气、养阴、补血、调和营卫;实证当清肝泄热,化湿和营;虚实夹杂者,则根据虚实的主次而适当兼顾。此外,由于自汗、盗汗均以腠理不固、津液外泄为共同病变,故可酌加麻黄根、浮小麦、糯稻根、五味子、瘪桃干、牡蛎等固涩敛汗之品,以增强止汗的功能。

汗为心之液,汗的出入与肝肺亦有密切关系,肝主营,肺主卫,营卫各有所虚,阳加于阴则汗,阴虚汗出责之于营。肾阴亏虚不能上济心火,则心火独亢,虚火上炎而面赤心烦,火耗阴津则口干舌燥。

（四）方药特色

临证中,多应用当归六黄汤,该方出自李东垣的《兰室秘藏·自汗门》,该方为"治盗汗之圣药也"。原方的当归、生地黄、熟地黄、黄芩、黄连、黄柏各 6g、黄芪 12g、起滋阴清热、固表止汗之功效,主治症见盗汗、面赤、心烦、便秘、溲赤,舌红,苔黄,脉数,证属阴虚火旺之盗汗者。方中当归为君,甘缓肝急,养肝血,辛散肝郁;黄连苦清心、肝之火;生地黄凉营分之热,熟地黄补髓中之阴;黄柏苦能坚肾,泻南补北;黄芪益肺之卫气,黄芩清肺中之热。方中当归、生地黄、熟地黄养血增液,既益阴又凉血清热。三黄泻火除烦、清热坚阴,合收滋阴泻火除烦之效,使热清火不内扰,阴坚液不外泄。黄芪益肺固表,合当归、地黄以养血益气,气血充沛则腠理密固而汗不易泄。养血育阴与泻火彻热并进,标本兼顾,使阴固而水能制火,热清而耗阴无由;且以育阴泻火为本,配以益气固表为标,使营阴内守,卫外固密。在治疗气阴虚火旺之盗汗时除了养阴之外,加清热燥湿的黄连、黄柏、黄芩乃此方之妙。卫气昼行阳而寤,夜行于阴而寐。阴虚不能济阳,虚火伏藏于阴分,而争于阴,寐则卫气行阴,助长阴分伏火,两阳相加,故阴液失守外走而汗出,阴虚则盗汗,汗为阴液,汗出伤阴。阴虚则阳相对偏亢,虚阳外越,蒸腾阴津而汗出,《素问·阴阳别论》:"阳加于阴,谓之汗。"故治疗阴虚盗汗时,在滋阴养血同时,运用黄芩、黄连、黄柏分清上中下三焦之热,顾及蒸阴外泄之虚阳,剂量轻清,既不伤阳又清虚热。

中医治病贵在辨证与变通,只要把握方药特点,就可扩大应用范围,临床实践中运用此方灵活变化,使其实际的应用范围十分广泛,不仅仅局限于阴虚盗汗。当归六黄汤之方意不离泻火、固表、滋阴三大旨。因此,在临床应用当归六黄汤时,根据汗证患者的伴随症状的不同,随证加减,处方用药时会斟酌考虑各药的主治功效,调整剂量,它的君臣佐使职能会随证变化。因此汗证无论属气虚、或阴虚、或湿热之证等不同,调整当归六黄汤的药物的药物及剂量则均可应用。

年轻患者多因阴虚内热,心肝火旺,正是当归六黄汤适应证,根据患者情况,在临床应用时常加浮小麦、生龙骨、生牡蛎、炙甘草等,实际为清代江笔花所著《笔花医镜·肾部》中所载生地黄煎;而符为民教授门诊患者以老年人居多,老年人原本体虚多病,加之多汗,气随津泄,气属阳,阳气易损,汗为阴液,"血汗同源",心主血,汗为心之液,多汗伤血,阴损及阳,表虚不固,腠理疏松,多汗更重。当归六黄汤中的黄芪益气走表,在原方中具有佐助和引药走表的使药功能。临证时常加大黄芪用量,有时生炙黄芪同用,不仅走表引经,更加强益气温阳固表之力,为君药,急固无形之气。地黄当归滋阴养血和营为臣药,方中黄芪与当归配伍,又起到有形之血生于无形之气,阳生阴长。正如《不居集》谓:"肺虚者护其皮毛:阳虚自汗,宜补肺,然有扶阳而不愈者,乃表虚而汗无以为外,当养血以调之"。减少黄芩、黄连、黄柏之量,则免于苦寒败胃,金水益虚,木火益旺之弊。

临床应用当归六黄汤时随症、证变化,调整剂量及总体把握此方滋阴养血、清热燥湿、益气固表三大功效,灵活运用,并不拘泥于方剂学中所讲主治阴虚盗汗及其君臣佐使的分配职能。方剂各个组成成分在方中所发挥的各自功效,汲取处方中三个方面功效的配伍理念,更是具体情况具体分析,针对不同主症及患者年龄、体质等诸多因素,调整君臣佐使分配功能,不仅对阴虚盗汗,而且对气虚、阴阳两虚、心肝火旺引起的汗证均起到了良好效果,扩大了方剂使用范围。

单纯出现的自汗、盗汗,一般预后良好,经过治疗大多可在短期内治愈或好转。伴见于其他疾病过程中的自汗,尤其是盗汗,则病情往往较重,治疗时应着重针对原发疾病,且常需待原发疾病好转、痊愈,自汗、盗汗才能减轻或消失。汗出之时,腠理空虚,易于感受外邪,故当避风寒,以防感冒。汗出之后,应及时用干毛巾将汗擦干。出汗多者,需经常更换内衣,并注意保持衣服、卧具干燥清洁。

十九、眩晕——眩晕综合征

(一) 理论渊源

眩晕综合征是由前庭神经系统病变所引起的,患者对于空间关系的定向感觉障碍或者平衡感觉障碍,是一种自身或外景运动错觉或幻觉,发作时多数患者感觉周围事物在旋转,少数患者出现视物摆动或摇晃(他动感眩晕);也可有自身在一定平面上转动、倾倒,沉浮或摇晃(自动感眩晕)。临床上可分为前庭系统性眩晕(真性眩晕)和非前庭系统性眩晕(头昏),病因较复杂。眩晕综合征主要发生在青年人和老年人身上。

引起眩晕的原因有很多种,比如:感冒、休息不好机体抵抗力下降。眩晕和头晕有一定的区别,一般来说头晕并没有外界环境或者自身旋转的运动感觉。主要症状有头晕眼花,轻者闭目即止,重者如坐车船,不能站立,伴恶心、呕吐,甚则昏倒等。早在《素问·至真要大论》有:"诸风掉眩,皆属于肝"和《灵枢·海论》"髓海不足"等记载。《丹溪心法·头眩》有"无痰不作眩"的主张,提出"治痰为先"的方法。

历代医家对眩晕病的论述颇多,对其辨证分类亦颇复杂,而"此病就临床而言,主要在于因痰,因风,因虚两个方面",此说可谓言简意赅。以痰而言,临床上70%以上的眩晕皆因痰作祟,而因痰又有痰热、痰湿之分。《丹溪心法》云:"无痰不作眩……又有湿痰者,有火痰者。"因痰所致之眩晕,症见:头晕目眩,胸闷,恶心欲呕,舌苔滑腻,脉滑或弦。痰浊中阻则胸闷;上蒙清窍则头晕头重目眩;痰浊阻于胃则致升降失常;胃气上逆则恶心欲呕;痰浊上泛则舌苔腻。因痰热者症见口苦,舌苔黄滑腻,脉滑数或弦数,治宜祛痰泻火,选用黄连温胆汤加天麻、钩藤之类;因痰湿者则口淡,舌苔白滑腻,脉滑或脉弦。治宜祛痰化湿,可选用半夏白术天麻汤。以风而言,因风之眩晕,分为外风、内风两种。只是临床上,外风眩晕比较少见。外风,即外感风邪所致之眩晕。此证每于感冒之后发作,具有眩晕,头痛,恶风等症。《症因脉治·外感眩晕》说:"头痛额胀,骨节烦痛,身热多汗,上气喘逆,躁扰时眩,此风邪眩晕之证也。"治宜解表祛风,可选用菊花茶调散加减。内风即肝阳上亢所致之眩晕,《内经》云:"诸风掉眩,皆属于肝。"《严氏济生方》又云:"明干风上攻,必致眩晕。"此证每于情志刺激则发作益甚,具有眩晕,耳鸣,头胀目痛以及心烦,少寐,面色潮红,四肢麻木等症。治宜平肝熄风,可选用天麻钩藤饮加减。以虚而言,因虚之眩晕,起病缓慢,持续发作,每多见于老人、虚人,或大病久病之后并发眩晕。对于虚证眩晕,古人认为有气虚、血虚、阳虚、阴虚、心虚、脾虚、肾虚、肝虚诸类。然临床所常见者,主要为脾虚和肾虚两种。脾虚眩晕主要在于生化乏源,气血不足。《证治汇补·眩晕》说:"脾为中州,升腾心肺之阳,堤防肝肾之阴。若劳役过度,汗多亡阳,元气下陷,清阳不升者,此眩晕出于中气不足也。"表现眩晕、欲呕、食少、神倦、面色㿠白,舌淡苔白,脉细或虚。治宜补脾益气养血,可选香砂六君子汤。肾虚眩晕主要在于肾精亏损,以肾主藏精生髓,肾虚精亏,则"髓海不足,脑转耳鸣,颈酸眩冒,目无所见",故症见眩晕、耳鸣、精神萎靡、腰膝酸软,甚则遗精、盗汗。治宜补肾填精,可选左归饮,杞菊地黄丸之类。

(二)病理机制

本病病位在脑,由气血亏虚、肾精不足致脑髓空虚,清窍失养,或肝阳上亢、痰火上逆、瘀血阻窍而扰动清窍发生眩晕,与肝、脾、肾三脏关系密切。眩晕的病性以虚者居多,故张景岳谓"虚者居其八九",如肝肾阴虚、肝风内动,气血亏虚、清窍失养,肾精亏虚、脑髓失充。眩晕实证多由痰浊阻遏,升降失常,痰火气逆,上犯清窍,瘀血停着,痹阻清窍而成。眩晕的发病过程中,各种病因病机,可以相互影响,相互转化,形成虚实夹杂;或阴损及阳,阴阳两虚。肝风、痰火上扰清窍,进一步发展可上蒙清窍,阻滞经络,而形成中风;或突发气机逆乱,清窍暂闭或失养,而引起晕厥。

一般认为本病多由于七情内伤,房事过度,过食膏粱厚味生痰助湿,过嗜烟酒伤害血脉,劳倦过度,或由疾病、衰老造成机体虚损,心、肝、脾、肾等脏腑亏虚,气血输布障碍,升降失调,产生风、火、痰、瘀等病理变化,影响脑髓功能,再加上肝肾阴精不足,髓海空虚,或由心脾气血两虚,不能上荣于脑,形成本虚标实的病机。本病病位在脑,但其发生、发展过程中可涉及心、肝、脾、肾诸脏。本病病机主要在于本虚标实,虚实夹杂,本虚为心、肝、脾、肾等脏腑功能虚损,气血不足,标实为风、火、痰、瘀,故辨证论治首先应察其虚实,分清标本。

眩晕发病,多因人到中年,阴气自半,元气不足,脏腑功能衰退,髓海不充,肝肾亏虚,精气虚弱,肾阴不足,虚火灼津,肾气虚弱,气不化津,则清从浊化,或水不涵木,内风暗动,肝失疏泄,木不疏土,而致脂浊内聚,困遏脾运,脾失健运,聚湿生痰,壅塞脉道,痰阻血脉,血行不畅,渐积成瘀,痰瘀互阻,脑络不畅,经脉不利发为本病。痰阻血瘀,血瘀痰凝,痰瘀互结,着于血脉,胶结凝聚,形成粥样斑块,斑块既成,阻于脑络,精明失用,而致眩晕、恶心等症。总之,本病病机中心在于肝肾亏虚、痰瘀互阻。

本病由于病因不同,临床表现、转归及预后也有差异。如若病情较轻,治疗护理得当,则预后良好;反之,若病久不愈,发作频繁,发作时间长,症状重笃,尤其是肝阳上亢证,可导致阴亏于下,肝阳暴张,阳化风动,血随气逆,挟痰挟火,横窜经络,蒙蔽清窍,而出现中风。气血亏虚之证,日久不愈,重者可致厥脱等危急证候,预后不良。少数患者,可因肝血、肾精耗竭,耳目失荣,而发为耳(鸣)聋或失明之病证。

(三)辨治特色

眩晕的中医病因病机,风、火、痰、瘀、虚自古各有所论。本病无论是外感抑或内伤疾病出现都大多经过反复发作,因实致虚,因虚致实的复杂过程,本虚标实为其共同特点。本虚以气虚或阴虚为主。由于脾胃位居中州,主司升降的特殊作用,气虚首先表现为中气不足,中焦气机升降失常,清阳不升,脾失健运则水谷不化生精微,反生痰湿,胃失和降则痰浊挟胃气上逆蒙闭清窍,发为眩晕。阴虚以肝肾不足多见,肾亏不能生髓,髓海空虚或水不涵木,阴不维阳,风升阳动发为眩晕,肝为风木之脏,体阴用阳,主升主动,诸病因致肝阴暗耗,阴不制阳,风阳升动,上扰脑窍发为眩晕。邪实多有痰、风、火、瘀,外感内伤皆可见,临床上多由脏腑阴阳气血失调而内生,可单一致病,也可诸邪合而致病。本虚应首先分清脏腑气血阴阳之虚损,邪实应辨明其属性。气虚予益气升清,用参芪类补气固本,升麻葛根升阳,仅用蔓荆子祛风;气虚浊阴不降加用治风痰名方半夏白术天麻汤合治水饮致眩名方泽泻汤,半夏燥湿化痰,天麻息风平肝,白术、茯苓、陈皮运脾化湿,阻止痰湿再生,切断病理恶性循环,茯苓、泽泻利水湿。肝肾阴虚以平补为主,用制首乌、制黄精、熟地黄、山药、山茱萸、枸杞子滋补肝肾,填精益髓,牡丹皮、菊花平肝清血中之热;阴虚阳亢以天麻、钩藤、石决明镇肝息风,黄芩、栀子清热泻火平肝,牛膝、牡丹皮引热下行,益母草、葛根活血解肌,增加肾血流量,葛根、桑寄生改善大脑血液循环。痰热上扰以除邪实为主,用半夏、陈皮、茯苓、甘草和胃健脾,燥湿化痰,枳实、竹茹、生姜、黄连清热化痰、理气和中,苦降辛通。病情重,甚至见语言不利、手足活动不灵或颤抖,则用大黄、瓜蒌、胆南星豁痰醒脑,通腑泻浊。

由于本病的病证表现为肝肾亏虚,痰瘀阻络,本虚标实,故治疗既应滋肾养肝,以调节阴阳平衡,稳定机体内环境,延缓衰老。同时还需通过消痰化瘀,祛除病理产物,阻止或逆转其实质性病理改变。本病的关键是肝肾不足,脾运不健,因此,治疗中心是滋肾养肝运脾,体现了治病求本的指导思想,药用制首乌、桑寄生、枸杞子、白芍、茯苓、炒白术等。眩晕病可积渐而成,往往都有痰浊瘀阻表现,肝肾不足,痰浊内生,困遏脾运,日久导致血瘀,痰瘀互结,痰阻脉络,脑窍失养、灵机失运,所以治疗时又须注意化痰开窍、祛瘀安神。药如九节菖蒲、郁金、炙远志、丹参、川芎等。肝肾不足,肝木失涵,肝阳易亢,故本病的治疗,亦常佐以平肝之品,如天麻、钩藤、珍珠母之类,又因痰瘀痹阻,易滞气机,宜加用行气之药,如陈皮、枳壳等。

临床应辨清本虚与标实两者的轻重,注意滋肾与养肝,化痰与消瘀之间的主次关系,针对患者的个体差异,病机的变化特点作相应处理,参以必要的佐治方法,这样才有可能更好地发挥中医治疗的优势。

1. 关于补益肝肾　虽然肝肾不足是眩晕的基本原因,但根据人体的生理病理分析,补肾更为重要,肾为五脏六腑之本,肝木尤需肾水的滋涵,才不致上亢、化风,所以补肾重于养肝,具体用药可选滋肾为主,兼以养肝的制首乌、枸杞子、桑寄生、女贞子、旱莲草、山萸肉等,此类药补而不滞,滋而不腻,且药性平和,善收缓功,现代药理实验证明这些药物有很强的抗自由基功能,并有降脂、降压、降低血糖等作用,与现代药理暗合。因为眩晕发生的原因与高血压病、高脂血症、糖尿病等密切相关。

2. 关于温肾助阳药　张景岳云:"善补阴者,必于阳中求阴,则阴得阳升而泉源不竭。"补阴药需要补阳药相配伍,才能取得较好疗效;再者,本病日久,阴损必然及阳,正所谓阴亏于前,阳损于后;再就是,补肾助阳还有助于脾之健运,有助于痰浊、瘀血的消除。所以临床既要重视补益肝肾之阴,又不应忽视温肾助阳法的应用。常用药物有:仙灵脾、巴戟天、菟丝子、肉苁蓉等,温而不燥,既有温滋之长,又无伤精耗阴之弊。

3. 关于健脾　人"脾常不足",中年以后尤其明显,消化、吸收功能逐渐衰退,加之久坐少动,不利气机发动,又喜食肥甘,醇酒厚味,饮食失调,更损脾肾功能。肝肾本虚,痰浊内生,困遏脾运,进一步促使膏脂凝聚成痰,互为因果,恶性循环,使病情进一步加重。古人云:"脾以运为健","痰之化无不在脾",本病治脾不要补其虚,故不用党参、太子参、黄芪等,而是重在健其运,故常用焦白术、茯苓、苍术、山药等。

4. 关于痰瘀　痰浊、瘀血均是因脏腑功能失调或衰退而产生的,痰浊可以导致血瘀,血瘀亦可化生痰浊,两者可相互影响、转化,以致加重病情。由于眩晕患者瘀血的产生首先与痰浊有关。因为痰为浊阴之邪,具黏滞、重着之性,留伏遏阻脉道之中,滞涩不散影响气血的运行,痰阻气滞,导致血瘀,故眩晕治疗化痰应重于祛瘀。化痰类药物根据病情常分为:一是开窍化痰,药物如九节菖蒲、郁金、远志等;二是健脾化痰,药如茯苓、白术、半夏等;三是行气解郁化痰,药如陈皮、合欢皮、白芥子等;四是软坚化痰,药如海藻、昆布、牡蛎等;五是清热化痰,药如天竺黄、胆南星等。临证时当根据辨证,灵活运用以上五类化痰之品。

5. 关于用药时间　眩晕是一个较为漫长的反复发作过程,随着年龄的增长,这种病变亦随之缓慢地生长,到一定时期即有临床症状发生。因此,治疗时间亦相应较长,即使症状消失,亦应服药预防复发,稳定期可服丸药缓图,既方便又较经济。

6. 关于生活指导　保持心情开朗愉悦,饮食有节,注意养生保护阴精,有助于预防本病。患者的病室应保持安静、舒适,避免噪声,光线柔和。保证充足的睡眠,注意劳逸结合。保持心情愉快,增强战胜疾病的信心。饮食以清淡易消化为宜,多吃蔬菜、水果,忌烟酒、油腻、辛辣之品,少食海腥发物,虚证眩晕者可配合食疗,加强营养。眩晕发作时应卧床休息,闭目养神,少作或不作旋转、弯腰等动作,以免诱发或加重病情。重症病人要密切注意血压、呼吸、神志、脉搏等情况,以便及时处理。

二十、心悸——心律失常

(一) 理论渊源

心悸是因外感或内伤,致气血阴阳亏虚,心失所养;或痰饮瘀血阻滞,心脉不畅,引起以心中急剧跳动,惊慌不安,甚则不能自主为主要临床表现的一种病证。

心悸因惊恐、劳累而发,时作时止,不发时如常人,病情较轻者为惊悸;若终日悸动,稍劳尤甚,全身情况差,病情较重者为怔忡。怔忡多伴惊悸,惊悸日久不愈者亦可转为怔忡。

心悸是心脏常见病证,为临床多见,除可由心本身的病变引起外,也可由他脏病变波及于心而致。

《内经》虽无心悸或惊悸、怔忡之病名,但有类似症状记载,如《素问·举痛论》:"惊则心无所依,神无所归,虑无所定,故气乱矣。"并认为其病因有宗气外泄,心脉不通,突受惊恐,复感外邪等,并对心悸脉象的变化有深刻认识。《素问·三部九候论》说:"参伍不调者病。"最早记载脉律不齐是疾病的表现。《素问·平人气象论》说:"脉绝不至曰死,乍疏乍数曰死。"最早认识到心悸时严重脉律失常与疾病预后的关系。汉代张仲景《金匮要略》《伤寒论》提出了惊悸,心下悸、心动悸的病名,认为病因有惊扰、水饮、虚损和汗后受邪,脉象有结、代、促的区别。提出小建中汤和炙甘草汤治疗,并沿用至今。唐代孙思邈《备急千金要方》提出因虚致心悸的认识,拟方定志丸。宋代《济生方·惊悸怔忡健忘门》率先提出怔忡病名,对惊悸、怔忡的病因病机、变证、治法作了较为详细的记述。《丹溪心法·惊悸怔忡》中提出心悸当"责之虚与痰"的理论。明代《医学正传·惊悸怔忡健忘证》对惊悸、怔忡的区别与联系有详尽的描述。《景岳全书·怔忡惊恐》认为怔忡由阴虚劳损所致,且"虚微动亦微,虚甚动亦甚",在治疗与护理上主张"速宜节欲节劳,切戒酒色";"速宜养气养精,滋培根本"。清代王清任《医林改错》补充了"瘀血"致心悸。清代唐容川《血证论》提出"血虚"所致。综合历代医家所述,心悸可因体质素虚、情志内伤、外邪侵袭致气血阴阳亏虚,心气不足,心脉失养或痰饮内停、血脉瘀阻,故多采用补益气血、滋阴、温阳、活血化瘀、化痰涤饮等方法拟方用药,辨证治疗。

心悸是临床常见病证之一,也可作为临床多种病证的症状表现之一,如胸痹心痛、失眠、健忘、眩晕、水肿、喘证等出现心悸时,应主要针对原发病进行辨证治疗。

根据心悸的症状表现及脉象变化可包括冠心病、高血压、心肌病、心肌梗死、先天性心脏病、心肌炎、神经官能症等多种原因引起的心律失常,如:心动过速、心动过缓、过早搏动、心房颤动或扑动、房室传导阻滞、病态窦房结综合征、预激综合征及心肌缺血、心功能不全等疾病。这些疾病或因心脏本身的先天发育缺陷;或因病毒、细菌感染损害心肌;或者冠状动脉粥样硬化引起狭窄血管阻力增加,血流减少,血流变学发生异常,心肌缺血缺氧,营养障碍诱发心律失常;或药物损伤心肌造成心肌能量代谢障碍,心肌舒张、收缩功能减弱;或体内神经内分泌失调,自主神经功能紊乱,电解质、酸碱平衡紊乱等诱发。往往诸多原因相互影响,互为因果,致心悸症状反复发作,甚至日益严重。

(二)病理机制

心悸的发病,或由惊恐恼怒,动摇心神,致心神不宁而为惊悸;或因久病体虚,劳累过度,耗伤气血,心神失养,若虚极邪盛,无惊自悸,悸动不已,则成为怔忡。

心悸的病位主要在心,由于心神失养,心神动摇,悸动不安。但其发病与脾、肾、肺、肝四脏功能失调相关。如脾不生血,心血不足,心神失养则动悸。脾失健运,痰湿内生,扰动心神,心神不安而发病。肾阴不足,不能上制心火,或肾阳亏虚,心阳失于温煦,均可发为心悸。肺气亏虚,不能助心以主治节,心脉运行不畅则心悸不安。肝气郁滞,气滞血瘀,或气郁化火,致使心脉不畅,心神受扰,都可引发心悸。

常见病因如下。

1. 体虚久病　禀赋不足,素体虚弱,或久病失养,劳欲过度,气血阴阳亏虚,以致心失所养,发为心悸。

2. 饮食劳倦　嗜食膏粱厚味,煎炸炙煿,蕴热化火生痰,或伤脾滋生痰浊,痰火扰心而致心悸。劳倦太过伤脾,或久坐卧伤气,引起生化之源不足,而致心血虚少,心失所养,神不潜藏,而发为心悸。

3. 七情所伤　平素心虚胆怯,突遇惊恐或情怀不适,悲哀过极,忧思不解等七情扰动,忤犯心神,心神动摇,不能自主而心悸。

4. 感受外邪　风寒湿三气杂至,合而为痹,痹证日久,复感外邪,内舍于心,痹阻心脉,心之气血运行受阻,发为心悸;或风寒湿热之邪,由血脉内侵于心,耗伤心之气血阴阳,亦可引起心悸。如温病、疫毒均可灼伤营阴,心失所养而发为心悸。或邪毒内扰心神,心神不安,也可发为心悸,如春温、风温、暑温、白喉、梅毒等病,往往伴见心悸。

5. 药物中毒 药物过量或毒性较剧,损害心气,甚则损伤心阴,引起心悸,如附子、乌头,或西药锑剂、洋地黄、奎尼丁、肾上腺素、阿托品等,当用药过量或不当时,均能引发心动悸、脉结代一类证候。

心悸的病性主要有虚实两方面。虚者为气血阴阳亏损,心神失养而致。实者多由痰火扰心,水饮凌心及瘀血阻脉而引起。虚实之间可以相互夹杂或转化。如实证日久,耗伤正气,可分别兼见气、血、阴、阳之亏损,而虚证也可因虚致实,而兼有实证表现,如临床上阴虚生内热者常兼火亢或夹痰热,阳虚不能蒸腾水湿而易夹水饮、痰湿,气血不足、气血运行滞涩而易出现气血瘀滞,瘀血与痰浊又常常互结为患。总之,本病为本虚标实证,其本为气血不足,阴阳亏损,其标是气滞、血瘀、痰浊、水饮,临床表现多为虚实夹杂之证。

心悸的预后转归主要取决于本虚标实的程度,治疗是否及时、恰当。心悸仅为偶发、短暂、阵发者,一般易治,或不药而解;反复发作或长时间持续发作者,较为难治。如患者气血阴阳虚损程度较轻,未见瘀血、痰饮之标证,病损脏腑单一,治疗及时得当,脉象变化不显著者,病证多能痊愈。反之,脉象过数、过迟、频繁结代或乍疏乍数者,治疗颇为棘手,兼因失治、误治,预后较差。若出现喘促、水肿、胸痹心痛、厥证、脱证等变证、坏病,若不及时抢救治疗,预后极差,甚至猝死。

情志调畅,饮食有节及避免外感六淫邪气,增强体质等是预防本病的关键。积极治疗胸痹心痛、痰饮、肺胀、喘证及痹病等,对预防和治疗心悸发作具有重要意义。

心悸患者应保持精神乐观,情绪稳定,坚持治疗,坚定信心。应避免惊恐刺激及忧思恼怒等。生活作息要有规律。饮食有节,宜进食营养丰富而易消化吸收的食物,宜低脂、低盐饮食,忌烟酒、浓茶。轻证可从事适当体力活动,以不觉劳累、不加重症状为度,避免剧烈活动。重症心悸应卧床休息,还应及早发现变证及先兆症状,做好急救准备。

(三) 辨证特色

心悸的基本证候特点是发作性心慌不安,心跳剧烈,不能自主,或一过性、阵发性,或持续时间较长,或一日数次发作,或数日一次发作。常兼见胸闷气短,神疲乏力,头晕喘促,甚至不能平卧,以至出现晕厥。其脉象表现或数或迟,或乍疏乍数,并以结脉、代脉、促脉、涩脉为常见。

1. 辨惊悸与怔忡 大凡惊悸发病,多与情绪有关,可由骤遇惊恐,忧思恼怒,悲哀过极或过度紧张而诱发,多为阵发性,病来虽速,病情较轻,实证居多,病势轻浅,可自行缓解,不发时如常人。怔忡多由久病体虚、心脏受损所致,无精神因素亦可发生,常持续心悸,心中惕惕,不能自控,活动后加重,病情较重,每属实证,或虚中夹实,病来虽渐,不发时亦可见脏腑虚损症状。惊悸日久不愈,亦可形成怔忡。

2. 辨虚实　心悸证候特点多为虚实夹杂,虚者指脏腑气血阴阳亏虚,实者多指痰饮、瘀血、火邪之类。辨证时,要注意分清虚实的多寡,以决定治疗原则。

3. 辨脉象　观察脉象变化是心悸辨证中重要的客观内容,常见的异常脉象如结脉、代脉、促脉、涩脉、迟脉,要仔细体会、掌握其临床意义。临床应结合病史、症状,推断脉症从舍。一般认为,阳盛则促,数为阳热,若脉虽数、促而沉细、微细,伴有面浮肢肿,动则气短,形寒肢冷,舌淡者,为虚寒之象。阴盛则结,迟而无力为虚,脉象迟、结、代者,一般多属虚寒,其中结脉表示气血凝滞,代脉常为元气虚衰、脏气衰微。凡久病体虚而脉象弦滑搏指者为逆,病情重笃而脉象散乱模糊者为病危之象。

4. 辨病情　对心悸的临床辨证应结合引起心悸原发疾病的诊断,以提高辨证准确性,如功能性心律失常所引起的心悸,常表现为心率快速型心悸,多属心虚胆怯,心神动摇;冠心病心悸,多为气虚血瘀,或由痰瘀交阻而致;风心病引起的心悸,以心脉痹阻为主;病毒性心肌炎引起的心悸,多由邪毒外侵,内舍于心,常呈气阴两虚,瘀阻络脉证。

(四) 论治特色

心悸的发生多因体质虚弱,饮食劳倦,七情所伤,感受外邪及药食不当等,以致气血阴阳亏损,心神失养,心神不安,或因痰、饮、火、瘀阻滞心脉,扰乱心神,心神不宁。心悸的病理性质主要有虚实两方面。虚者为气、血、阴、阳亏损,使心失滋养,心神不宁而致心悸;实者多由痰火扰心,水饮上凌等邪扰心神,心神不宁而致心悸。虚实之间可以相互夹杂或转化。虽然导致心悸的原因很多,病理性质有虚有实,然不论何种原因引起的心悸,不论病性虚实最终均为心神被扰,导致心神不宁。

心悸患者多以老年人居多,脏腑功能存在不同程度的退行性改变,心肌的兴奋性、传导性等生理功能发生了改变,动脉粥样硬化致心肌缺血、缺氧、变性、纤维化,甚则发生心脏形态的改变,瓣膜钙化,开闭失调,血液流变学发生异常。基于这一特点,老年人的心悸以虚证居多,或虚中夹实。在临证中紧扣心主血脉的生理功能,在辨证论治的基础上尤其重视益气养阴,善于灵活应用生脉散加减治疗。气为血帅,血为气母,全身血脉的运行有赖于心气的推动,而心脏自身的濡养和心气的生成有赖于阴血的充沛,气虚推行血脉无力,则血瘀,阴血虚可累及气虚,气血不足,心失所养,而发心悸。生脉散扶正益气养阴、强心复脉具有较强的针对性,能有效改善心肌营养,改善舒缩功能,达到相对平衡状态。

心悸者,为五脏六腑受损,阴阳平衡失调引起的心中悸动,不能自主。心悸可分虚实,虚者多为心气亏虚、气阴两虚、心血不足、心阳不振、心肾阳虚、肝肾阴虚;实者多见痰饮、瘀血及火邪。诚如《医方辨难大成》所指出:"人身清阳之道,果得顺正流行之乐,毫无逆滞壅塞之患,则气自充实,不致有空乏馁败之殃。"本病之本虚,气血阴阳均可见,而这四者间又可相互关联,甚至相互影响。老年人或快速型心律失常患者,多以气阴两虚或心血不足为多见;而慢速型心律失常患者,多见心阳不振,故而临床当注重辨证而治。心悸可因虚生痰瘀,痰瘀互结是心悸发病之关键。现代人饮食结构有了很大变化,喜食膏粱肥甘厚腻者众,这些食物往往不易消化,多食碍胃;亦有嗜酒者,酒醴伤胃,极易造成水湿痰饮停聚;抑或暴饮暴食,损伤脾胃,滋生痰浊,蕴热化火,痰火扰心而致心悸。此外,现代人生活节奏快,常劳倦太过,忧思过虑,故易伤脾生痰;久坐伤气,生化之源不足;久视伤血而致心气、心血亏虚,不能行心血,瘀血阻滞经脉,心失所养,神不潜藏,引起心悸。本病病机,多为虚实夹杂,为本虚标实之证,并以虚为本,治疗当补虚为本,或益气养阴、补血养荣;或益气固卫、温阳补火,并兼顾标实,理气活血祛痰化饮。

心悸虚证由脏腑气血阴阳亏虚、心神失养所致者,治当补益气血,调理阴阳,以求气血调畅,阴平阳秘,并配合应用养心安神之品,促进脏腑功能的恢复。心悸实证常因于痰饮、瘀血等所致,治当化痰、涤饮、活血化瘀,并配合应用重镇安神之品,以求邪去正安,心神得宁。临床上心悸表现为虚实夹杂时,当根据虚实之多少,攻补兼施,或以攻邪为主,或以扶正为主。

(五) 方药特色

心悸不宁,善惊易恐,坐卧不安,少寐多梦而易惊醒,食少纳呆,恶闻声响,苔薄白,脉细略数或细弦。治以镇惊定志,养心安神为法,方选安神定志丸。

心悸气短,头晕目眩,少寐多梦,健忘,面色无华,神疲乏力,纳呆食少,腹胀便溏,舌淡红,脉细弱。治以补血养心,益气安神为法。方选归脾汤。若心悸气短,神疲乏力,心烦失眠,五心烦热,自汗盗汗,胸闷,面色无华,舌淡红少津,苔少或无,脉细数,为气阴两虚,治以益气养阴,养心安神,用炙甘草汤加减。本方益气滋阴,补血复脉。方中炙甘草、人参、大枣益气以补心脾;干地黄、麦冬、阿胶、麻子仁甘润滋阴,养心补血,润肺生津;生姜、桂枝、酒通阳复脉。气虚甚者加黄芪、党参;血虚甚者加当归、熟地;阳虚甚而汗出肢冷,脉结或代者,加附片、肉桂;阴虚甚者,加麦冬、阿胶、玉竹;自汗、盗汗者,加麻黄根、浮小麦。

心悸易惊,心烦失眠,五心烦热,口干,盗汗,思虑劳心则症状加重,伴有耳鸣,腰酸,头晕目眩,舌红少津,苔薄黄或少苔,脉细数。治以滋阴清火,养心安神为法。方选黄连阿胶汤。肾阴亏虚、虚火妄动、遗精腰酸者,加龟板、熟地、知母、黄柏,或加服知柏地黄丸,滋补肾阴,清泻虚火。阴虚而火热不明显者,可改用天王补心丹滋阴养血；养心安神。心阴亏虚、心火偏旺者，可改服朱砂安神丸养阴清热，镇心安神。若阴虚夹有瘀热者，可加丹参、赤芍、丹皮等清热凉血，活血化瘀。夹有痰热者，可加用黄连温胆汤，清热化痰。

心悸不安，胸闷气短，动则尤甚，面色苍白，形寒肢冷，舌淡苔白，脉虚弱，或沉细无力。治以温补心阳，安神定悸为法。方选桂枝甘草龙骨牡蛎汤。大汗出者，重用人参、黄芪，加煅龙骨、煅牡蛎、山萸肉，或用独参汤煎服；心阳不足、寒象突出者，加黄芪、人参、附子益气温阳；夹有瘀血者，加丹参、赤芍、桃仁、红花等。

心悸，胸闷痞满，渴不欲饮，下肢浮肿，形寒肢冷，伴有眩晕，恶心呕吐，流涎，小便短少，舌淡苔滑或沉细而滑。治以振奋心阳，化气利水为法。方选苓桂术甘汤。兼恶心呕吐，加半夏、陈皮、生姜皮和胃降逆止呕；尿少肢肿，加泽泻、猪苓、防己、大腹皮、车前子利水渗湿；兼见水湿上凌于肺，肺失宣降，出现咳喘，加杏仁、桔梗以开宣肺气，葶苈子、五加皮、防己以泻肺利水；兼见瘀血者，加当归、川芎、丹参活血化瘀。若肾阳虚衰，不能制水，水气凌心，症见心悸，咳喘，不能平卧，浮肿，小便不利可用真武汤，温阳化气利水。方中附子温肾暖土；茯苓健脾渗湿；白术健脾燥湿；白芍利小便，通血脉；生姜温胃散水。

心悸，胸闷不适，心痛时作，痛如针刺，唇甲青紫，舌质紫暗或有瘀斑，脉涩或结或代。治以活血化瘀，理气通络为法。方选桃仁红花煎。胸部窒闷不适，去生地之滋腻，加沉香、檀香、降香利气宽胸。胸痛甚，加乳香、没药、五灵脂、蒲黄、三七粉等活血化瘀，通络定痛。兼气虚者，去理气之青皮，加黄芪、党参、黄精补中益气。兼血虚者，加何首乌、枸杞子、熟地滋养阴血。兼阴虚者，加麦冬、玉竹、女贞子滋阴。兼阳虚者，加附子、肉桂、淫羊藿温补阳气。兼夹痰浊，而见胸满闷痛，苔浊腻者，加瓜蒌、薤白、半夏理气宽胸化痰。心悸由瘀血所致，也可选用丹参饮或血府逐瘀汤。

心悸时发时止，受惊易作，胸闷烦躁，失眠多梦，口干苦，大便秘结，小便短赤，舌红苔黄腻，脉弦滑。治以清热化痰，宁心安神为法。方选黄连温胆汤。若大便秘结者，加生大黄泻热通腑。火热伤阴者，加沙参、麦冬、玉竹、天冬、生地滋阴养液。重症心悸时应予心电监护，中西药物综合抢救治疗，常用的中药抢救措施有：①脉率快速型心悸可选用生脉注射液静脉缓慢注射，或静脉滴注，也可用强心灵、福寿草总苷、万年青苷，缓慢静注。②脉率缓慢型心悸可选用参附注射液或人参注射液缓慢静注或静脉滴注。

二十一、喘证——慢性阻塞性肺疾病

（一）理论渊源

慢性阻塞性肺疾病（chronic obstructive pulmonary disease，COPD）应该包括

慢性支气管炎、阻塞性肺气肿，以及难以与支气管哮喘相鉴别的慢性喘息性支气管炎。临床以反复发作性咳嗽、咯痰、喘息、气促、胸闷、甚至鼻翼煽动、呼吸困难为特征，严重影响患者的劳动能力和生活质量，威胁患者健康。中医学虽无 COPD 这一病名，但多将其归属于哮证、喘证、肺胀等疾病范畴。张锡纯在《医学衷中参西录》中有云："肺脏有所损伤，其微丝血管及肺泡涵津液之处，其气化皆淹瘀凝滞，致肺失其玲珑之体，则有碍于阖辟之机，呼吸则不能自如矣。"认为肺气损伤后，气化不行，致血瘀痰浊阻于肺络，肺失宣肃，临床上出现呼吸困难等症状，其描述的证候与现代医学 COPD 十分相似。汉·张仲景《金匮要略.肺痿肺痈咳嗽上气病脉治》中所言"上气"即是指气喘、肩息、不能平卧的证候，亦包括"喉中水鸡声"的哮病和"咳而上气"的肺胀。COPD 归属于中医"上气病"论治范畴。肺系疾病易虚易实，且具有形成虚实夹杂证的病理特点。实者，痰壅，瘀阻；虚者，肺脾肾俱虚。把痰瘀理论灵活应用于 COPD 治疗中，收效显著，同时切合了现代医学治疗 COPD 运用小剂量抗凝剂的理念。

（二）病理机制

肺位脏腑最高，又有娇脏之名。因其为华盖，且主皮毛而开窍于鼻，凡外邪袭人，不从皮毛而客、必由鼻窍而入，故六淫外邪最易犯肺，而风为六邪之首；又肺为清虚之所，最不耐外邪之侵扰，易"为邪所乘"，此即《理虚元鉴》所言："清虚之脏，纤芥不容，难护易伤也。"故外邪侵扰是本病急性发作的重要因素。本病的成因，多因反复感受外邪，肺失宣肃，肺气郁滞，脾运受困，津液不归正化而成痰；渐因肺虚不能化津，脾虚不能转输，肾虚不能蒸化，痰浊愈益潴留，喘咳持续难已；痰阻气机，气滞血瘀，终致痰浊、瘀血胶结，阻碍气机升降，积年累月，吐故纳新渐废，浊气呼之难出，清气吸之难入，肺肾之气不能相交贯通，气壅于肺叶之间，日渐充胀肺体，进而发展为"肺胀"，终至"上气病"。本病病理属性以虚为主，虚中夹实。病理演变，初为因虚致实，继则因实致虚，恶性循环，互为因果，日趋加重。

（三）辨证特色

本病的病理因素概括为风、痰（饮）、气、瘀、虚五端。并由此独创其辨证特色辨风、辨痰（饮）、辨气、辨瘀、辨虚。

1. 辨风 "风为百病之长"。风邪致病有外风和内风之异，外风与肺有关，称为肺风。咳喘伴见喷嚏频频、鼻痒、流涕者为肺风，因感受风寒（凉），或吸入花粉、烟尘、异味气体、真菌、尘螨、动物毛屑等所致；内风责之于肝和脾，肝风者由于肾虚肝旺，复加情志刺激，肝气郁结，化火生风，炼液为痰，上犯肺脏，脾风为痰生于脾，饮食不当触动，上逆干肺，多由进食鱼虾、海膻等发物引起，临床常伴发皮疹、腹痛、腹泻、头晕等候。

2. 辨痰（饮） 痰是体内水津不归正化而变生的病理产物，既可因病而生、亦可停积致病,是 COPD 的主要病理因素。人体津液代谢主要涉及肺脾肾三脏,痰的产生,最初责之肺气的升降失常,气机不利;又肺为水之上源,肺通调水道功能失司,水液不行停聚为痰;肺病及脾,子耗母气,脾失健运,内湿由生,聚而为痰;久病咳喘,肺气虚损,母病及子,可伤及肾,肾蒸腾气化失常,聚水成痰。痰久不祛,肺气亏虚不能布津,脾虚转输运化失职,肾虚水湿蒸化失常,致痰浊壅滞更甚,最终导致 COPD 发病。辨痰就是要辨痰之色、质、量、味。痰多的常属湿痰、痰热、虚寒;痰白而稀薄者属风、属寒;痰黄而稠者属热;痰白质黏者属阴虚、燥热;痰白清稀透明呈泡沫样者属虚、属寒;咯吐血痰,多为肺热或阴虚;如痰血相兼者,为痰热瘀结成痈之候。有热腥味或腥臭味者为痰热;味甜者属痰湿;味咸者属肾虚。

3. 辨气　主要为肺气壅滞,肾不纳气,肝气上逆。肺为气之主,肺失宣肃,可致升降失调,引起咳嗽、气喘;肾为气之根,肾不纳气可致气失所根,逆而向上,引起动则气短,甚而静坐亦气不得相续接;咳逆上气因情志刺激诱发,突发呼吸急促者,为肝气冲逆犯肺而致。

4. 辨瘀　瘀血,是体内血运失常,血液停滞所形成的病理产物,又是致病因素,包括离经之血积存体内,以及血运不畅而阻滞于经络脏腑的病理变化。本病瘀血的形成常见于以下几方面:其一,"肺朝百脉","主治节"。久病喘咳,肺气虚损,不能贯心而朝百脉,无力助血运行则血行瘀滞;其二,"脉为血之府"。血液的正常运行取决于脉道是否通畅无阻,若痰浊停留,壅滞血脉,阻碍气之升降出入则血郁为瘀;其三,"气为血之帅"。"久病耗气",肺气虚,胸中阳气不足,久病延及脾肾则脾肾阳虚,心失温煦,心气损伤鼓动无力,则血脉壅滞成瘀;其四,"久病入络",COPD 患者病程长,且易反复发作,久则病邪入络,影响血液运行,导致瘀血形成。辨瘀不求面面俱到,面色青灰、唇甲紫绀、舌络迂曲瘀紫,但见一证便是。

5. 辨虚　肺脾肾三脏亏虚,既是产生风、痰、饮、瘀等病理因素的基础,也是患者长期久病的病理产物。肺气虚则自汗恶风、气怯声低、喘促短气;脾气虚则神疲乏力、纳呆便溏痰多;肾气虚则呼多吸少,气不得续。

(四) 论治特色

1. 发作期治标,以祛风化痰为要　通过祛风,可使风邪外达,肺气得以宣发,清肃之令得行,气道通利,咳喘缓解。常用的祛外风药有麻黄、苏叶、防风、苍耳草等,祛内风药有僵蚕、蝉衣、地龙、露蜂房等虫类之品,该类药性善走窜入络,搜剔逐邪,可祛肺经伏邪;根据患者体质之差异,痰有寒痰、热痰、湿痰之别,临证治法有温化、清化、燥湿之分。温化常用细辛、干姜;清化常取前胡、贝母、瓜蒌之类;而燥湿则用半夏、款冬等。古人曰"脾为生痰之源,肺为蓄痰之器"。因此,治痰之要,务须首先恢复脾胃运化功能,运化复健则痰无从产生,痰除则咳喘自平。健脾化痰常用党参、炒白术、茯苓、陈皮、神曲等药。另一方面咳喘反复发作,极易耗气伤津,遂使痰液更加黏稠,胶固难出,即所谓"胶固之痰",此时,用一般的化痰之药,往往无济于事,多加用厚朴、杏仁、葶苈子、猪牙皂等,每能收到良效。

2. 缓解期治本,重在肺脾肾 明代汪绮石在《理虚元鉴》中谓:"治虚有三本,肺脾肾是也,肺为五脏之天,脾为百骸之母,肾为性命之根,治肺治脾治肾,治虚之道毕矣"。治虚虽有三本,却各有侧重。观之临床,咳喘日久,脾健纳旺者寡,土虚纳逊者众,须重视调理中焦脾胃。脾为生痰之源,肺为贮痰之器,肺脾俱虚之时,不扶其土,无以生金,难绝生痰之源,难清贮痰之器。肺病日久,穷必及肾,故补肾纳气,亦为要着。若问:上文强调健脾,此处突出补肾,二者何以择从,程钟龄在《医学心悟》中所言极是:"须知脾弱而肾不虚者,则补脾为极;肾弱而脾不虚者,则补肾为主,若脾肾两虚,则兼补之"(此外对"肾不虚"及"脾不虚"可理解为虚之不著;"脾肾两虚"可理解为脾肾亏虚并重)。患病初期,病浅症轻,喘息不著,平时易伤风感冒,不耐操劳,稍劳则气短,此乃肺气虚弱,始及于肾。治宜玉屏风散、参苏饮、桂枝新加汤等益气补肺、固表治之;病程日久,胸闷喘息,动则尤甚,此乃肺病及肾,下元亏虚,肾不纳气,常用紫河车、紫衣胡桃肉、紫石英、紫丹参、紫苏子,补肾纳气固本,收效颇佳。若兼有咸痰、灰黑痰,金水六君煎、黑地黄丸亦常组入方中,每多应手。若患者肺脾肾上中下三焦同病,症见胸闷,咳喘,动则尤甚,不思纳谷,此时滋腻蛮补无益,当先治中州,补脾扶正,资其化源。脾肾双亏,不扶其土,无以生金。常用《医方集解》六君子汤、参苓白术散加减,甘温益气,健脾扶土。

当慢阻肺发展至肺心病时,往往肺脾肾心同病,咳、喘、痰、悸、肿诸症悉俱。治疗如单从肺治,其药力似嫌轻浅;若一味滋补益肾,又恐脾虚不能受补,此时从健脾着眼,兼顾他脏。如心悸、浮肿明显,症属心阳不振或阴阳两虚,即投参附(或参麦)龙牡汤,温阳强心利水,重镇安神治之。病至此地步,症情错杂多变,其治法、方药难以一一列举。治法应灵活,法随证设,药随症投,既重点突出,又能顾及脾胃,充分体现中医中药治病,从整体观念出发,重视脾胃这一后天之本的理念和特色。

3. 重视痰瘀同治,强调贯穿始末

(1) 痰瘀同源,互为因果:痰由津来,瘀由血化;津聚则为痰,血凝则为瘀。津血本系同源,痰瘀本为一体,《金匮要略·水气病脉证并治》云:"血不利则为水。"经研究发现,痰证患者血液黏稠度、黏滞性、聚集性和凝固性增高。痰瘀阻于肺络是脏腑气血津液功能代谢失常的进一步表现,也是其病势深伏而进行性发展的重要环节,更是病情不易好转的关键因素:一方面,肺部顽痰老痰不易祛除,痰浊久羁气道,成为细菌良好的培养基;另一方面,由于瘀的存在,加重了肺功能的低下,使得气体交换无法很好进行。"痰为血类,停痰与瘀血同治",故临证治痰必兼顾化瘀,治瘀不忘祛痰,做到见瘀之征而防痰之生,见痰之象而防瘀之结。

(2) 治痰治瘀,以治气为先:治痰前文已述,治瘀轻则用桃仁、红花、丹参、当归,重则加用地龙、全蝎、僵蚕等虫类之品,并十分注重细节,在用虫类之剂时常配伍祛风药以防过敏反应;朱丹溪提出"顺气为先,分导次之"。"欲降肺气,莫如治痰","善治痰者不治痰而治气,气顺则一身之津液亦随气而顺矣"。治疗痰瘀时多配伍辛温行气、解郁散结兼加顺气和血之品,疏利气机,恢复肺的宣发肃降功能,使得痰化瘀祛,则气得畅行、壅乃自散。治气则有降肺气、调肝气、运脾气、纳肾气之分。强调将化痰、消瘀融为一体,并贯穿治疗始末。

4. 主张立足整体,强调动态有恒

(1) 强调整体观念:人是一个有机的整体,各脏腑之间生理上相互依存,病理上相互影响《素问·咳论》有"五脏六腑皆令人咳,非独肺也……此皆聚于胃,关于肺"之训。其一是指五脏六腑皆有上气咳喘之证,不只是肺;二是指心、肺、肝、脾、肾、胃等脏腑的病变均可致咳喘,但与肺胃的关系最为密切。因此,在诊治慢性阻塞性肺病时,应十分注重整体调治,既要防止木火刑金,又要杜绝"脾为生痰之源",固本纳肾,保护"气根",明辨邪正虚实,分明主次,扶正祛邪,固护根本;立足整体的观点,还体现在因人制宜方面。患者年龄不同,生理机能及病变特点也不同,老年人气血衰少,生机减退,患病多虚证或正虚邪实,治疗时,虚证宜补,而邪实须攻者也应注意配方用药,以免损伤正气,还有在体质方面,由于每个人的先天禀赋和后天调养不同,个体素质不仅有强弱之分而且还有偏寒偏热之别,治疗用药也当有所区别;本病的治疗当宗丹溪"未发以扶正气为主,既发以攻邪气为主"之说,以"发时治标,平时治本"为基本原则。然临证所见,发作之时,虽以邪实为多,亦有以正虚为主者,缓解期常以正虚为主,但其痰、饮、瘀留伏的病理因素仍然存在,因此对于慢性阻塞性肺病的治疗,发时未必全从标治,当治标固本,平时亦未必全恃扶正,当治本顾标。尤其是大发作有喘脱倾向者,更应重视回阳救脱,急固其本,若拘泥于"发时治标"之说,则坐失救治良机。平时当重视治本,区别肺、脾、肾的主次,在抓住重点的基础上,适当兼顾,其中尤以补肾为要着。因肾为先天之本,五脏之根,肾气充足则根本得固。但在扶正的同时,还当注意参入祛除内伏之邪之意,方能减少复发。"大实有羸状,至虚有盛候",临床表现为虚实夹杂的更为多见,临证时必须视病情分清主次、权衡斟酌之,从动态、整体上把握 COPD 的治疗。

(2) 本病之治,贵在有恒:清代名医徐灵胎说:"对此症考求四十余年,而后稍能应手"。此病为慢性过程,时有急性发作,逐渐加重,患者生活质量差,经济负担重,治疗上任重道远。《医宗必读》指出:"治实者攻之即效,无所难也,治虚者补之未必即效,须悠久成功,其转折进退,良非易也"。慢性阻塞性肺疾病既已发生,其病总有正虚的一面。至于补虚,则任重而道远,绝非一朝一夕之功,当持长久之念,缓缓图之,不可急于求成。

二十二、胸痹——冠心病

(一)理论渊源

胸痹病名,见于《灵枢·本脏》:"肺小,则少饮,不病喘喝。肺大则多饮,善病胸痹,喉痹逆气。"这里所讲的胸痹虽是指由于痰饮水湿(湿病)而导致病位在胸的疾病。阐述了胸痹的病位以及胸痹因肺大、肺胀大肿大者善病胸痹的病因,指出胸痹与肺的形状大小的关系。

正式胸痹病名的提出,见于汉代张仲景的《金匮要略·胸痹心痛短气病脉证治》:"夫脉当取太过不及,阳微阴弦,即胸痹而痛,所以然者,责其极虚也。今阳虚知在上焦,所以胸痹、心痛者,以其阴弦故也。"认为胸痹在病因上,应为上焦阳虚,阴乘阳位所致的疾病。

针对胸痹,以胸闷、胸痛、心慌、气短为主要症状,病性主要还是要从"阳微阴弦"上去理解。并且要结合后世医家的认识,辨证看待胸痹。《金匮要略》论述胸痹心痛的证治:"胸痹之病,喘息咳唾,胸背痛,短气,寸口脉沉而迟,关上小紧数,瓜蒌薤白白酒汤主之。""胸痹不得卧,心痛彻背者,瓜蒌薤白半夏汤主之。""胸痹心中痞,留气结在胸,胸满,胁下逆抢心,枳实薤白桂枝汤主之;人参汤亦主之。""胸痹,胸中气塞,短气,茯苓杏仁甘草汤主之;橘枳生姜汤亦主之。""胸痹缓急者,薏苡附子散主之。"要求在临床中根据病邪兼夹,病情轻重,病不同等确立了不同的胸痹治疗方法。本病多见于西医的冠心病患者。

此外,隋代巢元方在《诸病源候论》中将胸痹的内涵做了扩展以及晋代岭南著名医家葛洪《肘后备急方·治卒患胸痹痛方第二十九》的相关论述,这些内容也需要在临床中加以体会,以便贯彻到临床实践中去:"胸痹候。寒气客于五脏六腑,因虚而发,上冲胸间,则胸痹。胸痹之候,胸中幅幅如满,噎塞不利,习习如痒,喉里涩,唾燥;甚者,心里强,痞急痛,肌肉苦痹,绞急如刺,不得俯仰,胸前皮皆痛,手不能犯,胸满短气,咳唾引痛,烦闷,自汗出,或彻背膂。其脉浮而微者是也,不治,数日杀人。""胸痹之病,令人心中坚痞忽痛,肌中若痹。绞急如刺,不得俯仰,其胸前皮皆痛……"胸痹主要是指心肺系疾病,心系疾病临床主要症状主要为心胸疼痛,绞急如刺,而肺系疾病表现则有胸满短气,咳嗽引痛。重视心、肺疾病,也不忽视胸痹可能包括的一些胸壁病变,认为心、肺及胸膈等痹阻的疾病,均可表现为胸部闷窒疼痛者,应根据具体情况辨证论治。

在临床上，重视强调本虚标实，认为本虚为阴阳气血的亏虚，标实主要为气滞血瘀，正如《素问·脉要精微论》云："夫脉者，血之府也，涩则心痛。"除此之外，还有考虑痰浊、寒邪与气滞血瘀的互相交结、还要考虑心气、心阳的不足以及寒邪的侵袭，尤其冬春季节，寒邪是最易诱发冠心病的发作，如《素问·调经论》云："寒气积于胸中而不泻，不泻则温气去，寒独留则血凝泣，凝则脉不通。"

此外，南宋时期严用和所云："皆因外感六淫，内伤七情，或过食生冷果食之类，使邪气搏于正气，邪正交击，气闭塞郁于中焦"所致。《儒门事亲》亦云"膏粱之人……酒食所伤，胀闷痞膈，酢心"，在社会经济飞速发展的今天，过食肥甘，饮食失节，损伤脾胃，运化失职，聚湿成痰，阻于脉络，也是冠心病发病不可忽视的一个重要原因。胸痹病的病位虽然在心、肺，但与脾、肾密切相关。

综上所述，结合脏腑辨证和气血辨证可以得出本虚标实、痰浊、寒邪与气滞血瘀的互相交结为胸痹的基本病机，强调胸痹的辨证重点从活血化瘀通阳施治。

（二）病理机制

胸痹的发生原因是多方面的，其中心阳虚弱，阴寒之邪上乘，邪正相搏，心阳、心气虚衰为胸痹发病的根本，阴邪上乘为胸痹发病的必要因素，贯穿于发病的始终。阴阳的失调是必须要考虑的一个关键点。深入研究中医经典，首先提出胸痹这一病是《金匮要略》，《金匮要略》认为冠心病的病机为"阳微阴弦"，此外，张仲景在《金匮要略·胸痹心痛短气病脉证治》也提出："平人无寒热，短气不足以息者，实也。"提醒后人在辨治胸痹时注意病"实"的一面。临证强调病证结合，既掌握该病的基本病理特征，又要结合证的特点，全面综合分析，病证结合，深化对疾病的认识。

在分析病理机制时还应注意当今病人的生活方式对疾病的影响，病人素食膏粱厚味，易生痰湿，痰湿瘀阻，加受六淫寒邪侵袭，以致寒凝脉涩，拘急收引，或素体气血津液阴阳不足，以致虚而血行缓慢，留滞成瘀发病。其病理机制主要是瘀阻脉络，壅塞气血，化生痰湿，致使脏腑机能失调，关键在于血瘀。病理表现为本虚标实，虚实夹杂。

此外，从中医学的角度来看，胸痹的发病是内外因多种因素共同作用的结果，属内外相兼。如《症因脉治·胸痛论》云："内伤胸痛之因，七情六欲，动其心火，刑及肺金；或怫郁气逆，伤其肺道，则痰凝气结；或过饮辛热，伤其上焦，则血积于内，而闷闭胸痛矣。"七情、心、肺、气、痰、瘀等因素均为胸痹发病的根本。

（三）辨证特色

胸痹的辨证特色主要在于在临床中，根据该病阳微阴弦、本虚标实的病机特点,在首辨虚实的基础上,再辨气血,以标证气滞血瘀的辨证特色。并重视阴凝、痰浊和饮食的因素。并且多次强调虚实的辨证还要按脏腑阴阳偏胜的不同再细分本虚标实。辨明虚实的主次是为进一步辨本虚标实打基础,为治标治本提供依据。虚和实是相对的,在一定条件下,二者主次关系的转化时有可能。例如胸痹在心绞痛发作的阶段,由于瘀凝气阻占优势,那就以邪实为主,正虚为次,当绞痛消失、症状缓解时,则转以气虚失调的正虚为主而邪实为次。病变类型不是固定不变的。胸痹的发生和发展,由于气血失调、导致瘀阻脉络,两者之间可以互为影响,造成恶性循环,所以在不同情况下,首先要辨明虚实的主次,同时还须结合脏腑辨证,明确脏腑之间的相互影响,这样审症求因,对临床更具有施治有效的意义。辨证特色主要思路如下:

1. 首辨标本　胸痹的病机特点多为阳微阴弦、本虚标实,但在临床上部分患者往往表现为虚实夹杂证候,或在病程的某一阶段以实证为主、某一阶段以虚证为主。何虚为本,何实为标,若不悉心辨证,恐难免虚虚实实之误,易致虚者愈虚,实者愈实,形成虚实夹杂之证,更难分清标本。临证首辨标本、细审虚实,针对不同患者或于疾病的不同阶段遣方用药,并依其轻重偏倚加减用药。胸痹之证有实有虚,虚实夹杂,确切标本辨证才能获效。

2. 再辨气血　对于胸痹而言,虚实是辨证的基础,气血辨证则是辨明胸痹疾病归属的中药环节。虚实明确后,痹之所辨气与血为首要任务,因人体脏腑经络,四肢百骸的生理与病理变化无不与气血息息相关。胸痹患者多有气滞、常见血瘀,有的则属气滞血瘀同见。因此,分析胸痹的病机时应该从气血方面加以详细辨察。以便从疾病的机制上、从症状的归属上进行分析归纳,以制定相应的治疗法则。

3. 三辨缓急　胸痹证的辨证一定要注意缓急之分,认真审证,按急证细辨、缓证慢审的原则进行辨证。有些急性发作的症状因着急施治容易出现误诊,更应该细细审证,在患者病情得到控制的同时,细辨其根本,详审患者的基础病变、病程、年龄等诸多影响因素,以及就医时病情的轻重、病势的缓急、临床的表现,意义细诊,使不致误。而且强调缓急之辨,当首辨临床证候。

4. 四辨兼证　一般来讲,胸痹患者病程长,疾病多,常见兼证多的现象,一定要充分注意兼证的辨证。诸如一些患者易罹患感冒,严重者有肺部感染,临床见到恶寒发热、鼻塞流涕、咳嗽咳痰等肺系证候一定不能忽视,一定要重视兼证。尤其一些年龄较大的患者更是如此。因为这些患者来就诊时,一般病情就比较重,病势也比较急。再加上有时患者自述的不清楚,累及全身的兼证容易被忽略,做医生者当细审祥察。

5. 五辨舌脉　在辨证中尤其注重舌脉的辨证。强调:"舌边青色者,有瘀血郁阻也。""其舌色之淡者,中脏虚也,治宜温。"胸痹的患者常见舌淡胖,边有齿印者,此属阳虚之征象。阳气虚弱,不能运血上荣于舌,则舌淡,脾阳不振,土不制水,水湿上泛而浸润舌体,故舌淡胖边有齿印。胸痹的患者还多见舌淡边有瘀点,为阳虚阴寒内盛,气血运行不畅,血脉瘀滞所致,论治之时应注重使其阳气得复,阴寒自去。

(四)论治特色

胸痹的病理机制为阳微阴弦、本虚标实,因此胸痹论治重点在于血瘀、关键在于明辨标本。血瘀贯穿胸痹病的始终,标本虚实是病之关键。病机为本虚标实。本虚的,需根据气虚、阳虚论治,标实的应明辨血瘀兼证,如气滞等。从血瘀论治胸痹,分清标本进行辨证施治,才能收到明显的疗效。

1. 以血瘀论治为基础,注重虚虚实实 对于患者血瘀气滞于胸,气机阻滞,出现心悸不安,心悸不宁的;以及由于瘀血停滞,导致胸部刺痛、绞痛、固定不移、入夜尤甚者,常用理气行滞,活血化瘀的方法进行治疗。因为胸胁乃肝经循行之处,所以论治时应注意患者是否伴见有肝郁不舒等症、是否有舌质紫暗,脉沉弦的表现。论治胸痹,还要注重新血不生、瘀血亦不能自去的道理,分清虚实状况,在患者瘀血而兼血虚的情况下,还要适当配伍养血药,具有补血活血的双重作用。

如果患者出现心悸、心慌、心中惕惕而动,阵发性气喘,伴气短、自汗乏力,畏寒胸闷,舌淡或有瘀点,舌体胖嫩,苔薄白或白腻,脉细弱或虚无力这一系列的症状,就要根据病情及时采用益气温阳,开痹通络的治法。

2. 以标本论治为关键,注重综合分析 阴寒凝滞也是胸痹不可忽视的因素,尤其对于阳虚体质的患者和冬季患病家中的病人,首先要注重其遭受外邪侵袭致使经脉瘀阻不畅的病情。正如《医碥》所云:"气寒而行迟,迟则血涩滞。"冬季发病的患者,临床上常猝然心绞痛,胸闷气短,心痛彻背,喘不得卧,多为阳虚血瘀证或寒凝血脉证,多见胸闷气短,心悸,胸痛彻背,重者喘息,不能平卧,面色苍白,四肢厥冷,舌苔白,脉沉细等证。辨证治疗时应当注重通阳祛寒、辛温开痹。

临床中,也常见胸痹痰浊痹阻证的病人,症见胸闷重,痰多气短,气短喘促,遇阴天而易发作或加重,伴有形体肥胖,痰多,倦怠乏力,纳呆便溏,舌体胖大且边有齿痕,舌苔浊腻或苔白滑,脉滑等,多为痰湿运行受阻,停蓄为患,湿生痰浊所致。论治时要全面考虑痰浊为阴邪,具有重着黏滞的特性,在治疗中选用通阳散结、祛痰开胸的方法治疗。

此外,还应注意临床常见的痰与瘀互相为患的情况,血瘀可致痰阻,痰阻亦可致瘀血或加重瘀血,因此胸痹论治还必须痰瘀并治。

(五)方药特色

1. 因病裁方,依证用药 对于胸痹气滞血瘀的患者,多采用血府逐瘀汤治疗,该方由桃红四物汤和四逆散加味而成。桃红四物汤具有活血化瘀和养血的功能,四逆散可行气理气,方桔梗开肺气,引药上行,牛膝引药下行,上下交通互应。诸药配合,使血活气行,则疼痛自消。对于血瘀轻者,常加用丹参;胸痛甚者,常加沉香、元胡以止痛;而阳虚而致血瘀者,酌加桂枝,干姜;气虚致瘀者,加黄芪、党参之属。兼见胸闷、舌苔白腻者,是兼有痰浊之象,加半夏、橘红、菖蒲以化痰浊。

对于阴寒凝滞的胸痹患者,应用桂枝、附子、薤白通阳祛寒,辛温开痹;瓜蒌、枳实化痰散结降逆;丹参活血通络;檀香理气温中。以这样药物共奏通阳散寒,散结开痹之效。若患者见有痰湿内盛,胸痛伴有咳唾痰涎,常加生姜,橘皮,茯苓,杏仁等行气化痰;若舌苔腻,脘闷等,宜选藿香、佩兰、芳香化浊,醒脾开胃,又常佐以豆蔻等辛香温通,化浊散寒的药物;若身寒肢冷,喘息不得卧,多为阴寒极盛之势,可用苏合香丸加肉桂、蜀椒、干姜、赤石脂以芳香温通而止痛;久病入络,瘀血较重,胸痛较重,可加三七冲服,以通络止痛、化瘀生新。

2. 主攻明确,随症加减 对于胸痹的气虚阳虚证,常用人参大补元气;附、桂温壮真阳,人参、黄芪益气养阴,当归、党参滋养气血以助心之所主。精神萎靡、气短乏力者,重用人参、黄芪;若病人脉结代,气虚血少,血不养心,可合炙甘草汤以益气养血,滋阴复脉。偏于气虚者,重用人参、黄芪,加山药;阳虚衰有瘀血者,兼见瘀斑、唇绀、脉沉细涩,加丹参、三七、川芎;大便干结者,应用肉苁蓉、桑椹;大便溏者,去当归,加葛根、芡实、肉蔻;胸闷苦痛,加鸡血藤、元胡、郁金、枳壳;呼吸气短、时而喘着,加蛤蚧、白果;心阳虚衰而欲脱者,症见胸闷气憋、心痛频发、少气乏力、冷汗淋漓、肢厥肤冷、神志昏蒙、脉微欲绝,可用回阳救急汤加减。

针对痰浊内阻的患者,常用瓜蒌、薤白辛温通阳,宽胸散结;半夏燥湿散结,化痰消痞;白酒助全方散通之力,诸药合用共奏通阳散结,祛痰宽胸之功。若患者见浊邪化热,舌苔黄腻,常用茵陈、苍术芳化清利,燥湿运脾,也常佐以金银花、青蒿清芳疏透之品。若痰浊瘀阻,疼痛剧甚者,需加乳香、没药,行瘀散血止痛,佛手、甘松以缓碍胃之弊。胸闷重者,加枳壳、檀香;胸痛剧者,配合服用苏合香丸或速效救心丸。对于浊邪重,腐燥苔为甚的患者,应用蚕砂和胃化浊归清、萆薢别浊利湿。

第四章 医 话

一、谈王清任之血府逐瘀汤

血府逐瘀汤是个很有名的方子,方中以桃红四物汤合四逆散,动药与静药配伍得好,再加牛膝往下一引,柴胡、桔梗往上一提,升降有常,血自下行,用于治疗胸膈间瘀血和妇女逆经证,多可数剂而愈。对于癫狂辨证有血瘀的可以临证加减,多可收获奇效。

二、漫谈阴阳

阴阳学说是祖国医学基础理论的组成部分。在阴阳学说之中,阴阳平衡和阴阳互根二者尤为重要。

人体必须保持阴阳动态平衡,才能维持正常的生理状态,否则非病即死。这就是《内经》上所说的"阴平阳秘,精神乃治,阴阳离决,精气乃绝。"但阴阳是相互斗争的,斗争是绝对的,而平衡只能是相对,"阴胜则阳病,阳胜则阴病,阳胜则热,阴胜则寒",说明如果阴阳失调,任何一方偏胜,必然影响到对方,产生病象。

时令阴阳与疾病有很大的关系,必须加以注意。运用时令和昼夜对人体阴阳平衡的影响,有助于判断疾病的预后。20 世纪 60 年代在乡村曾诊治一刘姓青年,患肺病,中医诊断为痨症。脉数急,右部更甚,吐血咳嗽,汗出气短。患病年余,体力已极端疲惫。我接诊在农历年终,认为此是阴阳俱虚而阳虚更甚,给以气津双补之药,延至此年二月,其脉尤数疾无伦次,且手未及脉,则指端有似火焰上燎之动觉,这种脉叫"攒尖脉"。痨病末期常见这种脉,是距离危候不远的征兆。即告其亲友,患者可能在春分之日死去。其友追问"能确定吗?""一日之中是早是晚?"我根据患者脉右部数疾,是阳脱现象,推测为早晨 6 点左右逝去,因早晨 6 点为卯时,乃阳与阴平之候也。后果应其言,时日都正确。

三、谈医生

《内经》把医生分为上、中、下三工,我认为医生可以分为五种。第一种:初等医生,叫开方医生。这种医生只会念部分汤头歌、药性歌诀等,于中医学术实际上还是门外汉。平日打听名医喜欢开什么方药,依葫芦画瓢,拿去应诊,看病用方和抄方无异,希望这种方子有效,根本就不可能。第二种:用药医生。这种人正式学过中医基本理论,懂一些生理病理、理法方药,但是应用不好。一般的病可以治好,病情稍微复杂一点就束手无策。因为所学的尚在皮毛,辨证不精,全凭自己对症用药,纳差就开麦芽、山楂,头痛就开白芷、川芎,头痛医头,脚痛医脚,胸无定见,收效自然甚微。第三种:辨证医生。这种人正式受过老师教训,学有师承,对于中医学下过一番功夫,比较精通,有一些根底,会辨一点证,也能够综合分析,辨证论治。但是经验不足,所以别人能治的病他也能治,别人治不好的病,他也治不好,现在所谓的好医生,大都属于这一类。第四种:入细医生。这种人理论和实践都很丰富,最为可贵。能够纯熟地运用中医理论辨证论治,独立地分析问题,解决问题。遇着复杂的病,不论头绪多么繁杂,病情多么凶险,一经他手,辨证如理乱丝,轻拢慢捻渐得丝头,用药如解死结,徐引缓导切中癥结,别人治不好的病,他能治好许多,一方一药之投,看似平淡,而渐入佳境,在从容和缓中,即愈大症。这种医生内里蕴藏着深厚的学识和丰富的经验,堪称名医。最上等的医生:旁人治不了的病一到他手,往往妙手回春。辨证分析,准确细微;遣方用药,贴切对病。可惜这种医林妙手,在今天所见甚少。

四、谈辨证论治

辨证论治就是医生观察病人症状所得之感性材料,经过思考,进行科学的抽象,找出其本质和规律,然后给予恰如其分的治疗。我们必须做到"去粗取精,去伪存真,由此及彼,由表及里"四句话。去粗取精,就是对临床辨证的材料进行选择,去掉那些粗糙的东西,把能够反映本质的材料留下来。去伪存真就是对材料进行辨别,分清真伪,去掉假的,保存真的。由此及彼,是把孤立的材料联系起来,发现事物的来龙去脉和相互联系。由表及里,是通过现象看本质,把握事物的内在联系。这四句话阐明了综合分析的科学方法。我们应学会运用它,养成分析的习惯,掌握分析的方法,辨证指导论治,论治针对辨证,才能两两合拍,丝丝入扣,很好地解决人民的疾苦。

五、谈郁病

郁病容易与梅核气、脏躁合病。若病人咽中不适,如有物哽咽,咯之不出,咽之不下,胸中窒闷,即为"梅核气",是肝气郁结挟痰湿之证,可以化痰利气解郁,以半夏厚朴汤加减;如见精神恍惚,心神不宁,悲忧善哭,时时欠伸,即《金匮要略》所谓"脏躁"证,多发于女子,为气郁血虚之象,治以养心安神,以甘麦大枣汤加减。

目前郁病与其他中医病证一样,没有形成统一规范的诊疗标准,我们设定了宣阳解郁汤为基础方,再根据患者个体辨证不同,临症加减一两位药,观察疗效取得较满意结果,这种方式也有利于临床路径的操作,临床还需要大样本的循证医学证据为支持才能有助于大范围推广。

(一)"郁"字释义

"郁"字有积、滞、蕴等含义。郁证多因为精神因素引起,以阳气郁滞为基本病变,是我们内科病中非常常见的。粗略估计下,类属于我们郁证的病例在综合性医院门诊人数大概占 8%~10%。在内科住院病人中,有肝郁证表现的占20%左右。郁证服西药很多都有明显的副作用,中药治疗疗效好,副作用小,我们应充分发挥中医药治疗本病的优势。

(二)郁病治疗要注意情志

由于郁病主要由精神因素引起,精神治疗对于本证具有重要意义。《临证指南医案》里说过"郁证全在病者能移情易性"。我们在开局药方同时,要努力解除致病原因,使病人正确认识和对待自己的疾病,增强治愈疾病的信心,保持心情舒畅,避免不良精神刺激,对促进疾病的康复都很有帮助。

六、谈"一证未必一治"

一般而言,证与治是相互对应的,但亦可因病机特点、病情轻重的差异而须分别处理。

比如肝胃不和证:如肝木克土,气郁化火,横逆犯胃,胃气上逆,脘胁窜痛,嘈杂呕恶,泛吐酸苦水,口苦,舌边尖红,脉弦数者,当泻肝和胃,用左金丸加白芍、川楝子、橘皮、竹茹等;若肝失疏泄,郁火上逆,亦可疏肝理气与泻肝和胃并用;如中虚胃弱,肝气乘客,脘胁痛胀,嗳气食少,倦怠乏力,舌苔薄白,质淡,脉弦细,又当培土泄木,用六君子汤加吴茱萸、白芍、木香等。如肝气犯胃,胃气郁滞,升降失司,脘部痞闷胀痛,痛涉胁肋,憋闷不畅,舌苔薄白,脉弦者,当疏肝和胃,用柴胡疏肝饮灼加郁金、甘松、佛手等。

其他比如感冒的风热表证,用辛凉法时,有轻剂、平剂、重剂的不同;血虚证不仅养血还可以用益气生血法、去瘀生新法。

综上所述,从中医学理论拓宽思路,多途径寻求治法,学会从常法之外求变法,可有助于提高临床疗效。

七、谈癫狂梦醒汤

癫狂梦醒汤出自清代医家王清任的《医林改错》一书,原方组成为:桃仁八钱,柴胡三钱,香附二钱,木通三钱,赤芍三钱,半夏二钱,腹皮三钱,青皮三钱,陈皮三钱,桑皮四钱,苏子四钱,甘草五钱,具有活血调气,化瘀通络之功,原书记载主治"癫狂一症,哭笑不休,詈骂歌唱,不避亲疏,许多恶态,乃气血凝滞脑气,与脏腑气不接,如同做梦一样",该方重用桃仁为君,辅以赤芍,活血逐瘀,陈皮、桑皮、半夏、苏子、大腹皮,燥湿化痰,佐以柴胡、香附、青皮疏肝理气。桃仁,在《神农本草经》中记载:"味苦平,主瘀血,血闭瘕邪,杀小虫",《药品化义》亦有:"桃仁,味苦能泻血热,体润能滋肠燥,若连皮研碎多用,走肝经,主破蓄血,逐月水,及遍身疼痛,四肢木痹,左半身不遂,左足痛甚者,以其舒经活血行血,有祛瘀生新之功。"临床常用之活血祛瘀,润肠通便,止咳平喘。桃仁味苦,入心肝血分,功能活血通经,有堕胎之弊,故孕妇忌用,其润肠通便,故脾虚便溏者慎用。现代药理研究证实,桃仁中含有苦杏仁苷,在人体内科分解成氢氰酸,大量服用可能引起中毒,故临床用之用量不宜过大,常用剂量为5~10g,若短期内使用,也可大剂量,如 20~40g,也要看患者体质是否耐攻伐,随机灵活加减。现代药理研究表明,桃仁具有抗凝血,抗血栓的作用,能使凝血时间显著延长,并且能降低脑血管阻力;赤芍能改善血流变及微循环,抑制血小板聚集,抗血栓形成的作用,此外赤芍还有镇静,抗惊厥作用,还能保护脑损伤,改善学习记忆障碍。以桃仁为君,治疗癫狂,仲景早有之,《伤寒论》太阳蓄血证篇载:"太阳病不解,热结膀胱,其人如狂,血自下,下者愈。其外不解者尚可治之,当先解其外,但少腹急结者,乃可治之,宜桃核承气汤主之,仲景用之治疗蓄血癫狂选用桃仁为君,桃仁不仅可以化瘀亦可润肠通腑气,可给痰浊郁热以出路。

本方用药上有一个特点,选用了"木通"一药,木通,《神农本草经》作通草,"味辛,平,主去恶虫,除脾胃寒热,通利九窍、血脉、关节,令人不忘"。木通与通草有所区别,木通,苦寒,有毒,归心、小肠、膀胱经,木通味苦气寒,性通利而清降,功能利尿通淋,清心火,通经下乳,还可通利九窍血脉关节。导赤散中即是以木通为君,发挥清心火的作用,使心火从小便而走,王氏在此处加入木通,取其通利血脉,兼能开窍醒脑之功。

癫狂梦醒汤临床常用来治疗精神分裂症等疾病,文献也多有报道,正所谓选方容易,加减难,如何审证求因,把握好化瘀力度是临床应用一大难点,癫狂一症多存在有形之痰瘀,行气健脾扶正以阻痰瘀生成之源,然如何给痰瘀之邪以出路,但多思忖,虽痰已消瘀已化但仍存在体内,则疗效往往难达预期。

八、谈活血化瘀与癫狂

活血化瘀法,属于中医治法中的消法,《素问·至真要大论》"坚者削之,留者攻之",是该法的立法依据,现在临床上活血化瘀法已经成为中医治疗疾病的一种常用方法,所涉及的病症内外妇儿不胜枚举。活血化瘀法针对的是中医的血瘀理论,血瘀理论肇始于《内经》,仲景确立了"瘀血"这一病名,奠定了血瘀学说的基础,论述了瘀血产生的病因、病机并创制了一些经典方剂,一直沿用至今,如温经汤,桃核承气汤等,随后血瘀理论日臻完善,至清代王清任将该血瘀论广泛应用,在其著作《医林改错》中,列举了50多种瘀血证,创立了22首活血化瘀方剂。血瘀之症有些临床表现可供参考:舌紫暗或有瘀斑、瘀点;典型涩脉或无脉;痛有定处;皮肤黏膜瘀斑、脉络异常;肌肤甲错等。

一些研究发现癫狂患者存在血液流变学的改变,如精神分裂症患者的全血黏度、刚性指数、低切还原黏度、纤维蛋白原、电泳率显著高于健康人,红细胞电泳时间低于健康人,这其中纤维蛋白原增高与血液浓稠性有关,低切还原黏度增高与血液黏度有关,而全血黏度增高则是血液黏滞的直接征象,亦有一些研究发现精神症状愈严重,血液流变学异常亦愈明显,这可能与精神紧张所引起的儿茶酚胺的释放增多有关。血液流变学的变化提示精神分裂症患者血液黏稠度增高,存在瘀血的指征。精神分裂症中甲皱微循环异常率为70%以上,主要表现为管袢数减少、管长缩短、流速减慢、异形管袢增多等,而经过活血化瘀治疗后86%以上微循环亦改善。

临床上常用的活血化瘀的方剂,试举几例:

(1) 桃核承气汤:出自《伤寒论》,组成:桃仁、大黄、桂枝、甘草、芒硝,主治邪热与血相搏结,下焦蓄血,少腹急结,其人如狂,脉沉实,该方治疗虽"热结膀胱",但病变处却不在膀胱以内而在膀胱以外,乃血热互结与下焦,病变在血分。

(2) 癫狂梦醒汤:出自《医林改错》,组成:桃仁、柴胡、香附、木通、赤芍、半夏、腹皮、青皮、陈皮、桑皮、苏子、甘草,用治癫狂气血凝滞,脑气与脏腑气不相接。

(3) 血府逐瘀汤:出自《医林改错》,组成:当归、生地、桃仁、红花、枳壳、赤芍、柴胡、甘草、桔梗、川芎、牛膝,原书主治中曾记载"平素和平,有病急躁,是血瘀"、"夜不安者,将卧则起,坐未稳又欲睡,一夜无宁刻,重者满床乱滚,此血府血瘀"、"无故爱生气,是血府血瘀,不可以气治,此方应手效",此方行气于活血之中,补血于活血之内,气与血,血与脉,升与降,补与泻都顾及,组方严谨。

(4) 通窍活血汤:出自《医林改错》,组方:赤芍、川芎、桃仁、红花、老葱、鲜姜、红枣、麝香,原方主治中有"头发脱落、眼疼白珠红、白癜风"等症,本方组方别具特色,有走窜作用的麝香与老葱,重用大枣,用黄酒煎服,且睡前服用,麝香辛温香窜,气烈性猛,入心经,开通心脉,可行血中之瘀滞,开经络之壅遏,有活血通经之功,现代药理也证实麝香对中枢神经系统双向调节的作用,小剂量是可以兴奋中枢神经系统,大剂量则抑制,且能够增强中枢神经系统的耐缺氧能力,临床治疗癫证,不妨试用之。

九、谈脑病的精神护理

从临床实际分析,脑病多涉及精神神经和肢体活动等方面,因而正确科学的护理是提高患者康复和生存质量的关键。以中风为例:心理因素对中风的恢复有很大影响。人在情绪紧张、焦虑等情况下,可发生阴阳失调、脏腑功能失常,心肝气郁乃至气郁化火,以致再次中风。另外,大部分中风患者,均有不同程度的生活自理能力丧失,工作学习受到影响,社会家庭地位发生改变,此种情况下,多有悲观失望的情绪,对生活失去信心,从而产生心理障碍。因而,除了在医疗护理提供必要的措施外,做好精神心理护理与心理支持疗法十分重要。

脑病的发生有急性期和慢性期的不同,因此心理护理也应有不同的侧重。病在急性期阶段,针对患者焦虑不安及悲观的心理,帮助患者在信念上树立由绝望变希望,在意志上由怯懦变坚强,在情绪上由焦虑不安、紧张,变为稳定平静,激励他们树立战胜疾病的信心。要说服家属,应以细心、关心的态度对待病人,让病人感到亲热和温馨,更好地解除悲伤、恐惧的心态,绝不能在患者面前谈论与患者病情相关的刺激言论,严禁在患者面前谈论工作与家庭等方面的不利情况,医护人员更应态度和蔼,避免不良言语刺激患者。

病情进入恢复阶段,患者的思想总想急切盼望尽早治愈。若有失语、肢体功能偏废时,患者心理往往会出现悲观的情绪,因此而感到苦恼,特别是家庭经济条件差、负担重的患者,带来一系列的思想问题,此时往往出现焦虑、忧郁,医护人员要以高度的责任感,晓之以理,动之以情,耐心细致地做好各项护理。对于某些有依赖心理的患者,要向他们讲清楚,恢复期肢体功能锻炼的重要性。

十、谈脑病的饮食护理

脑病的饮食护理一般应分为急性期阶段和恢复期阶段。如急性期:出现神志昏迷,病情危重时不能进食者,此时应从静脉补充营养,或用鼻饲的方法,可用蜜糖、牛奶、鸡蛋汤以增加热量、蛋白质和脂肪,每次可注入250ml,每天3~4次,部分脑血管病患者常伴有咀嚼、吞咽困难或饮水呛咳等情况者,此时应特别注意,防止出现窒息,可以通过保留鼻饲和胃造瘘管进食。

恢复期阶段:患者基本能进食时,注意营养搭配:选择碳水化合物应粗、细粮搭配,适量的优质蛋白质摄入,如:瘦肉、鱼类、蛋和豆类等。忌食肥肉等高脂肪食物。多吃新鲜蔬菜与水果,补充维生素和矿物质,应吃些香菇、木耳、紫草、海带之类的食物,对降低血脂有益;限制钠盐摄入过多,每天一般5g以内;戒烟,少饮酒,忌辛辣、浓茶、咖啡等食物。可常服一些健脑补脑的食物,如:胡桃肉、黑芝麻、花生米等，其中含的卵磷脂是脑细胞代谢所需的物质，进食还应注意定时定量，少食多餐。少吃黏腻甜食之品，一般不宜吃得过饱。

十一、谈脑病肢体功能锻炼护理

脑病在恢复期，肢体偏废活动不利是常见的临床症状，因此加强锻炼十分重要，能帮助肢体功能的恢复，功能锻炼的强度要视病人病情而定，开始应低强度，随着锻炼时间推移，幅度次数逐渐增加。鼓励患者要树立信心，坚持定时、定量、长时间，逐渐增加活动量，应根据患者的身体状况量力而行，绝不能操之过急，以免力不从心影响身体。鼓励患者离床活动，使用康复锻炼仪器则更好。一般肢体功能恢复的顺序是从下肢到上肢，从大关节肌肉群到小关节肌肉群，手指的功能恢复最缓慢。

肢体功能康复训练的程序是被动运动—辅助运动—主动运动。被动运动需要家属的帮助和配合，辅助运动应有一些活动的仪器帮助，如：手扶助推器、手拉杠、脚踩活轮等。待主动运动功能恢复后，患者可自行训练。可每次活动30分钟到60分钟不等，同时还可配合针灸、理疗、按摩等，以帮助功能的恢复。

十二、谈脑的养生保健

中医认为："脑为髓海"，脑是精髓和神明汇聚之地。人无论是视觉、听觉、嗅觉、思维活动、记忆等都是脑的功能表现，它是人体的重要器官。在科学技术突飞猛进的今天，脑力活动逐渐增加。因而脑的养生与保健尤为重要，关系到科学用脑，和延缓脑衰老的大问题。早在《黄帝内经》中就有关于脑功能的记载，《素问·脉要精微论》"头者精明之府。"李时珍明确提出，脑与精神活动有关，谓"脑为元神之府"，王清任《医林改错》中指出："灵性记忆在脑者，因饮食生气血，长肌肉，精汁之清者，化而为髓，由脊髓上行入脑，名曰脑髓。两耳通脑，所听之声归于脑；两目系如线长于脑，所见之物归于脑；鼻通于脑，所闻香臭归于脑；小儿周岁脑渐生，能言一二字。"说明人的记忆、视、听、嗅、言等功能皆源于脑，脑对于人体精神思维、感官活动具有重要作用。

人到中年以后，随着年龄的增长，脑神经系统会逐渐发生退行性变化，慢慢会出现脑功能衰退。若我们善于养生养脑，科学合理用脑，减少或避免危害脑健康的一些不利因素，就可能延缓脑的退化和衰老，始终保持大脑的青春活动。

首先要做到"精神内守"，即内经所称，"恬惔虚无"、"积精全神"，从而使"形体不蔽，精神不散。"养生家认为："神安则寿延，神去则形散，故不可不静养也。"应保持精神清净，排除私心杂念，摒弃烦恼，注意情志的调摄，即七情，喜、怒、悲、恐、忧、思、惊的刺激,应做到心情舒畅,精神愉快,气血调和,脑神不伤。同时做到"养精宁神",脑为髓海,肾藏精生髓,肾精满盈则髓海充足,故积精可以健脑。明代张景岳指出:"善养生者,必保其精,精盈则气盛,气盛则神全,神全则身健,身健则病少,神气坚强,老当益壮,皆本于精也。"充分说明养精的重要性。同时还要做到,"乐观从容",要避免精神抑郁,要胸怀开阔,心平气和,学会多看别人的优点,学会工作之余,多听音乐,多活动,会给你带来无穷的快乐。人的过去,无论挫折和辉煌都只能说明过去,要乐观地向前看,才能营造一个宽松的心里环境,时时、天天、年年都有了好心情,做到心不烦,脑安静。

十三、谈合理用脑、提高智能

科学合理用脑有利于脑功能正常发挥,提高智能,用脑要有规律,认真工作,思维敏捷,积极创造,弛张结合,劳逸结合可以大大增加大脑的活力。一般来说,老年人用脑随着年龄的增大,脑细胞虽然死亡许多,但人的脑细胞有足够而充分的储备,人的一生实际消耗的脑细胞不到脑神经细胞总数的1/3。因而,只要坚持用脑,经常接触新事物和各种信息,使大脑的中枢神经细胞处于活跃和增生状态,就可推迟脑的退化和衰老,使人体阴阳平衡,脏腑功能正常,从而达到延年益寿的目的。但按辩证法观点分析,事物总是一分为二的,所以大脑亦不宜过度使用,长时间、不间断、持续用脑,会导致用脑过度,导致脑细胞受损,记忆力衰退。一般认为连续工作时间不应超过4小时,若在感到疲惫时应停止工作,闭目养神10~30分钟,使大脑得到休息。从整体来说,人有充足的睡眠、不熬夜、不失眠,不通宵达旦开夜车,这是对大脑保护的一种有效方法。但亦避免另一种状态,亦叫另一个极端,有个别人懒散不用脑,饱食终日、无所用心,睡眠时间太长,缺乏运动,饭来张嘴,衣来伸手,过于懒散,脑子生锈,日久之后自然会加速大脑老化,形成脑萎缩,以致脑子越来越糊涂。因此,我们提倡,合理用脑,科学补脑,才能提高智能,增强脑功能的活力,延缓脑细胞的衰老。

十四、谈食养补脑、延缓衰老

饮食营养得当肯定会提高脑细胞和脑功能的活力,因此注意饮食营养是益精补脑、延缓衰老的最好方法,俗话说:"药补不如食补"。充足的营养是大脑正常工作的最基本的要求,日常应注意适当补充糖、奶、蛋、鱼、肉、水果以及维生素 B_1、铁、锌等对大脑有益的食物。其中鱼类对健脑补脑有相当好地作用,特别是海鱼对大脑的补益作用更强。鱼类含有丰富的不饱和脂肪酸,海鱼中含二十二碳六烯酸和二十碳五烯酸,是促进神经脑细胞发育最重要物质,具有较强的健脑作用。日常可多食些黑芝麻、核桃仁、何首乌、蜂王浆等,对益脑健脑有较强的作用,注意多增加水果摄入。

俗话说:"一年四季在于春"、"一天之计在于晨",说明早晨的早餐特别重要,很多人有不吃早餐的习惯,这是有损于大脑的不良习惯,原因是一夜之后,晨起人体上午血糖低于正常水平,不吃早餐,以致大脑缺血缺氧,久而久之,人易出现头昏头晕,神倦乏力,思维迟钝,工作效率差等,这对大脑健康危害极大。平衡饮食特别重要,现代人由于工作压力大,生活节奏加快,饮食既不正常,也很难做到平衡饮食。谷类食物含有碳水化合物,除为人体提供能量外,还是 B 族维生素的主要来源,如果主食进少或不进,易导致维生素 B_1 的缺乏,一般来说,杂粮中维生素 B_1 的含量远高于精米及白面。动物及脂肪类食品摄入过多,对人体健康无益,易引起动脉硬化,导致心脑血管病,近几年来这些疾病发生率明显上升,这与少食谷类食物,多食动物类食品有关。同时还应注意烟、酒、浓茶、浓咖啡以及安眠药、镇静药、麻醉品之类,对大脑有害无益,因此提倡不吸烟、少饮酒、低盐饮食,不吃浓茶和浓咖啡等,是保护大脑,延缓衰老的好措施。

十五、谈生活有节、健脑有方

人的生活起居规律化,顺应自然的科学化,是人体健康、脑神强健的基本保证,正如《素问·上古天真论》指出:"饮食有节,起居有常,不妄作劳,故能形与神俱而尽终其天年,度百岁乃去。"天地气交,阴阳之气自然调适,人为一小天地,顺之者昌,逆之者亡。内经《素问·上古天真论》:指出:"春三月,此为发陈。天地俱生,万物以荣,夜卧早起,广步于庭……夏三月,此为蕃秀。天地气交,万物华实,夜卧早起,无厌于日……秋三月,此为容平,天气以急,地气以明,早卧早起,与鸡俱兴……冬三月,此为闭藏。水冰地坼,无扰乎阳,早卧早起,必待日光……"。这说明人的生活起居应顺应自然界不同季节的气候规律来安排好,这样才能有健康的体魄和强健的大脑。

人的睡眠是生活起居中最重要组成部分,睡眠不足与睡眠太多都可影响人和大脑的健康。一般每晚应保持 7~8 小时的睡眠,才能使大脑得到充分休息,但老年人睡眠时间都在 5~6 小时,要适当中午休息一会,以补充夜寐的不足,以利下午精力充沛,脑功能活力增加;固精健脑是中老年人健康长寿秘诀,东汉名医张仲景指出:"凡寡欲而得之男女,贵而寿,多欲而得之男女,浊而夭"充分说明了节欲保精对人体健康长寿的重要性。唐代医家孙思邈则强调:"男子贵在清心寡欲以养其精,女子应平心定志以养其血。"说明男子以精为主,女子以血为用。张景岳指出:"善养身者,必宝其精,精盈则气盛,气盛则神全。"说明节欲能固精,固精能健脑,反之则体衰、脑衰、百病丛生。故适当节制房事亦是养脑健脑,健康长寿的重要保证。

十六、谈动静结合健脑养神

俗话说:"生命在于运动",但"生命还应在于静养"。所以,"动静结合既有利于人体血脉的流通,又有利于安神定志,《养生延命录》指出:"静以养神,动以炼形,可以长生。"不少老年人手握两个核桃或圆的铁球在手心转动,其目的是通过手心的劳宫穴(属手厥阴心包经)与心神相关,起到健脑养神的作用;我国的传统的气功疗法,已有几千年的历史,它是一种静养法,它有较好的调节人体阴阳气血、健脑养神的作用。若练气功得法,可充分发挥意念的主观能动作用,较好的激发健脑、强脑的作用;另外梳头、弹脑都是健脑养神的好方法:梳头法:可用两手指弯曲、从额前向后脑用力梳理,一般梳 60~100 次,还可左右头侧梳理,因手指十穴与头部经络的许多穴位接触,按摩头部的诸多穴位,达到疏通头部的经络气血,提高脑细胞的活力,增强脑功能。弹脑法:两手手指靠拢,弯曲,可在头顶、两侧、后脑等处轻轻弹敲,同样达到点击头部诸穴,以激发脑功能和脑细胞活力,起到健脑养神的功效。

十七、谈肝气长期郁结者易患癌症

肝气长期郁结者(精神情志因素)不仅是致癌的一个重要原因,而且还影响着癌症的发展、预后及治疗。因而 20 世纪 50 年代将癌症列为心身疾病。癌症患者若情绪愉快、肝气条达,具有积极的精神状态,同时积极治疗,会使病情减轻和稳定,若患者情绪焦急、心烦不宁、胸中郁闷、肝气横逆、精神消极,治疗不及时,则使病情加重或恶化。《素问·通评虚实论》认为乳岩、肉瘤等均与情绪长期抑郁有关。精神情志因素与癌症的关系,在国外早就引起重视,公元 2 世纪已观察到情绪长期抑郁妇女较容易得乳腺癌。美国医学心理学家劳伦斯·莱什研究观察了 500 名癌症患者的生活史,其中有巨大精神刺激者占70%,认为恶劣情绪(肝气长期郁结)可能是癌细胞的"激活剂",这种肝气郁结的情况先于癌症起病 6~8 个月;目前有人提出"癌症易感个性",其特征是:惯于克制,谨小慎微,忧虑重重,情感抑郁,常有心理冲突和不安全感,遇事敏感,情绪易波动,压抑愤怒和不满情绪,时时感到无所依靠,无能为力,无处发泄,且把这些情绪长期埋在心里。如果这些肝气郁结的恶劣情绪持续,长期作用于机体,就有可能发生癌变。

精神情绪因素致癌的原理:与神经系统、内分泌系统、免疫系统均有密切联系。精神情志因素致癌首先影响神经系统,使人的整个心理状态失去平衡,自主神经系统紊乱,结果使细胞生长失控,突变,导致癌症的发生。肝气郁结、情绪紧张刺激,对人体内分泌系统功能有明显影响,各种递质、代谢产物在体内积聚得不到排泄,导致正常细胞的畸变生长,发生癌症。同时免疫功能受情志因素,即肝气长期郁结而下降,形成癌症发生的基本条件。

十八、谈中西医结合防治癌症的十大优势

治疗和预防癌症,中医好,西医好,中西医结合更好,几十年来大量的临床实践和科学研究充分显示了中西医结合治疗癌症的特色和优势。

(一)早期诊断的优势

西医学的诊断,近几十年来突飞猛进:B超、CT、MRI、ECT、PET等,对提高各类癌症的早期诊断具有现实意义。但以临床实践来看,并非尽善尽美,特别是癌肿超早期肿块不大时,或还不具备以上仪器设备的偏远地区无法使用。因此不少地区和单位在研究中医望、闻、问、切的四诊诊断手段后,通过对正常人群的普查,中医以舌诊、目诊、耳穴、脉、体征诊,经络穴位诊等,结合病史、家族史,有助于发现不少早期癌症患者,经过手术、放疗、化疗以及中医药的治疗,其根治希望是很大的。

(二)防治癌前病变的优势

大量资料证明,食管上皮细胞重度增生、慢性萎缩性胃炎肠上皮化生,幽门螺杆菌阳性与胃癌,慢性乙型肝炎、肝硬化与肝癌,均有密切的内在联系。因此,对这些癌前病变进行积极、有效的治疗,阻止它们恶变,有十分重要的预防意义,而中医药治疗癌前病变具有丰富的宝贵经验。曾治二例慢性萎缩性胃炎肠上皮化生,经服中药10个月,胃镜检查已消失。

(三)对病因、病理、治疗新认识的优势

西医认为是多种因素的综合结果,如环境、食物、情绪、遗传、免疫等。而中医认为癌症与外邪、酒、膏粱厚味、七情,特别是脏腑亏虚、气血不足、阴阳失调等因素有关。由重视外部致癌因素转而重视机体内在因素,这是中西医结合对癌症病因的新认识。

(四)中西医结合治疗癌症新突破的优势

西药、手术、放疗、化疗的目的是使癌肿缩小、消失。但手术创伤、放疗、化疗等毒副反应,使相当一部分患者极其痛苦,有的半途而废,有的无法达到癌肿消失目的。但结合中医药的清热解毒、化湿利尿、消痰软坚、理气活血、健脾和胃、补气养血、滋阴温阳等治疗方法,不仅可大大减少手术、放疗、化疗的毒副反应,还可消除癌块。这种优势得到国内外同行的认可。

(五)带癌生存的优势

临床实践中有相当部分的晚期或复发转移的患者,往往失去手术、放疗、化疗的治疗机会,此时采用中医药治疗,通过扶正祛邪等方法辨证论治,绝大多数癌症患者,生存期远远超过半年,有的1-2年以上,有的3~5年以上的存活,生活质量也明显改善。

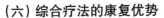

（六）综合疗法的康复优势

手术、放疗、化疗等在癌症初期治疗中唱"主角"，中医药唱"配角"。但在手术、放疗、化疗结束后的康复期，中医中药此时唱"主角"，这样有利于癌症患者的康复。

（七）肿瘤药物创新的优势

通常用氟尿嘧啶治疗消化道肿瘤，但它的毒副反应是抑制骨髓、血象下降，影响食欲等。此时选择一些能提高血象，保护胃气的中药，可减轻毒副反应。又如当归龙荟丸对慢性粒细胞性白血病有一定疗效，经过反复筛选发现主要是青黛一味的作用，利用药理、药化等手段，从中提取有效成分——靛玉红，大大提高了白血病的疗效，创造了我国具有特色优势的新药。

（八）中西医两个特点结合的优势

中医扶正固本与西医免疫学说，中医活血化瘀与西医血液高粘学说成为两个特色的结合，为此发挥各自的长处，相互补充，提高了肿瘤的疗效，延长生存期，充分发挥了中西医结合的优势。

（九）整体观与局部病灶相结合的优势

中医的朴素唯物辩证法，即为整体观念、辨证论治，具有系统观的特征，而西医是在机械唯物论哲学指导下形成的，故有重视局部、注重实验、微观等特点。因此以哲学角度，既重视整体又重视实验，而中西医结合防治癌症的长期实践正体现了辨证哲学方面的内涵，这无疑是治疗癌症的一大优势。

（十）中西医结合体系形成的优势

两者体系形成的过程，必将促进中医学、西医学的进一步发展。虽然中医防治癌症历史悠久，资料丰富，经验宝贵，但由于历史条件的限制，精华与糟粕并存，故整理挖掘、继承发扬提高的任务仍然十分艰巨。西医治疗癌症，虽然发展较快，诊断技术尤为先进，但治疗方法还须不断完善，攻克癌症仍然是中西医同道十分繁重的任务，中西医结合治疗癌症，总的来说：道路是曲折的，但前途是光明的。

第五章　临证医案选

一、中风

中风（脑溢血）医案 1

病案摘要

范某,男性,73 岁,退休教师,于 1991 年 5 月 4 日晨解小便时突然跌倒在地。当时家属发现其跌倒后,不能讲话,口眼歪斜,呼之不应,神志不清。来我院急诊,于 5 月 4 日上午收住急诊病房,经查头颅 CT:右颞顶颅内大片高密度出血灶,并波及右内外囊(出血量约 53ml)。急请某大医院西医脑外科专家会诊。专家认为:这样大面积急性脑出血,加之年老体弱,手术希望很小,西药也难以挽救,家属指望手术落空,要求中药抢救。我们在用西药降压,止血,维持水电解质平衡的前提下,用中药"脑血通"颗粒,鼻饲与高压保留灌肠,开始每日三剂,4 小时一次,以后改为每日 2 剂,加用安宫牛黄丸,每日 2 粒,上下午各 1 粒,溶化后鼻饲,连续使用 12 天后,神识转清。上药续服 22 天,神识清,语言謇涩,左上下肢肌力有恢复,1 个月后,6 月 4 日复查头颅 CT:右颞顶部颅内及右内外囊出血基本吸收,按恢复期治疗,基本治愈出院。

病案

范某,男性,73 岁,退休教师。患者于 1991 年 5 月 4 日晨解小便时突然跌倒在地。当时家属发现其跌倒后,不能讲话,口眼歪斜,呼之不应,神志不清。来院急诊,于 5 月 4 日上午收住急诊病房。入院时检查:颈软,瞳孔等大,光反射存在,口眼向左歪斜,左侧上下肢肌力"0",左巴氏征(+),呼吸 22 次/分,脉搏 82 次/分,心律齐,心率 82 次/分,心尖区未闻及病理性杂音,测血压 180/110mmHg、急查头颅 CT 示:右颞顶颅内大片高密度出血灶,并波及右内外囊(出血量约 53ml)。患者家属要求请西医院脑外科专家会诊,准备手术治疗。急请某大医院脑外科专家会诊,这样大面积的急性脑出血手术难度很大,说不定下不了手术台,患者年老体弱,手术风险大,希望很小。认为中医院急诊病房的医生既用西药,又用中药,两条腿走路,总比一条腿好。家属要求手术的指望落空后,希望中药抢救。有鉴于此,我们在降压、止血、维持水电解质平衡的前提下,积极采用中药抢救。

初诊:患者神识昏糊,呼之不应,口眼向左歪斜,左半身不遂,面赤气粗,烦躁不宁,苔黄腻,质淡红紫气,脉弦滑,此属痰火上壅,窍机不利,气血上逆,迫

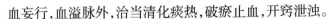

血妄行,血溢脉外,治当清化痰热,破瘀止血,开窍泄浊。

处方:

脑血通颗粒(大黄、水蛭、凌霄花、陈胆星、天竺黄、石菖蒲)

用法:(1)鼻饲,每次20g,开水100ml溶化,每六小时一次。

(2) 保留灌肠,脑血通颗粒20g溶水,每次200ml(相当于1剂),每日两次。

安宫牛黄丸,每次1粒,鼻饲(放温开水溶化),上下午各1粒。

二诊:上药连续使用12天后,患者神志转清,语言謇涩,口舌向左歪斜,左半身不遂,左侧巴氏征(−),左下肢肌力略有恢复,肌力2级,舌紫苔薄黄,边瘀紫,脉弦滑,原法有效,仍当巩固。

① 脑血通颗粒,用法:口服,每次10g,日服两次

② 停保留灌肠

③ 停服安宫牛黄丸

三诊:继服脑血通颗粒10天,患者口眼向左歪斜稍好转,语言较前清楚,左下肢尚能活动,肌力明显恢复,左上肢屈伸不利,活动仍差,饮食尚可,夜寐不佳,苔薄黄舌紫气,脉滑,痰热未清,心神不宁,继以清化痰热,宁心安神法,黄连温胆汤加味。

处方:

黄连4g	竹茹10g	枳壳10g	黄芩12g	淡竹叶10g
广郁金12g	丹皮12g	陈胆星12g	天竺黄12g	夜交藤30g
炙甘草6g				

上药服八剂,夜能安寐,精神亦佳,于6月4日复查头颅CT示:右颞顶部颅内及右内外囊出血基本吸收,基本治愈出院。

按语:本例患者为急性脑出血,出血量大(53ml),右颞顶颅内大片高密度出血灶,且波及内外囊,加之年老体弱,西医手术难度大,风险大,希望很小。给予中药保守疗法抢救治疗而获效。中医乃属中风中脏腑,痰热上扰,清窍被蒙证。先生认为,其病机为:瘀热上冲,损伤脑络,络破血溢,"蓄血"脑中,清窍被蒙,因此治疗上采用清热凉血,破瘀开窍法。先生积几十年急诊抢救中风的经验,提出"蓄血"于脑是中风病的病理中心,抓住这一病理中心,才能逆转本病,否则导致"出血不止,新血不生"。所以凉血破血之品,要早用、重用,如水蛭、大黄,用的越早,出血很快得以控制,重用:每日服2~3剂,病情变化少,神志苏醒早,后遗症改善较为理想。有人认为早用破血药,反致出血不止,后患无穷,但事实证明,破血才能止血,破瘀能除脑中"蓄血",破瘀方能生新血,破瘀才能开窍醒神,破瘀才能控制病理演变,破瘀才能缩短恢复期,减轻后遗症。

中风（脑溢血）医案 2

病案摘要

任某某，女，56岁，南京市人，因"突然右侧肢体麻木乏力22小时"入院，西医诊断：脑出血。有高血压病史，平素未正规服用降压药物。言语不利，口角歪斜，右侧肢体乏力，舌红苔黄腻，脉弦数，乃肝阳上亢，瘀热内阻，治疗平肝熄风，祛除瘀热。方选羚羊角粉合脑血通颗粒治疗后，复查头颅CT示：血肿已基本吸收，头昏已消，左侧肢体活动改善，能自行下床活动，好转出院。

病案

任某某，女，56岁，1998年10月20日突发右侧肢体麻木乏力，渐至右半身偏瘫，言语不清，口角歪斜。遂由家人送江苏省中医院急诊，查血压180/105mmHg、神清、双瞳孔等大等圆，对光反射存在，颈稍有抵抗，心肺听诊正常，右侧上下肢肌力为0级、肌张力增高，右侧巴氏征(+)。头颅CT示：左侧基底节血肿，面积为3.3cm×1.8cm×3cm。

初诊：老年女性，肝肾已亏，肝阳上亢，清空受扰，日久瘀热内生，络破血溢，络脉失和，则言语不利，口角歪斜，右侧肢体乏力；舌红苔黄腻，脉弦数皆肝阳上亢，瘀热内蕴之症，治疗当清热化痰，破瘀止血、开窍泄浊。入院予中药脑血通颗粒20g（相当于一剂量），每日2剂，并冲服羚羊角粉0.5g，及脱水治疗。

二诊：患者头昏头痛好转，大便已解，言语较入院转利，但上下肢乏力依然，但肌力增至3级，停用羚羊角粉，脱水剂减量使用，脑血通颗粒续服20g，每日两次。

三诊：2周后复查头颅CT示：血肿已基本吸收，头昏已消，左侧肢体活动改善，能自行下床活动，好转出院。

按语：患者素体阴虚阳旺，脏腑生热，热盛于血，热之所过，血为之凝滞，火郁热瘀，血热内壅，热与血博；瘀热互结，进而动血，络损血溢而发病。脑出血后，蓄血脑府，气血运行受阻，气机失常，不能正常输布津液，影响水液流行，如清代唐容川言："瘀血化水，亦发水肿"，此即"血病而兼水也"。先生指出：脑府蓄血蓄水蓄毒是产生脑水肿的根本病理。当以祛除蓄血为当务之急，活血通瘀为基本治疗大法。脑血通颗粒由生大黄，水蛭等组成，水蛭有破血、逐瘀、通经之功，水蛭水煎醇沉液能促进家兔脑血肿的吸收，减轻周围脑组织炎症及反应，缓解颅内高压，改善局部血液循环，保护脑组织免遭坏死，并有利于神经功能的恢复。大黄性寒，味苦，归脾、胃、大肠、肝经。有攻积导滞，泻火凉血，清热解毒，活血祛瘀，也发挥活血和止血作用。

中风病(脑梗死)案 3

病案摘要

李某,男,65 岁,因"右侧肢体无力 4 天",西医诊断:脑梗死。患者右侧肢体无力,麻木,言语不清,头晕,大便秘结,舌淡红苔黄腻,脉弦滑,乃痰瘀内阻,脑络失和,治疗化痰祛瘀,活血通络。方选通脑灵颗粒治疗后,患者症状明显改善。

病案

李某,男,65 岁,因"右侧肢体无力 4 天",于 2002 年 3 月 11 日就诊。伴言语不清,头晕,大便秘结,查体:右上肢肌力 0 级,右下肢肌力 Ⅰ 级,右侧口角下垂,舌苔白腻微黄,脉弦无力。头颅 CT:左侧基底节及顶叶腔梗死。舌淡红苔黄腻,脉弦滑。

初诊:痰瘀阻络,络脉失利,右侧肢体乏力、言语謇涩;痰瘀随风上行,清窍受扰,则头晕;气机失调,肠府传导失司,则大便干结;舌红苔黄腻,脉弦滑,皆瘀热内蕴,络脉失和之症,辨证为痰瘀阻络证。治以化痰通络,活血通腑。

处方:

通脑灵颗粒(水蛭、生大黄、郁金、石菖蒲、胆星、天竺黄、黄芩、川牛膝、甘草等)冲剂,每次 2 袋(每袋 10g),每日 3 次冲服。

二诊,二剂后,大便已通畅,头晕、肢体麻木减轻,舌淡红,苔薄黄腻,脉弦滑,治疗原法更进。通脑灵颗粒,继服 7 日。

三诊,药后患者症状改善,右上肢肌力 Ⅱ 级,右下肢肌力 Ⅲ 级,右侧口角下垂减轻,言语较前清晰,大便调,舌淡红,苔薄黄,脉弦,治疗活血通络为法。继服通脑灵颗粒,14 剂。

按语:人至四十阴气自衰,肝肾阴虚,阴虚津枯,血失濡润,血运不畅;又水不涵木,肝阳偏亢,肝火内炽炼液成痰,或肝阳横逆犯脾,脾运失司,内生痰浊导致痰瘀互结,肝风夹杂痰火瘀血,横窜经络,蒙蔽清窍突发本病。先生强调:急性期宜祛瘀化痰并举,通腑泻火为辅。方中水蛭、大黄为君,郁金为臣,菖蒲、胆星为佐使,共具活血通络、涤痰泻火的作用。其中水蛭为破血逐瘀要药,《神农本草经》记载其"主逐恶血,瘀血,月闭……"主治瘀血内闭。大黄《神农本草经》言其"下瘀血,血闭寒热……"又曰可"推陈致新"。运用大黄通腑攻下,一可使腑气通畅,气血得以敷布,以通痹达络,促进半身不遂等症的好转;二可使阻于胃肠的痰热积滞得以清除,浊邪不得上扰心神,又抑上亢之肝阳以克服气血逆乱;郁金活血止痛,行气解郁,凉血清心,南星燥湿化痰,《本经逢原》"……南星专走经络,如中风麻痹以之为向导。"以上药味组方,验之脑梗死急性期临床,可明显提高疗效。

中风病(脑梗死)案4

病案摘要

吴某某,男,65岁,退休工人,江苏南京人。原有高血压病,4个月前突然中风,送至某中心医院抢救,继发呕血,屡经救治,始脱危险。历4月,方得出院。后来院诊治,症见右半身不遂,上下肢痉挛强直,稍稍活动关节,则剧痛不可忍,言语謇涩不清,自觉头脑胀热。舌淡红,苔厚腻,脉涩滞。西医诊断为:①脑梗死;②高血压病。原因肝阳素亢,内风暗动,痰湿中阻,络道痹阻,致右半身之气血运行不畅而然。当先行熄风化痰,通络开窍。方用天麻钩藤饮加减,数月病情逐渐好转。

病案

吴某某,男,65岁。因"右侧半身不遂4个月"门诊就诊。患者原有高血压病史,平素未服药控制血压,4个月前突发右半身不遂,在外院救治,期间并发应激性溃疡,发生上消化道出血,住院期间又并发肺部感染,经抗感染治疗后,逐渐控制,但是遗留半身不遂及言语謇涩等症状,不能行走,只能坐轮椅,出院后,管床医生推荐患者来中医院行中医康复治疗,至我院诊治。西医诊断:①脑梗死;②高血压病。

初诊:患者老年男性,右半身不遂,右侧肢体痉挛强直,稍稍活动关节,则剧痛不可忍,言语謇涩不清,自觉头脑胀热,喉中时有痰浊。舌淡红,苔厚腻,脉弦滑。分析其病机,原由肝阳素亢,内风暗动,痰湿中阻,络道痹阻,致右半身之气血运行不畅而然。当先行熄风化痰,通络开窍。选用天麻钩藤饮加减。

处方:

天麻15g	钩藤30g	石菖蒲10g	胆南星10g	法半夏10g
金礞石30g	姜竹茹10g	广陈皮10g	地龙10g	全蝎10g
甘草6g				

14剂,水煎服,日1剂,分早中晚三服。

二诊:患者药后右侧肢体痉挛强直减轻,活动关节后疼痛可以忍受,言语謇涩减轻,神志清楚,喉中痰浊减少。舌淡红,苔腻,脉弦滑。原方加枳壳10g、石菖蒲10g,加强理气化痰开窍之力,又服14剂。

三诊:患者已经可以站立,半身不遂,右侧上下肢痉挛明显减轻,活动关节无明显疼痛感觉,言语转清,喉中痰浊明显减少。舌淡红,苔薄腻,脉弦滑。原方加党参15g、白术10g,巩固善后,又28剂,后停药观察数月,一切正常,脘胀亦愈。数月随访未发。

四诊:患者已经可以站立,在他人扶住下行走,右侧上下肢痉挛再明显减轻,活动关节无疼痛感觉,言语转清,喉中无痰浊。舌淡红,苔薄,脉涩滞。原方继服,巩固善后,半年后随访患者虽有右侧半身不遂,但是已经可以自行行走,有时自行外出。

按语:古称风、痨、臌、膈为四大难症,而中风居其首焉。可见中风一病自古以来即难治疗,历代医家无不究心于斯症。唐宋以前,每以"内虚邪中"立论,多主外风学说,及至金元,则内风之论出而医家多宗之。其间刘河间主"心火暴盛",李东垣倡"正气自虚",朱丹溪持"湿痰生热"。而明·张景岳又作"非风"之说,以内虚积损立论,而明·李中梓,则将卒中分为闭、脱二证。时至清代,温病大家叶天士经过深入之理论研究及长期临床观察,阐明中风之病因病机为"精血耗损,水不涵木"而致"肝阳偏亢,内风时起。"并创用"滋液熄风,补阴潜阳"治法,开养阴柔肝、清热熄风以治本病之先河。

中风患者经治疗后病势渐衰,正气稍复,危象已解而后遗肢体不遂,舌强语謇,筋脉拘急或弛纵不收等症者,看似渐趋向愈,实则渐成顽疾。当此之时,务宜不失时机,速投对证恰当之药,则多能缓缓康复,若仍失治、误治,则难免抱疾终生,病愈无日矣。是故医家于斯时之决策,对患者之预后,至关重要,治疗之或成或败全系于斯。

中风偏瘫之治疗法则,历代名贤各有独到之见解心得,且经千百年之实践总结,已积累许多宝贵经验。胡念庵在《医家心法》评语中曰:"其大要和其阴阳,调其气血,或有兼证,随所现而治之,或温,或清,或补,或散,以无失其宜为贵。"而清代温病大家叶天士则以"益气血、清痰火、通经络"为大法。胡叶二贤之论,认识相近,议论平允,可为治疗斯症之准绳。

先生指出:中风之病,丹溪主乎痰,河间主乎热,东垣主虚,而王清任则主气虚血瘀,清代王清任著《医林改错》,专主气虚血瘀立说,立补阳还五汤以治偏枯。此方一出后世医家靡不乐从。殊不知偏瘫一症之病因病机常常错综复杂,固不可用一方统治偏瘫之病,仍宜辨证求因,审因论治。

中风病(脑梗死)案5

病案摘要

胡某某,男,67岁,退休。因"右侧肢体无力1月"就诊。1月前,患者突然出现右下肢无力,言语謇涩,头昏头晕,夜寐不佳,纳谷如常。西医诊断:脑梗死。既往有"脑萎缩"病史2年。舌质紫,边有齿痕,苔黄腻,脉弦滑,证属肝肾内亏,痰瘀阻窍,治以化痰通瘀,泄浊开窍。

病案

胡某某,男,67岁。因"右侧肢体无力1月"就诊。患者1月前无明显诱因出现右下肢无力,头昏头晕,记忆力差,言语謇涩,精神呆滞,夜寐不佳,纳谷如常。西医诊断:脑梗死。2008年曾有1次中风,有"脑萎缩"病史。苔黄腻质紫,边有齿痕,脉弦滑,证属肝肾内亏,痰瘀阻窍,治以熄风化痰,通瘀和络,泄浊开窍。选用天麻钩藤饮加减。

处方:

天麻 10g	钩藤 30g	陈胆星 12g	天竺黄 12g	石菖蒲 10g
水蛭 10g	凌霄花 10g	广郁金 12g	淡竹叶 10g	金礞石 30g
莲子心 10g	陈皮 10g	甘草 6g		

7 剂,水煎服,日 1 剂,分早晚二服。

二诊:昨天病情加重,神志转清,言语粗乱,夜寐不佳,尿多,纳谷不香,苔黄腻质淡,脉细滑,痰热不化,脑窍被蒙,拟清热化痰,开窍泄浊。

处方:

黄连 4g	陈胆星 12g	天竺黄 12g	石菖蒲 12g	淡竹叶 10g
广郁金 12g	远志 12g	水蛭 10g	金礞石 30g	莲子心 10g
黄芩 10g	青陈皮^各 10g	炙甘草 6g		

14 剂,水煎服,日 1 剂,分早晚二服。

三诊:药后精神转佳,头昏乏力,肢体不适等症状基本缓解,唯言语謇涩,纳谷尚可,头部作痒,证属痰瘀不化,窍机不利。

处方:

陈胆星 12g	天竺黄 12g	远志 12g	石菖蒲 12g	广郁金 12g
水蛭 10g	法半夏 12g	白蒺藜 30g	决明子 12g	生山楂 30g
炙甘草 6g				

7 剂,水煎服,分早晚二服。共服 28 剂,随访 2 月未发。

按语:该患者反复再发脑卒中,病程中,因抵抗力下降,经治疗,明显减轻,后患者逐渐出现精神症状,考虑为卒中后抑郁,治疗上辨证加用黄连温胆汤。患者经治疗,症状明显减轻,病情尚平稳,嘱患者清淡饮食,适当加强运动。

先生指出:对于疑难危重性脑血管病,重用虫类药以搜风剔络、活血通络止痛,其性善走攻窜,显著改善脑的血液循环,促进神经细胞功能的恢复,改善肢体活动。

临床中,虫类药(如水蛭)多具有抗凝、抗聚、抑制血栓形成的奇效,故广泛应用于脑病治疗中;虫类药大多峻猛,有毒,甚至剧毒,临床应用中,在辨证论治,配伍精当的基础上,更应重视其适应证、禁忌证、炮制方法及剂量等,方能屡现奇效。

二、疫疹、疫斑

疫疹、疫斑(流行性出血热)案 1

病案摘要

朱某,女性,56 岁,农民,因"头痛、发热、腰痛 4 天"于 1982 年 12 月 14 日入院,入院时症见:高热,不恶寒,体温 40.3℃,烦躁不宁,口渴引饮,两胁下有散在性针尖样出血点,面红目赤,眼睑水肿,球结膜充血,咽喉充血,上腭有密集出血点,有汗热不解,恶心呕吐,头痛,眼眶痛,腰痛,舌质红苔薄黄,脉滑数,大便 3 日未解。诊断:西医诊断:流行性出血热(发热期),中医:疫疹、疫斑,气分热盛证。治疗清气泄热,佐以通腑,白虎汤加味。前后三诊,服中药 10 剂,高热已解,进入少尿期、多尿期,根据不同病期的病理因素辨证治疗,前后 20 天治愈出院。

病案

朱某,女性,56 岁,农民,因"头痛、发热、腰痛 4 天"于 1982 年 12 月 14 日入院,入院前在当地乡医院诊治,服过感冒冲剂、克感灵,注射青霉素等,因发热持续转至县人民医院。体检:体温 40.3℃,心率 106 次/分,呼吸 26 次/分,血压 100/80mmHg,神志清,精神萎,急性病容,酒醉貌,两胁下有散在性针尖样出血点及斑,面部浮肿,眼睑水肿,两瞳孔等大,对光反射存在,球结膜充血水肿,咽喉充血,上腭有密集出血点,两肺呼吸音粗糙,无干湿啰音,心率 106 次/分,律齐,无明显杂音,肾区叩击痛(++)。实验室检查:血红蛋白 115g/L、WBC12×10^9/L,中性 60%,淋巴 32%,异淋 8%,血小板 62×10^9/L。小便常规:蛋白尿 +++、红细胞 +、颗粒管型 +。入院时主要症状:高热,不恶寒,有汗热不解,恶心呕吐,头痛,腰痛,眼眶痛,面红目赤,酒醉貌,两胁下有散在性针尖样出血点,上腭有密集出血点,大便 3 日未解,按之腹痛,舌红,苔薄黄,脉滑数。西医诊断:流行性出血热(发热期),中医诊断:疫疹、疫斑(气分热盛证)。

初诊:见患者高热,不恶寒,有汗热不解,恶心呕吐,头痛,腰痛,眼眶痛,面红目赤,酒醉貌,两胁下有散在性针尖样出血点,上腭有密集出血点,大便 3 日未解,按之腹痛,舌红,苔薄黄,脉滑数。治法清气泄热,佐以通腑,方选白虎汤加味。

处方:

生石膏^{先煎}60g	生知母 15g	银花 20g	连翘 20g	黄芩 12g
生大黄^{后入}15g	枳实 10g	赤芍 12g	丹皮 12g	茅芦根^各30g
生甘草 6g				

3 剂,水煎服,日 1 剂,分四次服用。

二诊:前投辛寒清气,佐以通腑泄热剂,每天 2 剂,服药 3 天,大便得通,发热仍未尽解(体温 38.6℃),但心烦懊恼,口渴引饮,颈胸部汗出较多,上腭红疹密布,舌苔黄燥,脉洪大滑数。治法:拟辛寒清气,佐以清心除烦,原方加减。

处方:

生石膏^{先煎}30g	生知母 12g	淡竹叶 10g	生山栀 10g	淡豆豉 10g
黄芩 10g	赤芍 12g	丹皮 12g	生地 30g	茅芦根^各30g
生甘草 5g				

6剂,水煎服,日1剂,分4次服用。

三诊:患者已进入第九病日,服辛寒清气,清心除烦剂,每天两剂,又服两天,发热已解,口渴少饮,心烦懊恼已除,汗出明显减少,小便量少(24小时尿量400ml),神倦,嗜睡,舌质红绛,苔黄燥,脉细数,右少腹胀痛,按之为甚,乃瘟疫热毒灼津耗液,毒瘀蕴阻下焦,膀胱气化不利,治拟养阴生津,清热通瘀,气化州都。处方:桃仁承气汤合增液承气汤加减,服药6剂。小便增多,很快进入多尿期,经用补肾固摄法:固肾汤加味,服药五天后尿量正常,进入恢复期,经扶正祛邪,调理善后,前后20天治愈出院。

按语:本例患者女性,56岁,农民,尽管初病高热明显(40.3℃),但先生认为:一,其体质壮实,邪正相争,尚能发挥,正气胜邪;二,虽然邪毒鸱张,应能抓住辨证要点;高热不恶寒,有汗热不解,烦躁口渴,脉滑数洪大,认为气氛热毒鸱张,大便3日未解,为热盛腑气内结,在清气分之热同时佐以通腑,方选白虎汤加生大黄、枳实,腑气通则高热下降,即通腑可以泄热;三,服药剂量加大,每日给服两剂,使鸱张的热毒得以猛挫,2天服4剂后,热虽退而见心烦懊恼,说明邪热扰心,故二诊时白虎汤加栀子豉汤,清气分热毒同时,加用清心除烦之剂,剂量加倍,又服两天,大热,大汗,大烦渴,脉洪大已除,心烦懊恼亦愈。第九病日,患者24小时尿量400ml,神倦嗜睡,右少腹胀痛,舌红绛,苔黄燥,已入少尿期,湿毒蕴阻下焦,阴津耗伤,膀胱气化不利,蓄血下焦为病理重点,给予清热解毒,化瘀通腑,养阴生津,气化膀胱,服桃仁承气汤与增液承气汤加减,服药六剂,小便逐渐增多,进入多尿期,用补肾固摄法,固肾汤,服药3天,尿量正常,进入恢复期,以养阴清热,扶正祛余邪,20天后恢复正常,痊愈出院。

疫疹、疫斑(流行性出血热)案2

病案摘要

魏某,男性,22岁,农民,因"发热、头痛、身痛3天"于1982年11月26日入院。入院时高热(体温39.5℃),头痛,腰痛,口渴引饮,胸胁及上腭红疹密布,舌红绛,苔黄燥,西医诊断:流行性出血热(发热期),中医诊断:疫疹,疫斑(气营两燔证)。治法:清气泄热,凉营解毒,方选白虎汤合清瘟败毒饮加减。入院6小时后因合并低血压(休克),辨证以邪毒内陷,热深厥深辨证。治以清热解毒,宣郁开闭法,血压4小时内回升。此时未见少尿期与多尿期,很快进入恢复期,住院治疗18天痊愈出院。

病案

患者魏某,男性,22岁,农民,因"发热、头痛、身痛3天"于1982年11月26日入院。曾在当地乡医院就诊,按感冒治疗,药后因高热不退,病情加重,转来住院诊治,入院时检查:体温 39.5℃,心率 102 次/分,呼吸 24 次/分,血压 110/70mmHg、面色潮红,精神萎,球结膜充血,水肿,上腭出血点,咽喉充血,肺听诊(-),心率 102 次/分,律齐,未闻及病理性杂音。肝脾(-),肾区叩击痛(++),实验室检查:血常规:白细胞 11.6×10^9/L,中性 81%,淋巴 18%,异淋 1%,血红蛋白 145g/L、血小板 79×10^9/L。尿常规:尿蛋白 +++,脓细胞少许,管型 1~3 个/HP。腹部轻度隆起,有轻度压痛,无移动性浊音。西医诊断:流行性出血热(发热期),中医诊断:疫疹、疫斑(气营两燔证)。

初诊:见患者发热,头痛,腰痛,口渴引饮,恶心呕吐,吐出黏液,心烦不寐,面红目赤,神志似清非清,入夜谵语,胸胁与上腭红疹密布,舌红绛,苔黄燥,此乃瘟疫热毒之邪气分未解,内传心营。治当清气凉营,泄热解毒,选用白虎汤合清瘟败毒饮加减。

处方:

生石膏^{先煎} 60g	生知母 12g	鲜生地 30g	黄连 5g	黄芩 12g
玄参 30g	板蓝根 30g	升麻 10g	连翘 20g	银花 20g
丹皮 12g	赤芍 12g	茅芦根^各 30g	生甘草 6g	

水煎服,日 1 剂,分 4 次服用。

另吞服①羚羊角粉 1.5g,②安宫牛黄丸早晚各一粒。

患者入院 6 小时后,烦躁不宁,四肢逆冷,血压测不出,此为发热期,低血压(休克)期两期重叠,立即使用低分子右旋糖酐 400ml 快速静滴,5% 碳酸氢钠 250ml 快速静滴,并用升压灵(陈皮、枳壳提取物)2ml 加入 10% 葡萄糖 20ml 静推,15 分钟血压上升 70/40mmHg、此时再用升压灵 2ml × 10 支加入 10% 葡萄糖液 250ml 中静滴,4 小时后血压上升至 100/60mmHg、后血压稳定,8 小时后血压恢复正常。

二诊:前服清气凉营,泄热解毒剂,连服两天,每天 2 剂,共服 4 剂,高热已退,口渴引饮,心烦,神识昏糊,谵语等症已除。低血压(休克)经及时救治,血压已稳定,面色轻度潮红,神志转清,胸胁红疹减少,舌红绛,苔薄黄,脉细数,余热未净,阴津大伤,拟以清解余热,养阴生津。

处方:

黄连 5g	黄芩 12g	银花 20g	连翘 20g	大青叶 30g
鲜生地 30g	玄参 30g	丹皮 12g	鲜石斛 15g	麦冬 12g
赤芍 12g	茅芦根^各 30g			

10 剂,水煎服,日 1 剂,分 4 次服用。

三诊:前投首用清气凉营,泄热解毒法,继用清解余热,养阴生津法,前后 12 天,症势稳定,各项化验检查均属正常,越过少尿期,多尿期,进入恢复期,鉴于患者神倦乏力,嗜睡,纳谷不香,面色少华,苔薄黄腻,脉细滑,脘腹胀满,嗳气频频,湿热未清,脾胃运化不健,治当清化湿热,健脾和中剂,前后服药6天,精神转佳,纳谷已增,住院18天痊愈出院。

按语:此例患者,入院时,已属"气营两燔"证,由于热毒鸥张,故又很快出现低血压(休克),其病理特点:为热毒深重,"热深厥深",以致发热期与低血压(休克)期两期重叠。先生指出:此时把住发热期"气营两燔"这一病理中心,起到逆转本病的关键作用。故重用"清气凉营,泄热解毒"法,本例退热快,病情稳定快,正气恢复快,变证少,后遗症少。当然低血压(休克)时,应采取相当措施,如在扩容纠酸的基础上,根据中医属"热深厥深"的病理特点,及时应用清热解毒,宣闭开郁的中药有效针剂"升压灵",实属逆转低血压(休克)的关键。先生认为早用清气凉营,泄热解毒法,不仅可以减轻病情,而且可以缩短病程,控制危险证候,能越期而过,从而达到提高治愈率,降低死亡率。本例病案不仅越过少尿期,多尿期,且正气恢复快,后遗症少。临床实践证明:"清气泄热,凉营解毒"法,既可祛邪,又可扶正(既可抑制病毒,又可提高免疫功能),故早用重用此法,有百利而无一弊。这是疫疹,疫斑的特殊性所决定的,因而病在初期时,"卫气同病""卫营同病""气分热盛"时,热毒之邪已波及心营,故早期使用"凉营泄热"法,做到药在病前,阻断病情传变。验于临床,不但没有引狼入室之弊,反而提高了治愈率,降低了死亡率。用清瘟合剂治疗230例,结果绝大多数病例越期而过,全部治愈。

疫疹、疫斑(流行性出血热)案3

病案摘要

李某,男性,32岁,农民,因"头痛、发热、腰痛5天"于1982年12月8日入院,入院时发热,头痛,腰痛,眼眶痛,恶心呕吐,烦热少饮,腹胀便秘,3日未解,小便赤黄,胁下胸前既有条索状疹点,又见前胸斑成片,舌红绛,苔黄燥,脉细滑数。西医诊断:流行性出血热(发热期),中医诊断:疫疹,疫斑(营血热盛证)。治法:清营凉血,泄热解毒。处方:清营汤,犀角地黄汤加减,鉴于本病发热期与少尿期两期重叠,营血同病,阳明腑实,小便量少,故又加通腑泻热、凉血化瘀之品,桃仁承气与增液承气汤加减,前后服药6天,阳明腑气得通,小便增加,发热减退,大片疹斑逐渐消退,越过多尿期,进入恢复期,以养阴清热,扶正祛余邪,共治疗22天痊愈出院。

病案

李某,男性,32岁,农民,因"头痛、发热、腰痛5天"于1982年12月8日入院。5天前因头痛,发热,腰痛在当地乡医院诊治,用抗生素退热无效,因病情加重转来我院。检查:发热(体温39.6℃)上腭出血点密集,咽充血明显,酒醉貌,胁下有条索状出血点,胸胁部瘀斑连片,球结膜充血水肿,肾区叩击痛明显,心率 112 次 / 分,呼吸 26 次 / 分,血压 115/75mmHg、肺部听诊(-),心率 112 次 / 分,律齐,未闻及病理性杂音,肝脾(-),实验室检查:尿常规:蛋白+++,管型 1~4 个 /HP;血常规:白细胞 14.6×10^9/L,中性 82%、淋巴 17%、异淋 1%、血红蛋白 136g/L、血小板 69×10^9/L。

初诊:见患者发热,头痛,腰痛,眼眶压痛明显,烦渴少饮,腹胀便秘,小便黄赤,胁下胸前见条索状出血点,又见大片紫斑,舌红绛,苔黄燥,脉细滑数。神昏谵语,手足瘈疭,尿血,鼻衄。辨证为"营血热盛证"。治法:清营凉血、泄热解毒,选用清营汤合犀角地黄汤加减(同时给予一般支持疗法,纠正酸碱平衡及水电解质紊乱)。

处方:

水牛角 30g	鲜生地 60g	玄参 20g	竹叶芯 10g	麦冬 12g
丹皮 12g	丹参 30g	黄连 5g	金银花 20g	连翘 20g
赤芍 12g	生甘草 6g			

水煎服,日 1 剂,分四次服用。

并服安宫牛黄丸,早晚各 1 粒。上药连服 7 天,14 剂,神识转清,发热、疹斑等症逐渐好转,尿血,衄血已止。

二诊:病程至第八天,因腹胀痛,尿少 24 小时 400ml,大便秘结,小便黄赤,见有血性膜状物。此时仍为发热期与少尿期重叠。临床见营血同病,阳明腑气内结,毒瘀蕴结下焦,膀胱气化不利。治疗既用清营凉血,泄热解毒,又用通腑泄热,养阴增液,原方加:芒硝(另冲)20g、桃仁 30g、枳实 10g、鲜石斛 20g、茅芦根各 30g。上方连服 3 天,腑气得通,大便已解,初干后溏,小便渐渐增多,24 小时尿量由 400ml 增加 2300ml。

三诊:病程已进入第十二天,患者越过多尿期,进入恢复期,症见:神萎,疲乏,夜寐不佳,口干少饮,舌红,苔中剥,疹斑已退大部,发热,腹胀痛已除,尚见腰酸腿软,纳谷较差,脉细滑数,余热未净,肾阴亏虚,脾运未复,先拟知柏地黄汤加味,养阴清热。四天后,阴虚火旺之象已去,因脾运未复,改用香砂六君子汤加味健脾和胃,调理康复,共住院治疗 22 天痊愈出院。

按语:先生认为"营血热盛证"是本病的危重阶段,属"毒瘀"深入营血,迫血妄行,可致多腔道出血,或皮肤大片斑疹,西医称:"血管内弥散性凝血(DIC)",同时又可出现"毒瘀"蕴结脏腑,充斥三焦,上见神昏谵语,烦躁不宁,或昏狂,或瘈疭,中焦腑气内结形成腹腔微循环综合征,一般西药利尿剂,不但疗效差,相反加重病情。辨证施治既清营凉血,泄热解毒,又增用通腑泄热,养阴增液,既凉血又止血,既通腑又养阴,既通大便又利小便,有力阻断了 DIC 及腹腔微循环综合征的发展,达到治愈的目的。

疫疹、疫斑(流行性出血热)案 4

病案摘要

陈某,男性,52 岁,干部,因"发热、腰痛 5 天、少尿 1 天"于 1982 年 12 月 16 日转来我院治疗。曾经在当地乡医院诊治无效,入院时精神萎靡,神志似清非清,两胁下前胸部可见散在性针尖样出血点,小便量少或无尿,舌红绛,苔焦黄,脉细小数。西医诊断:流行性出血热(少尿期);中医诊断:疫疹,疫斑(毒瘀蕴结、邪犯心营)。治法:泻下通瘀,滋阴增液,化气利水。方选:桃仁承气汤,增液承气汤加减。服药两天,大便得通,小便量增加,服药 6 天,尿量正常,后出现多尿期,按多尿期辨证治疗 5 天(第十五病日)进入恢复期,根据患者余热未清和脾运不健善后调理,共住院 22 天,痊愈出院。

病案

陈某,男性,52 岁,干部,因"发热、腰痛 5 天、少尿 1 天"于 1982 年 12 月 16 日转来我院治疗。入院时体检:体温 36.8 ℃,心率 80 次 / 分,血压 134/96mmHg、呼吸 22 次 / 分,精神萎靡,神志似清非清,两胁下前胸部可见散在性针尖样出血点,有斑片状。球结膜充血,眼睑浮肿,呈胶冻样(为球结膜外渗),咽部充血,软腭可见较密集样针尖样出血点;心率 80 次 / 分,律齐,未闻及病理性杂音,肺(−),肾区叩击痛明显(+++)。实验室检查:血常规:WBC 58.0×10^9/L,中性 49%,淋巴 14%,异淋 36%,血小板 90×10^9/L,血红蛋白 70g/L;小便常规:尿蛋白 +++,脓细胞少许,红细胞少许;肾功能:尿素氮 65mg%。西医诊断:流行性出血热(少尿期);中医诊断:疫疹,疫斑(毒瘀蕴结、邪犯心营)。

初诊:见患者头痛,腰痛,不发热,恶心呕吐,面部红赤,眼睑浮肿,心胸烦闷,胸胁及上腭红疹密布,尚有斑片状。大便五日未解,腹胀按之痛,小便短少而赤,神识欠清,舌红绛,苔焦黄,脉细小数。证属:毒瘀蕴结,真阴大伤,下焦气化不利。治法:养阴增液,泻下通瘀,气化膀胱。方选桃仁承气汤合增液承气汤加减。并加支持疗法,纠酸及水电解质平衡等。

处方:

生大黄^{后下}30g	枳实 10g	芒硝 20g	桃仁 30g	鲜生地 60g
丹皮 12g	赤芍 12g	麦冬 12g	茅芦根^各30g	玄参 20g
车前子^包12g	生甘草 6g			

水煎服,日 1 剂,分四次服用。上方日服两剂,加服安宫牛黄丸,日服两次,服药两天,神识转清,尿量增加。同时一般支持疗法,纠正酸碱度及水电解质平衡。

二诊:病程第七天,服泻下通瘀,养阴增液剂,并加服安宫牛黄丸,药后 45 分钟,解大便一次,2 小时内解大便 3 次,10 小时内解大便 8 次,小便开始增多,24 小时 650ml。第七病日,小便 1300ml,第八、九病日,大便日行 3 次,小便分

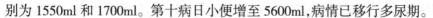

别为 1550ml 和 1700ml。第十病日小便增至 5600ml,病情已移行多尿期。

三诊:病程进入十一病日,经用泻下通瘀,养阴增液剂,桃仁承气汤与增液承气汤加减,先后服药五天,大便畅通,小便逐渐增多,第九病日,尿量恢复正常,神识转清,恶心呕吐、头痛、眼睑浮肿、心胸烦闷等症逐渐缓解。第十病日已进入多尿期。舌红苔薄黄,脉细数,夜寐不实,口干少饮,尿量多(24 小时 6400ml),此乃阴虚火旺之证。治法:滋阴清热,方选知柏地黄汤加味,服药五天,尿量减少,第十五病日,尿量恢复正常,24 小时尿量 1600ml。此时进入恢复期,初因:余邪未净,低热不清,夜寐不实,治拟甘寒清养,竹叶石膏加味。后因食欲不振再用香砂六君子汤调理善其后,共住院 22 天,痊愈出院。

按语:先生指出:少尿期的病理基础为"蓄血""蓄水""阴伤",蓄血与蓄水是本病热毒蕴阻的必然结果,而蓄血与蓄水又属因果关系,因为生理上水血相关,津血同源。在病理情况下,津枯则血少,血耗则津伤,若水和血的输布运行涩滞,亦可表现为血瘀而水停,或水停而血瘀,血不利则为水。瘀毒与水毒互结,以致"血结水停";由于本病热毒盛于一般,所以阴津的耗伤,既速又甚,特别是少尿期,肾之真阴大伤,形成阴伤与水毒停留,同时由于热毒偏盛,三焦气化失常,津液失布,水毒潴留,相反又加重了阴伤;若阴伤严重,则血液黏稠而少,或阴伤则血运迟缓,停积为瘀,出现阴伤与蓄血、蓄水,同时并见的局面,原因在于热毒、血毒、水毒相互为患所致。

根据以上病理分析,先生指出:少尿期使用泻下通瘀法,是逆转病情的关键,根据温病不仅下其燥矢,而且下其郁热的理论,因此认为:"非下不能存阴","非下不能疏通气机","非下不能使邪有出路"。实践证明下法是阻断少尿期病情变化与传变的强有力措施。一些高级别的西医专家十分赞同用下法,他们认为当病情发展到少尿尿闭,高血容量综合征,大出血(DIC),肺水肿,心衰,尿毒症等危象时,必须采用下法。"二便不通,先通大便",松动内在环境,减轻和解除肾周围组织,肾间质和腹膜后水肿,改善微循环,促进肾血流量,使尿量增加和排出。达到治愈的目的。

三、便血

便血(急性上消化道出血 十二指肠球部溃疡)案

病案摘要

张某某,男,33 岁,出租车司机,江苏南京人。因"反复出现胃痛 6 年,加重伴解黑便 3 天"入院,西医诊断为"十二指肠球部溃疡;急性上消化道出血"。就诊时自诉 6 年前开始因饮食不节导致胃痛反复发作,3 天前饮酒后加重,并解柏油样便约 500g,化验大便隐血(++++)。大便黑如漆,口干喜冷饮,时有呃逆泛酸,胃脘胀闷灼痛。舌红苔黄,脉滑数。曾经胃镜检查,诊为"十二指肠球部溃疡"。胃中积热,迫血妄行,胃热内盛,胃气上逆,故泛酸、呃逆,胃热灼伤胃络,破血外溢,大便黑如漆。治疗以清胃泻火,化瘀止血,方用经验方胃血宁合剂,药后3日,胃痛减轻,大便变黄,再拟清胃和血之剂调理半个月,胃痛症状明显减轻。

病案

张某某,男,33岁,因"反复出现胃痛6年,加重伴解黑便3天"入院。患者6年前开始因饮食不节导致胃痛反复出现,曾经胃镜检查,诊为"十二指肠球部溃疡"。3天前饮酒后加重,并解柏油样便约500g,化验大便隐血(++++)。大便黑如漆,口干喜冷饮,时有呃逆泛酸,胃脘胀闷灼痛。舌红苔黄,脉滑数。西医诊断:①十二指肠球部溃疡;②急性上消化道出血。

初诊:患者青年男性,证见形体偏瘦,大便黑如漆,口干喜冷饮,时有呃逆泛酸,胃脘胀闷灼痛。舌红苔黄,脉滑数。化验大便隐血(++++)。分析其病机,舌脉为一派邪盛有余,阳明亢奋之象。胃热郁积,胃气上逆,故泛酸、呃逆,胃热灼伤胃络,破血外溢,大便黑如漆。舌红苔黄,脉滑数为郁热之象。治疗当以清胃泻火,化瘀止血,则便血自止。选用自拟方"胃血宁"合剂。

处方:

生制大黄各10g　　黄连6g　　黄芩10g　　海螵蛸30g　　地榆炭10g

3剂,水煎服,日1剂,分4次服用。

二诊:患者胃痛减轻,大便变黄,日行3次,偶感烧心,吐酸水,查舌质暗红,舌红苔黄,脉滑数,为胃热未除,胃血宁合剂继服7天。

三诊:患者精神好转,喜形于色,大便转黄,隐血检查阴性,饮食正常,未再出现烧心,吐酸水等症状,舌质红苔薄黄,脉滑,原方7剂巩固善后,数月随访未发。

按语:对吐血下血(黑便)的证治《金匮要略》立有专篇讨论,在《伤寒论》中亦有较多的论述,其治疗方剂如泻心汤、赤小豆当归散、桃该承气汤、抵当汤等。后世亦多尊其法,如宋·朱肱云"伤寒吐血,……瘀血甚者,抵当九;轻者,桃仁承气汤,兼服犀角地黄丸、三黄丸"(《活人书》)。可见,仲景对吐血、便血的辨证论治中蕴含着活血化瘀以止血的思想,并对后世医家产生了深刻的影响。清·唐容川对血证有了更深入全面的认识。其专著《血证论》对吐血便血的治疗,有独辟的论述,独特的见解,提出了"止血、消瘀、宁血、补血"四步骤的治血方法,指出"凡血证,总以祛瘀为要"。

先生认为化瘀止血法包含两层意思:一是化瘀兼有止血作用;二是化瘀之目的是止血,止血通过化瘀来实现。化瘀是本,止血是标,标本之间相济为用。单独止血往往有留瘀之弊,而一味活血又有出血之虞;活血、止血并用,化瘀而不动血。由此研制了胃血宁合剂(组方为生制大黄各10g、黄连6g、黄芩10g、海螵蛸 30g、地榆炭 10g 等)。火盛血瘀是本制剂的立法依据,泻火化瘀为治疗大法。消化性溃疡(胃炎)既以火盛、气逆、血瘀为主要病机,因而治疗法则,即为泻火、降气、化瘀。制大黄的活血去瘀作用可使留滞在胃肠的瘀血得以排出体外。黄连、黄芩泻火降气。地榆炭有凉血解毒、化瘀止血之效,唐容川《血证论》指出:"故凡血症,总以去瘀为要。"即瘀血去而血得归经。海螵蛸一味咸涩,收敛止血,制酸止痛、收涩敛疮,为胃出血之要药。至于少数脾虚不摄证之出血用本法同样见效,其原因在于出血之初仍有气火之表现如口苦口干等。但一旦出血止,转从益气健脾之法调之。

四、胃脘痛、腹痛、胁痛

胃脘痛(慢性萎缩性胃炎)案 1

病案摘要

顾某某,男,28 岁,警察,江苏南京人。因"胃脘痛反复发作 4 年,再发 3 天"门诊就诊,西医诊断为慢性萎缩性胃炎。4 年前从事警察职业,饮食无规律,逐渐自觉胃脘时痛,纳食不振,形体消瘦,情绪焦虑。曾经在外院检查胃镜,确诊为"慢性萎缩性胃炎"。多次服西药及中成药,未获得明显疗效,同时伴有咽痛、牙龈炎等时常发作。3 天前病情加重,胃脘疼痛,伴有头晕呕吐,呕吐物为食物及黏痰,时带血丝。疼痛严重时似翻江倒海,自觉搅动不已。大便不畅,无泛酸。舌质红苔薄,脉弦滑。方用《济生方》之橘皮竹茹汤加减,治疗近 1 月,胃脘痛自止。

病案

顾某某,男,28 岁。因"胃脘痛反复发作 4 年,再发 3 天"门诊就诊。患者 4 年前从事警察职业,饮食无规律,逐渐自觉胃脘时痛,纳食不振,形体消瘦,情绪焦虑。曾经在外院检查胃镜,确诊为"慢性萎缩性胃炎"。多次服西药及中成药,未获得明显疗效,同时伴有咽痛、牙龈炎等时常发作。3 天前病情加重,今日特来院寻求中医治疗。西医诊断:慢性萎缩性胃炎。

初诊:患者青年男性,证见胃脘疼痛,伴有头晕呕吐,呕吐物为食物及黏痰,时带血丝。疼痛严重时似翻江倒海,自觉搅动不已。大便不畅,无泛酸。舌质红苔薄,脉弦滑。分析其病机,证属气阴两虚、肝胃郁热,治拟两调气阴,兼和肝胃,选用橘皮竹茹汤加味。

处方:

| 太子参 15g | 陈皮 10g | 竹茹 10g | 麦冬 10g | 法半夏 10g |
| 茯苓 30g | 枳壳 10g | 黄连 3g | 生甘草 6g | |

7 剂,水煎服,日 1 剂,分两次服用。

二诊:患者药后胃脘疼痛明显减轻,未再出现头晕呕吐,口干,大便调畅,无泛酸。舌质红苔薄,脉弦滑。原方加石斛10g,以养阴和胃,又7剂。

三诊:患者药后胃脘痛消失,夜寐佳,纳谷一般,舌质淡红苔薄白,脉弦。原方巩固善后,又14剂,数月随访未发。

按语:该患者痰热郁积于胃脘,痰浊上逆则头晕呕吐,下行则大便不实。"齿为肾之余,龈为胃之络",胃热上蒸,牙龈肿痛,咽喉为肺胃之门户,胃火上炎则咽痛。故以橘皮竹茹汤清消脘中痰热,佐以益气扶中,药病相当,故诸证渐蠲。

古方"橘皮竹茹汤"传有两方:一见于仲景之《金匮要略》,由橘皮、竹茹、人参、甘草、生姜、大枣六味组成,为治哕逆之剂。另有一首见于严用和之《济生方》,药味较前方多,实由前方加味而成。方由橘皮、竹茹、人参、甘草、半夏、麦冬、赤茯苓、枇杷叶、姜枣组成。以治久病虚羸,呕逆不已;或吐泻之后,胃虚呃逆。竹茹、枇杷叶、麦冬,皆能清肺而和胃,肺金清则肝气亦平矣。二陈所以散逆气;赤茯苓所以降心火;久病虚羸,故人参、甘草扶其胃气也。此方符合该患者胃炎中之气阴两虚兼见肺、肝、胃稍有郁热者之病机。

先生认为:慢性萎缩性胃炎患者多有消化不良症状,可见脘中饱胀、嗳气等症,稍重者则有食欲减退,多见舌体较薄较小,舌色淡红中略偏于红,苔则薄白稍干。脉象细小,或弦细,或细涩,偶可见细而带数者。属于气阴两虚兼肝胃郁热之证候。故本病治法宜两调气阴,兼和肝胃。可以选用严用和的"橘皮竹茹汤",随证加减,常常收获疗效。临床上不必泥于呕吐一证,只要辨证准确,无呕吐者用之同样有效。胃阴不足明显者,用太子参。胃津亏损明显者,去人参、半夏,选择加北沙参、玉竹、石斛、麦冬、白芍等养阴生津之品。

腹痛案2

病案摘要

赵某某,女,25岁,商场售货员,山东济南市人,因"左中、下腹持续性隐痛6天"求诊。左中、下腹隐痛,时有胀满感,小便时胀痛明显,口渴欲冷饮,饮量不多。西药无效。舌尖红,苔黄腻,脉浮滑,按之有力。太阳伤寒未解,入里化热,热与水结,伤及气机,腑气不畅故见下腹隐痛、胀痛;邪热内传太阳之腑,致膀胱气化失司,故小便不利;邪热内蕴,津液受伤,故口渴喜冷饮,舌脉均为下焦湿热表现。方用五苓散合猪苓汤化裁,配以宣畅中焦之品,使湿热清,气机畅,水湿利,而病自止。

病案

赵某某,女,25岁,因"左中、下腹持续性隐痛6天"求诊。患者6天前无任何诱因开始出现中下腹隐隐作痛,自认可以忍受,未予重视,后病情渐重,自觉隐痛持续未见减轻,工作烦躁时出现小腹胀痛,口渴欲饮冷,但饮量不多,后

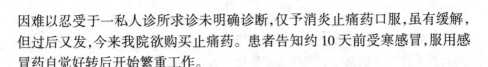

因难以忍受于一私人诊所求诊未明确诊断,仅予消炎止痛药口服,虽有缓解,但过后又发,今来我院欲购买止痛药。患者告知约10天前受寒感冒,服用感冒药自觉好转后开始繁重工作。

初诊:患者青年女性,体型偏胖,左侧中下腹持续隐痛,时感小腹胀满,欲手揉按,小便时胀痛明显,小便量少色黄,烦躁,不欲饮食,口渴欲冷饮,但饮入量不多,无发热、呕吐,夜眠欠佳,大便稍结。舌尖红,苔黄腻,脉浮滑,按之有力。分析其病机,患者伤寒表证未愈即劳作伤身,正气不足,邪气化热入里,热与水结,伤及气机,腑气不畅,故见下腹隐痛、胀痛;邪热内传太阳之腑,致膀胱气化失司,故小便不利,色黄量少;邪热内蕴,津液受伤,见口渴喜冷饮,但饮入之水,下无出路,内失转输,停蓄于中,故饮量不多;而烦躁,夜寐欠佳均为邪热扰及心神而起;伤寒表证未解故脉见浮象。此类病证治宜内清湿热,畅气机,助膀胱气化,外解表邪。选用五苓散合猪苓汤去阿胶,加藿香、佩兰。

处方:

| 桂枝 6g | 白术 10g | 茯苓 20g | 泽泻 15g | 猪苓 10g |
| 滑石 30g | 大腹皮 10g | 藿香 9g | 佩兰 12g | 肉桂^{后下}3g |

炙甘草 6g

3剂,水煎服,日1剂,分2次服用。

二诊:患者诉腹痛明显减轻,心情舒畅,无口渴,小便较前畅通,脉无浮象。前方去滑石,以防清利过甚耗伤阴液。4剂,煎服同前,回访痊愈。

按语:先生指出:腹痛病在中下焦,本例明确下腹疼痛,且小便不畅,色黄量少,应为湿热之邪结与膀胱,膀胱气化失常,究其原因则为伤寒未愈而即可劳作,致体虚病邪入里化热伤及下焦膀胱、大肠,腑气不通则下腹时有胀痛,故本案多用利湿清热,宣畅气机之品。吴谦曾云:"是方也,乃太阳邪热入府,水气不化,膀胱表里药也。一治水逆,水入则吐;一治消渴,水入则消。……二证皆小便不利,故均得而主之。"佐二苓之淡渗,通调水道,下输膀胱,并泄水热;用桂枝之辛温,宣通阳气,藿香佩兰之芳香调畅气机,蒸化下焦以行水;泽泻的二苓下降,利水之功倍,小便利而水不蓄矣;白术须桂上升,藿佩宣通,通阳之效捷,气腾津化渴自止。滑石性寒清利,于证缓后除去,以防伤及行将恢复之阴。本例从发病、病程及治疗上均与经典相类,以经方用之,收以全效。

腹痛(急性胰腺炎)案3

病案摘要

陈某某,男,38岁。因"腹痛、发热、呕吐1天"入院。因家庭琐事与爱人争吵,翌日中午借酒浇愁,酩酊大醉,午后突然出现腹部胀痛,呕吐不止,烦躁不安,身体灼热,自以为酒醉延至第二日中午方来院急诊。腹部B超提示:胰腺肿大,胰内及胰腺周围回声异常。入院诊断为,中医:腹痛;西医:急性胰腺炎(水肿型)。入院后常规给予禁食、胃肠减压、抗生素、维持水电解持平衡、肠外营养支持等基础治疗。方用大柴胡汤合大承气汤加减调治5天,诸症缓解,食欲正常,精神稍觉疲乏。复查腹部B超:胰腺未见肿大,胰内及胰腺周围无异常回声。续予疏肝健脾,活血养阴剂善后两天,痊愈出院。

病案

陈某某,男,38岁。因"腹痛、发热、呕吐1天"入院。患者于1天前因家庭琐事与爱人争吵,翌日中午借酒浇愁,酩酊大醉,午后突然出现腹部胀痛,呕吐不止,烦躁不安,身体灼热,自以为酒醉延至第二日中午方来院急诊。查体:T38.7℃,P82次/分,R18次/分,BP130/84mmHg。神志清楚,精神萎靡,屈曲体位,急性痛苦病容,巩膜轻度黄染,皮肤未见黄染及瘀斑瘀点,心肺未闻及异常,腹平,肝脾肋下未触及,全腹压痛(+),无肌紧张反跳痛,未扪及肿块,肠鸣音减少,无移动性浊音,Grey-Turner征(-),Cullen征(-)。实验室检查:血常规:WBC 11.21×10⁹/L,N 80%,L 20%。尿淀粉酶702.1U/L,血淀粉酶134.6U/L。CRP20.16mg/L。血糖6.72mmol/L,谷草转氨酶19.00U/L,谷丙转氨酶45.00U/L,乳酸脱氢酶142.00U/L,肌酸激酶84.00U/L,谷氨酰转肽酶17.00U/L,碱性磷酸酶54.00U/L,总胆红素46.34mmol/L,直接胆红素12.67mmol/L,总蛋白80.12g/L,白蛋白49.23g/L,钾4.05mmol/L,钠130.28mmol/L,氯106.90mmol/L,钙2.56mmol/L,尿素5.14mmol/L,肌酐67.60umol/L。总胆固醇6.48mmol/L,甘油三酯4.79mmol/L,腹部B超提示:胰腺肿大,胰内及胰腺周围回声异常。入院诊断为,中医:腹痛;西医:急性胰腺炎(水肿型)。入院后常规给予禁食、胃肠减压、抗生素、维持水电解持平衡、肠外营养支持等基础治疗。

初诊:患者年轻体壮,症见形体肥胖,大腹便便,脘腹胀满,屈曲于床,阵阵如钻钉样冲逆疼痛,剧烈难忍,呻吟呼痛不已,呕吐不止,多为清水痰涎,嗳气不畅,肌肤抚之灼热,大便2日未行,观其舌,质地红,苔黄腻津少,舌面蓝色条带区隐隐,按其脉,端直弦长之中又现如珠走盘,"弦滑"之象也。证系肝郁气滞,湿热秽浊瘀阻,腑气不通。治以疏肝理气,清热解毒,化瘀通腑,方选大柴胡汤合大承气汤加减。

处方:

柴胡15g	黄芩10g	胡黄连10g	白芍15g	丹皮15g
玄胡10g	生大黄后下20g	芒硝冲10g	厚朴10g	枳壳10g
金银花10g				

水煎,日1剂,因呕吐不能进药,嘱予胃管鼻饲、灌肠各100ml。

二诊:药进2剂,大便通解,呕吐停止,腹胀缓解,腹痛明显减轻,唯仍发热,嗳气不畅,口渴尿黄。舌质红苔黄腻,脉弦滑。秽浊得下,胃气因和,然湿热尚未清化,肝郁气机未得畅展。治仍疏肝理气,化瘀通腑,俟复肝胆之疏泄之职,通化内羁之湿热毒瘀。

处方:

柴胡 15g	黄芩 10g	黄连 6g	白芍 15g	丹皮 15g
玄胡 10g	生大黄^{后下}20g	丹参 10g	厚朴 10g	枳壳 10g
金银花 10g				

玄胡 10g　生大黄[后下]20g　丹参 10g　厚朴 10g　枳壳 10g

3 剂,水煎服,日 1 剂,分 2 次服用。

三诊:腹痛缓解,热退身凉,已能进食,仍口渴欲饮,溲短色黄,倦怠乏力,舌质较前深红,黄腻苔已去,现显薄少津干,脉弦滑。湿热秽浊之邪衰其七八,虚象初见端倪。治拟疏肝兼以健脾,通腑而不伤阴。

处方:

柴胡 15g　黄芩 10g　赤芍 10g　白芍 15g　丹皮 15g

玄参 10g　生大黄[后下]10g　天花粉 10g　厚朴 10g　郁金 10g

苡仁 10g　枳壳 10g

水煎服,日 1 剂,分 2 次服用。

以上方调治 5 天,诸症缓解,食欲正常,精神稍觉疲乏。复查实验室指标:尿淀粉酶 46.2U/L,血淀粉酶 66.7U/L。血常规:WBC 6.8×10^9/L,N 68%,L 32%。腹部 B 超:胰腺未见肿大,胰内及胰腺周围无异常回声。续予疏肝健脾,活血养阴剂善后两天,痊愈出院。

按语:本例病因明确,"雪上"于琐事争吵,心情怫郁,"加霜"于借酒消愁,暴饮暴食。盖"怒伤肝","饮食自倍,肠胃乃伤",恼怒伤肝,肝胆失疏,气机郁滞;酒毒湿热穿肠入胃,阻于中焦,瘀于肠腑,上下升降为窒,左右流利为阻,故而脘腹中原狼烟四起,腹胀、腹痛、呕吐、便秘、发热诸症丛生,舌红苔黄腻,乃"湿热秽浊"壅积之征,脉弦则木乘土位而痛,滑则湿热瘀阻而胀,舌面蓝色条带隐隐,苔虽黄腻,但病程较短,知病未至"出血、坏死"险境,犹可救治。

先生指出:关于"心下痞硬","呕不止,心下急,郁郁微烦","按之心下满痛","热结在里,复往来寒热者"等证候的辨证,仲景在《伤寒论》《金匮要略》中论述颇详,其从少阳、阳明二阳合病论治,后学尤多师法,如"清胰汤""疏肝清胰汤"等治疗急性胰腺炎,均系从大柴胡汤脱胎而生,临床用之庶克有济。然当腑实既成,应用大柴胡汤则嫌通腑之力不够;毒瘀互结,应用大柴胡汤则显鞭长莫及,又当临证深思。是案初诊辨属肝郁气滞,湿热秽浊瘀阻,腑气不通,内寓毒瘀互结之机,治宗仲圣之法,方选大柴胡汤合大承气汤加减。方中柴胡疏肝理气,调和气血,白芍泻脾热而柔肝止痛,盖"肝禀刚强之性,非借阴液以涵濡之,则暴戾恣睢,一发而不可制,凡心胃痛,腹满痛,胸胁刺痛,支撑胀闷,无一非刚木凌脾之病。"(《本草正义》)故用苦辛微寒之柴胡条达肝木而疏少阳之郁,用苦而微酸之白芍,益太阴之脾阴,而安靖甲乙之横逆。黄芩、胡黄连、金银花清热解毒,《药性论》谓黄芩:"能治热毒……肠胃不利,破壅气……治热腹中疼痛,心腹坚胀。"是为仲景运用黄芩三耦之一"血分热结证"(余两耦为"气分热结证"和"湿热阻中证"),所谓热去则血凉,凉则新血生。金银花功善化毒,且"毒未成者可散,毒已成者可溃"。按清热燥湿临床习用黄连,何以易之而予胡连?"按胡连之用,悉与川连同功。惟沉降之性尤速,故清导下焦湿热,其力愈专,其效较川连为捷。""湿火积聚,非此不能直达病所","且不致久留中州,妨碍脾胃冲和之气。"诚精工卓识之见耳。湿热积滞中阻,每致气机不畅,故以枳壳、厚朴、行气散结,消痞除满。枳壳、厚朴善"破心下坚痞,主心肝脾胃之病"。"凡气滞于中,郁而不散;食积于胃,羁而不行;或湿郁积而不去,湿痰聚而不清,用厚朴之温可以燥湿,辛可以清痰,苦可以下气。"(《本草汇言》)且"又兼能入肝,平肝之横姿,以愈胁下㽷痛……兼入血分……破宿血。"(《医学衷中参西录》)又枳壳与柴胡配对,一升一降,且升举而不助逆,降泄而不戕伐。气滞易致血瘀,毒瘀内结肠胃,予丹皮、玄胡理气活血止痛。丹皮为血中气药,专于行血破瘀,"其味苦而微辛,其气寒而无毒,辛能散血,苦能泻热,故能除血分邪气及癥坚瘀血留舍肠胃。"(《本草经疏》)中焦宣泄不利,肠腑通降失常,予大黄泄热通便,荡涤肠胃,辅芒硝咸寒泻热,软坚润燥。大黄大苦大寒,性禀直遂,长于下通,"泄满,推陈致新,去陈垢而安五脏"(《本草经疏》),主"通利结毒"(《药证》),能"迅速善走,直达下焦,深入血分,无坚不破,荡涤积垢,有犁庭扫穴之功",且"一过不留,除邪而不伤正气。"(《本草正义》)这里,大黄一石三鸟——"通腑、化瘀、解毒"之功用者,先生也。诸药合用,共奏疏肝理气,解毒化瘀,攻下通腑之功。

药中肯綮,首战告捷,二诊虽见腑通胃和,然湿热瘀毒未得净化,穷寇宜追,故治不更法,唯处方用药稍事出入,俾邪有出路矣。三诊邪去七八,虚象显露,方中增玄参、花粉两味,与大黄相伍,寓仲景增液承气之意,攻下通腑而不至于伤及阴分,祛邪扶正,两不相碍。综观本案治疗全程,先生紧扣急性胰腺炎"毒瘀互结"这一病理中心,化瘀通腑贯彻治疗始终,充分体现了"从毒瘀论治急性胰腺炎"的学术思想,故收到满意的疗效。

胁痛(肝外胆管结石,胆色素型胆结石)案4

病案摘要

桂某某,女,69岁,小学退休教师,山东济南人。因"反复右胁肋及背部放射状胀痛5年,加重1月余"求诊。西医诊断:肝外胆管结石,胆色素型胆结石。反复阵发性右胁下或背部放射状疼痛,情绪变化或进食油腻后发作或者加剧,手术难以清除,长期服用中西药(具体不详),收效甚微。舌质暗红少津,舌体偏瘦,苔少薄黄,两脉弦紧,按之有力。肝气郁结,胆腑郁热,肝气不舒,气机不畅,加之湿热蕴结胆腑,胆汁失于疏泄,结成泥砂,故右侧胁背疼痛频作,治疗当以疏肝理气,清热利胆,方用柴胡疏肝散合清胆汤化裁而疼痛自止。

病案

桂某某,女,69岁,因"反复右胁下及背部疼痛5年,加重1月"求诊。患者5年前因恼怒急躁出现右胁肋部疼痛,可放射至右侧背部,情绪稳定时缓解,急躁或激动时发作或者加剧,遂于外院就诊,确诊为"肝外胆管结石",结石呈散在泥沙样,不宜手术,近年来间断服用药物,病情控制一般。1月前,患者复因恼怒急躁出现右胁下明显胀痛,放射至肩背及右侧小指,行肝功能检查:血清转氨酶及胆红素均正常,自服"胆宁片"等消炎利胆成药稍有缓解,过后复发。厌恶油腻,不欲饮食,烦躁,夜寐不宁,遂来我院就诊。西医诊断:肝外胆管结石,胆色素型胆结石。

初诊:老年女性,证见体型偏瘦,面色微黄,心情抑郁,诉右胁下阵发性走窜样胀痛,恶心厌食,善太息,脘闷不舒,不闻油腻,无呕吐,口干欲冷饮,烦躁,夜寐不安,大便偏干,两天1次,小便色黄。察其舌质暗红少津,舌体偏瘦,苔少薄黄,两脉弦紧有力。分析其病机,舌脉示为邪实痛证,肝胆失于疏泄而致。情志抑郁,肝失条达,影响气机疏泄,气郁化火,煎灼胆腑,胆汁失于疏泄,煎熬为砂石,砂石壅阻胆道,不通则痛;足少阳经络循行于肩,故痛甚引及肩胛;胆热犯及脾胃,则见脘腹不舒,厌食恶心;热伤津液,肠道燥结,则大便不畅;舌质脉象俱为肝郁气结,胆腑郁热之象。

治疗以疏肝理气,清热利胆为原则,选用柴胡疏肝散合清胆汤加减。

处方:

柴胡 12g	川芎 10g	白芍 10g	枳壳 15g	陈皮 10g
香附 12g	黄芩 9g	石韦 30g	海金沙 30g	金钱草 30g
茵陈 30g	佛手 10g	焦山楂 12g	炒麦芽 12g	鸡内金 10g
甘草 6g				

4剂,水煎服,日1剂,分早晚两次服用。

二诊:患者精神好转,诉右胁肋胀痛缓解、发作次数减少,剑突下胀闷但不痛,纳食改善,可规律少量进食,仍恶油腻,夜寐差,大便改善。肝气郁结稍有改善,肝胃不和显露,加用半夏泻心汤和藿香10g、佩兰10g以宣畅中焦气机,调节肝脾。共4剂,煎服方法同前。

三诊:患者诉无胁肋胀痛,易急躁,夜寐改善,口中黏腻,心下少胀闷,大便较前明显改善,小便黄,查舌红润苔黄腻,脉弦滑。肝郁气结症状明显改善,但情绪不稳,仍易反复;中焦湿热,升降失常,则脘腹痞满,上蒸于口,则舌质红,苔黄腻,脉弦滑为肝胆湿热之象。处方:半夏泻心汤加石韦10g、海金沙

12g、金钱草12g、茵陈10g以排石清热利胆,柴胡12g、佛手12g疏肝理气,藿香10g、佩兰10g宣畅中焦气机,全方清理肝胆湿热,宣畅气机。共6剂,煎服方法同前。

四诊:患者诉明显好转,若无情绪急躁不发病,规律饮食,无胸脘痞闷,夜寐安,大便正常一天1次,舌红苔薄黄,两脉弦。虽症状转轻,但为久病,不可懈怠,且患者平素脾性急躁易怒,故继以柴胡疏肝散疏理肝胆气机,加海金沙、金钱草,石韦以清热利胆排石。1周后随访,患者诉精神好转,睡眠正常,规律饮食,如无情绪变化则无发病,嘱患者调节情绪,移情易性。

按语:先生认为:胁痛多是由脉络痹阻或脉络失养,引发的以一侧或两侧胁肋部疼痛为主的主要病症。《严氏济生方·胁痛评治》篇称"夫胁痛之病……多因疲极嗔怒,悲哀烦恼,谋虑惊扰,致伤肝脏,肝脏既伤,积气攻注……攻于右,则右胁痛,移积两胁,则两胁剧痛",《景岳全书·杂证谟·胁痛》说"胁痛之痛,本属肝胆二经,以二经之脉皆循经胁肋故也"指出胁痛之病位在肝胆,多由情绪变化影响气机引起。本案因争吵愤怒,症见胸胁或背部胀痛,胸脘痞闷,查其舌脉象均为一派肝郁气结、胆腑郁热的实性表现。治当以疏肝解郁,清热利胆排石为则,以柴胡疏肝散为主化裁组方,方中柴胡、香附、陈皮、枳壳、佛手疏肝行气解郁,川芎、山楂、白芍活血行气,养阴通络止痛,加入三金(金钱草、海金沙、鸡内金)清热利胆排石,以达到直接疏通排石的功效,则瘀滞去、病痛除;肝胆脾胃均居中焦,肝病日久必横犯脾胃,以致脾运不畅,胃纳失常,中焦气机不得宣通,故表现为脘腹痞闷,纳食不香,胃不和则卧不安,夜寐差源于脾胃不和,故后期予半夏泻心汤和藿香、佩兰、白豆蔻、砂仁等以调理中焦气机,平调脾胃亦收良效。

五、泄泻

泄泻(慢性肠炎)案

病案摘要

崔某某,女,31岁,职员。因"大便溏薄10年余"就诊。患者自诉10年来晨起便溏,肠鸣辘辘,每日一行,质稀不成形,纳谷尚可,无腹痛。西医诊断:慢性肠炎。寒热错杂,脾运不健,治拟清热散寒,健脾温中,方用平胃散合连朴饮加减。

病案

崔某某,女,31岁。因"大便溏薄10年余"就诊。患者自诉近10年来晨起便溏,肠鸣辘辘,每日一行,质稀不成形,畏寒,口干欲饮,纳谷尚可,梦多,无腹痛。西医诊断:慢性肠炎。现患者大便质稀,不成形,苔薄黄,质淡,脉细弦,证属寒热错杂,脾运不健,治拟清热散寒,健脾温中,方用平胃散合连朴饮加减。

处方：

苍白术^各10g	厚朴 10g	法半夏 12g	黄连 4g	炮姜 6g
藿香 10g	木香 10g	焦楂曲 20g	茯苓 20g	枳壳 10g
陈皮 6g	炒防风 10g	炙甘草 6g		

7剂，水煎服，日1剂，分早晚两次服用。

二诊：服平胃散、连朴饮后，腹泻好转，大便成形，每日一行，伴口干稍饮，胃脘部隐痛，面色少华，苔薄黄质淡，有紫气，脉细弦，证属湿热交阻，痰瘀互结，治拟清热燥湿，化痰祛瘀。

处方：

苍白术^各10g	厚朴 10g	黄连 4g	法半夏 12g	炮姜 6g
藿香 10g	煨木香 10g	砂仁 3g	焦楂曲 30g	三棱 12g
莪术 12g	陈皮 10g	炙甘草 6g		

7剂，水煎服，日1剂，分早晚两次服用。

三诊：药后大便成形，日行一次，既往有"乳腺增生，附件囊性包块"病史，加用化痰散结之品。

处方：

苍白术^各10g	厚朴 10g	黄连 4g	法半夏 12g	煨木香 10g
川楝子 12g	橘核 12g	荔枝核 12g	炮山甲 10g	王不留行 30g
昆布 10g	陈皮 10g			

14剂，水煎服，日1剂，分早晚两次服用。共服28剂，药后大便成形，2月随访未发。

按语：纵观本病，患者腹泻，伴有畏寒，口干，梦多。患者素体脾胃虚寒，阳虚不能温养肌肤，故见畏寒；脾虚生湿，湿聚为痰，郁久化热，热扰心神，灼伤津液，故见口干，梦多，结合舌脉情况，辨证总属寒热错杂证，寒热错杂证是以脾胃肠等脏腑功能失调为主所派生的一类证候群。一般而言，寒与热的产生取决于病邪性质和机体阴阳盛衰。"阴盛则寒，阳盛则热；阴虚则热，阳虚则寒。"是其高度的概括。脾胃寒热错杂是脾升胃降失调的主要病理因素之一，脾之清阳不升，胃之浊阴不降，导致寒热错杂，湿热交阻，发为本病。

寒热错杂的治疗属八法中之"和法"，即温阳与清热并用之平调寒热，先生选用平胃散合连朴饮加减，平胃散是一首芳香燥湿健脾的代表方。方中黄连苦寒以清热燥湿，配辛温之品炮姜以温中散寒，辛开散寒，苦降清热，一阴一阳，一升一降，相反相成；苍白术燥湿健脾升脾气，厚朴行气消满且化湿除胀满，陈皮理气和胃，姜草枣调和诸药，全方合"治湿先顺气，气顺湿自消，治胃在运脾，脾运胃自健"之义，共奏脾升胃降，平运胃气，调中治安之效；腹泻的病机关键为湿邪，治宜健脾以截生湿之源，选用二陈汤伍煨木香、砂仁、枳壳等理气之品以理气健脾,燥湿化痰,同时配以藿香芳香化湿而悦脾,防风升清燥湿胜湿以治湿之本;本病患者反复便溏10余年,病情迁延、反复发作,此时要考虑到久病入络之机,在平调寒热的同时加用理气活血通络之品,本方加用莪术、三棱等破血祛瘀之品。理法方药,一一贯通,无有不奏效之理。

患者百投诸家,苦不堪言,怎一个"痛"字了得。细细追问,方得知诸家多选用柴胡桂枝干姜、附子理中汤之剂,未见明显好转,先生认为柴胡桂枝干姜汤由小柴胡汤化裁而来,干姜是本方的关键,干姜重在温里,可见柴胡桂枝干姜汤有解半表半里之证,清上温下,寒热平调之功,但重在祛半表半里之寒。而本病乃寒热错杂,湿热瘀交结,重用干姜而不利于湿热的祛除;而附子理中汤重用附子、干姜大辛大热之品,专攻温阳驱寒,主治脾胃虚寒较甚,或脾肾阳虚之证,症见脘腹冷痛,下利清谷,畏寒肢冷等一片虚寒之象。纵观诸家多犯虚虚实实,寒寒热热之虞,导致病情迁延,反反复复。

六、喘证

喘证(慢性喘息性支气管炎)案1

病案摘要

朱某某,男,68岁,退休工人,江苏南京人。自诉反复咳嗽、喘息30年余,30年前患肺炎后,体质虚弱,此后每于受凉后出现咳嗽、喘息发作,入冬后更甚。每次发作均需要输注抗生素治疗,并应用止咳平喘化痰药物,症状时轻时重,每次治疗后症状缓解,咳嗽、喘息停止后,可以保持一段时间不发,近期天气寒冷,受凉后,咳嗽、喘息又作。查胸部X片示:双肺纹理增粗,肺气肿。西医诊断为:①慢性喘息性支气管炎;②肺气肿。此次发作,咳嗽、喘息,喘促痰鸣,倚息而不得平卧,必待浓痰嗽出后,始感胸闷减轻,呼吸稍畅,痰黏稠而黄,不易咳出,时常夜不成寐,舌质暗红而苔薄黄腻,脉滑。证属痰热壅肺、肺失宣降,治疗拟清热化痰、宣肺降逆。选用《摄生众妙方》的定喘汤合《韩氏医通》的三子养亲汤加减。1个月病情得到控制。

病案

患者朱某某,男,68岁。因"反复咳嗽、喘息30年余"门诊就诊。自诉反复咳嗽、喘息30年余,30年前患肺炎后,体质虚弱,此后每于受凉后出现咳嗽喘息,入冬后更甚。每次发作均需要输注抗生素治疗,并应用止咳平喘化痰药物,症状时轻时重,每次治疗后症状缓解,咳嗽、喘息停止后,可以保持一段时间不发,近期天气寒冷,受凉后,咳嗽、喘息又作。查胸部X片示:双肺纹理增粗,肺气肿。西医诊断为:①慢性喘息性支气管炎;②肺气肿。

初诊:患者老年男性,此次发作,咳嗽、喘息,喘促痰鸣,倚息而不得平卧,必待浓痰嗽出后,始感胸闷减轻,呼吸稍畅,痰黏稠,不易咳出,时常夜不成寐,舌质暗红而苔薄腻,脉滑。证属痰热壅肺、肺失宣降,治疗拟清热化痰、宣肺降逆。选用《摄生众妙方》的定喘汤合《韩氏医通》的三子养亲汤加减。

处方:

炙麻黄 10g	桑白皮 10g	杏仁 10g	川贝母 10g	黄芩 10g
鱼腥草 30g	莱菔子 10g	苏子 10g	白芥子 10g	桃仁 10g
地龙 10g	白果 7 粒	甘草 6g		

7 剂,水煎,每日 1 剂,分早晚服。

二诊:患者药后咳嗽、喘息迅即缓解,唯痰仍较多,夜寐稍微有好转,日间未再出现严重咳嗽,喘息,舌质暗红而苔薄腻,脉滑。原方加竹茹 10g、法半夏 10g、以加强清热化痰之力,又 7 剂。

三诊:患者药后咳嗽、喘息明显减轻,痰液减少,容易咯出,夜寐可以平卧,日间无再咳嗽,喘息,舌质暗红而苔薄黄,脉滑。原方加桔梗 10g,以加强利咽止咳力,14 剂。药后随诊,患者病情稳定。

按语:定喘汤出自《摄生众妙方》,有麻黄、苏子、甘草、款冬花、杏仁、桑白皮、黄芩、半夏、白果等九味药物组成。方中麻黄解散表热,又兼宣肺定喘。白果敛肺化痰,止咳平喘,两者相伍,一散一收,既能为止咳平喘之药增效,又不致耗伤肺气。杏仁、苏子降气化痰而平喘,芩桑清肺泄热而定喘止咳,甘草协和诸药。全方具有宣肺降气、化痰定喘之功,善治风寒外束、痰热内蕴之哮喘。而本例病证恐白果敛肺摄纳,不利于祛痰清热,故不用。

《韩氏医通》的“三子养亲汤”药仅三味,为苏子、白芥子、莱菔子也。原方不著药量,“看何证多,则以所主者为君,余次之”。三者均有祛痰定喘之力,而苏子兼擅降气。莱菔子长于消食导滞,白芥子有温肺快膈之能。辛温利肺,而于痰热喘嗽不相适宜,三子养亲汤以降气消痰之力而捷于止咳定喘,本例因痰多,不易消除而加入此方,一经使用,效即立见。

先生认为:患者咳喘 30 年,病久痰热内蕴,气血瘀滞,急性发作,为“痰热”壅肺,肺失宣肃,故用宣肃肺气,清化痰热,止咳定喘之“定喘汤”、“三子养亲汤”,其中所用桃仁既能以利肺降气,又可化痰通络,与地龙合用,有通络利肺之功能,共奏肃肺通气,化痰平喘之力。

喘证(慢性喘息性支气管炎)案 2

病案摘要

臧某,男性,66 岁,主因“反复咳喘 20 余年,再作半月”就诊。来诊时症见咳嗽气促,动则为甚,夜间尚能平卧,咳痰色白清稀,如泡沫状,量多,怕冷肢倦,每值遇寒则加重,背痛腰酸、胸闷,下肢微肿。面色黧黑,口唇舌脉瘀紫,脉细滑,予温阳化饮,降气平喘剂,处方小青龙汤加味,14 剂后泡沫样白痰减少,气喘好转,再佐以宽胸化痰治瘀之品,患者胸闷背痛减轻,服药 3 月后,咳喘基本已除,在咳痰减少后,逐渐加入益气固表补肾之品,扶正祛邪,标本同治。最后进入健脾益肾,扶正巩固阶段。经治 4 月,症状完全缓解,半年随访未复发。

病案

臧某,男性,66 岁,主因"反复咳喘 20 余年,再作半月"于 2011 年 10 月 20 日就诊。患者 20 年来反复发作咳嗽,咯痰,起初每遇冬春季节或季节变化时发作,经抗感染等治疗能缓解,且发作时间短,但随着病情进展,发作逐渐频繁,四季皆可发,且渐现气喘、下肢浮肿等候,每年均需住院治疗 3~4 次。此次复因感寒,咳嗽气喘又作,在南京市某大医院呼吸科住院治疗,拟诊为"慢性喘息性支气管炎急性发作,慢性阻塞性肺气肿,慢性肺源性心脏病",经抗感染、解痉平喘、止咳化痰等处理,症情稍减,但仍未平息,考虑患者每次经积极治疗,气息难以恢复如常,且常年痰多,家属带其前来寻求中药治疗,来诊时症见咳嗽气促,动则为甚,夜间尚能平卧,咳痰色白清稀,如泡沫状,量多,怕冷肢倦,每值遇寒则加重,背痛腰酸,胸闷,下肢微肿。面色黧黑,口唇舌脉瘀紫,脉细滑,既往有"脑梗死、高血压病、冠心病"等病史。

初诊:咳嗽气促,夜间尚能平卧,咳痰色白清稀,如泡沫状,量多,昼夜约 300ml,无明显寒热,但怕冷肢倦,精神不振,食欲减退,大便少,舌苔白腻,脉弦滑。此久咳经年,肺脾肾皆虚,寒从内生,复感时邪,内外交困,痰气交阻,选用小青龙汤化裁。

处方:

炙麻黄 5g	桂枝 10g	赤白芍^各12g	白术 12g	茯苓 30g
干姜 6g	细辛 4g	法半夏 12g	五味子 10g	白果 7 粒
陈皮 10g	炙甘草 6g			

14 剂,水煎服,日 1 剂,分早晚二服。

二诊:服药 2 周后,咳喘略缓,咳痰量减少,食欲增加,苔白脉滑,走路依然喘促。风痰根深蒂固,饮邪未尽,再以祛邪为主,上方加紫菀 15g、百部 12g。14 剂,水煎服,日 1 剂,分早晚二服。

三诊:服药 4 周,证情逐步缓解,咳嗽咯痰明显好转,气喘亦平,咳痰转稠,色白量少,唯胸闷不舒,纳谷如常,夜寐佳,苔薄白质淡,脉细滑,仍以化痰平喘,宽胸理气化瘀。

处方:

炙麻黄 5g	桂枝 10g	赤白芍^各12g	白术 15g	茯苓 30g
法半夏 12g	干姜 5g	款冬花 10g	五味子 10g	紫菀 10g
葶苈子 12g	沉香^{后入}6g	当归 12g		炙甘草 6g

14 剂,水煎服,日 1 剂,分早晚二服。

四诊:上方加减调治2月余,痰少,纳便均调,唯夜间留有轻咳,行路时气喘;患者服药3月后,咳喘基本已除,在咳痰减少后,逐渐加入益气固表补肾之品,扶正祛邪,标本同治。最后进入健脾益肾,扶正巩固阶段。经治其4月,症状缓解未发。

按语:先生指出:本案患者素有宿饮,外受风寒,内外合邪,符合病理。《重订通俗伤寒论》:"风寒外搏,痰饮内伏,发为咳嗽气喘者,必须从小青龙加减施治,盖君以麻、桂辛温泄卫,即佐以芍、草酸甘护营。妙在干姜与五味拌捣为臣,一温肺阳而化饮,一收肺气以定喘。又以半夏之辛滑降痰,细辛之辛润行水,则痰饮悉化为水气,自然津津汗出而解。若不开表而徒行水,何以解风寒之搏束? 若一味开表,而不用辛以行水,又何以去其水气? 此方开中有合,升中有降,真如神龙之变化莫测。患者服药3月后,咳喘基本已除,在咳痰减少后,逐渐加入益气固表补肾之品,扶正祛邪,标本同治。最后进入健脾益肾,扶正巩固阶段。经治其4月,症状缓解未发。

七、咳嗽

咳嗽(慢性支气管炎)案1

病案摘要

张某某,男,38岁,公司职员,江苏南京人。自诉反复咳嗽3年余,每次发作干咳不已,纳食不振,胃脘胀满,嗳气时作,泛恶频繁。考虑慢性支气管炎。在多家医院采用中西医药治疗1年余,咳嗽发作依然如故,并渐觉形神衰疲,食道时有梗阻之感,时有胸闷,呼吸不畅。西医诊断为:慢性支气管炎。辨证为脾气虚衰,土不生金,肺气不足,气虚咳嗽,治以培土生金为法,拟六君子汤合生脉饮加减。数月病情逐渐好转。

病案

患者张某某,男,38岁。因"反复咳嗽3年余"门诊就诊。自诉反复咳嗽3年余,每次发作干咳不已,纳食不振,胃脘胀满,嗳气时作,泛恶频繁。考虑慢性支气管炎。在多家医院采用中西医药治疗1年余,咳嗽发作依然如故,并渐觉形神衰疲,进食时有梗阻之感,时有胸闷,呼吸不畅。舌质淡而苔白腻,脉软而无力,查胸部片示:双肺纹理增粗,余未见明显异常。西医诊断为:慢性支气管炎。

初诊:患者青年男性,干咳不已,纳食不振,胃脘胀满,嗳气时作,泛恶频繁,神疲乏力,胸闷气短,舌质淡而苔白腻,脉软而无力,分析其病机,证属脾气虚衰,土不生金,肺气不足,气虚咳嗽。至于嗳气时作,泛恶频繁,是因脾气亏虚,湿痰留滞胃脘,痰浊内扰则泛恶频繁发作。治疗以培土生金为法,选用六君子汤合生脉饮加减。

处方：

党参 15g　　　白术 10g　　　茯苓 30g　　　陈皮 10g　　　半夏 10g

淮山药 30g　　五味子 5g　　　川贝粉 5g^冲　　甘草 3g

14 剂,水煎服,日 1 剂,分早晚服。

二诊：患者药后咳嗽大减,偶有咳嗽数声,精神好转,纳食正常,胃脘胀满消失,未再出现嗳气、泛恶,食道感觉通畅,舌质淡苔薄白,脉细弦,原方加南沙参 15g、石斛 15g、玄参 10g,加强养阴益气之力,又服 14 剂。

三诊：患者咳嗽已愈,精神良好,体重增加,无胃肠道不适症状,纳寐可,二便调,舌质淡苔薄白,脉细弦。原方加炒谷麦芽各 15g、鸡内金 10g,以加强健脾和胃之力,巩固善后,又服 14 剂,后停药观察数月,患者未在出现咳嗽。数月随访未发。

按语：咳嗽为肺系疾患之主要证候,《黄帝内经·素问》"咳论"对此早有专篇论述。中医将咳嗽划分外感、内伤两大类,颇合临床实用,但此分类在明代张景岳之《景岳全书·咳嗽》篇已有记载："咳嗽之要,止惟二证,何为二证,一曰外感,一曰内伤,而尽之矣。"而于内伤咳嗽《素问》早有记载,如《素问·咳论》曰："五脏六腑皆令人咳,非独肺也。"强调脏腑功能失调,影响及肺均能导致咳嗽。详述五脏咳与六腑咳各自证候,为治咳提供临床依据。虽然后世医家治疗咳嗽已不甚采用五脏咳、六腑咳之证候分型,然总不越脏腑功能失调影响及肺而致咳嗽之病理因素。然虽五脏六腑皆能导致咳嗽,而其中与脾胃中土关系最切。故《素问·咳论》又曰："此皆聚于胃,关于肺。"临床内伤咳嗽证候甚多,除肺脏自病外,与肝胆、肾脏、脾胃均有密切关系,而其中久咳不愈者常多源自脾胃。

肺为华盖而属金,脾胃为中土而化生万物。按五行相生规律则土能生金。脾胃中土虚衰,土不生金而致肺虚咳嗽,为临床所常见。脾胃虽同属于土。而脾为阴土,胃为阳土,脾主生化气血,输布精微,故其病每多气虚,虽有脾阴损伤一途,而终不及气虚为多,故脾虚致咳者,治以益气健脾、培土生金为大法。胃主通降,又为津液之海,故其病每以津液不足为多。胃虚致咳者,治以养胃生津,培土生金而止咳。

先生认为：脾肺气虚、土不生金而致咳嗽者,证见咳嗽经久不愈,咳声低微。病情较甚者,可见食减便溏,短气乏力。气虚及阳者,兼见畏寒肢冷,色白肌柔。脉见细软,或右手脉大无力,舌淡苔薄。方用四君子汤、异功散随证选用,有痰者六君子汤。食少便溏者,参苓白术散,兼见阳虚者,适当佐以温润扶阳之品,肺胃阴虚而致肺燥咳嗽者,见咳嗽经久不愈,干咳少痰或无痰,咳嗽夜甚于昼,夜间蒸热,食少萎黄,渴饮咽干,大便燥而不爽,舌红而干,苔薄白,脉细小或细小带涩。治拟沙参麦冬汤等。

咳嗽(慢性支气管炎)案 2

病案摘要

谢某某,女,42 岁,公务员,江苏南京人。自诉反复咳嗽 10 年余,每年入冬后咳嗽不已。曾经在多家医院就诊,间断服用抗生素、止咳化痰药物,症状时轻时重,每次服药后症状缓解,咳嗽停止后,可以保持一段时间不发,1 周前,受凉后,咳嗽又作。查胸部片示:双肺纹理增粗,轻度肺气肿可能,余未见明显异常。西医诊断为:①慢性支气管炎;②肺气肿。为阵发性咳嗽,每晨起必咳数十声。发作频繁,或有呛咳,一日发作数次,舌淡红苔薄黄,脉弦滑。证属肝火犯肺、肺肝热炽,日久损伤肺气。故在清肺泄肝、降逆止咳基础上加用补气药物。选用《古今医统》的桑白皮汤加减。半个月病情痊愈。

病案

谢某某,女,42 岁。因"反复咳嗽 10 年余再发 1 周"门诊就诊。自诉反复咳嗽 10 年余,每年入冬后咳嗽不已。曾经在多家医院就诊,间断服用抗生素、止咳化痰药物,症状时轻时重,每次服药后症状缓解,咳嗽停止后,可以保持一段时间不发,1 周前,受凉后,咳嗽又作。查胸部片示:双肺纹理增粗,轻度肺气肿可能,余未见明显异常。西医诊断为:①慢性支气管炎;②肺气肿。

初诊:患者中年女性,为阵发性咳嗽,每晨起必咳数十声。发作频繁,呛咳不已,一日发作数次,舌淡红苔薄黄,脉弦滑。分析其病机,证属肝火犯肺、肺肝热炽,日久损伤肺气。故在清肺泄肝、降逆止咳基础上加用补气药物。选用《古今医统》的桑白皮汤加减。

处方:

桑白皮 10g	杏仁 10g	川贝母 10g	黄芩 10g	地骨皮 10g
黛蛤散 30g^包	南沙参 20g	枇杷叶 10g^包	生黄芪 15g	甘草 6g

黛蛤散 30g^包　南沙参 20g　枇杷叶 10g^包　生黄芪 15g　甘草 6g

7 剂,水煎服,日 1 剂,分早晚服。

二诊:患者药后唯有晨起咳嗽数声,日间未再出现咳嗽,纳寐可,二便调。舌淡红苔薄白,脉弦滑,原方加桔梗 10g 以利咽止咳,又服 7 剂。

三诊:患者诸症消失,舌淡红苔薄白,脉弦滑,给予川贝粉 5g,每日冲服,随访 3 个月无复发。

按语:《内经》云:"五脏六腑皆令人咳,非独肺也。"肺为华盖,司呼吸。喜清肃,不容异物。因而无论内外之邪,皆能影响肺脏正常功能而致咳嗽。凡外邪袭人所致之咳,先宜速散其邪,治之尚易。而内伤久咳,往往诸药鲜效,难以治愈。因人身五脏六腑,阴阳气血,宜处动态平衡之中。一旦失却平衡,或因木过旺而乘肺侮金;或因土太弱而生化不足;或因火盛烁金;或因水寒射肺。诸如此类,皆能导致肺病咳嗽,缠绵不已。当于对证之治咳方中,求其五脏六腑、阴阳气血之平,则内气调而咳嗽愈矣。

先生认为:该患者肝火犯肺、肺肝热炽。辨证要点为呛咳不已,苔薄黄,故以桑白皮汤泄肺清肝降气,若一味清肺泄肝、降逆止咳,不益肺气,日久必损肺气。则难以奏效,故加黄芪益气补虚,使金旺气充则制木有权,元气来复则阴火退位,五脏无偏颇,邪火自消而咳自止也。

咳嗽(慢性支气管炎)案 3

病案摘要

张某某,女,42岁,工人。因"反复咳嗽咯痰10年,加重2月"就诊。10年前,患者不慎受寒后出现咳嗽,伴有咯痰,色黄质黏,反复发作,近2月来,咳嗽咯痰加重,色黄,质黏。西医诊断:慢性支气管炎。舌淡红,苔薄,脉弦滑,证属痰热阻肺,治拟宣肺化痰,清热利咽。

病案

张某某,女,42岁。因"反复咳嗽咯痰10年,加重2月"就诊。患者10年前出现反复咳嗽,伴有咯痰,色黄质黏,近2月来咳嗽咯痰加重,黄黏,咽痛。西医诊断:慢性支气管炎。现患者咳嗽时作,苔薄,舌淡红,脉弦滑,证属痰热阻肺,治拟宣肺化痰,清热利咽,选用桑菊饮加味。

处方:

桑叶 10g	菊花 10g	薄荷 10g	杏仁 12g	桔梗 10g
桑白皮 12g	黄芩 12g	川贝母 10g	射干 10g	山豆根 10g
七叶一枝花 30g	生甘草 6g			

7剂,水煎服,日1剂,分早晚二服。

二诊:白天头昏欲睡,夜间入睡困难,心烦不宁,咳嗽,咽喉作痒,咯痰白黏,腰部酸胀,白带多,色黄,舌质淡苔薄白,脉细弦,治拟宁心安神,宣肺化痰,选用三拗汤加味。

处方:

炙麻黄 8g	杏仁 12g	茯苓神各 30g	白术 12g	枳壳 10g
淡竹叶 10g	远志 10g	桔梗 10g	紫菀 10g	椿根皮 30g
黄柏 10g	法半夏 10g	炙甘草 6g		

7剂,水煎服,日1剂,分早晚二服。

三诊:咳嗽持续半月,咯痰不多,咽喉干痛,头昏,口干欲饮,睡眠尚可,证属风寒化热,肺失宣肃,治拟疏风清热,宣肺化痰,选用三拗汤加味,处方:

炙麻黄 12g	杏仁 10g	桔梗 20g	射干 10g	蝉衣 10g
川贝母 10g	黄芩 10g	黄柏 10g	椿根皮 30g	生薏仁 30g
陈皮 6g	炙甘草 6g			

28剂,水煎服,日1剂,分早晚二服。药后患者咳嗽基本缓解,随访半年

未发。

按语:慢性支气管炎是由于感染或非感染因素引起气管、支气管黏膜及其周围组织的慢性非特异性炎症。其病理特点是支气管腺体增生、黏液分泌增多。临床出现有连续两年以上,每持续3个月以上的咳嗽、咳痰或气喘等症状。早期症状轻微,多在冬季发作,春暖后缓解;晚期炎症加重,症状长年存在,不分季节。病程较长,治疗较困难。本患者苔薄舌淡红,脉弦滑,证属痰热阻肺,治拟宣肺化痰,清热利咽。临证中,适当加用"桔梗"等舟楫剂,疗效更佳。

先生指出:痰热是慢性支气管炎急性发作的重要因素,慢支的产生与肺脾肾三脏密切相关,宜与血瘀的形成密切相关,治拟从调整三脏功能入手,消除痰热和瘀血,恢复肺脏的正常生理功能。痰是本病的重要原因之一,有"一痰值千金"之说,故"化痰"是治疗的关键,贯穿于疾病始终。慢支急性期因邪实为主,治疗以清热化痰、宣肺止咳平喘为主。缓解期以本虚为主,治疗以扶正为主,兼以祛邪。

本病辨证重在肺、脾、肾三脏,由肺而脾而肾,表示病情渐次加重。肺为气之主,为贮痰之器,肺失治节,在肺则以咳嗽为主;脾为生痰之源,在脾则以咯痰为主;肾为气之根,生痰之本,在肾以气喘为主。肺不伤不咳,脾不伤不久咳,肾不伤不喘促。本病标在肺,制在脾,本在肾。

咳嗽、乳蛾(急性支气管炎、急性化脓性扁桃体炎)案4

病案摘要

吕某,女,30岁,山东济南人,因"咽痛、咳嗽4天"求诊。西医诊断为急性支气管炎,咽痛、咽痒,干咳,连声作呛,痰黏难咳,查看咽部扁桃体肿大、红肿、有滤泡,自服成药无效。舌红,舌尖草莓状点刺,苔黄厚,脉浮滑。风热犯肺,肺失清肃,而见咳嗽频剧、不能自制;肺热灼津,炼液成痰,痰黏不易咯出;热伤肺络,煎灼血液,热毒壅结于喉,则见咽部红肿疼痛。治疗以疏风清肺,润燥止咳为主则,方以银翘散合止嗽散加清热凉血解毒之品,收以良效。

病案

吕某,女,30岁,因"咽痛、咳嗽4天"求诊。患者4天前于路边饮食海鲜辛辣之品,出现咽部干痒,轻微咳嗽,伴有低热,达37.6℃,自服罗红霉素分散片、强力枇杷露、大量饮水后发热止,现咽痛难以咽食,咳嗽频作,连声作呛,自觉痰黏于喉难以咯出,查咽部扁桃体肿大、红肿、有滤泡,血常规:白细胞12.5×10^9/L,中性83%,嗜酸性粒细胞2个/HP,确诊为急性支气管炎、急性化脓性扁桃体炎。患者要求中药汤剂治疗。

初诊:患者青年女性,体型适中,咽痛、咽痒,干咳,连声作呛,难以咽食,痰黏难咯,入夜熟睡时常咳醒,心烦,口干欲饮,大便干结,小便黄,舌红,舌尖草莓状点刺,苔黄厚,脉浮滑。查咽部扁桃体肿大,红肿、有滤泡,颌下淋巴结肿大,以右侧为甚,血常规:12.5×10^9/L,中性83%,嗜酸性粒细胞2个/HP。分析其病机因饮食辛辣鱼腥,热郁于体内,加之感受风邪,肺为娇脏,必先受邪,两邪合而伤肺,肺失清肃,而见咳嗽频剧、不能自制;肺热灼津,炼液成痰,痰黏不易咯出;热伤肺络,煎灼血液,热毒壅结于喉,则见咽部红肿疼痛;口干欲饮,心绪烦躁皆因邪热在内消灼津液,扰乱心神;又肺与大肠相表里,肺盖失于清肃,肠腑受其牵连,传化失职,加之津液耗损,故见大便干结,小便黄;舌脉皆为风痰热三邪伤及肺脏之象。治疗应以疏风清肺,润燥止咳为主则,以求肺热清,风邪去,痰热化,选用银翘散合止嗽散加减。

处方:

金银花 30g	连翘 15g	桔梗 10g	浙贝母 12g	牛子 10g
荆芥 10g	陈皮 10g	法夏 9g	鱼腥草 30g	板蓝根 12g
枇杷叶 10g	甘草 6g			

4剂,水煎剂,日1剂,分早晚餐后服。

二诊:诉咽痛、咽痒明显缓解,入睡安静,大便正常,小便黄,痰稀薄色黄,容易咯出,口干欲饮,舌尖红,苔薄黄,脉滑。上方药后,肺之清肃得复,黏痰始化,邪热去而津液耗伤,应以清肺化痰养阴为法则。

处方:

金银花 30g	连翘 15g	桔梗 10g	浙贝母 10g	牛子 10g
麦冬 12g	玄参 10g	橘红 10g	竹叶 10g	板蓝根 10g
甘草 6g				

5剂,水煎服,日1剂,分早晚二服。随访痊愈。

按语:咳嗽病位在肺,而乳蛾病系咽喉,与肺系相连,肺失宣降,气机上逆,发而为咳,咳嗽的病因,明代《景岳全书·咳嗽》明确指出"咳嗽之要,止为二证,何为二证?一曰外感,一曰内伤而尽之矣。"本例患者盖因饮食辛辣鱼腥,蕴热于内,又受外风,内外合邪,侵犯肺络,正如《医学三字经·咳嗽》所说"肺为脏腑之华盖,呼之则虚,吸之则满,只受得本脏之正气,受不得外来之客气,客气干之则呛而咳矣,只受得脏腑之清气,受不得脏腑之病气,病气干之亦呛而咳矣。"风热邪毒搏结咽喉,蒸灼喉核,气血壅滞,故觉咽喉干燥、灼热、疼痛,喉核红肿;邪聚喉核,咽喉开阖不利,则疼痛吞咽时加重。

先生指出:本例咳嗽、乳蛾实为新病,属邪实,治当以祛邪为主,且咳嗽初期为外邪入里,忌敛涩留邪,当因势利导,肺气宣畅则咳嗽自止;而喉部乳蛾肿大起于邪热,发病急骤,为实证、热证,宜疏风清热,利咽消肿,两病治则相辅相成,故用银翘散合止嗽散,加鱼腥草、夏枯草清热解毒,消痈排脓,同时清热利尿,使热毒从小便分解;复诊之时,主证已愈大半,津液消耗渐显,当以顾护津

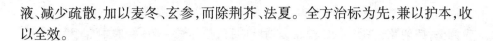

液、减少疏散,加以麦冬、玄参,而除荆芥、法夏。全方治标为先,兼以护本,收以全效。

八、头痛眩晕

头痛(偏头痛)案1

病案摘要

汪某,女,50岁,会计,江苏南京人。因"头痛反复发作3年,再发3天"门诊就诊,西医诊断为偏头痛。头痛位于左侧,胀痛如裂,白天夜间均有发作,发后精神疲乏,纳谷差,夜寐差,既往有子宫、胃切除史,舌红苔薄黄,脉弦,证属肝阳上亢,虚风内动,治拟平肝熄风潜阳,方用《中医内科杂病证治新义》天麻钩藤饮加减,治疗1月,头痛自止。

病案

汪某,女,50岁。因"头痛反复发作3年,再发3天"门诊就诊。患者3年前劳累后,出现头痛反复发作,多次在各大医院门诊治疗,间断口服天舒胶囊、正天丸等药物治疗后,症状未见明显缓解,头颅MRI:未见明显异常,TCD示:双侧大脑中动脉及前动脉血流速度增快,考虑血管痉挛可能。此前求诊于多家大型医院,一直效果甚少,今日特来院寻求中医治疗。西医诊断:偏头痛。

初诊:患者中年女性,证见头痛位于左侧,胀痛如裂,白天夜间均有发作,发后精神疲乏,纳谷差,夜寐差,既往有子宫、胃切除史,舌红苔薄黄,脉弦,分析其病机,证属肝阳上亢,虚风内动,治拟平肝熄风潜阳,选用天麻钩藤饮加味。

处方:

天麻15g	钩藤30g	菊花10g	川芎10g	当归12g
僵蚕12g	荆芥12g	白蒺藜30g	蜈蚣3条	地龙10g
生麦芽40g	生甘草6g			

7剂,水煎服,日1剂,分早晚二服。

二诊:患者药后头痛减轻,精神好转,夜寐佳,纳谷差,舌红苔薄白,脉弦,原方加葛根12g、苍耳子10g以解痉止痛,又服7剂。

三诊:患者药后头痛明显好转,唯有时头部作胀,夜寐佳,纳谷一般,舌质淡红苔薄白,脉弦。原方巩固善后,又服14剂,数月随访未发。

按语:该患者证属肝阳上亢,虚风内动,治疗拟平肝熄风潜阳,选用天麻钩藤饮加减,该方出自《中医内科杂病证治新义》有平肝熄风,清热活血之功,常用于肝阳偏亢,肝风上扰证。证见头痛头胀,耳鸣目眩,少寐多梦;或半身不遂,口眼㖞斜,舌红,脉弦数等。原方中天麻、钩藤、石决明平肝熄风;山栀、黄芩清肝泻火;杜仲、桑寄生补益肝肾;夜交藤、朱茯神养心安神;益母草活血利水;牛膝活血通络,引血下行。诸药合用,共成清热平肝,潜阳熄风之效。该患者以头痛头胀、耳鸣目眩，少寐多梦为主，无半身不遂，口眼㖞斜，故对原方做了相应调整，加菊花、决明子、白蒺藜以清肝明目，苍耳子一药《神农本草经》："主风头寒痛，风湿周痹，四肢拘挛痛，恶肉死肌。"更应用地龙、僵蚕、蜈蚣以搜剔络中之邪，当归、川芎、川牛膝以消散络中之瘀血。先生治疗头痛病症多重用虫类药，先生认为：通经止痛是虫类药物的特点。虫类药性善走窜，能搜剔络中风邪，通行血脉，"通则不痛"，从而达到止痛的目的。叶天士早在《临证指南医案》中就常用虫类药治疗久痛不愈的疾患。先生常用蜈蚣、全蝎、乌梢蛇、地鳖虫、僵蚕、地龙等药治疗各种顽固性疼痛，如神经性头痛、肩周炎、三叉神经痛、肢体麻木、筋脉拘急、惊痫抽搐、风湿顽痹等，常获良效。

头痛（偏头痛）案 2

病案摘要

何某某，男，24 岁，工人，江苏南京人。因"头痛反复发作 2 个月"门诊就诊，西医诊断为偏头痛。头痛剧烈，发作时心情急躁。夜寐尚可，神疲乏力，舌质淡苔薄白，脉弦。证属寒湿痹阻，风邪入络，脉络不和。治拟温经散寒，熄风搜络，方用张仲景乌头汤加减而数月头痛自止。

病案

何某某，男，24 岁。因"头痛反复发作 2 个月"门诊就诊。患者 2 个月前受凉后，出现头痛反复发作，多次在各大医院门诊治疗，给予西比灵、正天丸等药物治疗后，症状未见明显缓解，做头颅 CT：未见异常，TCD 示：双侧大脑中动脉及前动脉血流速度增快，考虑血管痉挛可能。此前求诊于多家大型医院，一直效果甚少，今抱有试试看想法，特来院寻求中医治疗。西医诊断：偏头痛。

初诊：患者青年男性，证见形体适中，头痛剧烈，发作时心情急躁。夜寐尚可，神疲乏力，大便干，察其舌质淡苔薄白，诊其脉弦，三部脉超过本位，且按之有力。TCD 示：双侧大脑中动脉及前动脉血流速度增快，考虑血管痉挛可能。分析其病机，舌脉为一派寒湿内盛之象。寒湿痹阻，风邪入络，脉络不和，故头痛也。"风为百病之长，善行而数变"，故头痛反复发作，寒湿痹阻，脉络不畅，血为之瘀，风邪携瘀血扰动心神故烦躁。治疗当以温经散寒，搜风剔络，选用乌头汤加味。

处方：

制川草乌^{先煎,各}6g	川芎 10g	白芷 10g	白蒺藜 30g	全蝎 10g
僵蚕 12g	地龙 10g	蜈蚣 3g	赤白芍^各20g	徐长卿 30g
生麦芽 30g	苍耳子 12g	法半夏 12g	甘松 10g	百合 20g
炙甘草 6g				

7 剂，水煎服，日 1 剂，分早晚二服。

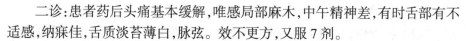

二诊:患者药后头痛基本缓解,唯感局部麻木,中午精神差,有时舌部有不适感,纳寐佳,舌质淡苔薄白,脉弦。效不更方,又服7剂。

三诊:患者药后头痛基本消失,纳寐佳,舌质淡苔薄白,脉弦。原方加甘松10g、白芍20g,再以行气止痛,开郁醒脾,巩固善后,又服7剂,数月随访未发。

按语:本病受凉后发病,反复发作2个月,诊其舌脉具为实像,且两脉弦,而知病之本为寒湿痹阻,风邪入络,脉络不和。故初诊用张仲景乌头汤加减而效,二诊有效,效不更方,三诊诸症消失,加甘松10g、白芍20g,再以行气止痛,开郁醒脾,巩固善后,病自当告愈。

先生认为:此患者因风寒湿外袭、经气凝滞而致头痛。故用制川草乌、细辛温经散寒,舒筋和络,头痛日久,寒湿之邪,深入经隧,故以全蝎、僵蚕、地龙、蜈蚣搜风剔络,使寒湿之邪从内外出,加用活血化瘀药物意在"治风先治血,血行风自灭"。

头痛(偏头痛)案3

病案摘要

韩某某,男,47岁,公务员,江苏南京人。因头痛反复发作4年,再发2个月,门诊就诊,西医诊断为偏头痛。头部胀痛,时有刺痛,夜寐易醒,舌淡红苔薄黄,脉弦。证属风邪入络,络脉瘀滞,不通则痛,治拟熄风活血通络,方用王清任的血府逐瘀汤加减,数月头痛自止。

病案

韩某某,男,47岁。因"头痛反复发作4年,再发2个月"门诊就诊。患者4年因情绪激动后出现头痛反复发作,此后多于受凉后或情绪激动后出现头痛,头痛位于左侧,固定不移,痛剧时如刀割锥刺。每日或间日一发,持续数小时方能渐解。发作时间最长达5小时之久,严重影响工作及生活,求医问药多年,竟无弋获。为考虑应用中药治疗,至我院诊治。西医诊断:偏头痛。

初诊:患者中年男性,视其形体偏瘦,面色无华,头部胀痛,时有刺痛,夜寐易醒,舌淡红苔薄黄,脉弦。TCD示:椎基底动脉供血及双侧大脑前动脉血流速度增快,考虑血管痉挛可能。分析其病机,因肝郁气滞,气滞血瘀,受凉后,血行不畅,导致加重,情绪激动,导致肝风引动瘀血,也导致头痛加重,故头痛反复发作,血络瘀滞,心脉受阻,心神失养,阳不入阴,神不守舍,而致入眠不易,梦中惊魇。治疗当以活血化瘀,通络止痛,选用血府逐瘀汤加味。

处方:

川芎 10g	赤白芍^各20g	当归 10g	红花 10g	白芷 10g
生地 10g	桃仁 10g	枳壳 10g	法半夏 12g	夜交藤 30g
全蝎 10g	僵蚕 10g	百合 20g	炙甘草 6g	

14剂,水煎服,日1剂,分早晚二服。

二诊:患者药后头痛基本缓解,未再出现刀割锥刺感觉,纳寐佳,舌质淡苔薄白,脉弦。原方加鸡血藤30g、水蛭10g,加强活血化瘀之力,又服14剂。

三诊:患者药后头痛基本消失,纳寐佳,舌质淡苔薄白,脉弦。效不更方,巩固善后,又服14剂,数月随访未发。

按语:王清任《医林改错》之"血府逐瘀汤"由桃仁12g、红花9g、当归9g、生地黄9g、川芎4.5g、赤芍6g、牛膝9g、桔梗5g、柴胡3g、枳壳6g、甘草3g组成。善于活血祛瘀、行气止痛,为血府逐瘀之主方。何谓"血府"?《素问·脉要精微论》曰:"夫脉者,血之府也。"血府之本意乃指脉管,而原书所主治之病症,多为胸中瘀血,阻碍气机之证,而于实际使用中又不受此限,举凡气滞血瘀而病势未甚诸症,均可使用。更不局限于脉管或胸中部位。其中关于辨证,本例以症状为主要依据,患者左侧头痛,固定不移、痛如刀割锥刺具有瘀血为患之特点。以血府逐瘀汤治瘀血头痛,已成临床习用之法。《医林改错》中曰:"查患头痛者,无表症,无里症,无气虚、痰饮等症,忽犯忽好,百方不效,用此方一剂而愈。"据上案验证,知非虚语。

先生认为"治风先治血,血行风自灭",并有"血虚生风"之说,可知和血祛风亦有密切关系。活血之法,尤其活血兼以祛风则为久病痛剧所必用,是"久痛入络"、"久痛多瘀"、"不通则痛"理论的具体运用,在实践中取得了显著的疗效。用虫类药,为久病入络,故拟搜风剔络。

头痛(三叉神经痛)案4

病情摘要

芮某某,男,68岁。因"左侧口唇麻木伴疼痛时作2年"于2012年10月8日就诊,患者口唇发麻,有时木感,左口唇明显,时疼痛,延及面部,口干欲饮,苔薄白舌淡红,脉弦细。乃风寒外袭,气血瘀滞,络脉失和。治疗疏风祛寒,舒筋和络,活血化瘀止痛,选用川芎茶调散加减获效。

病案

芮某某,男,68岁。因"左侧口唇麻木伴疼痛时作2年"于2012年10月8日就诊,患者口唇发麻,有时木感,左口唇明显,时疼痛,延及面部,口干欲饮,苔薄白舌淡红,脉弦细。有颈椎病史,头颅MRI示:未见异常。中医诊断:头痛,气血瘀滞;西医诊断:三叉神经痛,乃巅顶之上,唯风可即,外感风寒之邪,寻经上犯巅顶清窍引起本病,气滞血凝,阻遏经络,导致"不通则痛"。治疗舒筋和络,活血化瘀为法,方选川芎茶调散加减。

处方:

| 川芎10g | 防风10g | 赤芍15g | 白芍15g | 白蒺藜30g |

| 白芷 10g | 僵蚕 12g | 红花 10g | 全蝎 10g | 地龙 10g |
| 鸡血藤 30g | 细辛 4g | 炙甘草 6g | | |

14剂,水煎服,日1剂,分早晚二服。

二诊:口唇仍麻、疼痛,有时口干,纳谷如常,左面部亦木,夜寐亦佳,易汗,苔薄白,舌红,脉弦滑,为风邪入络,瘀血阻窍。仍当搜风和络,活血化瘀。

处方:

川芎 10g	赤芍 15g	白芍 15g	僵蚕 12g	全蝎 10g
白附子^制10g	络石藤 30g	忍冬藤 30g	地龙 10g	白芷 10g
陈皮 10g	白蒺藜 30g	红花 10g	炙甘草 6g	

7剂,水煎服,日1剂,分早晚二服。

三诊:近来左面部及口唇周围紧束感好转,疼痛已愈,口干不甚,纳谷如常,苔薄白质淡,脉细弦,拟方当以原法出入。

处方:

白芍 30g	白蒺藜 30g	川芎 10g	红花 10g	白芷 10g
僵蚕 12g	全蝎 10g	羌活 10g	地鳖虫 10g	当归(炒)12g
陈皮 10g	炙甘草 6g			

14剂,水煎服,日1剂,分早晚二服。

按语:三叉神经痛是一种原因未明的以面部三叉神经分布区域内发作性剧痛为特征的顽固性疾病,中医经典古籍《黄帝内经》认为:三叉神经痛属"头痛"、"偏头痛"、"面痛"等范畴,古医书中有"首风"、"脑风"、"头风"等名称记载,如《素问·风论》:"首风之状,头面多汗恶风,当先风一日则病甚。"因为巅顶之上,唯风可即,外感风寒之邪,循经上犯巅顶清窍引起本病,精神因素亦可诱发此病。肝郁气滞,郁久化火,火热风动,风火夹痰上扰致清阳不得舒展,头为诸阳之会,五脏六腑之精华气血皆上聚于头,诸邪气,风、火、痰湿、血客于经络,痰阻血瘀,气滞血凝,阻遏经络,导致"不通则痛"。

先生认为:本案辨证属风寒入络,筋脉失养,缘阳明经脉布于面,为多气多血之经,其环唇挟口,越于鼻交额中,循颊车上耳前,过耳循发际至额颅。风寒之邪客于阳明之经,经脉遏阻不畅,故面痛暴作,遇寒加重,寒性收引侧面肌抽动;风性主动则串至额颊。病程虽久,邪仍在经络。僵蚕味辛性平,《本草汇言》称僵蚕"凡诸风、痰、气、火、风毒、热毒、浊逆结滞不清之病,投之无有不应"。与全蝎同用,可搜风剔络、通络止痛。

头痛(垂体瘤术后)案5

病情摘要

王某某,女,45岁。因"头痛时作1年"于2013年3月23日就诊,偏右头痛,胀痛或刺痛,连及后脑,终日不休,吹风后更甚,口不干,纳谷如常,夜寐有时痛醒,苔薄白质淡,脉弦紧。乃气血瘀滞,风寒外袭,久痛入络。治疗疏风散寒,活血通络。

病案

王某某,女,45 岁。因"头痛时作 1 年"于 2013 年 3 月 23 日就诊,偏右头痛,胀痛或刺痛,连及后脑,终日不休,吹风后更甚,口不干,纳谷如常,夜寐有时痛醒,苔薄白质淡,脉弦紧。有垂体瘤手术病史。头颅 MRI 示:垂体瘤手术改变。中医诊断:头痛,气血瘀滞,风邪入络;西医诊断:头痛,垂体瘤术后,残留气血瘀滞,加之风寒外袭,久痛入络。治疗疏风散寒,活血通络,选用乌头汤加味。

处方:

制川草乌各 5 g 先煎	川芎 10g	白芷 10g	细辛 4g	羌活 10g
僵蚕 10g	全蝎 10g	蜈蚣 3 条	地龙 10g	红花 10g
白蒺藜 30g	炙甘草 10g			

7 剂,水煎服,日 1 剂,分早晚二服。

二诊:因垂体瘤手术,术后风寒外袭,头痛终日不休,服中药乌头汤,头痛缓解,唯头部垂沉重着,偶有耳鸣,夜寐不实,有疲倦感,纳谷还可,苔薄黄腻质淡,有时脘胀,作僵无力,舌脉瘀紫,脉细弦。气血瘀滞,痰热不化,拟以通窍活血,清化痰热。

处方:

川芎 12 g	石菖蒲 12g	红花 12g	川牛膝 10g	桃仁 30g
蜈蚣 3 条	龙胆草 6g	黄芩 10g	白蒺藜 30g	僵蚕 10g
全蝎 10g	炙甘草 6g			

14 剂,水煎服,日 1 剂,分早晚二服。

三诊:头痛好转,无恶心呕吐,恐病情复发再次就诊,现苔薄白质淡,脉弦细,寒湿痹阻,经脉不利。拟活血通络止痛。

处方:

川芎 12 g	石菖蒲 12g	红花 12g	川牛膝 10g	桃仁 30g
蜈蚣 3 条	生苡仁 30g	白蒺藜 30g	僵蚕 10g	全蝎 10g
炙甘草 6g				

14 剂,水煎服,日 1 剂,分早晚二服。

按语:前人有论"治风先治血,血行风自灭",活血之法,尤其活血兼以祛风则为久病痛剧所必用,是"久痛入络"、"久痛多瘀'、"不通则痛"理论的具体运用,在实践中取得了显著的疗效。初起因收风寒者,以乌头汤加味温经散寒,长期反复发作者,尤需加搜风通络之品如全蝎、蜈蚣、乌梢蛇等才能改善症状。至于兼夹之邪宜分辨随证治之,贯彻平肝熄风、活血通络,兼以健脾、补肾、健脑通络,匡扶正气,体现治病求本的临证要求。组方要灵活权变,切中病机,使阴阳平衡,脏腑协调,气机升降出入有序,精神乃治,顽疾得痊。《神农本草经》言,川芎主"中风入脑头痛",李东垣亦言"头痛须用川芎"。川芎味辛,性温,归肝胆经,为血中之气药,走而不守,上行头顶,能化痰祛瘀,使诸药直达病所,为治头痛之要药;石菖蒲味芳香辛烈,性温,为化痰开窍之上品,川芎、菖蒲二药协同共为君药。

先生认为:巅顶之上唯风可到,所以用四虫药为臣,以搜风涤痰、通络止痛,但全虫、僵蚕、蜈蚣、地龙在使用的同时,需要配合桃仁、红花活血化瘀,养血和营,共为佐使,全方共奏祛风化痰、活血通络之效。

头痛(高血压病)案6

病情摘要

刘某,男,46岁,个体职业者,山东济南人。因阵发性头痛、头晕、头胀10年加重7天求诊。西医诊断为高血压病。平素急躁易怒,多饮酒,时有头痛、头晕,面红目赤,口服西药效不佳。舌质红,舌体瘦长,苔薄黄,脉弦数。证属肝郁化火、清窍不利,治疗以疏肝清肝、降火安神,方用龙胆泻肝汤合丹栀逍遥散。

病案

患者刘某,男,46岁。因"阵发性头痛、头晕、头胀10年,加重7天"求诊。患者10年前无明显诱因出现头晕、头痛、头胀,测血压发现血压升高,血压数值不详,未予诊治。2年前头痛、头晕、头胀加重,血压波动在150~170/90~105mmHg之间,开始口服硝苯地平控释片20mg qd,血压控制不佳,症状时轻时重。7天前因情绪激动出现阵发性头痛、头晕、头胀,就诊于我院,西医诊断:高血压病。测血压:151/95mmHg。

初诊:患者刘某,男,46岁,症见面红目赤,阵发性头痛、头晕、头胀、目涩、口干、纳少,眠差多梦,平素性情急躁易怒,无胸闷、心慌、耳鸣,无明显畏寒、汗出,二便调,舌质红,苔薄黄,脉弦数有力。测血压151/95mmHg、血胆固醇和甘油三酯均轻度升高,尿微量蛋白检测(+)。分析其病机,舌脉为一派邪盛有余、肝火亢盛之象。平素性情急躁,复因郁怒太过,肝失疏泄,气机郁结,郁久化火,此即丹溪先生"气有余便是火"、《金匮钩玄》"大怒则火起于肝"之谓。肝火旺盛,气机逆乱,邪热嚣张,血随气逆,上扰清窍,故头晕、头痛、头胀,面红目赤,肝木旺盛克伐脾土,脾失健运,故见纳少,肝开窍于目,肝火烁津,故见目涩、口干,母病及子,肝火引动心火,心神被扰,故见眠差多梦。治疗以疏肝清肝、降火安神,选用龙胆泻肝汤合丹栀逍遥散加减。

处方:

龙胆草 5g	牡丹皮 12g	栀子 12g	白芍 30g	黄芩 12g

| 柴胡 5g | 当归 12g | 茯苓 20g | 泽泻 15g | 钩藤 30g |
| 玄参 12g | 牛膝 18g | 炙甘草 6g | | |

6剂,水煎服,日1剂,分早晚两次服。

二诊:患者头晕、头痛、头胀、目涩、眠差多梦均较前减轻,少感乏力困倦,舌质红,苔薄,脉弦,血压:136/78mmHg,原方继服6剂,水煎服,日1剂,分早晚两次服。

三诊:患者乏力感明显减轻,无头晕头痛,无双目干涩,纳眠可,二便调,舌质淡红,苔薄白,脉和缓有力。血压:126/72mmHg。效不更方,上方续服6剂,巩固疗效。

按语:眩晕病在头窍,而病变脏腑主要与肝、脾、肾有关。本例头痛、头晕、头胀余10年,然诊其脉证俱为肝气郁结、郁火亢盛、火热上炎、清窍不利之象,故头痛、头晕、头胀、面红目赤,肝木旺盛克伐脾土,脾失健运,故见纳少。肝开窍于目,肝火烁津。故见目涩、口干,母病及子,肝火引动心火,心神被扰,故见眠差多梦。故初诊用龙胆泻肝汤合丹栀逍遥散加减而效,服后脉和缓有力,病自当告愈。

《内经》曰:"百病生于气也。"肝为刚脏,体阴而用阳,喜条达而恶抑郁,因郁怒伤肝,肝失疏泄,气机郁结,郁久化火,肝火旺盛,气机逆乱,邪热禽张,血随气逆,上扰清窍,故为头痛、眩晕、头胀、面红目赤。故处以疏肝清肝、降火健脾之丹栀逍遥散,以及清肝泻火之龙胆泻肝汤《医方集解》。方中龙胆草、栀子、黄芩合牡丹皮清肝泻火,钩藤以平肝熄风,当归、白芍、玄参以养血敛阴,柔肝缓急,柴胡疏肝解郁,茯苓、泽泻以健脾化湿,牛膝以补益肝肾,生龙牡安心神,炙甘草调和诸药,缓肝之急。

眩晕(椎基底动脉供血不足)案7

病案摘要

蔡某某,男,45岁,工人。因"头晕头痛间作5天"就诊。患者于12月20日驾车时突感头晕,向一侧倾倒,手指麻木,视力明显下降。西医诊断:椎基底动脉供血不足。证属肝阳上亢,痰热不化,治拟平肝潜阳,清热化痰。方选天麻钩藤饮。

病案

蔡某某,男,45岁。因"头晕头痛间作5天"就诊。患者于12月20日驾车时突感头晕,向一侧倾倒,手指麻木,视力明显下降,右侧头痛,肌肉紧张。西医诊断:椎基底动脉供血不足。现患者头晕时作,苔薄黄,质淡,脉弦滑,证属肝阳上亢,痰热不化,治拟平肝潜阳,清热化痰,选用天麻钩藤饮加减。

处方:

天麻 15g	钩藤 30g	菊花 10g	决明子 12g	赤白芍^各15g

天麻 15g　　钩藤 30g　　　菊花 10g　　决明子 12g　　赤白芍^各15g
水牛角 30g　大小蓟^各30g　豨莶草 30g　车前草 30g　石决明 30g
全蝎 10g　　僵蚕 12g　　　生甘草 6g

7剂,水煎服,日1剂,分早晚二服。

二诊:药后患者头晕未再发作,劳累后有轻度不适,纳寐可,二便调,舌淡红,苔薄白,脉弦滑,证属肝肾不足,风阳上扰,治拟调补肝肾、活血熄风,处方:原方加僵蚕 10g、蝉衣 10g。7剂,水煎服。

三诊:药后患者未再出现头晕发作,自觉头目清爽,给予杞菊地黄口服液,共服14剂,随访3月,患者未再出现头晕。

按语:该患者为肝阳上亢导致头晕,故治疗选用天麻钩藤饮加减,方中,天麻、钩藤平肝潜阳,主治肝阳上亢型头晕头痛。

先生认为,对于病情反复,缠绵难愈,久病从瘀,久病入络者,治疗当从搜风剔络,化瘀止痛论治,选药重用虫药,通经止痛是虫类药物的特点,虫类药性善走窜,能搜剔络中风邪,通行血脉,"通则不痛",从而达到止痛的目的。叶天士早在《临证指南医案》中就常用虫类药治疗久痛不愈的疾患。先生常用蜈蚣、全蝎、乌梢蛇、地鳖虫、僵蚕、地龙、蕲蛇等药治疗各种顽固性疼痛如神经性头痛、肩周炎、三叉神经痛、肢体麻木、筋脉拘急、惊痫抽搐、风湿顽痹等,常获良效。因虫类药含有异体的动物蛋白质,有些过敏体质的患者服用后会出现皮肤瘙痒的症状,可加用苦参、白鲜皮、地肤子、徐长卿之类,以缓解症状,先生临床多选用徐长卿 30g。如果反应较重的,应立即停药。

临床中,治疗头痛,精选"三白":即白芷、白芍、白蒺藜、白芷,阳明经头痛之引经药,药专力悍,直达病所,白芍配白蒺藜:平肝潜阳止痛,"三白"用药,药少力专,可见先生用药之惜;同时白芍配伍甘草,酸甘化阴,缓急止痛;川芎配伍天麻、钩藤,《本草汇言》"川芎,上行头目,下调经水,中开郁结,血中气药……","头痛不离川芎",本例川芎配合天麻、钩藤,平肝潜阳,祛风通络止痛;细辛,善于治疗少阴头痛,荆芥祛外风,僵蚕息内风,荆芥配僵蚕,祛风止痛,内外同治。

眩晕(脑动脉硬化症案)案8

病案摘要

焦某某,男,85岁,退休干部,江苏南京人,因"头昏耳鸣伴记忆力减退6年余"就诊。头昏头重,时有脑鸣,视物模糊,记忆力差,下肢乏力有沉重感,行走缓慢不稳,易汗,寐差,大便秘结,苔薄黄质淡,舌脉瘀紫,脉细弦滑。证属肝肾亏虚、痰瘀互阻、经脉不利。治疗拟滋肾养肝,以调节阴阳平衡,收获全效。

病案

焦某某,男,85岁,因"头昏耳鸣伴记忆力减退6年余"就诊。患者有"高血压病"史,"心脏支架术"后。近6年来反复出现头昏,行走时头重脚轻感,行走缓慢,甚至不敢行走,视物模糊,记忆力明显减退,多次在南京多家大医院诊治,经倍他司汀、奥拉西坦、尼麦角林等改善脑代谢及对症处理,效果均不显著,为此情绪不稳定,常闷闷不乐,其间南京军区总医院行头颅MRI+MRA显示:双侧半卵圆中心及侧脑室缺血性改变,老年性脑萎缩,脑动脉硬化。于2012年4月来我院求诊中医,TCD显示双侧椎动脉颅内段-基底动脉流速减慢,脑血管弹性减退;颈部血管B超显示:双侧颈动脉粥样硬化斑块形成。

初诊:患者老年男性,头昏头重,时有脑鸣,视物模糊,记忆力差,下肢乏力有沉重感,行走缓慢不稳,盗汗,寐差,大便秘结,苔薄黄质淡,舌脉瘀紫,脉细弦滑。分析其病机,患者年过八旬,脏腑功能衰退,髓海不充,肝肾亏虚,精气虚弱,肾气亏虚,气不化津,则清从浊化,或水不涵木,肝失疏泄,木不疏土,而致脂浊内聚,困厄脾运,脾失健运,聚湿生痰,壅塞脉道,痰阻血脉,血行不畅,渐积成瘀,痰瘀互阻,脑络不畅,经脉不利发为本病。痰借血体,血借痰凝,滞而为瘀,痰瘀互结,着于血脉,胶结凝聚,形成粥样斑块,斑块既成,阻于脑络,精明失用,而致头晕、健忘、不寐、耳鸣等候;患者病程已久,近来盗汗较多,宜分阶段调治。先予滋阴清热,益气敛汗,宁心安神,方选当归六黄汤加减。

处方:

生熟地^各20g	炙黄芪20g	当归12g	黄精10g	黄芩10g
黄连4g	白术10g	黄柏10g	瘪桃干30g	浮小麦30g
生龙牡^各30g	夜交藤20g	麻仁10g	炙甘草6g	

共14剂,水煎服,分两次餐后服。

二诊:服药后自汗盗汗好转,仍神疲乏力,口干便秘,苔薄黄质淡,舌脉瘀紫,脉细弦滑,转补益气血,润肠通便立法。

处方:

党参20g	白术12g	黄芪30g	当归12g	川芎10g
黄精30g	桃仁30g	麻仁20g	瓜蒌30g	熟地20g
麦冬12g	百合30g			

共14剂,煎服同上。

三诊:前投补益气血,宁心安神,润肠通便调治近1月,患者易汗口干,乏力便秘均明显好转,夜寐渐安,但头昏头重,时有脑鸣,视物模糊,记忆力差,下肢作僵有沉重感,行走缓慢不稳未缓,苔薄黄质淡,有紫气,脉弦滑,再从化痰通瘀,舒筋活络,息风潜阳。

处方：

陈胆星 12g	天竺黄 12g	川牛膝 15g	赤白芍各20g	僵蚕 12g
全蝎 10g	桃仁 30g	红花 10g	陈皮 10g	天麻 10g
钩藤 20g	麻仁 10g	炙甘草 6g		

共 14 剂,煎服同上。

四诊:经前分阶段治疗,患者头昏脑鸣,视物模糊,乏力之候逐渐迎刃而解,唯记忆力改善不明显,患者对治疗很满意,情绪、精神状态都随之改善,因患者高龄,各项机能减退,不可一蹴而就,以缓图之。后因患者不慎跌仆致骨折,行动不便,未再来诊,其女儿一直代诉取药,病情一直稳定。

按语:中医典籍尚无脑动脉硬化症的病名,先生根据其主要临床表现,认为本病主要属于中医盗汗、眩晕、健忘、不寐、耳鸣等病证范畴,本病起病缓慢,病机复杂,难求速效。治疗应从养阴清热,固表止汗,调节阴阳平衡,稳定机体内环境,延缓衰老进程入手,同时还需通过消痰化瘀,祛除病理产物,阻止或逆转其实质性病理改变。脑动脉硬化症的发生乃渐进而成,往往都有痰浊瘀阻的表现,所以治疗时又须注意化痰开窍、祛痰安神。药如九节菖蒲、郁金、炙远志、丹参、川芎等。肝肾不足,肝木失涵,肝阳易亢,故本病的治疗,亦常佐以平肝之品,如天麻、钩藤、珍珠母之类,又因痰瘀痹阻,易滞气机,宜加用行气之药,如陈皮、枳壳等。

眩晕(椎基底动脉供血不足)案 9

病情摘要

段某某,女,60 岁。因"头晕伴颈项不适时作 1 年"就诊。伴双侧上肢时有麻木,纳食可,夜寐安和,苔薄白腻质淡,脉弦滑。乃痰湿不化,清阳不升,拟化痰燥湿,泄浊开窍。

病案

段某某,女,60 岁。因"头晕伴颈项不适时作 1 年"就诊。就诊时见头晕伴颈项不适,双侧上肢时有麻木,纳食可,夜寐安和,苔薄白腻质淡,脉弦滑。有脑梗死、颈椎病病史。颈椎 CT 示:颈椎病。中医诊断:眩晕,痰瘀阻络;西医诊断:椎基底动脉供血不足,颈椎病,乃老年肝肾亏虚,痰浊内蕴,随风阳上扰,清空受蒙,治疗拟祛风化痰,活血通窍,选用二陈汤加味。

处方：

法半夏 12g	石菖蒲 12g	葛根 20g	水蛭 10g	羌活 10g
白芷 10g	白蒺藜 30g	川牛膝 15g	赤白芍各12g	藿香 10g
地龙 10g	全蝎 10g	炙甘草 6g		

14 剂,水煎服,日 1 剂,分早晚二服。

二诊:药后患者头晕稍好转,颈项不适,颈部作麻,纳谷如常,夜寐尚可,苔薄白质淡,脉弦滑。仍为痰湿不化,清阳不升,拟祛风化痰,活血通窍。

处方:

法半夏 12g	石菖蒲 12g	葛根 20g	水蛭 10g	羌活 10g
白芷 10g	白蒺藜 30g	川牛膝 15g	赤白芍^各12g	陈皮 10g
地龙 10g	全蝎 10g	僵蚕 12g	地鳖虫 12g	磁石^{先煎}30g
炙甘草 6g				

14剂,水煎服,日1剂,分早晚二服。

三诊:药后头昏晕好转,停药后又作,苔薄白腻质淡,脉弦滑,乃痰湿不化,清阳不升,拟原法。

处方:

法半夏 12g	石菖蒲 12g	葛根 15g	胆南星 12g	磁石^{先煎}30g
红花 10g	天竺黄 12g	苍术 12g	川牛膝 15g	青陈皮^各10g
炙甘草 6g				

14剂,水煎服,日1剂,分早晚二服。

共服用中药2个月,眩晕向愈,颈项酸胀明显好转。

按语:《丹溪心法》:"头眩,痰挟气虚并见,治痰为主,挟补气药,无痰则不作眩"。先生结合临床,从痰论治眩晕,屡治不爽。门诊眩晕病人甚多,首先应分清引起眩晕的病因,由颈椎病引起的眩晕,酌加葛根 15g、石菖蒲 12g 以解肌促进颈项部的血液循环以图缓解症状。

先生认为:水蛭性平味咸,咸苦入血,破血逐瘀之力强,用于血滞经闭,筋脉痹阻,不通则痛之痛证。《神农本草经》曰:"主逐恶血,瘀血,月闭,破血逐瘀。"本品唾液中含有水蛭素、抗血栓素及组织胺样物质,有较强的抗凝、抗血小板聚集作用,可显著改善血液流变学,用于久病从瘀之痹证,瘀血去,新血生,通则不痛。

九、癫狂郁证

癫狂(精神分裂症)案 1

病案摘要

姜某某,女,55岁,工人,江苏南京人。因受严重精神刺激,患精神分裂症。在外院住院两月,尚未好转。平日神情痴呆,多疑善怒,喃喃自语,喋喋不休,稍不遂心,则哭闹叫嚷。发剧之时,屡欲投河自尽,幸被邻居拦截。夜间须服四种安眠药,始睡三四小时,少服一种,即难入睡。自诉头脑眩胀而致昏愦不清,耳鸣心慌,胸中烦扰,胃脘胀满,嗳气时作。西医诊断为精神分裂症。夜寐易醒,舌红苔黄腻,脉沉弱。证属肝火挟痰,上扰心神,神明失守。方用镇肝涤

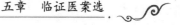

痰汤以潜镇化痰、开窍安神。数月病情控制。

病案

姜某某,女,55岁。因"多疑善怒3个月"门诊就诊。患者3个月因受严重精神刺激,患精神分裂症。在外院住院两月,尚未好转。平日神情痴呆,多疑善怒,喃喃自语,喋喋不休,稍不遂心,则哭闹叫嚷。发剧之时,屡欲投河自尽,幸被邻居拦截。夜间须服四种安眠药,始睡三四小时,少服一种,即难入睡。自诉头脑眩胀而致昏愦不清,耳鸣心慌,胸中烦扰,胃脘胀满,嗳气时作。为考虑应用中药治疗,至我院诊治。西医诊断:精神分裂症。

初诊:患者中年女性,多疑善怒,面色无华。喃喃自语,喋喋不休,稍不遂心,则哭闹叫嚷,舌红苔黄腻,脉沉弱。分析其病机,因肝郁气滞,此症乃长期忿郁而成,加之年高之体,脾肾已衰,木邪冲旺,正气莫制,心肝二经痰热壅塞、气火逆上。治疗当以潜镇化痰、开窍安神,选用礞石滚痰丸加减。

处方:

青礞石先煎30g	百合10g	珍珠母先煎30g	龙齿先煎20g	胆星10g
郁金10g	石菖蒲10g	炙远志10g	天竺黄10g	淡竹叶10g
夜交藤15g	合欢花10g			

14剂,水煎服,日1剂,分早晚二服。

二诊:患者药后基本缓解,诸症均除,纳寐佳,舌质淡苔薄黄,脉弦。原方加法半夏10g、枳壳10g加强理气化痰之力,又服14剂。

三诊:从服中药28帖起停服西药,夜寐亦安。效不更方,巩固善后,又服28剂,后停药观察数月,一切正常,脘胀亦愈。数月随访未发。

按语:心肝热则灼津为痰而神识昏愦,气机逆则克犯脾土而成痰聚。虽自觉症状之中以腹中气块撑动最为主要,而其治法,必以清心化痰、柔肝涤痰为要务。盖肝木得养则气逆自敛,心君宁谧而神识清泰。故不治其气而气自宁,不清其火而火自静。神哉乎,宜其药到而病去如归也。痰热消、肝木平、心火降、肾水升,一身之气机协调畅达,何虑气块痰聚之不愈哉!故全方侧重于清除心肝两经之痰热,兼以开窍安神。世谓中医理论之"活的灵魂"乃"辨证论治",观此案治法益信而有征。然此等方法似不见于轩岐古籍,唯于晚清医书中偶可窥其端倪。

先生指出:本病乃长期忿郁而成,加之年高之体,脾肾已衰,木邪冲旺,正气莫制。近贤云:"肝木横逆则痰热蕴结,心阳独炽乃燥火易升。"痰浊随风火上冲心包,神明为之震撼,故诸症作矣。此非脏躁之比,故养心安神之甘麦大枣汤用之不效。此例病情,全是一派心肝二经痰热壅塞、气火逆上之象,故投镇肝涤痰清心安神之方,竟收全功。或问:既是心肝痰热,何以脉不弦劲弦滑而反沉弱?此乃痰浊阻塞气道,脉气不畅而然。清代许松如《诊余脞谈》曾谓弱脉多火,不可全以为虚。从治疗效果亦可反证:此种认识切合病机。癫狂一症,多由情志郁结、气郁不舒,心肝痰火扰乱神明而成。礞石滚痰丸化痰力强,顽痰得化,气机顺畅,神明自清,虽属难治之病,若能审察精详,投剂得当,亦多能愈。

癫证(精神分裂症)案 2

病案摘要

吴某某,女,30 岁,农民,江苏南京溧水人。5 年前因与男朋友分手后,受精神刺激,出现多疑多虑,胡言乱语,幻视、幻听,时有喃喃自语,时有打骂哭闹,多次在外院治疗,给予奥氮平治疗,患者病情稍有减轻,夜寐差,大便干,小便调,舌红苔黄腻,脉滑,西医诊断为:精神分裂症(偏执型)。证属痰热不化,心窍被蒙。当拟清热化痰开窍之法。方用《六因条辨》之黄连温胆汤加减以清化蒙蔽心神之痰浊。数月病情逐渐好转。

病案

吴某某,女,30 岁。因"多疑多虑 5 年"门诊就诊。患者 5 年前因与男朋友分手后,受精神刺激,出现多疑多虑,胡言乱语,幻视、幻听,时有喃喃自语,时有打骂哭闹,多次在外院治疗,给予奥氮平治疗,患者病情稍有减轻,夜寐差,大便干,小便调,舌红苔黄腻,脉滑,至我院诊治。西医诊断为:精神分裂症(偏执型)。

初诊:患者青年女性,多疑多虑,胡言乱语,幻视、幻听,时有喃喃自语,时有打骂哭闹,多次在外院治疗,给予奥氮平治疗,患者病情稍有减轻,夜寐差,大便干,小便调,舌红苔黄腻,脉滑,分析其病机,先因肝郁气滞,横逆损失脾胃,运化失职,痰浊内生,郁而化热,痰热蒙闭心窍,发为此病。当拟清热化痰开窍之法,选用黄连温胆汤加味。

处方:

黄连 6g	枳壳 10g	竹茹 10g	法半夏 12g	广郁金 12g
茯苓神^各30g	制大黄 8g	莲子心 10g	白蒺藜 30g	远志 12g
生麦芽 30g	炙甘草 6g			

14 剂,水煎服,日 1 剂,分早晚二服。

二诊:患者药后大便通畅,未再出现打骂哭闹,仍然多疑多虑,胡言乱语,幻视、幻听,时有喃喃自语,夜寐差,小便调,舌红苔黄腻,脉滑,原方加天竺黄 12g、金礞石 30g,加强清热化痰之力,又服 14 剂。

三诊:患者药后多疑多虑减轻,未再出现胡言乱语及喃喃自语,幻视、幻听减少,夜寐好转,大便通畅,小便调,舌红苔黄腻,脉滑,原方加胆南星 12g、石菖蒲 12g,加强清热化痰之力,又服 14 剂。电话随访病情稳定,在当地按照原方继续治疗,数月后随访病情稳定。

按语:患者由于郁怒而使肝气郁结,"气有余便是火",肝火引动心火,火旺伤津,导致阳明(包括手阳明大肠和足阳明胃)津枯燥结,手阳明经脉可见肠燥便秘,而足阳明经脉的是动病可见"欲上高而歌,弃衣而走"的典型狂症,轻者幻觉明显,多疑多虑,语无伦次等。"盛则泻之,热则疾之",就治法而言,也包括苦寒方药的清泻法,黄连温胆汤就具备这样的功效。配合苦寒之大黄、黄芩、莲子心,清泻心肝胃之火;灵磁石以重镇安神,全方具有清热泻火,凉血解郁,镇静安神的功效,与病证相应,故能见效。

先生认为:精神分裂症辨证多属于痰热不化,心窍被蒙,治拟清热化痰开窍,拟黄连温胆汤加减,该方出自《六因条辨》卷上,由唐代孙思邈《备急千金要方》中温胆汤演绎而来,具有清热、化痰、开窍、醒神、活血化瘀之功效。黄连温胆汤加用大黄会有腹泻之苦,故用制大黄,近代张锡纯道:"大黄之力虽猛,然有病则病当之,恒有多用不妨者,是以治癫狂其脉实者,可用之二两。"先生认为:大黄是与其他药物同煎,未作后下处理,这样它的泻下之力会大大减低。不会出现腹泻副作用,剂量6g起用,视患者体质加量。前人认为,大黄生用,泡汤吞或服后下,泻下力强;而久煎则泻下力减弱。现代研究认为,"大黄生用导泻,久煎止泻,是因为久煎使蒽苷水解成作用很弱的苷元,加以所含鞣质量较高,故反而止泻。"该患者坚持治疗,逐渐起效。

癫证(精神分裂症)案3

病案摘要

陆某某,男,29岁,无业,河南郑州人,因"易怒恐惧4年余"来诊。凭空听到有人说他坏话,多疑多虑,胡思乱想,出言不伦,甚则打骂父母,有时大声吵闹,心烦易怒,口干口苦,夜寐不安,甚或彻夜不眠,大便秘结,舌质红苔薄黄,脉弦滑。为肝气不舒,郁结中焦,运化失健,痰湿内生,肝火夹痰,扰乱神窍;心肝有火,故而烦躁易怒,夜寐不安,口干口苦;大便秘结,舌红苔黄脉弦滑,为痰热内蕴之象。治当清泻心肝之火,舒心肝之郁,化痰醒神开窍以收全效。

病案

颜某某,男,29岁,因"易怒恐惧4年余"来诊。患者4年前因工作受挫折,出现容易紧张,有恐惧感,好激动,易怒,有时无故离家不归,甚至打骂父母等,在当地专科医院诊断为"精神分裂症",服用抗精神病药物治疗,因药物的不良反应明显,患者症情缓解即停药,致病情反复发作,此次停药后不足3月,病情又复发,在专科医院服用"维思通+氯氮平"治疗,因家人担心药物不良反应,前来寻求中药治疗。

初诊:患者青年男性,表情淡漠,反应迟缓,凭空听到有人说他坏话,多疑多虑,胡思乱想,出言不伦,甚至打骂父母,有时大声吵闹,心烦易怒,口干口苦,夜寐不安甚或彻夜不眠,大便秘结,舌质红苔薄黄,脉弦滑。分析病机,患者几年前因工作受挫,肝气不舒,郁结中焦,气有余便是火,肝气犯脾,运化失健,痰湿内生,肝火夹痰,扰乱神窍则见凭空听到有人说他坏话,多疑多虑,胡思乱想,出言不伦,大声吵闹,心烦易怒,夜寐不安;口干口苦,大便秘结,舌红苔黄脉弦滑为痰热内蕴之象。治疗当以清泻心肝之火,化痰醒神开窍。方选黄连温胆汤合龙胆泻肝丸,配以化痰醒神开窍、宁心安神之品。

处方:

黄连 6g	竹茹 10g	枳壳 10g	菖蒲 6g	郁金 12g
龙胆草 6g	莲子心 10g	制大黄 10g	夜交藤 30g	茯苓神各30g
陈皮 10g	磁石先煎30g	胆南星 12g	炙甘草 6g	

共 14 剂,水煎服,日 1 剂,分两次餐后服。

二诊:药后患者情绪稍稳定,夜寐微安,口干口苦好转,仍凭空听到有人说他坏话,恐惧感依旧,大便秘结。在原方基础上加青皮 10g、金礞石 10g,增行气豁痰之效,改制大黄为生大黄 10g 通腑泄热。共 14 剂,煎服同上。

三诊:前服清化痰热、宁心安神剂,2 月余后,患者情绪渐平稳,有时急躁,恐惧感减轻,夜能入寐,纳谷如常,大便日行 1-2 次,苔薄白质淡红,脉细弦。效不更张,原法继进。原方去莲子心,龙胆草,加甘松 10g 疏肝解郁。共 14 剂,煎服同上。

经服药治疗半年余,患者诸证候逐渐向愈,此后法从补益心脾,滋阴养血,调整阴阳入手,方转归脾汤加减配以养心安神之品,历经 1 年余治疗后,思维完全恢复正常,逐渐恢复工作,仍易发怒,但在工厂能自己克制,因家住河南,旅途不便,为坚持服药,仅在有睡眠不好或情绪不稳定时前来复诊,平时间断服用安宫牛黄丸 1 颗,病情基本稳定。

按语:先生通过多年临床实践,认为癫狂多由情志不遂,肝失疏泄,气郁于内,或郁而化火,热邪伤阴,津聚成痰,或肝郁气滞,横逆脾土,脾失健运,痰浊内生,痰火相结,扰神蒙窍发病。此例患者由于郁怒而使肝气郁结,"气有余便是火",肝火引动心火,火旺伤津,津聚成痰,痰火扰乱神明,则见幻听、心烦易怒,不寐等候;阳明(包括手阳明大肠和足阳明胃)津枯燥结,可见肠燥便秘,"盛则泻之,热则疾之",就治法而言,也包括苦寒方药的清泻法,故选用黄连温胆汤和龙胆泻肝丸加减清热泻火化痰,宁心安神。方中:黄连、竹茹、广郁金、胆南星、法半夏清热化痰,陈皮、枳壳理气和胃,甘松、青皮理气解郁,磁石、莲子心、远志、淡竹叶、茯神以重镇养心安神。全方具有清热泻火,凉血解郁,镇静安神的功效,诸药合用,可使痰热得清,心神得宁,故幻听、恐惧等症状随之而解。方中配伍使用大黄因担心会有腹泻之苦,故先用制大黄,但服之毫无泻意,原因有两个因素,一是病为阳证、热证、实证,急需用大黄清之、泻之,药中病所,不伤其正,故无腹泻之虞,近代张锡纯道:"大黄之力虽猛,然有病则病当之,恒有多用不妨者,是以治癫狂其脉实者,可用之二两。"二是所用大黄是与其他药物同煎,未作后下处理,这样它的泻下之力会大大减低。后改用生大黄,效果显现,腑气得通,痰火热结随之消减。

癫狂(精神分裂症)案4

病情摘要

颜某某,男,23岁。因"易怒大骂伴寐差时作2年"就诊。患者家属代诉,近来夜寐差,纳谷如常,精神佳,下午或晚上发火轻些,打骂,情况不稳定,舌红苔黄腻,脉弦滑。乃肝火上延,痰热阻闭,治疗清肝泻火,泄浊开窍。

病案

颜某某,男,23岁。因"易怒大骂伴寐差时作2年"就诊。患者家属代诉,近来夜寐差,纳谷如常,精神佳,下午或晚上发火轻些,打骂,情况不稳定,舌红苔黄腻,脉弦滑。曾在外院精神科诊断:精神分裂症。已2年,现服用利培酮,碳酸锂,效果欠佳。中医诊断:癫狂,肝火上延;西医诊断:精神分裂症。乃恼怒惊恐,悲喜交加,思虑不遂,肝失调达化火;肝旺克脾,而生痰涎,以致痰火郁于胸膈,上蒙清窍。治疗清肝泻火,泄浊开窍。选方龙胆泻肝汤合黄连温胆汤加减。

处方:

龙胆草10g	山栀10g	黄连6g	竹茹10g	枳壳10g
广郁金12g	淡竹叶10g	生大黄^{后下}10g	黄芩10g	陈皮10g
金礞石^{先煎}30g	磁石^{先煎}30g	茯神30g	莲子心10g	石菖蒲12g
炙甘草6g				

28剂,水煎服,日1剂,分早晚二服。

二诊:精神分裂症,近来夜寐可,纳佳,下午发怒较轻,有时发蒙,脸色黄,仍当以原法巩固之。

处方:

龙胆草10g	黄芩10g	山栀12g	黄连6g	竹茹10g
炙远志12g	生麦芽30g	百合30g	甘松10g	金礞石^{先煎}30g
磁石^{先煎}30g	生大黄^{后下}10g	淡竹叶10g	陈皮10g	炙甘草10g

28剂,水煎服,日1剂,分早晚二服。

三诊:精神分裂症,服药2月后症状缓解,未来复诊,近来因劳累,自觉有恐惧感,纳谷如常,夜寐亦佳,舌淡红,苔黄腻,脉弦滑,原法有效仍巩固。

处方：

龙胆草 10g	黄连 5g	竹茹 10g	枳壳 10g	郁金 12g
淡竹叶 10g	炙远志 12g	百合 30g	金礞石[先煎]30g	磁石[先煎]30g
陈皮 10g	绿梅花 10g	香附 10g	炙甘草 6g	

28剂，水煎服，日1剂，分早晚二服。

按语：癫与狂都是精神失常的疾患。癫症是以沉默痴呆、语无伦次、静而多喜为特征；狂症以喧扰不宁、躁妄打骂、动而多怒为特征。《证治准绳·癫狂总论》云："癫者或狂或愚，或歌或笑，或悲或泣，如醉如痴，言语有头无尾，秽洁不知，积年累月不愈。"癫病属阴，但癫病日久，失于治疗，导致痰郁化火，痰火扰心，则发为狂症；狂病属阳，日久实火渐得宣泄，余邪滞留，痰阻经络，迷阻心窍，则转为癫症，二者可相互转化，可癫狂并现。

先生认为：癫狂的病因病理是以阴阳失调、七情内伤、痰气上扰、气血凝滞为主要因素。恼怒惊恐，悲喜交加，思虑不遂，损伤肝肾心脾，肝肾阴虚则水火不济，心火独亢，以致上扰心神。肝旺克脾，脾气不升，运化无权，而生痰涎，以致痰火郁于胸膈，上蒙清窍则神明逆乱。情志郁结化火伤阴，内生痰涎，从而导致机体的阴阳失去相对的平衡。癫狂病与先天秉赋和体质强弱有密切关系，治疗宜镇心涤痰，清肝泻火。

郁病（抑郁症）案5

病案摘要

崔某某，女，54岁，农民，安徽和县人，因"郁郁寡欢伴失眠7年余"求诊。郁郁寡欢，闷闷不乐，悲忧善急，神志恍惚，心烦不宁，急躁易怒，夜寐不安，不易入寝，头昏脑鸣，苔薄黄质红、脉弦滑。证属肝失疏泄，痰热内扰，多因情志失调，肝失疏泄，气机郁结，气郁化火，横逆犯脾，脾失健运，痰湿内生，痰热互结，神明受扰。治拟清化痰热，两调心肝。选用黄连温胆汤加味而收效。

病案

崔某某，女，54岁，因"郁郁寡欢伴失眠7年余"求诊。患者7年前因夫妻闹矛盾开始出现情绪低落，失眠早醒，做事不感兴趣，情绪低落，有无助无望感，易激动，仅在当地医院服用安眠药治疗，一直未正规就诊，2012年9月在南京脑科医院确诊为"抑郁症"，服用抗抑郁药米氮平半年后自行停药。2月后因生活琐事难以处理，失眠乏力诸症又作，重新服药治疗，因患者担心药物副作用、依从性差，导致病情反复，确诊为"复发性抑郁症"，医生嘱其至少需坚持服药2年，患者不愿意接受而来我院求治。

初诊：患者中年女性，表情淡漠，反应迟滞，郁郁寡欢，闷闷不乐，悲忧善急，神志恍惚，心烦不宁，急躁易怒，夜寐不安，不易入寝，头昏脑鸣，苔薄黄质红、脉弦滑。分析病机:患者因长期夫妻感情不和,情志失调,肝失疏泄,气机郁结,气郁化火,横逆犯脾,脾失健运,痰湿内生,痰热互结,神明受扰,则见郁郁寡欢,闷闷不乐,悲忧善急,神志恍惚,急躁易怒,夜寐不安,治疗拟疏肝解郁、清热化痰,方选黄连温胆汤加减。

处方:

黄连 5g	竹茹 10g	枳壳 10g	龙胆草 10g	白蒺藜 30g
黄芩 10g	莲子心 6g	磁石^{先煎}30g	茯苓神^各20g	生麦芽 30g
夜交藤 30g	陈皮 6g	甘草 6g		

共 14 剂,水煎服,日 1 剂,分两次餐后服。

二诊:服中药后心烦寐差好转,唯脑鸣明显,纳谷不佳,口干欲饮,苔薄黄质淡,脉弦滑,原方有效,仍以清热化痰、宁心安神,佐以平潜肝阳,原方加天麻10g、决明子 20g、生山楂 10g、川牛膝 10g。共 14 剂,煎服同上。

三诊:服中药近 1 月后,食欲改善,体重亦有所增加,夜寐明显好转,纳量渐增,但头昏脑鸣依然,苔薄黄,质淡,脉弦滑,天热时心烦躁,仍当清热化痰,两调心肝。原方去山楂,加钩藤10g、僵蚕10g以增熄风潜阳之效。共 14 剂,煎服同上。

调治 3 月余,患者情绪渐趋稳定,自诉人轻松多了,仅服米氮平 1/4 片,无需再服安定类助眠药物,但情绪一直稳定,目前仍在服药中。

按语:肝主疏泄,条达气机,调畅情志。情志活动,分属五脏,为心所主。心主神明,肝主疏泄,功能正常则气机调畅,气血调和,心情舒畅,情志如常,神志清明,灵敏不惑;先生指出:本案患者因情志失调,肝失疏泄,气机郁结,气郁化火,横逆犯脾,脾失健运,痰湿内生,痰热互结,神明受扰,则见郁郁寡欢,闷闷不乐,悲忧善急,神志恍惚,急躁易怒,夜寐不安,乃为痰热内蕴,心肝失调,治疗以清热化痰,两调心肝,选用黄连温胆汤合龙胆泻肝丸加减,方中枳壳、郁金、白芍、生麦芽疏肝解郁;黄连、栀子、龙胆草、淡竹叶清热除烦,竹茹清热化痰;远志、莲子心、百合、茯神宁心安神;磁石重镇安神;陈皮、茯苓理气利湿,使气机调达,情志舒畅,心神平安。纵观全方,诸药合用,共奏疏肝解郁、清心化痰之功效。先生指出郁证一般病程较长,在实证的治疗中,用药不宜峻猛,应注意理气而不耗气,清热而不败胃,祛痰而不伤正。在虚证治疗中,应注意补益心脾而不过燥,滋养肝肾而不过腻。

十、痫证

痫证(癫痫)案 1

病案摘要

段某某,男,20 岁,学生。因"四肢阵发性抽搐 10 余年"就诊。患者 10 年前突然出现肢体抽搐,伴有意识丧失,持续约 5 分钟自行缓解,近来发作频繁,一日发作数次，心烦躁动。西医诊断：癫痫。舌红，苔黄，脉弦数。证属痰热内扰，蒙蔽心窍，治以清热化痰，醒神开窍。

病案

段某某，男，20岁。因"四肢阵发性抽搐10余年"就诊。患者10年前无明显诱因突然出现肢体抽搐，伴有意识丧失，口吐白沫，两目上视，持续约5分钟自行缓解，近来发作频繁，几乎每日均发，有时一日发作数次，心烦躁动，言语较多，记忆力差。西医诊断：癫痫。刻下：患者神志清，精神尚可，无肢体抽搐，舌红苔黄，脉弦数。证属痰热内扰，蒙蔽心窍，治以清热化痰，醒神开窍，选用黄连温胆汤加减。

处方：

黄连 3g	竹茹 10g	化橘红 10g	法半夏 12g	广郁金 10g
石菖蒲 12g	酒大黄 9g	青礞石^{先煎}20g	白蒺藜 15g	陈胆星 9g
珍珠母^{先煎}30g	蜈蚣 2条			

14剂，水煎服，日1剂，分早晚二服。

二诊：服上方14剂，发作性肢体抽搐较前明显减少，两周来，发作4次，烦躁多动略减，苔已不黄，仍口干苦，脉弦。上方去竹茹，加黄芩12g、地龙10g、大黄减为6g，再进14剂。

三诊：近半月仅两次轻微发作，口干口苦，烦躁多语等均减，舌淡红，苔薄白，脉弦，原方去黄芩，加当归10g，继服14剂。此后以本方，加减治疗近1年，病人痫病得以控制，基本不再发作。原法有效，继服1年。

按语：癫痫即俗称的"羊角风"或"羊癫风"，是大脑神经元突发性异常放电，导致短暂的大脑功能障碍的一种慢性疾病。病因复杂多样，包括遗传因素、脑部疾病、全身或系统性疾病等。发病机制非常复杂。中枢神经系统兴奋与抑制间的不平衡导致癫痫发作，其主要与离子通道神经递质及神经胶质细胞的改变有关。治疗包括药物治疗、手术治疗、神经调控治疗等，中医药在治疗本病方面独具特色。

患者癫痫病史10余年，现患者舌红苔黄，脉弦数，辨证当属痰气互结化热，痰热上扰心神，发为癫痫，故治疗当拟清热化痰，理气和胃，重镇安神，选用黄连温胆汤加味，方中黄连、竹茹、广郁金、法半夏清热化痰，陈皮、枳壳理气和胃，生麦芽疏肝理气，金礞石、莲子心、远志、茯神以重镇养心安神。

黄连温胆汤是温胆汤为基础加黄连逐渐演变发展而来，我们在多年的临床实践中，用于治疗梅尼埃综合征、更年期综合征、精神分裂症、神经官能症、多发性腔隙性脑梗死、癫痫等多种疾病，取得了较好的临床疗效，先生认为"治痫须治痰为先，酌配醒神开窍、重镇熄风之法，兼以活血通络。"在治疗上，宜分清标本虚实；一般在发作期应以豁痰熄风、开窍定痫为法，该患者痰气搏结，乱于神明,痰郁气滞,化火,故化痰为要,清热佐之,顽痰、老痰故用金礞石。

先生指出:癫痫实属临床疑难杂症,治疗棘手,病程较长,给患者及家庭带来严重的心理负担。如若患者经过正规的抗癫痫药物治疗,约 70% 患者其发作是可以得到控制的,其中 50%~60% 的患者经 2~5 年的治疗是可以痊愈的,患者可以和正常人一样地工作和生活。患者辨证大多为痰热蒙窍,治拟清热化痰开窍,方选黄连温胆汤加减。

痫证(癫痫)案 2

病案摘要

史某,男,22 岁,大学学生,江苏南京人。因"反复抽搐 4 年余"入院,患者 4 年前无明显诱因下发作癫痫,西医诊断为原发性癫痫,在其他医院就诊后服用丙戊酸钠及中成药后效不显。舌红苔黄,脉弦滑数,证属肝胆火热为患,热盛动风,火盛炼痰,火、风、痰三者随肝气俱升,直犯高巅,发为癫痫。治疗以清泻肝火为主,兼以熄风化痰。

病案

史某,男,22 岁,因"反复抽搐 4 年余"入院,患者 4 年前无明显诱因下发作癫痫,每次均呈典型全身性强直阵挛性发作,持续 5~ 15min。初则 1 年数发,渐致 1 月数发。发作时人事不知,手足抽搐,头痛目赤,喉中痰鸣,移时苏醒。曾在某大医院诊为"原发性癫痫"。服用苯妥英钠、丙戊酸钠等药,未能控制病情,遂求中医诊治。2004 年 6 月 10 日初诊:舌红苔黄,脉弦滑数。脑电图检查示:广泛轻度异常,各联 θ 波增多。

初诊:患者青年男性,症见发作性手足抽搐,头痛目赤,喉中痰鸣,移时苏醒。舌红苔黄,脉弦滑数。分析其病机,属肝脏火热为患,热盛动风,火盛炼痰,风助火势,火借风威,痰随风动,则火、风、痰三者随肝气俱升,直犯高巅,发为癫痫。而肝主筋,开窍于目,肝经上达巅顶,又和精神活动有关,故见发作性手足抽搐,头痛目赤,喉中痰鸣等症。脉弦主肝病,滑数为痰热,舌红苔黄,脉弦滑数,均为肝脏火热生风挟痰之象。治法当以熄风定痫,化痰泄浊,选用定痫汤加减。

处方:

天竺黄 10g	陈胆星 10g	栀子 10g	龙胆草 10g	僵蚕 10g
全蝎 10g	丹皮 10g	白芍 30g	钩藤 10g	生石决明^{先煎}30g
竹茹 12g	甘草 6g			

5 剂,水煎服,日 1 剂,分早晚二服。

二诊:其后宗原方去龙胆草、栀子,加石菖蒲 10g、金礞石^{先煎}30g 调治。共服药 3 个月,2004 年 9 月 11 日复诊,癫痫近月来未再发作,复查脑电图示:脑电图未见异常。

按语:先生认为:本案证属肝脏火热为患,热盛动风,火盛炼痰,风助火势,火借风威,痰随风动,则火、风、痰三者随肝气俱升,直犯高巅,发为癫痫。故并见有头痛目赤,喉中痰鸣,舌红苔黄,脉弦滑数等症。因本案肝火上炎为主要矛盾,故治疗以清泻肝火为主,兼以熄风化痰为主。方以钩藤辛寒轻清之品,熄风定痫,正如叶天士所说:"辛寒清上,头目可清",龙胆草清泻肝火并化痰浊,栀子发散火之郁,丹皮凉血行血,诸药皆苦寒,可直折上炎之势,用生石决明在于潜阳熄风,佐以白芍凉血养阴护肝,意在安未受邪之地,陈胆星、天竺黄、竹茹化痰和胃,甘草益脾胃和诸药。全方辛散,苦折、酸泻、甘缓并用,切合《内经》"肝苦急,急食甘以缓之","肝欲散,急食辛以散之,用肝补之,酸泻之"之宗旨。后因肝火得平,原方去僵蚕10g、全蝎10g搜风剔络止痉,治疗3个月,癫痫未发作。

十一、颤证

颤证(帕金森病)案1

病案摘要

何某,男性,73岁,2010年11月26日初诊。前有糖尿病史20余年,腔隙性脑梗死6年,2009年5月10日,患者出现四肢不自主震颤,舌体及口唇不时抖动,头摇耳鸣,行走不稳。在常州某医院诊治神经内科专家确诊为脑萎缩,脑动脉硬化,帕金森病,给予服西药盐酸金刚烷胺、美多巴、氧哌啶醇等治疗。服药一年多病情未见明显稳定或好转,近3个月,肢体震颤抖动加重,行走时向前冲,经常跌倒,求诊于先生。首先用养阴熄风,化瘀通络,后用平肝熄风,化痰通瘀,再用滋养肝肾,调补气血,化痰通瘀,结合针灸,前后治疗1年6个月时间,肢体震颤基本控制,摇头弄舌稳定,行走尚稳,病情基本稳定。

病案

患者何某,男性,73岁,2010年11月26日就诊。20余年前患有糖尿病,先服用西药拜糖平,格华止等药后血糖控制不好,后改用胰岛素注射,血糖尚平稳。6年前因头晕跌倒,经查头颅CT,提示:为腔隙性脑梗死,血压165/100mmHg。于2009年5月10日患者出现四肢不自主震颤,舌体及口唇不自主抖动,头不自主摇动。耳鸣头晕,行走不稳。在常州某医院神经内科诊治,专家给予检查后确诊脑萎缩,脑动脉硬化,帕金森病,并给予西药盐酸金刚烷胺、美多巴、氧哌啶醇等治疗,服药一年多,病情未见稳定或好转。近3个月来,四肢,特别是上肢震颤抖动加重,行走时向前冲,经常跌倒,于2010年11月26日求诊于先生。

初诊:头部不自主摇动,两上肢震颤明显,舌体及口唇不自主抖动,手不能持物,吃饭时别人喂,语言不清,头晕乏力,耳鸣耳聋,口干少饮,夜尿频多 3-5 次,大便干结 3-4 日 1 次,行走不稳向前冲,不时跌倒,舌红有裂纹,苔薄白,脉细弦滑。证属肝肾阴虚,虚风内动,瘀阻脑络,窍机不利,脉络不和。治拟养阴熄风,通瘀和络,佐以通腑,方选杞菊地黄汤合桃核承气汤。

处方:

枸杞子 15g	菊花 10g	生熟地^各20g	山萸肉 10g	丹皮 10g
泽兰泻^各10g	桃红^各30g	水蛭 10g	制大黄 10g	枳实 10g
川牛膝 10g	全瓜蒌 30g	络石藤 30g	忍冬藤 30g	鸡血藤 30g
陈皮 6g				

14 剂,水煎服,日 1 剂,分早晚二服。

二诊:服药两周,大便得通,两日一次,小便减少,夜间共两次,上肢震颤舌体及口唇抖动,未见好转,行走依然不稳,苔薄白舌红有裂纹,脉细滑,当以养阴熄风,通瘀和络法。

处方:

枸杞子 15g	菊花 10g	生熟地^各20g	山萸肉 10g	丹皮 10g
当归 10g	水蛭 10g	泽兰泻^各10g	络石藤 30g	葛根 10g
僵蚕 10g	全蝎 10g	地龙 6g	川牛膝 10g	陈皮 6g

水煎服,日 1 剂,分早晚二服。

三诊:前方服 3 个月,上肢震颤,舌体及口唇抖动缓解,头不自主摇好转,行走不稳及向前冲亦有缓和,言语较前清楚,纳谷佳,夜能安寐,苔薄白,质红有裂纹,舌脉瘀紫,脉细滑,转以调补肝肾,熄风和络,化痰通瘀法,拟杞菊地黄丸合天麻钩藤饮加减,处方:

枸杞子 15g	菊花 10g	生熟地^各30g	山萸肉 10g	天麻 15g
钩藤 30g	淮山药 30g	水蛭 10g	陈胆星 10g	天竺黄 10g
川牛膝 10g	络石藤 30g	僵蚕 10g	全蝎 10g	地龙 6g
白芍 10g				

水煎服,日 1 剂,分早晚二服。

四诊:前方调补肝肾,熄风和络,化痰通瘀剂续服 6 个月,诸症状明显减轻,手能持物,能自己拿筷子吃饭,言语清楚,步履蹒跚,但不跌倒,精神较好,纳谷佳,唯有时四肢麻木,苔薄白,舌淡边有齿痕,面色少华,脉弦细,此乃肝肾两亏,气血不足,痰瘀阻络,拟调补肝肾兼补气血,化痰通瘀佐之。

处方:

熟地^各30g	山萸肉 10g	枸杞子 15g	丹皮 10g	当归 10g
川芎 10g	赤白芍^各30g	党参 20g	炙黄芪 30g	炒白术 10g
刺五加 30g	法半夏 10g	茯苓 30g	水蛭 10g	僵蚕 10g

全蝎 10g   地龙 6g   陈皮 6g   甘草 6g

水煎服,日 1 剂,分早晚二服。

五诊:2011 年 12 月 6 日前方续 5 个月又 10 天,诸证基本稳定,肢体震颤控制,口唇舌体稳定,言语较前清楚,步履尚稳,精神较佳,为稳定和巩固疗效在前方的基础上加何首乌 30g、益智仁 10g、桑椹子 30g、绞股蓝 30g、络石藤 30g、鸡血藤 30g、黄精 30g、天麻 15g、钩藤 30g 制成丸剂,每日服 5g,日服两次,服 6 个月,病情稳定。

按语:帕金森病属中医"震掉"或"颤证"范畴。此病老年发病较多,老年人一般多为阴血不足,肝肾精血已亏,筋骨,肌肉失荣,或痰瘀壅阻经脉,均可导致震颤不止。先生认为本病病理机制为本虚标实证,本虚为肝肾两亏,气血不足,标实为痰瘀阻络,阻窍。筋脉肌肉失养。病位主要是肝肾及脑脉,与脾胃有关,本病属于中医疑难杂病之一。

本例患者前有糖尿病史、脑萎缩、腔隙性脑梗死、脑动脉硬化,高血压等病,病情复杂。先生认为,其基本病理属"阴虚精亏",在阴虚的基础上导致火旺,灼津化痰,痰凝、气滞、血瘀,故可见"痰瘀互结"、"瘀血阻络"之病理。治疗上,先生认为本病应标本同治,既要补肝肾之阴,又要化痰通瘀,才能抓住病机关键,否则一味调补,一味化痰通瘀,难奏奇效。根据本病各阶段辨证,先生按病情初用杞菊地黄汤合桃仁承气汤养阴而通腑,泻其脏腑郁热,保护阴津,大便一通,转从养阴熄风,通瘀和络,后又以养阴熄风,化痰通瘀,诸证改善,尽收其效。根据病情变化,其本不仅肝肾亏虚,又见气血不足,其标痰瘀未全化,故治疗上改为调补肝肾,气血双调,再兼化痰通瘀,并为巩固疗效改为丸剂常服,说明先生辨证的灵活性,用药的可变性。先生在熄内风中,使用虫类药,僵蚕、全蝎、地龙,既能舒筋和络,又能搜络中之风,相得益彰,实为经验之处。

颤证(帕金森病)案 2

病案摘要

蒋某某,女,59 岁,退休干部,江苏南京人,因"双上肢不自主抖动 1 年余"求诊。两上肢不自主抖动,四肢作强无力,行走缓慢不稳,跨步艰难,神疲乏力,盗汗自汗,纳谷如常,夜寐不安,大便 2-3 日一行,苔薄白,质淡红有裂纹,脉细弦。证属肝肾两亏。年过四十,阴气自半,肝肾亏虚,筋脉失于濡养,则肢体作强无力;水不涵木,虚风内动,故见肢体抖动不已,阴虚火旺,迫津外泄,心神受扰而见汗出不寐。治当补益肝肾、滋阴清热、熄风舒筋和络,且分期调治,方能收得全效。

病案

蒋某某,女,59 岁,因"双上肢不自主抖动 1 年余"求诊。患者自 2011 年

9月开始出现手足不自主抖动,四肢无力,渐加重伴耳鸣,行走易跌倒,跌倒后不能自行站起,起初未予重视;2012年8月就诊于南京脑科医院,已确诊为"帕金森综合征",予美多巴替代治疗,从起始量1/4片每日3次,逐渐服至1片每日3次,并合并使用森福罗1/2片,每日3次,逐渐服至1片每日3次,但2年中症状仍不断进展;2012年11月9日慕名前来就诊。

初诊:患者老年女性,形体偏丰,双上肢不自主抖动,四肢作强无力,行走缓慢不稳,跨步艰难,神疲乏力,心悸盗汗,夜寐欠安,纳食如常,大便秘结,苔薄白,舌淡红有裂纹,脉细弦。分析其病机,患者年过四十,阴气自半,肝肾亏虚,筋脉失于濡养,则肢体作强无力;水不涵木,虚风内动,故见肢体抖动不已,阴虚火旺,迫津外泄,心神受扰而见汗出不寐,证属肝肾内亏,阴虚火旺,迫津外泄。

本病治当遵循"急则治其标,缓则治其本"的原则,先拟养阴清热,调和营卫;方选当归六黄汤和收涩敛汗之品。

处方:

当归 12g	生熟地^各20g	黄连 4g	黄芩 10g	黄柏 10g
炙黄芪 30g	龙牡^各30g	桂枝 10g	瘪桃干 30g	白芍 20g
浮小麦 30g	五味子 10g	制大黄 10g	炙甘草 6g	

14剂,水煎服,日1剂,分两次餐后服。

二诊:前投养阴清热,固表卫外剂,出汗明显减少,夜寐稍安,肢体乏力好转,大便通畅,纳谷尚可,口干欲饮,手抖肢僵依旧,原方去桂枝,制大黄减量,加钩藤30g、天麻15g、僵蚕10g以养阴清热为主,增熄风和络之效。共14剂,煎服同上。

三诊:前服养阴熄风和络剂,患者出汗已止,两上肢颤抖减轻,作强无力,行走不稳较前好转,夜寐欠安,纳便如常。转从调补肝肾入手,方选六味地黄汤加用舒筋和络之品。

处方:

生熟地^各20g	山萸肉 12g	淮山药 30g	丹皮 12g	枸杞子 20g
络石藤 30g	水蛭 10g	炙鳖甲 10g	当归 10g	炙地龙 10g
煅龙牡^{先煎各}30g	鸡血藤 30g	炙甘草 6g		

14剂,煎服同上。

患者服上方半月,因担心西药不良反应,自行减量,然手抖肢僵诸症未在加重且日渐减轻,患者信心大增,情绪睡眠状况随之改善,调整服药半年余,至2012年5月31日复诊时,自诉病情稳定,手抖控制,四肢活动灵活多了,唯夜寐梦多,现仍在服药巩固随访。

按语:该患者来诊时一派肝肾阴虚、虚风内动,阴虚火旺,迫津外泄之征象,故先拟滋阴清热,调和营卫之剂当归六黄汤和桂甘龙牡汤加味;继则投补益肝肾、熄风和络之品,选用六味地黄丸化裁,方中熟地滋肾填精,为主药;辅以山药补脾固精,山萸肉养肝涩精,称为三补。丹皮清泄肝火,并制山萸肉之温,共为经使药,当归、水蛭、地龙活血化瘀,生地黄、枸杞子、炙鳖甲滋补肝肾,陈皮理气和胃,防治滋补过剩,络石藤、鸡血藤活血通络,煅龙牡、珍珠母重镇安神,诸药合用,补中有泻,寓泻于补,相辅相成,补大于泻,共奏补肝肾、熄风和络之效。先生临床诊治颤证,既强调调补肝肾,更注重活血化瘀,熄风通络,药物选择上善以龟板配水蛭,白芍伍干地龙。龟板不仅能滋肝肾之阴,亦能化积祛瘀,与水蛭相伍而奏"血行风自灭"之功。

颤证(帕金森病)案 3

病案摘要

王某某,女,45 岁,工人。因"四肢不自主震颤 1 年"就诊。患者 1 年前出现右上肢震颤,动作缓慢,行走不稳,西医诊断:帕金森病。质淡,苔薄白,脉细弦,证属肝肾阴亏,精血俱耗,致水不涵木,肝阳偏亢,风从阳化,治拟养阴息风和络。

病案

王某某,女,45 岁。因"四肢不自主震颤 1 年"就诊。患者 1 年前无明显诱因下出现动作缓慢,右上肢震颤,行走不稳,西医诊断:帕金森病。现患者四肢颤抖,纳寐佳,苔薄白,质淡,脉细弦,证属肝肾阴亏,精血俱耗,致水不涵木,肝阳偏亢,风从阳化,治拟养阴息风和络,选用六味地黄汤加减。

处方:

生熟地各30g	山萸肉 12g	枸杞子 15g	地鳖虫 12g	丹参 30g
何首乌 15g	地龙 15g	玄参 20g	鳖甲 12g	络石藤 30g
忍冬藤 30g	全蝎 6g	僵蚕 12g	地龙 10g	陈皮 10g
甘草 6g				

30 剂,水煎服,日 1 剂,分早晚二服。

二诊:服药后右上肢震颤依然,活动不利,证属肝肾内亏、虚风内动,治拟息风和络,两调肝肾。

处方:

生熟地各30g	山萸肉 12g	制鳖甲 10g	龟板 10g	鹿角霜 10g
络石藤 30g	玄参 20g	鸡血藤 30g	地龙 10g	地鳖虫 12g
全蝎 10g	僵蚕 12g	炙甘草 6g		

30 剂,水煎服,日 1 剂,分早晚二服。

三诊:颈项部不适,右上肢抖动明显,行走缓慢尚可,夜寐佳,纳谷尚可,乏力,苔薄白质淡,脉细弦,治拟调补肝肾气血。

处方:

熟地黄 20g	山萸肉 12g	玄参 15g	枸杞子 20g	党参 20g
炙黄芪 30g	淮山药 30g	白术 12g	鹿角霜 12g	仙灵脾 12g
阿胶^{烊化} 15g	当归 12g	丹参 30g	陈皮 10g	炙甘草 6g

阿胶烊化15g　当归12g　丹参30g　陈皮10g　炙甘草6g

再服 60 剂,水煎服,日 1 剂,分早晚二服。原法有效,继服巩固,随访,病情稳定。

按语:帕金森病总属本虚标实,本虚在于肝肾阴虚,标实在于肝风内动,内外风相互搏结,发为本病。辨证加用虫类药,以息风止痉,缓解症状,疗效显著,另虫类药尚可活血化瘀,理法方药,一一贯通,屡见奇效。

帕金森病多在 60 岁以后发病。主要表现为患者动作缓慢,手脚或身体其他部分的震颤,身体失去柔软性,变得僵硬。震颤往往是发病最早期的表现,通常从某一侧上肢远端开始,以拇指、食指及中指为主,表现为手指像在搓丸子或数钞票一样的运动。然后逐渐扩展到同侧下肢和对侧肢体,晚期可波及下颌、唇、舌和头部。在发病早期,患者并不太在意震颤,往往是手指或肢体处于某一特殊体位的时候出现,当变换一下姿势时消失。中医治疗在本病独具特色,重在补益肝肾或平肝熄风止痉。

先生指出:帕金森病多为肝肾阴虚,阴虚风动,多选用六味地黄丸加减补益肝肾之阴,药选生熟地、山萸肉、淮山药之品,玄参滋阴清热;肝肾不足,肝脉失养,故见筋脉抽搐,加用络石藤,忍冬藤,鸡血藤等以活血通络。痰不仅是病理产物,同时也是致颤因素,故除痰通络也是治颤的重要方法之一。滋阴熄风药宜选用生熟地、枸杞、山萸内、制首乌等。地黄是滋阴主药,重用至20~30g以上有良效。养血通络药宜选用当归、赤白芍、鸡血藤、川芎、桃仁、丹参、全蝎等,白芍是养血濡筋、缓急止颤之良药,亦需重用30g以上。当归与鸡血藤能补血、和血、活血,也是养血治颤的佳药。血瘀多加全蝎、地龙以通络。熄风解痉药常选用钩藤、白蒺藜、天麻、菊花、葛根、僵蚕等。

颤证(帕金森病)案 4

病情摘要

蒋某某,女,62 岁,因"双侧上肢静止性震颤时作 2 年"而就诊。手足颤抖难以控制,行动迟缓,行走欠稳,面部呆滞,纳谷如常,夜寐亦佳,舌红,苔薄质干,脉弦细,乃肝肾两亏,虚风内扰,治以调补肝肾,养阴益气,破瘀和络。方选:左归丸加减。

病案

蒋某某,女,62 岁,因"双侧上肢静止性震颤时作 2 年",伴行动迟缓,行走欠稳,面部呆滞,纳谷如常,夜寐亦佳,查体:神清,双侧上肢静止性震颤,肌张力增高。头颅 MRA 示:轻度脑萎缩。舌红,苔薄质干,脉弦细。

初诊:肾虚则精不上承而脑髓空虚、脑窍失养致脑失其用,则行走不稳;由虚生颤,因瘀致僵,因虚生瘀,由瘀致虚,因虚引动肝风致颤,由瘀血阻滞脉络成僵。颤则是因筋骨约束不住而动,僵则是因关节失其滑利为拘,肌张力增高;痰瘀阻于头面经络,气血不能上荣而见面部肌肉拘急,舌红,苔薄,脉弦细,乃肝肾亏虚之症。治以调补肝肾,养阴益气,破瘀和络为法。方选:左归丸加减。

处方:

生地熟^各30g	山萸肉 12g	玄参 15g	丹皮 12g	枸杞子 15g
炙鳖甲 10g	制首乌 30g	白蒺藜 30g	水蛭 10g	白芍 20g
络石藤 30g	炙黄芪 20g	刺五加 30g	陈皮 6g	炙甘草 6g

30 剂,水煎服,日 1 剂,分早晚二服。

二诊:药后手足颤抖、面部肌肉拘急、行动迟缓等基本稳定,唯感胸闷不舒,纳谷如常,夜寐亦佳,苔薄白质淡,脉弦滑,气机不畅,肝肾不足,拟理气宽胸,调养肝肾。

处方:

生地熟^各30g	制香附 12g	广郁金 12g	绿梅花 10g	枳壳 10g
陈皮 6g	广木香 10g	山萸肉 12g	玄参 15g	绞股蓝 30g
刺五加 30g	炙黄精 30g	丹皮 12g	炙甘草 6g	

30 剂,水煎服,日 1 剂,分早晚二服。

三诊:药后帕金森氏症状基本稳定,胸闷不舒渐消,纳谷如常,夜寐亦佳,苔薄白质淡,脉弦滑,气机渐畅,肝肾不足,拟调养肝肾为法。

处方:

枸杞子 15g	炙鳖甲 10g	制首乌 30g	潼白蒺藜^各30g	水蛭 10g
白芍 20g	络石藤 30g	炙黄芪 20g	绞股蓝 30g	刺五加 30g
陈皮 6g	炙甘草 6g			

60 剂,水煎服,日 1 剂,分早晚二服。

按语:先生指出:帕金森病多发于中老年,每由年老体衰,摄生不慎,肝肾阴亏,精血俱耗,致水不涵木,肝阳偏亢,风从阳化,或气血两虚,因虚而瘀,血行瘀阻,筋脉失养而发病。患病日久,迁延不愈,可因阴损及阳而阴阳两虚,肝气横逆乘脾,脾气亏虚,脾失健运则水谷精微失于转输,水湿内蕴,聚湿成痰,痰阻经络,血行不畅,血滞成瘀,痰瘀互阻,筋脉失养,可见肢体震颤拘急。痰瘀阻于头面经络,气血不能上荣而见面部肌肉拘急;肝风夹痰横窜经络可见肢体震颤抖动。病变脏腑以肝、肾、脾为重点。滋养肝肾、熄风和络,选用六味地黄丸加减,方中熟地滋肾填精,为主药;辅以山药补脾固精,山萸肉养肝涩精,称为三补。丹皮清泄肝火,并制山萸肉之温,共为经使药,生地黄、当归、水蛭、地龙活血化瘀,枸杞子、炙鳖甲滋补肝肾,陈皮理气和胃,防治滋补过剩,络石藤、鸡血藤活血通络,煅龙牡、珍珠母重镇安神,诸药合用,补中有泻,寓泻于补,相辅相成,补大于泻,共奏滋补肝肾、熄风和络之效。

十二、痿证

痿证(多发性硬化)案1

病案摘要

杨某某,男,41岁,农民,江苏句容人。因"双下肢无力进行性加重5年"门诊就诊,西医诊断为多发性硬化。5年前受凉后,出现双下肢无力,行走不稳,曾经在多家医院住院治疗,检查头颅MRI等,确诊为"多发性硬化"。在外院多次服西药糖皮质激素及中成药,未获得明显疗效,就诊时,患者全身无力,双下肢为甚,无头昏头痛,无口干口苦,畏寒喜食热饮,小便清长,大便微溏,口唇紫,舌淡红,苔薄白,脉细滑。方用张仲景选《金匮要略》卷下之金匮肾气丸加减,治疗6月余,症状明显减轻。

病案

杨某某,男,41岁。因"双下肢无力进行性加重5年"门诊就诊。5年前受凉后,出现双下肢无力,行走不稳,曾经在住院治疗,专科检查:双下肢肌力5-级,双侧掌颌反射(+),双上肢肱二头肌腱反射(+++),双下肢膝腱反射(+++),双侧Hoffmann征(+)、双侧Babinski征(+)。头颅、颈椎MR:双侧半卵圆中心、双侧脑室体旁白质内点、片状斑块状致密影,矢状位示病灶与侧脑室旁垂直,胼胝体内见长T2信号,注入造影剂后病灶未见明显强化征象,符合多化性硬化影像表现。颈、胸髓内见条状长T2信号,注入造影剂后,髓内异常信号部分强化,符合多发性硬化影像表现,确诊为"多发性硬化"。在外院多次服西药糖皮质激素及中成药,未获得明显疗效,今日特来院寻求中医治疗。西医诊断:多发性硬化。

初诊:患者青年男性,证见全身无力,双下肢为甚,无头昏头痛,无口干口苦,畏寒喜食热饮,小便清长,大便微溏,口唇紫,舌淡红,苔薄白,脉细滑。分析其病机,证属脾肾阳虚,治以温补肾阳、健脾和胃为主,选用金匮肾气丸加减。

处方:

制附子6g	肉桂3g$^{(后下)}$	熟地20g	山萸肉12g	淮山药30g
茯苓20g	炒白术12g	鹿角霜10g	龟板12g	党参30g
黄芪30g	砂仁3g$^{(后下)}$	甘草6g		

30剂,水煎服,日1剂,分早晚二服。

二诊：患者药后感觉较前有力，双下肢无力减轻，畏寒喜食热饮，小便正常，大便正常，舌淡红，苔薄白，脉细滑。原方不变，又服 30 剂。

三诊：患者药后双下肢行走较前有力，畏寒减轻，喜食热饮，小便正常，大便正常，舌淡红，苔薄白，脉细滑。原方巩固善后，又服 4 个月，数月随访，症状明显减轻。

按语：多发性硬化以感觉异常、肢体无力及视力减退为最常见的首发症状，本病主要累及肾、脑，并与肝、脾有关，病因主要是外感风寒湿热、痰瘀阻络、劳伤过度、先天禀赋不足、久病失养等。在病机的甄别方面，最重要的是辨"阴虚"与"阳虚"、"湿热"与"痰热"。

先生认为本病以肢体无力和感觉异常更是常见，故中医辨证以痿证概之似为恰当。病在"脑与髓"，以痿证统之较为客观，肌肉关节疼痛为痹证的主要症状，非本病的主要特点，故本病不属于痹证。疾病的早期大多数是因为"肺热叶焦"、"五脏气热"而水亏致痿，呈现出肝肾阴虚之证。盖邪阻于脑或脊髓，脑为诸阳之会，脊髓与督脉关系密切，后者为阳脉之海，所以在脑或脊髓病变时，常常导致阳气运行不畅，郁而化热，热盛为毒，热毒伤阴。此外，早期使用激素治疗，也耗伤肾水致肝肾阴虚。随着病程的延长，在多次的缓解复发过程中，患者长期离不开激素，激素的副作用由早期的损伤肝肾之阴，到后期又转而损及肝肾之阳，结果出现阴阳两虚。所以本病早期是阴虚为主，长期不愈，转阳虚。该患者病程长达 5 年，曾经应用糖皮质激素治疗，主要表现为脾胃阳虚证，故治疗以健脾温阳补肾为主，拟金匮肾气丸加减，方中制附子、肉桂、鹿角霜温补肾阳，党参、黄芪、熟地、山萸肉、淮山药、龟板、茯苓、炒白术益气健脾补肾，砂仁健脾和胃，甘草调和诸药，正如张景岳所言"善补阳者，必于阴中求阳，则阳得阴助而生化无穷"，对于肾阳亏虚所致之疾患极为适宜。

痿证（多发性硬化）案 2

病案摘要

石某某，女，54 岁，退休。因双下肢乏力 1 周就诊。1 周前，患者出现双下肢抽搐，伴麻木不舒，行走不利，胸椎 MRI 示 T3~4 脊髓内偏右异常信号。西医诊断：多发性硬化。苔薄白，质淡，脉弦细，证属肝肾内亏，虚风入络，脉络不和，治拟调补肝肾，熄风和络。

病案

石某某，女，54 岁。因"双下肢乏力 1 周"就诊。患者 1 周前无明显诱因出现双下肢抽搐伴麻木不舒，行走不便，西医诊断：多发性硬化。现患者双下肢乏力，纳谷如常，夜寐易醒，既往查胸椎 MRI 示：T3~4 脊髓内偏右异常信号。苔薄白质淡，脉弦细，证属肝肾内亏，虚风入络，脉络不和，治拟调补肝肾，熄风和络,选用六味地黄汤加减。

处方:

熟地黄 20g	山萸肉 12g	枸杞子 15g	杜仲 12g	川断 12g
木防己 30g	桂枝 10g	赤白芍^各20g	全蝎 10g	僵蚕 12g
忍冬藤 30g	络石藤 30g	当归 12g	丹参 30g	地龙 10g
炙黄芪 30g	炙甘草 6g			

14 剂,水煎服,日 1 剂,分早晚二服。

二诊:药后患者右下肢尚有力,唯夜间两小腿抽搐,麻木,行走不便,纳寐佳,苔薄舌淡红,脉弦细,仍治拟调补肝肾,舒筋和络。

处方:

熟地黄 15g	淮山药 20g	杜仲 12g	桑寄生 12g	白术 12g
当归 12g	木瓜 30g	鸡血藤 30g	赤白芍^各15g	地龙 10g
地鳖虫 10g	青陈皮^各10g	紫河车 15g	砂仁^{后下}3g	炙甘草 6g

28 剂,水煎服,日 1 剂,分早晚二服。

三诊:服药 28 剂,下肢抽搐减轻,左下肢麻木向下转移,作强有力,纳谷不香,夜寐不佳,仍治以调补肝肾,补气养血活络。

处方:

熟地黄 15g	山萸肉 12g	当归 12g	白芍 15g	白术 12g
党参 30g	炙黄芪 30g	淮山药 30g	青陈皮^各10g	木瓜 30g
鸡血藤 30g	忍冬藤 30g	炙甘草 6g		

30 剂,水煎服,日 1 剂,分早晚二服。

四诊:下肢抽搐减轻,麻木好转,作强有力,大便溏薄,治以调补肝肾,益气和络。

处方:

生熟地^各15g	山萸肉 12g	淮山药 30g	枸杞子 15g	杜仲 12g
川断 12g	木瓜 30g	络石藤 30g	党参 30g	白术 12g
生黄芪 30g	炙甘草 6g			

水煎服,日 1 剂,分早晚二服。原法有效,继服 5 个月,随访半年,病情稳定。

按语:多发性硬化症属于自身免疫性疾病,其特征是中枢神经系统功能障碍的症状和体征的多样化,配合反复的缓解与复发。最常见的发病症状为感觉异常,出现在一个或几个肢体,躯干或一侧的面部;腿或手的无力或笨拙;或视觉障碍。

先生指出:多发性硬化症实属临床疑难杂症,治疗棘手,病程较长,极易复发,给治疗带来了困难。辨证属肝肾内亏,虚风入络,脉络不和,治拟调补肝肾,息风和络。方选六味地黄丸加减。本病初从湿热论治,后以补益肝肾通络论治,逐渐奏效。对于自身免疫性疾病,大多考虑为先天不足,后天失养,脾肾不足为基本病机,故以补益脾肾之法为基本大法。

痿证(视神经脊髓炎)案3

病案摘要

冯某某,女,45岁,工人。因"视物模糊半年"就诊。半年前,患者出现视物重影,当地医院诊断"视神经脊髓炎"。患者视物模糊,双下肢乏力,苔薄黄腻,质淡红。证属湿热蕴结,经脉不利,治以清热利湿,舒经活络,方用四妙丸加减,湿热化后,从本治疗,应用养阴明目,选用明目地黄丸收效。

病案

冯某某,女,45岁。因"视物模糊半年"就诊。患者于半年前无明显诱因出现视物重影,当地医院诊断"视神经脊髓炎"。目前患者视物模糊,手麻,有时颤抖,有时皮肤发痒,头痛如针刺,口干饮少,苔薄黄腻,质淡红。证属湿热蕴结,经脉不利治以清热利湿,舒经活络,方用四妙丸加味。

处方:

苍术 10g	黄柏 12g	川牛膝 20g	生薏仁 30g	虎杖 30g
全蝎 10g	僵蚕 12g	徐长卿 30g	赤白芍^各15g	土茯苓 30g
木瓜 30g	陈皮 10g	甘草 6g		

14剂,水煎服,日1剂,分早晚二服。

二诊:药后视物模糊稍减,皮肤依然瘙痒,伴刺痛,四肢麻木,大便9日未行,今晨下车时小腿抽筋伴小便失禁,纳谷不香。证属湿热不化,风邪郁于肌肤,治拟祛风通便,清化湿热。

处方:

黄柏 12g	山栀 10g	虎杖 30g	生薏仁 30g	当归 12g
赤芍 12g	丹皮 12g	土茯苓 30g	蝉衣 10g	白鲜皮 12g
苦参 15g	全瓜蒌^{打碎}30g	麻仁 15g	生甘草 6g	

14剂,水煎服,日1剂,分早晚二服。

三诊:服上方,湿热已去,大便亦通,现患者视力下降,怕热,寐而不熟,二便调,舌红,苔花剥,脉细弦。证属肝肾不足,治拟补肾填精,清肝明目,选用明目地黄丸加减。

处方:

生熟地^各15g	山萸肉 12g	玄参 15g	枸杞子 15g	鳖甲 10g
丹皮 10g	女贞子 12g	覆盆子 10g	决明子 10g	青葙子 10g
茺蔚子 10g	密蒙花 6g	赤白芍^各10g	甘草 6g	

水煎服,日 1 剂,分早晚二服。继服半年,巩固随访。

按语:视神经脊髓炎属于中医"暴盲、青盲、痿证"等范畴。先生认为该病初诊时辨证属于湿热不化,故应用四妙丸加味,药后湿热祛除,出现一派肝肾阴虚之象,故拟明目地黄丸加减治疗。

视神经属于目系范畴。《素问·金匮真言论》"肝开窍于目";肝经系目系,肝藏血,目受血而能视;瞳神由肾所主。该病恢复期以调和阴阳,培元固本为总则,治拟补肾填精,清肝明目。然现代医学研究发现,明目地黄丸能调节下丘脑 - 垂体 - 性腺轴功能,具有抗氧自由基、增强免疫等多种功能,非常适用于视神经脊髓炎这类的神经系统自身免疫性疾病。

痿证(重症肌无力)案 4

病情摘要

周某某,女,57 岁。因"双上肢无力时作 3 年"就诊。伴精神差,神倦乏力,下肢肌肉萎软,纳谷一般,大便溏薄,苔薄白质淡,脉细弦。乃脾气亏虚,治拟益气健脾为法。选方补中益气汤加减。

病案

周某某,女,57 岁。因"双上肢无力时作 3 年"就诊。伴精神差,神倦乏力,下肢肌肉萎软,纳谷一般,大便溏薄,苔薄白质淡,脉细弦。体格检查:左上肢肌力 4 级,右侧上肢肌力 5⁻级。新斯的明试验阳性。中医诊断:萎证,脾气亏虚;西医诊断:重症肌无力。乃脾胃气虚、肝肾不足所致,气虚血亏,肢体、筋脉失养所致。治疗益气健脾,调补肝肾为法,选用补中益气汤加减。

处方:

炙黄芪 30g	党参 20g	桔梗 18g	淮山药 30g	防己 30g
升麻 12g	炒白术 10g	僵蚕 10g	陈皮 12g	全蝎 9g
威灵仙 10g	熟地 20g	炙甘草 6g		

14 剂(颗粒剂),日 1 剂,分早晚两次冲服。

二诊:药后走路较前好转,有时头昏,自汗,胸背痛亦好转,苔薄白质淡有紫气,右胁隐痛,夜寐可。纳谷一般。原法出入。

处方:

党参 30g	炒白术 10g	炙黄芪 30g	川芎 12g	熟地 20g
紫丹参 30g	威灵仙 10g	防己 30g	僵蚕 10g	全蝎 9g
升麻 12g	桔梗 24g	白蒺藜 30g	炙甘草 6g	

28 剂(颗粒剂),日 1 剂,分早晚两次冲服。

三诊:患者精神转佳,走路较前好转,仍时有头昏,右胁隐痛,夜寐可。纳谷一般,苔薄白质淡有紫气,脉细弦。为脾肾两虚,治以补益脾肾。

处方:

党参30g	炒白术10g	炙黄芪30g	川芎12g	熟地20g
升麻12g	桔梗24g	陈皮6g	红花12g	白蒺藜30g
僵蚕10g	全蝎9g	炙甘草6g		

(颗粒剂),日1剂,分早晚两次冲服。服用6个月。

按语:一般医家强调"治痿独取阳明"的原则,而忽略了补肾法在痿证中的重要作用。肝主筋,肾主骨,痿证不仅有脾虚,肾虚亦常见,正如《金匮要略·中风历节病脉证并治篇》中所言:"咸则伤骨,骨伤则痿",《脾胃论》中所云:"脾病则下流乘肾,土克水则骨乏无穷"。故治疗痿证在健脾益气升清的基础上,要重视应用补肾温肾之品。

先生认为:痿病成因与先天之肾及后天脾胃关系密切,提出辨治痿病当重视滋养肾髓,调理脾胃,以"滋培水土"为治疗大法,可通过调整肾与脾胃生理功能,补其虚损而疗疾。本患者精神差、神疲乏力、下肢肌肉萎软、大便溏薄,考虑脾肾亏虚,予补中益气汤,重用熟地补肾,并予全蝎、僵蚕等虫类药舒筋活络。

痿症(重症肌无力)案5

病案摘要

童某,女,31岁,公司职员,江苏淮安人。2年前无明诱因出现右侧眼睑上抬无力,无视物重影,晨轻暮重,劳累后加重,休息后减轻,纳差,夜寐欠安,大便稀薄,小便调,查胸部CT等未见异常,舌质淡苔薄白,脉细弦,西医诊断为:重症肌无力(眼肌型)。脾肾不足,脾虚气陷,致清阳不升,眼睑无力下垂。当拟健脾补肾、升阳举陷之法。方用李东垣《脾胃论》之补中益气汤加减以补益肝肾,升阳举陷。数月病情逐渐好转。

病案

患者童某,女,31岁。因"右侧眼睑上抬无力2年"门诊就诊。患者2年前无明诱因出现右侧眼睑上抬无力,无视物重影,晨轻暮重,劳累后加重,休息后减轻,纳差,夜寐欠安,大便稀薄,小便调,查胸部CT等未见异常,舌质淡苔薄白,脉细弦,西医诊断为:重症肌无力(眼肌型)。曾经在外院简短服用强的松及溴比斯的明治疗,症状时轻时重,为求中药治疗,至我院诊治。

初诊:患者青年女性,右侧眼睑上抬无力,无视物重影,晨轻暮重,劳累后加重,休息后减轻,纳差,夜寐欠安,大便稀薄,小便调,舌质淡苔薄白,脉细弦,分析其病机,脾肾不足,脾虚气陷,致清阳不升,眼睑无力下垂,"肝者,罢极之本;肾者,作强之官",肝肾不足,则晨轻暮重,劳累后加重,休息后减轻。当拟补益肝肾,升阳举陷之法,选用补中益气汤加减。

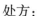

处方：

炙黄芪 30g	炒白术 12g	党参 20g	炒柴胡 6g	当归 12g
升麻 15g	桔梗 20g	生熟地^各20g	山萸肉 12g	玄参 15g
百合 20g	炙甘草 6g			

14 剂，水煎服，日 1 剂，分早晚二服。

二诊：患者服药后右眼睑上抬有力，仍然易疲劳，晨轻暮重，劳累后右眼睑稍有不适，夜寐转佳，大便溏，舌质淡苔薄白，脉细弦，仍拟益气升提，升阳举陷之法。原方加淮山药 10g、加强健脾补气之力，又服 30 剂。

三诊：患者服药后右眼睑上抬有力，疲劳感消失，劳累后右眼睑偶有不适，纳可，二便调，舌淡红苔薄白，脉细弦。原方加大炙黄芪量为 60g，以加强补气之力，巩固善后，又服 5 个月，后停药观察数月，唯有劳累后会出现眼睑下垂，余均正常。数月随访未加重。

按语：重症肌无力属于"痿证"范畴，眼睑属脾之所主，脾气虚上升无力，故下垂，脾之气又赖肾气之充养，肾虚则导致气力不能持久，出现疲劳，晨轻暮重之表现，故治疗本病不能仅仅着眼于脾之虚，更应兼顾补肾之力，故本方在补中益气汤基础上加用生熟地、山萸肉、玄参、淮山药等以补肾精。

先生指出：补中益气汤出自金代名医李东垣《脾胃论》卷中，具有补中益气，升阳举陷之功效，方中黄芪补中益气、升阳固表为君；人参、白术、甘草甘温益气，补益脾胃为臣；陈皮调理气机，当归补血和营为佐；升麻、桔梗、柴胡协同参、芪升举清阳为使。综合全方，一则补气健脾，使后天生化有源，脾胃气虚诸证自可痊愈；一则升提中气，恢复中焦升降之功能，使下脱、下垂之证自复其位。但是，在选用该方时，需要注意它的适应证，如果出现烦躁、口渴、手足心热等阴虚发热，则不能用该方；命门火衰、虚寒或湿热泻痢者也不宜使用，因此黄芪用量要逐渐加大。

现代药理研究显示：补中益气汤具有广泛的药理作用，除传统的益气健脾、甘温除热等作用外，至少还包括保护脏器功能（肝、肺、消化道、骨髓等）、抗不育、抗前列腺增生、抗疲劳、抗衰老以及改善骨代谢等药理作用；这些研究为临床扩大补中益气汤的应用范围，以及进一步发展中医补益或扶正理论奠定了良好的基础。本例补脾肾升清气之法，治疗重症肌无力眼睑下垂有效。

痿证（重症肌无力）案 6

病案摘要

丁某某，女，28 岁，职员。因"视物重影 1 周"就诊。患者一周前无明显诱因下出现视物重影，伴右眼睑下垂。西医诊断：重症肌无力。舌苔薄白，质淡，脉细弦。证属中气下陷，精不上承，治以补中益气，佐以明目，并舒筋和络，升阳泄浊。方选补中益气汤加减收效。

病案

丁某某,女,28岁。因"视物重影1周"就诊。患者视物重影一周,右眼不适,右眼皮稍下垂,无头晕头昏,夜寐佳,纳谷如常。西医诊断:重症肌无力。刻下患者眼睑下垂,视物成双,舌苔薄白,质淡,脉细弦,证属中气下陷,精不上承,治以补中益气,佐以明目。

处方:

炙黄芪 30g	炒白术 12g	党参 20g	炒柴胡 6g	当归 12g
淮山药 20g	黄精 30g	升麻 15g	茯苓 30g	桔梗 20g
枸杞子 20g	青葙子 10g	炙甘草 6g		

14剂,水煎服,日1剂,分早晚二服。

二诊:药后右侧眼睑下垂晨起好转,纳谷如常,夜寐亦佳,大便溏,苔薄白质淡,脉细弦,拟益气升提,舒筋和络。

处方:

炙黄芪 30g	炒白术 12g	党参 20g	炒柴胡 6g	当归 12g
淮山药 20g	黄精 30g	升麻 15g	茯苓 30g	桔梗 20g
潼白蒺藜^各20g	川芎 10g	炙甘草 6g		

14剂,水煎服,日1剂,分早晚二服。

三诊:患者右眼睑下垂,药后晨起明显好转,唯下午仍差,无其他不适,纳谷一般,夜寐尚佳,苔薄白质淡脉细弦,仍补中益气,升阳泄浊。

处方:

党参 30g	炙黄芪 30g	炒白术 12g	淮山药 30	当归 12g
炒柴胡 12g	升麻 20g	黄精 30g	桔梗 20g	川芎 10g
红花 10g	茯苓 20g	陈皮 10g	炙甘草 6g	大枣 10个

14剂,水煎服,日1剂,分早晚二服。

四诊:左眼睑下垂服中药一个多月,症状基本缓解,重影明显好转,苔薄白质淡,脉细滑数,原法有效,拟以益气升阳,泄浊和络。

处方:

党参 30g	炙黄芪 30g	炒白术 12g	淮山药 30g	柴胡 15g
当归 12g	升麻 20g	黄精 30g	桔梗 20g	红花 10g
茯苓 30g	炙甘草 10g	大枣 10个		

28剂,水煎服,日1剂,分早晚二服。

五诊:左眼睑上抬困难,服中药益气升阳,泄浊和络剂,服药4个月,左眼皮上抬基本恢复,两眼等大,纳谷如常,但寐亦佳,苔薄舌淡红,脉细弦,仍当原法巩固。

按语:门诊就诊中,重症肌无力眼肌型颇多,可发生于任何年龄。先生指出临床辨证大多为脾胃气虚,方选补中益气汤加减,临床上可根据具体病情和个人的经验,灵活掌握用量;桔梗一味,载药上行,直达病所,量由 10g 逐渐加至 20g。升麻入脾胃经,善引脾胃清阳之气上升;柴胡《本草纲目》治阳气下陷。升举阳气。淮山药、黄精归脾肾肺三经,直中病机。使药大枣、甘草,补益脾胃,调和诸药。

临床辨治本病,重在补益中气,舒筋和络,方选补中益气汤加减,重用黄芪,量至 30g,先生认为黄芪具有增强机体免疫功能,调节免疫反应等作用,是治疗该病的主要药物,无论辨证属哪一型,或用什么专方,都应加入黄芪,而且应重用之,甚至加量至 50g。

痿证(运动神经元病)案 7

病案摘要

王某某,男,56 岁,退休。因"双下肢肌肉跳动伴麻木 4 年"就诊。4 年前,无明显诱因逐渐出现双下肢肌肉跳动伴麻木,行走欠稳,西医诊断:运动神经元病。既往有"糖尿病周围神经病变"、"酒精肝病"史多年。舌红,苔薄,脉弦细数,证属阴虚风动,脉络不和,治拟调补肝肾,滋阴熄风,选用杞菊地黄汤加减收效。

病案

王某某,男,56 岁。因"双下肢肌肉跳动伴麻木 4 年"就诊。患者 4 年前无明显诱因下逐渐出现双下肢肌肉跳动伴麻木,耳鸣,视物模糊,口干口渴,夜寐不佳,梦多,西医诊断:运动神经元病。既往有"糖尿病性神经病变"、"酒精肝病"史多年。现患者双下肢麻木,伴有肉跳感,舌红苔薄,脉弦细数,证属阴虚风动,脉络不和,治拟调补肝肾,滋阴熄风,选用杞菊地黄汤加减。

处方:

生熟地^各20g	山萸肉 12g	玄参 20g	枸杞子 20g	淮山药 30g
丹皮 12g	菊花 10g	决明子 12g	络石藤 30g	赤白芍^各12g
制鳖甲 10g	灵磁石^{先煎}30g	甘草 6g		

14 剂,水煎服,日 1 剂,分早晚二服。

二诊:患者双下肢仍有肌肉跳动伴麻木不舒,口干欲饮,夜寐较前改善,证属肝肾阴虚,脉络不和,治以养阴生津,活血通络。

处方:

生熟地^各20g	山萸肉 12g	玄参 20g	枸杞子 20g	地骨皮 30g
黄连 10g	苍术 10g	忍冬藤 30g	鸡血藤 30g	红花 10g
赤白芍^各20g	木瓜 30g	地龙 10g	炙甘草 6g	

28 剂,水煎服,日 1 剂,分早晚二服。

三诊:上方继服个月,下肢无力麻木明显缓解

按语:先生认为,运动神经元病属于疑难杂症,属中医痿症,痿症是肢体筋脉弛缓软弱废用的病证。中医认为肾为先天之本,主藏精、主骨生髓。中医痿症,其与肾的关系最为密切,先天禀赋不足,精亏血少不能营养肌肉筋骨,逐渐出现肌肉无力、萎缩。同时,脾胃为后天之本,化生气血,营养五脏六腑、肌肉筋骨,且脾主肌肉,脾胃虚弱,气血生化不足,肌肉无以营养则肌肉萎缩、肌肉无力等。

痿证(运动神经元病)案 8

病案摘要

张某,女,30 岁,职员。因"双下肢萎软无力 10 余年"就诊。10 年前无明显诱因出现下肢作强无力,活动不利,有时酸痛。查肌电图示神经元受损,腓肠肌萎缩症。既往注射"甲钴胺"未见明显好转。遂至门诊就诊,西医诊断:运动神经元病。苔薄,质淡,脉细弦,证属肝肾内亏,筋骨受损,脉络不和,治拟调补肝肾,舒筋和络,选用六味地黄汤加减获效。

病案

张某,女,30 岁。因"双下肢萎软无力 10 余年"就诊。患者 10 年前无明显诱因下出现下肢作强无力,两足背变形,活动不利,有时酸痛,纳谷如常,夜寐亦佳,两足背不能平放。辅助检查:肌电图示神经元受损,腓肠肌萎缩症。西医诊断:运动神经元病。既往注射"甲钴胺"未见明显好转。遂至门诊就诊,刻下:患者双下肢乏力,伴有肌肉萎缩,苔薄,质淡,脉细弦,证属肝肾内亏,筋骨受损,脉络不和,治拟调补肝肾,舒筋和络,选用六味地黄汤加减。

处方:

熟地黄 15g	山萸肉 12g	丹皮 10g	川断 12g	枸杞子 12g
狗脊 12g	杜仲 12g	菟丝子 12g	紫河车 15g	鹿角胶 12g
砂仁 3g	炙甘草 6g			

14 剂,水煎服,日 1 剂,分早晚二服。

二诊:服药后精神转佳,下肢有力,踝关节变形强直,活动不利,纳寐佳,证属肝肾内亏,风湿痹阻,筋骨受损,治以祛风胜湿,舒筋和络,兼调肝肾。

处方:

熟地黄 15g	山萸肉 12g	玄参 15g	枸杞子 12g	木防己 15g
川芎 10g	木瓜 12g	独活 10g	当归 10g	鸡血藤 20g
生薏仁 12g	生甘草 6g			

28 剂,水煎服,日 1 剂,分早晚二服。

三诊:服药近 1 月余以来,双下肢小腿肌肉结实,行走较前好转,纳寐佳,

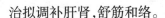

治拟调补肝肾,舒筋和络。

处方:

熟地黄 20g	山萸肉 12g	枸杞子 20g	川断 12g	狗脊 12g
怀牛膝 12g	紫河车 12g	当归 12g	丹参 20g	党参 15g
炙黄芪 20g	炙甘草 6g			

14剂,水煎服,日1剂,分早晚二服。

四诊:患者右下肢肌肉萎缩,右足内翻,经手术治疗,具体治疗不详,术后无不适感,小腿肌肉略萎缩,纳寐佳,治拟调补肝肾,舒筋活络,巩固疗效。

处方:

熟地黄 20g	山萸肉 12g	淮山药 30g	川断 12g	杜仲 12g
阿胶 15g	紫河车 15g	当归 12g	炙黄芪 30g	白术 12g
陈皮 6g	鹿角霜 10g	炙甘草 6g		

水煎服,日1剂,分早晚二服。继服半年,随访巩固。

按语:《内经》认为脑即髓海,所谓海者,乃聚髓之处。究其本质,实由肾中真阴、真阳之气酝酿化合以成至精至贵之液体,缘督脉上升而贯注于脑者。若先天不足或后天失养,以至肾精不足,不能生髓充脑,则导致精血亏虚,筋脉失养,故重用峻补肾精之剂,酌加血肉有情之品,如紫河车等,以达到补血生精之效。

先生指出:本病例证属肝肾不足,筋骨受损,脉络不和,治从调补肝肾,舒筋和络入手。方中熟地黄、山萸肉、淮山药、枸杞子、狗脊、杜仲、川断、菟丝子、紫河车等以补益肝肾,炙黄芪、党参、白术、当归以补气养血,桂枝以温通经络,使气血通畅,更加用紫河车、鹿角霜、鹿角胶、阿胶等"血肉有情之品"以助筋肉的生长,方中更有木瓜一味药较好的舒筋活络作用,对于筋脉拘挛者尤为要药。

痿证(运动神经元病)案9

病情摘要

耿某某,男,57岁,因"双上肢无力,左侧明显,肩部肌肉萎缩时作2年"就诊。伴眴动,作强无力,纳谷如常,夜寐不佳,舌淡红苔薄白,脉细。乃气血亏虚,治疗补益气血,选用八珍汤加减收效。

病案

耿某某,男,57岁,因"双上肢无力,左侧明显,肩部肌肉萎缩时作2年"就诊。伴眴动,作强无力,纳谷如常,夜寐不佳,舌淡红苔薄白,脉细。体格检查:左上肢肌力4级,左侧上肢指间肌萎缩。中医诊断:痿证,证候诊断:气血亏虚;西医诊断:运动神经元病,颈椎病,高血压病,Ⅱ型糖尿病。乃气血亏虚,筋脉肌肉失之濡养,肌萎肉削、乏力。拟补益气血,选用八珍汤加减。

处方:

熟地 20g	淮山药 30g	党参 20g	炒白术 12g	当归 12g
茯神 30g	络石藤 30g	远志 12g	山萸肉 12g	炙黄芪 30g
磁石 30g	炙甘草 6g			

14剂,水煎服,日1剂,分早晚二服。

二诊:运动神经元病变,左手肌力下降,肌肉萎缩,夜寐不佳,肌肉颤动已除,神倦乏力,纳谷如常,口不干,苔薄白,质淡,脉弦细。为气血亏虚,络脉不和,拟以益气养血,舒筋活络。

处方:

党参 20g	炙黄芪 30g	熟地 20g	当归 12g	川芎 10g
丹参 30g	僵蚕 12g	全蝎 10g	地龙 10g	白芍 20g
乌梢蛇 30g	红花 10g	陈皮 10g	炙甘草 6g	

28剂,水煎服,日1剂,分早晚二服。

三诊:药后精神较前振足,左上肢能抬举,纳谷如常,夜寐不佳,苔薄质淡,脉细弦,原法有效,仍以巩固。

处方:

党参 20g	炙黄芪 30g	熟地 20g	当归 12g	丹参 30g
僵蚕 12g	全蝎 10g	白芍 20g	乌梢蛇 30g	红花 10g
茯神 30g	夜交藤 30g	炙甘草 6g		

水煎服,日1剂,分早晚二服。治疗6个月,随访,病情稳定。

按语:"痿证"以肝肾阴虚,精血亏耗为主要病机。盖肝藏血,主筋;肾藏精,主骨,为作强之官。体虚病久,精血亏损,或因房劳过度。意淫于外等因,伤及肝肾,精虚而不能灌溉,血虚又不能营养,复因阴虚内热,又更灼耗液,筋脉肌肉失之濡养,肌萎肉削,甚则挛缩舌萎,且阴虚风动见震颤,诚如《证治准绳》:"筋脉约束不住而莫能任持、风象也"。王肯堂指出颤证"壮年少见,中年之后始有之,老年尤多"。

先生认为:本病大都起病于中年40岁以后,本例患者为肝肾、气血不足肌肉筋脉失养,肝肾之精血赖于脾胃之生,四肢皆禀气于胃,今脾病不能为胃行其津液,四肢不得禀水谷气,筋骨肌肉皆无以生,肉痿而不用,故本病以四肢末端萎缩多见,显然与脾虚有关,肝、脾、肾之气血阴津不足诚为本病的主要病理,故病既发之潜隐,又迁延日久,预后欠佳,诚如《素问·玉机真脏论》所说:"大骨枯槁,大肉陷下,肩髓内消,动作益衰,真藏来见,期一岁死"。本病患者双上肢无力,肩部肌肉萎缩,瞤动,夜寐欠安,予补益肝肾气血之后,患者上肢无力症状改善,加用虫类药祛风通络,并予安神。

十三、痹证

痹证(腰椎间盘突出症)案1

病案摘要

童某,女,37岁,工人。因腰部疼痛间作8月余就诊。患者不慎受寒后出现腰部酸痛,牵引右下肢,有时麻木,久坐明显。腰椎CT示L4~S1椎间盘突出,退行性病变。西医诊断:腰椎间盘突出症。苔薄白,质淡,脉细弦。证属寒湿痹阻,筋骨受损,治以搜风剔络,活血舒筋。

病案

童某,女,37岁。因"腰部疼痛间作8月余"就诊。今年8月前不慎受寒后出现腰部酸痛,牵引右下肢,有时麻木,久坐明显,纳谷如常,夜寐不佳。腰椎CT示:L4~S1椎间盘突出,退行性病变。西医诊断:腰椎间盘突出症。现患者腰部酸痛,苔薄白质淡,脉细弦。证属寒湿痹阻,筋骨受损,治以搜风剔络,活血舒筋,选用独活寄生汤加减。

处方:

独活12g	桑寄生12g	秦艽12g	威灵仙12g	川断12g
木防己30g	全蝎10g	僵蚕12g	地龙10g	地鳖虫12g
木瓜20g	制草乌6g	生黄芪30g	炙甘草6g	

7剂,水煎服,日1剂,分早晚二服。

二诊:近几天腰椎及腰骶部酸痛难忍,活动不利,苔薄白质淡,脉细弦,治拟温经散寒,搜风剔络,活血舒筋。加用乌头汤。

处方:

制川草乌^各5g	桂枝10g	赤白芍^各10g	独活10g	秦艽10g
威灵仙10g	木防己20g	全蝎5g	僵蚕10g	地鳖虫10g
乌梢蛇20g	地龙5g	徐长卿20g	炙甘草5g	

28剂,水煎服,日1剂,分早晚二服。

三诊:服中药近1个月,腰部酸痛明显好转,下肢麻木已愈,苔薄白质淡,脉细弦,治以温经散寒,搜风剔络。

处方:

川桂枝10g	白芍10g	独活10g	秦艽10g	威灵仙10g
木防己20g	全蝎10g	僵蚕10g	地鳖虫10g	乌梢蛇20g
徐长卿20g	当归12g	陈皮10g	甘草5g	

水煎服,日1剂,分早晚二服。原法有效,继服60剂。嘱患者避风寒,注意保暖,3个月后随访基本恢复正常。

按语:腰椎间盘突出症是临床上较为常见的腰部疾患之一。该病不仅可以引起腰痛、一侧或双侧下肢疼痛、麻木等症状,严重者还可导致大小便失控,不完全性截瘫等。中医属痹证范畴。《素问·痹论》曰:"风寒湿三气杂至,合而为痹也。其风气胜者为行痹,寒气胜者为痛痹";"痛者,寒气多也,有寒故痛也"。寒为阴邪,经络气血受寒则凝滞不通,不通则痛,此乃风寒凝于经脉,阻于络道,故见痛也。《症因脉治·痹证论》曰:"痹者闭也,经络闭塞,麻痹不仁,或攻注作疼,或凝结关节,或重着难移,手足偏废,故名曰痹。"

先生指出:《医林改错》曰:"凡肩痛、臂痛、腰痛、腿痛,或周身疼痛,总名曰痹证"。痹证根据病因的不同多分为风寒湿热痹,无论何痹,疼痛皆有,寒性主痛,故以风寒痹证为最多。痹证总属肝肾亏虚,风寒湿邪痹阻经脉,气血瘀滞,筋骨受损,治宜温经散寒,通络止痛,"通则不痛"。对于病久入络,久病从瘀,瘀血凝滞,肢体拘挛变形、抽掣疼痛之久痹、顽痹,则宜重用虫类药物以搜风剔络、舒筋通络止痛。

痹证(颈椎病)案 2

病情摘要

陈某某,男,48 岁。因"右手指麻木伴颈项疼痛时作 2 年"就诊,颈项疼痛,活动不利,或感僵硬,右手麻木,纳谷如常,夜寐佳,舌质淡苔白燥,脉弦滑。乃风寒痹阻,络脉失和。治疗搜风剔络,祛风止痛。

病案

陈某某,男,48 岁。因"右手指麻木伴颈项疼痛时作 2 年"就诊,颈项疼痛,活动不利,或感僵硬,右手麻木,纳谷如常,夜寐佳,舌质淡苔白燥,脉弦滑。颈椎 CT 示:颈椎病。颈椎磁共振:C3/4、4/5、5/6 椎间盘突出继发椎管狭窄。中医诊断:痹证,风寒痹阻;西医诊断:颈椎病。乃风寒湿等邪气侵入机体经络,留于关节,导致经脉气血痹阻不通,不通则痛;加之患者年近半百,气阴自半,肝肾内亏,筋骨受损,所以治疗搜风剔络,祛风止痛,自拟颈椎病方。

处方:

葛根 15g	羌活 10g	石菖蒲 10g	白芷 10g	僵蚕 10g
全蝎 10g	川芎 10g	白蒺藜 30g	地龙 10g	威灵仙 12g
防己 30g	陈皮 10g	炙甘草 6g		

14 剂,水煎服,日 1 剂,分早晚二服。

二诊:药后颈项仍然疼痛,活动不利,或感僵硬,右手麻木,纳谷如常,夜寐佳,苔白燥质淡,脉弦滑,为风寒痹阻,拟以搜风剔络。

处方:

葛根 15g	红花 10g	僵蚕 10g	石菖蒲 12g	地鳖虫 12g
全蝎 10g	川芎 10g	当归 12g	陈皮 10g	羌活 10g

防己 30g　　　炙甘草 6g

14 剂,水煎服,日 1 剂,分早晚二服。

三诊:颈项不适好转,有时僵硬,右手及下肢麻木不舒减轻,纳谷如常,夜寐亦佳,晨起口干,苔薄白质淡,脉弦滑,仍为风寒痹阻,拟方当以温经散寒,搜风剔络。

处方:

葛根 10g	红花 12g	僵蚕 10g	川芎 12g	全蝎 9g
细辛 3g	威灵仙 10g	地鳖虫 10g	桂枝 12g	羌活 12g
乌梢蛇 30g	赤白芍各 10g	防己 30g		

21 剂,水煎服,日 1 剂,分早晚二服。药后症状明显缓解。

按语:患者以颈项不适为主诉,颈椎 MRI 示椎管狭窄,属"顽痹"范畴。本病与外感风寒湿热之邪和人体肝肾不足有关。风寒湿等邪气侵入机体经络,留于关节,导致经脉气血闭阻不通,不通则痛,正如《素问·痹论》所说:"风寒湿三气杂至,合而为痹。"风寒湿热之邪侵入机体,痹阻关节肌肉筋络,导致气血闭阻不通,产生本病。患者中年男性,年近半百,气阴自半,肝肾内亏,筋骨受损,加之风寒之邪内侵,痹阻经脉,气血滞涩,不通则痛,当属痹证,辨为风寒痹阻型。

先生认为:本病病程较长,疼痛甚剧,反复发作,草木之属难奏其效,非血肉有情之虫药莫属,治当温经散寒,搜风剔络,破血止痛。对于久病从瘀,病久入络,瘀血凝滞,肢体拘挛变形、抽掣疼痛之久痹、顽痹,除加用活血药外,则宜重用虫类药物以搜风剔络、舒筋通络止痛。全蝎味辛性平,温通经脉,性善攻窜,窜筋透骨,通络蠲痹,乃攻毒通络止痛之要药,对风寒湿痹久治不愈,筋脉拘挛,甚至关节变形之顽痹,作用颇佳。

痹证(多发性硬化)案 3

病案摘要

刘某某,女,58 岁,退休工人,哈尔滨市人,因"腰及两下肢麻木 1 月余"求诊。腰部麻木、有紧缩感,两下肢麻木,有踩棉花感,畏寒怕风,时有肢体抽动,纳谷如常,夜寐安,二便调。舌质淡苔薄白,脉细弦。证属肝肾内亏,气血不畅,脉络不和,故致腰及下肢麻木,治当调补肝肾,舒筋和络。

病案

刘某某,女,58 岁,因"腰及两下肢麻木 1 月余"求诊。患者于 2012 年 11 月 23 日无明显诱因出现双下肢麻木乏力,不能行走,二便调,在哈尔滨市立医院住院治疗,经脑脊液及磁共振等检查确诊为"多发性硬化",经激素、硫唑嘌呤、维生素 B₁、维生素 B₁₂、丙种球蛋白和神经营养剂、血管扩张剂治疗,下肢乏力感消失,能行走,但仍感腰部麻木、有紧缩感,两下肢麻木、行走有踩棉花感,因其女儿在南京,前来我院求治。

初诊:老年女性,形体丰满,腰部麻木、有紧缩感,两下肢麻木,有踩棉花感,畏寒怕风,时有抽搐,纳谷如常,夜寐安,二便调。舌质淡苔薄白,脉细弦。分析其病机:患者老年女性,肝肾不足,气血亏虚,风寒湿等邪气侵入机体经络,导致经脉气血闭阻,气血不能荣养经脉,皮肤不营,故为不仁;肝肾内亏,虚风内动则肢体抽动;病久入深,荣卫之行涩,经络时疏,故肌肤有紧缩感,两足有踩棉花感,畏寒怕风。治拟调补肝肾,补益气血,舒筋和络,方用左归丸合当归补血汤配搜风通络之品。

处方:

熟地黄 20g	山萸肉 12g	淮山药 20g	枸杞子 15g	川断 12g
桑寄生 12g	木瓜 10g	桂枝 10g	黄芪 30g	全蝎 10g
僵蚕 12g	当归 12g	赤白芍各15g	炙甘草 6g	

14剂,水煎服,日1剂,分早晚二服。

二诊:药后患者自诉周身有温热感,夜间两小腿抽动减轻,腰及下肢轻松许多,仍麻木,行走不便,纳寐佳,口干,舌质淡苔薄白,脉细弦。在原方基础上桂枝减至5g、加鸡血藤30g、川怀牛膝各10g。因患者想回家,要求多带药,共30剂,煎服同上。

三诊:服药2月后,小腿抽搐已经痊愈,腰部麻木紧缩感缓解,小腿以下麻木感仍明显,但行走好转,纳寐佳,舌质淡苔薄白,脉细弦,原方加木防己30g、狗脊10g,煎服同上。

因路途遥远,此后患者不定期随访,病情逐渐向愈。

按语:《素问·痹论》云:"风寒湿三气杂至,合而为痹也……所谓痹者,各以其时重感于风寒湿之气也……诸痹不已,亦益内也……其不痛不仁者,病久入深,荣卫之行涩,经络时疏,故不通,皮肤不营,故为不仁。其寒者,阳气少,阴气多,与病相益,故寒也"。先生认为本案病因病机可概括为肝肾不足,气血亏虚,风寒湿等邪气侵入机体经络,导致经脉气血闭阻,气血不能荣养经脉,筋脉受损。治以调补肝肾,益气活血,搜风通络,方用左归丸合当归补血汤加减。方中白术、黄芪、淮山药等益气健脾,陈皮理气和胃;杜仲、狗脊、牛膝、熟地、山萸肉、川芎补肝肾,强腰骨,濡筋脉;木瓜、鸡血藤舒经活络,诸药合用达到标本兼治之功效。左归丸是治疗真阴不足的首选药物,当归补血汤是金元时代李东垣所创造的一首益气补血方剂,由黄芪和当归两味药以5:1比分组成的,具有益气生血功效,多用于治劳倦内伤,气血虚之证。

十四、汗证

汗证(自主神经功能紊乱)案1

病案摘要

陈某某,女,47岁,公司职员,江苏南京人。自诉半个月前出现夜间盗汗,以上半身为多,伴有心烦、口干、头痛、纳食不振、夜寐欠安、前额胀疼、两目不适、面目虚浮、持物手颤、眩晕泛恶、两耳蝉鸣,情绪稍有波动即心慌心跳,二便调,舌红苔薄黄,脉弦滑。在外院诊治,考虑自主神经功能紊乱,给予谷维素治疗后,未见明显疗效。查汉密尔顿焦虑、抑郁量表均在正常范围。西医诊断为:自主神经功能紊乱。证属阴虚火旺,心神不宁,治拟滋阴降火、宁心安神,选用李东垣《兰室秘藏》之当归六黄汤加减,半月病情痊愈。

病案

陈某某,女,47岁。因"夜间盗汗半月余"门诊就诊。自诉半个月前出现夜间盗汗,以上半身为多,伴有心烦、口干、头痛、纳食不振、夜寐欠安,在外院诊治,考虑自主神经功能紊乱,给予谷维素治疗后,未见明显疗效。查汉密尔顿焦虑、抑郁量表均在正常范围。西医诊断为:自主神经功能紊乱。

初诊:患者中年女性,夜间盗汗,以上半身为多,伴有心烦、口干、头痛、纳食不振、夜寐欠安、前额胀疼、两目不适、面目虚浮、持物手颤、眩晕泛恶、两耳蝉鸣,情绪稍有波动即心慌心悸,二便调,舌红苔薄黄,脉弦滑。分析其病机,证属阴虚火旺,心神不宁,治拟滋阴清火、固表止汗,选用当归六黄汤加减。

处方:

生熟地^各20g	当归10g	黄芩10g	黄连4g	黄柏10g
黄芪30g	碧桃干30g	浮小麦30g	生龙牡^各30g	五味子10g
桂枝10g	白芍10g	炙甘草6g		

7剂,水煎服,日1剂,分早晚二服。

二诊:患者药后夜间盗汗明显减少,仍然以上半身为多,心烦,偶有心慌,余症状消失,纳寐可,二便调,舌红苔薄黄,脉弦滑,原方加柏子仁10g、又7剂。

三诊:患者夜间未再出现盗汗,无心烦、心慌等症状,停药随访1个月无复发。

按语:先生认为:患者盗汗为阴虚,心阴不足,虚火扰心,故见心烦、心慌等症状,阴虚火旺,迫心液外泄,火性上炎,故出汗以上半身为多,治疗当拟滋阴降火为主,佐以宁心安神,选用当归六黄汤加味,方中以当归为君,养血和血,生熟地滋养阴精,黄芩、黄连、黄柏清泄三焦之火,黄芪以固表止汗,并用桂枝汤调和营卫,生龙牡以重镇安神,柏子仁以养心安神,五味子、碧桃干收敛止汗,共奏止汗之功。

当归六黄汤是金元四大家之一的李东垣创制的一首名方,载于其所著的《兰室秘藏》一书中。称它为"治盗汗之圣药",主治阴虚火旺所致的盗汗。组成为:当归、生地黄、熟地黄、黄连、黄芩、黄柏、黄芪共7味药。近年在临床中,加减运用此方治疗糖尿病和甲亢取得了较好效果。吴谦等《医宗金鉴·删补名医方论》卷1记载:"寤而汗出曰自汗,寐而汗出曰盗汗。阴盛则阳虚不能外固,故自汗;阳盛则阴虚不能中守,故盗汗。若阴阳平和之人,卫气昼则行阳而寤,夜则行阴而寐,阴阳既济,病安从来?惟阴虚有火之人,寐则卫气行阴,阴虚不能济阳,阴火因盛而争于阴,故阴液失守外走而汗出;寤则卫气复行出于表,阴得以静,故汗止矣。用当归以养液,二地以滋阴,令阴液得其养也。用黄芩泻上焦火,黄连泻中焦火,黄柏泻下焦火,令三火得其平也。又于诸寒药中加黄芪,庸者不知,以为赘品,且谓阳盛者不宜,抑知其妙义正在于斯耶!盖阳争于阴,汗出营虚,则卫亦随之而虚。故倍加黄芪者,一以完已虚之表,一以固未定之阴。"本方养阴泻火之力颇强,对于阴虚火旺,中气未伤者适用。若脾胃虚弱,纳减便溏者不宜使用。

汗证(自主神经功能紊乱)案2

病案摘要

陆某某,男,48岁,电信公司职员,江苏南京人,因"头及项背部时时汗出不已5年余"求诊。汗出,日昼不分,以头及项背部明显,口干乏力形瘦,饭后及活动则汗出更甚,背遇暖则舒,夏天怕吹空调,口干,纳谷一般,舌尖红,苔薄白,脉弦细。为气阴不足,肝肾亏虚,气不摄津,阴虚内热,迫津外泄,故见汗出,昼夜不分;头及项背部均为太阳所经过,长期汗出,经气向上冲逆,持久不愈,必至虚弱。治当益气养阴清热,调和营卫,不可单从养阴立法,方能收得全效。

病案

陆某某,男,48岁,因"头及项背部时时汗出不已5年余"求诊。患者自幼就易出汗未予注意,近几年来,无明显诱因时常汗出,进食或活动后明显,竟日淋漓不止,频频作拭,夜间入睡后亦出汗不止,时常浸湿衣被,因常年需出差在外,自觉不便,颇感苦恼,曾在西医院作甲状腺功能、心肺功能等检查均未见异常,拟诊为"自主神经功能紊乱",予服用谷维素之类药物效不显,而来求诊。

初诊:患者中年男性,形体偏瘦,汗出,昼夜不分,以头及项背部明显,口干乏力,饭后及活动则汗出更甚,背遇暖则舒,夏天怕吹空调,口干,纳谷一般,舌尖红,苔薄白,脉弦细。分析其病机,患者素体禀赋不足,现年过四十,阴气自半,气阴不足,肝肾亏虚,气不摄津,阴虚内热,迫津外泄,故见汗出,日昼不分;头及项背部均为太阳所经过,长期汗出,持久不愈,必至虚弱;口干乏力,舌尖红,苔薄白,脉弦细为气阴不足之象。

本病治当益气养阴清热,调和营卫,不可单从养阴立法,方选当归六黄汤合桂枝龙骨牡蛎汤加减。

处方:

生熟地^各20g	炙黄芪 20g	当归 12g	桂枝 10g	黄芩 10g
黄连 4g	白术 10g	黄柏 10g	瘪桃干 30g	浮小麦 30g
生龙牡^各30g	陈皮 10g	炙甘草 6g		

7剂,水煎服,日1剂,分早晚二服。

二诊:患者自汗、盗汗渐止,食量有增,但进食及活动后仍汗出频频,内热渐去,气血不足明显,原方去黄芩、黄柏、白术,黄芪加至30g。共7剂,煎服同上。

三诊:前投养阴清热,调和营卫之剂,患者汗出已止,仍稍有乏力感,遂嘱其再守原方一周,平素适当锻炼,服玉屏风口服液防治结合。

按语:先生指出:本案患者年过四十,阴气自半,肝肾不足,阴虚内热,兼以营卫不和,不能敛汗,故投以当归六黄汤合桂枝龙骨牡蛎汤加减。方中当归、生地黄、熟地黄养血增液,既益阴又凉血清热。三黄泻火除烦、清热坚阴,合收滋阴泻火除烦之效,使热清火不内扰,阴坚液不外泄。黄芪益肺固表,合当归、地黄以养血益气,气血充沛则腠理密固而汗不易泄。养血育阴与泻火彻热并进,标本兼顾,使阴固而水能制火,热清而耗阴无由;且以育阴泻火为本,配以益气固表为标,使营阴内守,卫外固密。在滋阴养血同时,运用黄芩、黄连、黄柏分清上中下三焦之热,顾及蒸阴外泄之虚阳,剂量轻清,既不伤阳又清虚热,桂枝龙骨牡蛎汤调和营卫,收敛浮越之气增敛汗之效。

当归六黄汤之方意不离泻火、固表、滋阴三大旨,先生在临床应用时,根据汗证患者的伴随症状的不同,随证加减,处方用药时会斟酌考虑各药的主治功效,调整剂量,它的君臣佐使职能会随证变化。因此,先生指出中医治病贵在辨证与变通,临床实践中运用此方要灵活变化,使其实际的应用范围扩大,不仅仅局限于阴虚盗汗,无论汗证属气虚、或阴虚、或湿热之证,只要调整当归六黄汤各药物的剂量就可应用。

十五、不寐

不寐(焦虑症)案1

病案摘要

常某,女,30岁,工人。因"入睡困难半年余"就诊。半年来夜寐不佳,入睡困难,寐后易醒,口干、口苦欲饮,胸闷不适。西医诊断:焦虑症。证属痰热不化,心神不宁,治以清热化痰,宁心安神。

病案

常某,女,30岁。因"入睡困难半年余"就诊。半年来夜寐不佳,入睡困难,寐后易醒,前额部,口干口苦欲饮,月经二月一次,胸闷不适,夜间下肢作胀。西医诊断:失眠症。刻下,患者入睡困难,多梦,舌红,苔薄黄,脉弦滑,证属痰热不化,心神不宁,治以清热化痰,宁心安神,选用黄连温胆汤加减。

处方:

黄连 4g	竹茹 10g	枳壳 10g	远志 10g	茯苓神^各20g
百合 20g	生麦芽 30g	白芍 20g	夜交藤 30g	黄芩 10g
灵磁石 30g	炙甘草 3g			

7剂,水煎服,日1剂,分早晚二服。

二诊:药后入睡转佳,夜寐梦多,面有青春痘,证属肝胃郁热,治拟泄肝和胃、清热化湿。

处方:

黄连 6g	竹茹 10g	枳壳 10g	淡竹叶 10g	龙胆草 6g
黄芩 10g	白芷 10g	白蒺藜 30g	白鲜皮 12g	苦参 15g
土茯苓 30g	蛇床子 12g	炙甘草 6g		

7剂,水煎服,日1剂,分早晚二服。

三诊:服药后夜寐好转,舌质红,苔薄,脉细弦。患者心火旺盛,肾水亏虚,水不上济,加用交泰丸。

处方:

黄连 4g	肉桂 3g	白芍 20g	白蒺藜 30g	生麦芽 40g
绿梅花 10g	茯苓神^各30g	柏枣仁^各30g	五味子 6g	大枣 10g
灵磁石 30g	炙甘草 6g			

14剂,水煎服,日1剂,分早晚二服。药后睡眠明显改善,入睡易,精神得振,面色红润。共服28剂,随访3月未发。

按语:焦虑症多属中医"脏燥"、"郁证"、"惊悸怔忡"、"百合病"等范畴。主要与外界环境刺激、七情内伤、个体素质及遗传因素有关,为心肝脾肾功能失调、气血失和而致。

临证观察,不寐多由五志过极,心阴暗耗,心阳亢奋所致。本案用黄连以清心火,白芍滋阴潜阳,更用灵磁石以潜镇阳气,使阳入于阴。《内经》谓:"卫气不得入于阴,常留于阳则阳气满,阳气满则阳跷盛,不得入于阴则阴气虚,故目不瞑。"

先生认为:失眠的主要病因病机是由于情志所伤、饮食不节、禀赋心虚胆怯、病后或年迈从而导致心胆脾肾的阴阳失调、气血失和,以致心神失养或心神不安。观之于各家治疗经验,失眠病证不外虚实两端:实证多由心火炽盛,肝郁化火,痰热内扰,引起心神不安;虚证多由心脾气血两虚,心虚胆怯,阴虚火旺,引起心神失养。临床上失眠患者以痰热内扰者最为多见,方选黄连温胆

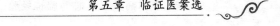

汤加减,效如桴鼓。

老年人随着年龄的增长,阴阳之气由强到弱不断衰减,影响气血运行,导致脏器功能衰退,心失所养。老年人因脏气衰退,其焦虑证在病因病机、临床特点等方面多表现为以"虚"为主的特点,重补虚。

现代社会竞争激烈,处于职场中的中青年承受着工作、生活的双重压力,容易出现忧思过度,而致肝失条达,气机郁滞不畅,气机郁滞在焦虑症发病中居首位。若所求不遂,郁怒焦虑、情志怫郁,肝气被郁、肝失疏泄、气机郁滞、损伤神明。依据肝郁为首要的病理特点,治肝为治焦虑症之根本大法,贯穿焦虑症治疗之始终。常用的治肝方法有疏肝、清肝、化肝、缓肝等,重调肝。

不寐(焦虑症)案 2

病案摘要

于某某,女性,45 岁机关干部,南京江宁区人,因"入睡困难,易醒 20 余年"求诊。心烦不寐,多梦易醒,入睡困难,头晕耳鸣,腰酸健忘,口干唇红,纳谷一般,平素口舌易生疮,苔薄黄质红,脉细弦。心肾不交,肾阴不足,不能上交于心,心肝火旺,火性上炎,虚热扰神,故心烦不寐,急躁易怒;肾精亏耗,髓海空虚,故头晕耳鸣,腰酸健忘。治当交通心肾,两调心肝,宁心安神定志。

病案

于某某,女性,45 岁,因"入睡困难,易醒 20 余年"求诊。患者自诉从上高中开始存在睡眠问题,当时住校,因同室舍友作息时间各异,影响睡眠,即出现入睡困难,稍有声响即被惊醒,为此不得不在外租房独居;因白天学习精力未受影响,一直未重视;工作后尤其是产后,睡眠障碍加重,也先后就诊于本地多家医院,拟诊为"神经衰弱",曾服用谷维素及安定类药物,开始有效,但此后用量逐渐增大,现在已服至每晚艾司唑仑 2mg、佐匹克隆 1 片,但晚间也只能睡3-4 小时,晨起头昏,头重明显,记忆力下降,严重影响日间工作,为此时常需请假。因担心药物依赖及不良反应,并寻求更好的治疗而来诊。

初诊:患者中年女性,身形偏瘦,心烦不寐,多梦易醒,头晕耳鸣,腰酸健忘,口干唇红,纳谷一般,平素口舌易生疮,苔薄黄质红,脉细弦。分析其病机:患者"年过四十,阴气自半",肾阴不足,不能上交于心,心肝火旺,火性上炎,虚热扰神,故心烦不寐,急躁易怒;舌为心之窍,心火上炎,则舌易生疮;肾精亏耗,髓海空虚,故头晕耳鸣,腰酸健忘。本病治当交通心肾,两调心肝,宁心安神定志,方选交泰丸和百合地黄汤。

处方:

黄连 4g	肉桂 3g	白芍 20g	生地黄 10g	煅龙齿 30g
生麦芽 40g	绿梅花 10g	茯苓神[各]30g	柏枣仁[各]20g	百合 20g

淡竹叶 10g　　灵磁石 30g　　炙甘草 6g

14剂,水煎服,日1剂,分早晚二服。

二诊:药后入睡稍好,头昏口干好转,自诉心里平静许多,纳谷一般,苔薄白质红,脉细弦,原法既效,毋必更张,原方加莲子心 5g。共 14剂,煎服同上。

三诊:患者又在当地按处方取药 14剂服用,再次来诊时自觉睡眠状况明显改善,精神亦好转,能在 1小时之内入睡,自己尝试减量服用助眠西药,舌质淡红苔薄,脉细弦,原方去煅龙齿、淡竹叶,加甘松 10g 行气舒肝。煎服同上。

患者坚持服药半年左右,已基本停服助眠药,仅遇事干扰或出差时偶有反复,仍需少量短期服用,情绪也明显改善,仍在随访中服药中。

按语:中医认为,睡眠可以看作阴阳消长平衡的一个过程。阳气入于阴则寐,阳气出于阴则寤,如《灵枢·大惑论》中说:"卫气不得入于阴,常留于阳,留于阳则阳气满,阳气满则阳跷盛,不得入于阴则阴气虚,放目不瞑矣。""阴平阳秘,精神乃治",这是中医学的一个"平衡"概念。先生认为,认识不寐的发生、发展及转归,必须重视阴阳的平衡,时常把调和阴阳贯穿于治疗的始终。先生把"阳不交阴"又可分为阴虚不能纳阳,或阳盛不得入阴两大类。阴不足无以敛阳,导致卫气常行于外,故失眠;阳盛致阴气相对不足,阳浮于外而失眠。具体来说又可细分为心肾阴阳水火不济、肝肾乙癸失涵、肝胆阴阳不和、脾胃阴阳升降失常、肾中阴阳失调等诸种病理情况,而治疗失眠的总则无非是交泰阴阳。在临床实践中先生常选交泰丸、百合地黄汤及酸枣仁汤之类化裁,收效甚佳。

本案患者"年过四十,阴气自半",肾阴不足,不能上交于心,心肝火旺,火性上炎,虚热扰神,故心烦不寐,急躁易怒;肾精亏耗,髓海空虚,故头晕耳鸣,腰酸健忘。方选交泰丸、百合地黄汤等化裁。用黄连以清心火,白芍滋阴潜阳,更用灵磁石、龙齿以潜镇阳气,使阳入于阴。然此病日久,心阴暗耗,故再用远志、柏子仁、酸枣仁、百合养心安神。不寐常见初睡之时忽然跳跃,似惊而醒,有似心虚胆怯而实非,乃阳亢阴亏,初入之时交合浅而脱离快,自然阴阳不能相济而复醒。因此,除滋阴潜阳外,必须用黄连以直折心火,肉桂引火归元,从而达到泻南补北、水火相济、心肾相交、阴平阳秘之目的。

不寐(失眠)案 3

病情摘要

陈某某,女,48岁。因"夜寐欠安时作 2年"就诊。患者夜寐差,不易入寐,心烦,纳谷如常,苔薄黄腻质淡,脉弦滑。乃痰火亢盛,心神受扰,治疗清化痰热,两调心肝。

病案

陈某某,女,48岁。因"夜寐欠安时作 2年"就诊。患者夜寐差,不易入寐,心烦,纳谷如常,苔薄黄腻质淡,脉弦滑。汉密尔顿焦虑量表检查提示:焦虑症。中医诊断:不寐,痰火亢盛;西医诊断:继发性失眠,焦虑障碍。乃心肝火旺,痰热不化,心神受扰。治拟清化痰热,两调心肝,选用黄连温胆汤加减。

处方:

黄连 6g	竹茹 12g	枳壳 12g	茯神 30g	广郁金 10g
莲子心 5g	白芍 20g	百合 30g	磁石 30g	生麦芽 30g
龙胆草 6g	夜交藤 30g	炙甘草 6g		

14 剂,水煎服,日 1 剂,分早晚二服。

二诊:夜寐仍差,不易入睡,每晚只寐 2 小时,神倦乏力,腿酸腰痛,苔薄白质淡,脉细弦,拟心肾不交入手加用交泰丸。

处方:

黄连 3g	远志 12g	茯苓 30g	茯神 30g	肉桂 3g
煅龙骨 30g	煅牡蛎 30g	夜交藤 30g	生地 20g	百合 30g
丹皮 12g	白芍 20g	炙甘草 6g		

14 剂,水煎服,日 1 剂,分早晚二服。

三诊:近来夜寐尚佳,头痛好转,精神可,纳正常,苔薄黄质淡,脉弦细,形体肥胖,偶有心烦,拟以化痰清热,两调心肝。

处方:

黄连 5g	竹茹 10g	枳壳 10g	广郁金 12g	法半夏 12g
百合 30g	决明子 12g	制首乌 20g	茯苓 30g	陈皮 10g
炙甘草 6g				

7 剂,水煎服,日 1 剂,分早晚二服。随访患者症状明显好转。

按语:患者以夜寐欠安为主诉,属不寐病范畴。苔薄黄质淡,脉弦滑,证属痰火扰心。先生认为不易入睡者当从心肝火旺,痰热不化入手。本病患者心肝火旺,痰热不化,致入睡困难,处方在黄连温胆汤基础上加用莲子心、龙胆草、广郁金清心肝之火、宁心安神,和中化痰以解标,标本兼顾,实为妙药。

先生认为:长期睡眠障碍,极易引起焦虑抑郁症,重用磁石以重镇安神。二诊时患者出现腰酸腿软,神疲乏力,考虑心肾不交,以交泰丸及天王补心丹交通心肾,滋阴养血。后患者出现头痛,以前额部疼痛为甚,考虑肝阳偏亢,以天麻钩藤饮平肝熄风。后患者头痛祛除,夜寐渐安,仍与黄连温胆汤巩固之。

不寐(失眠)案 4

病案摘要

张某,女,56 岁,退休工人,江苏南京人。因"反复失眠半年"入院。西医诊断为神经衰弱。患者半年前因情志不遂而心烦不宁,入睡困难,甚则彻夜不眠,在其他医院就诊后服用艾司唑仑及地西泮等安眠药及中成药后效不显。舌红伴齿痕,苔黄厚腻,脉弦大数。证属肝郁化火,痰热扰心。情志失调,肝郁化火,炼津为痰,痰热上扰心神,病发不寐。治疗以化痰清热、除烦安神,方用黄连温胆汤加减而睡眠自安。

病案

张某,女,56岁,因"反复失眠半年"入院。患者半年前因家中琐事,情志不遂后发生心烦不宁,入睡困难,甚则彻夜不寐,并自感疲倦心慌。多次于各大医院门诊就诊,西医诊断神经衰弱,予多种镇静安眠药物及中成药口服后效不显。BP:110/70mmHg;心率:75次/min;心肺未见异常;心电图示正常心电图;头颅CT未见明显异常。

初诊:患者中老年女性,症见入睡困难,甚则彻夜难寐,眠浅易醒,醒后不易入睡,伴神疲、乏力、头晕头重、心慌、心烦,时目干胀,背困痛,腰不适,活动后舒,口干时苦,舌淡红伴齿痕,苔黄厚腻,脉弦大数。分析其病机,情志不悦,致使肝气郁结,气机不畅,津液代谢失调,生湿聚痰,痰气郁阻化热;气滞日久,郁而化火,郁火灼津为痰,痰热上扰心神,病发不寐。痰热之邪上扰心神,则见失眠心烦,多梦易醒;痰热困阻气机,则见神疲乏力;痰热上蒙清窍,清阳被蒙,故头晕头重;痰郁化火,循经上炎,故口苦、目干胀,腰背不适;舌质红,苔黄腻,脉滑数,均为痰热内盛之象。治当化痰清热,除烦安神,痰热一去则心神自安,选用黄连温胆汤加减。

处方:

黄连10g	竹茹12g	枳实10g	半夏10g	陈皮10g
茯神15g	酸枣仁15g	远志10g	百合15g	川桂枝10g
生龙牡^各30g	甘草6g			

14剂,水煎服,日1剂,分早晚二服。

二诊:药后病人睡眠转佳,入睡时间缩短,睡眠时间延长,睡眠深度较前加深,心悸偶作,口仍苦,舌稍红苔黄浊,脉弦滑。已见转机,其热稍撤,治以前法,上方黄连减为6g。再进28剂,14剂,水煎服,日1剂,分早晚二服。

三诊:睡眠已安,偶见心悸,舌稍红苔薄黄,脉弦滑,痰热已渐清化,而气郁未舒,尚有复炽之虞,遂以温胆汤合四逆散加味调理而愈。随访3个月,未见复发。

按语:先生指出本例因情志不遂而发,以失眠为主诉,舌淡红伴齿痕,苔黄厚腻,脉弦大数,病位主要在心肝,证属肝郁气滞,痰热内盛,心神不宁。如《景岳全书·不寐》云:"痰火扰乱,心神不宁,思虑过伤,火炽痰郁而致不眠者多矣。"清代唐容川《血证论·卧寐》云:"肝经有痰,扰其魂而不得寐者,温胆汤加枣仁治之。"故用黄连温胆汤加减而效,半夏、竹茹、陈皮、枳实化痰清热兼以除烦;重用黄连泻心火除烦;茯神、远志祛痰宁心安神;百合清心安神;酸枣仁养心安神;川桂枝调卫气;龙骨牡蛎重镇安神;甘草调和诸药。二诊见睡眠好转,舌稍红苔黄浊,已见转机,热象渐退,故减黄连用量,以防苦寒伤胃。三诊睡眠已安,舌稍红苔薄黄,则痰热已渐清化,气郁未舒,故以温胆汤合四逆散清退余热,透邪解郁,疏肝理气。先生紧扣其痰热内扰,心神不宁的病机,以清热化痰、除烦安神为法,安神为佐,待枢转气活,热退痰化,则一身之气机通利,营卫气血相贯如环,神敛于心肝,诸症得消。

十六、视歧

视歧(重症肌无力)案

病案摘要

丁某某,女,26岁,工人,江苏南京人。一周前无明诱因出现视物重影,3天前出现右眼睑下垂,晨轻暮重,劳累后加重,休息后减轻,活动后有时有气喘感觉,纳差,夜寐尚可,大便稀薄,小便调。原有类风湿性关节炎病史2年,近期无关节疼痛症状。查头颅CT未见异常,舌质淡苔薄白,脉细弦,西医诊断为:①重症肌无力(眼肌型);②类风湿性关节炎。脾虚气陷,致清阳不升,眼睑无力下垂,气行不畅,目睛失养,故致视物重影。当拟益气升阳举陷之法。方用李东垣《脾胃论》之补中益气汤加减以补中益气,升阳举陷。数月病情逐渐好转。

病案

丁某某,女,26岁。因"视物重影1周加重伴右眼睑下垂3天"门诊就诊。1周无明诱因出现视物重影,3天前出现右眼睑下垂,晨轻暮重,劳累后加重,休息后减轻,活动后有气喘,纳差,夜寐尚可,大便稀薄,小便调,原有类风湿性关节炎病史2年,近期无关节疼痛症状,未服药控制治疗,查头颅CT未见异常,舌质淡苔薄白,脉细弦,至我院诊治。西医诊断:①重症肌无力(眼肌型);②类风湿性关节炎。

初诊:患者青年女性,视物重影,右眼睑下垂,晨轻暮重,劳累后加重,休息后减轻,活动后有时有气喘感觉,纳差,夜寐尚可,大便稀薄,小便调,舌质淡苔薄白,脉细弦,分析其病机,脾虚气陷,致清阳不升,眼睑无力下垂,气行不畅,目睛失养,故致视物重影。当拟益气升阳举陷之法选用补中益气汤加减。

处方:

炙黄芪 30g	炒白术 12g	党参 20g	炒柴胡 6g	当归 12g
升麻 15g	川芎 10g	桔梗 20g	法半夏 12g	茯苓 20g
陈皮 10g	百合 20g	炙甘草 6g		

14剂,水煎服,日1剂,分早晚二服。

二诊:患者药后视物重影减轻,右侧眼睑下垂晨起好转,无气喘,纳谷如常,夜寐亦佳,大便溏,舌质淡苔薄白,脉细弦,仍拟益气升提,升阳举陷之法。原方加桔梗 10g,加强补养气血之力,又 28 剂。

三诊:患者视物重影消失,右侧眼睑下垂有明显好转,唯眼皮仍重,纳谷如常,夜寐尚佳,舌质淡苔薄白,脉细弦。原方加淮山药 20g、黄精 30g、枸杞子 10g,以加强补肾健脾之力,巩固善后,又 56 剂,后停药观察数月,除特别劳累后会出现眼睑下垂,余均正常。数月随访未发。

按语:先生认为:眼肌型重症肌无力患者病情属于中医"视歧"及"痿证"之范畴,证属脾胃气虚,治疗当以补中益气,升阳举陷,选用补中益气汤加减,方中方中黄芪补中益气、升阳固表为君;党参、白术、黄精、淮山药、甘草甘温益气,补益脾胃为臣;陈皮调理气机,当归、红花、川芎补血和营为佐;升麻、桔梗、柴胡协同参、芪升举清阳为使;综合全方,一则补气健脾,使后天生化有源,脾胃气虚诸证自可痊愈;二则升提中气,恢复中焦升降之功能,使下垂之证自复其位。

视歧之病名见于《灵枢·大惑论》"精散则视歧,视歧见两物。"又称复视。视歧多因脾胃气虚、肝肾不足所致,气虚血亏则视一为二,伴心悸健忘,神疲乏力,面色无华,唇色淡白,脉细弱。故治疗当以补气健脾,升阳举陷,可兼以养血明目,总以补中益气汤为主,该方出自金代名医李东垣《脾胃论》卷中,具有补中益气、升阳举陷之功效,现临床多用于子宫下垂、胃下垂或其他内脏下垂者,然而该方随证加减,对于重症肌无力患者疗效也非常好。

十七、皮肤病

蛇串疮(带状疱疹后遗症)案 1

病案摘要

陈某某,男,60 岁,退休。一年多前无明显诱因下出现面部疱疹,伴有灼热感样疼痛,经西药抗病毒治疗,疱疹逐渐结痂、消失,但遗留有面部疼痛,服中药 5 月以来,左头部疼痛范围缩小,唯反复无常,遂至我院门诊就诊。西医诊断:带状疱疹后遗症。证属肝气郁滞,瘀血阻络证,治拟疏肝理气,活血和络。服药数月,疼痛明显减轻。

病案

陈某某,男,60 岁,退休。因"面部疼痛间作 1 年半"就诊。患者一年多前无明显诱因下出现面部疱疹,伴有灼热感样疼痛,经西药抗病毒治疗,疱疹逐渐结痂、消失,但遗留有面部疼痛,服中药 5 月以来,左头部疼痛范围缩小,唯反复无常,遂至我院门诊就诊。西医诊断:带状疱疹后遗症。

初诊:患者神志清,精神欠佳,左额、左右眼眶、鼻尖、左口唇依然疼痛,呈阵发性,口干欲饮,舌暗红,苔薄腻,脉弦滑,证属肝气郁滞,瘀血阻络,治拟疏肝理气,活血和络,选用柴胡疏肝散加减。

处方:

柴胡 10g	当归 12g	红花 10g	制乳没各8g	五灵脂 12g
白蒺藜 30g	百合 30g	生麦芽 30g	徐长卿 30g	海藻 15g
昆布 15g	川芎 10g	生甘草 10g		

7剂,水煎服,日1剂,分早晚二服。

二诊:投疏肝理气,活血和络剂后,头痛前三天明显,后四天减轻,左眉毛及左口唇处晨起先痒后痛,平素尚可,阵发性胀痛,纳谷时尚有痛感。

处方:

柴胡 10g	赤白芍各30g	当归 12g	红花 10g	徐长卿 20g
五灵脂 12g	白蒺藜 30g	百合 30g	夏枯草 30g	海藻 15g
昆布 15g	川芎 10g	生甘草 10g		

7剂,水煎服,日1剂,分早晚二服。

三诊:疼痛范围明显缩小,局限在左眼眶,程度未见明显好转,头顶偏左瘙痒异常,先痒后痛,证属心肝经湿火未净,脉络不和,治以清心肝之火(诸痛痒疮皆属于心)。

处方:

黄连 10g	淡竹叶 10g	黄芩 10g	龙胆草 10g	远志 12g
白芍 30g	白蒺藜 30g	重楼 15g	当归 12g	红花 10g
三七 10g	络石藤 30g	雷公藤先煎10g	炙甘草 10g	

7剂,水煎服,日1剂,分早晚二服。

四诊:药后唯感眼周部疼痛,呈阵发性,伴有鼻水,纳佳,寐可,双上肢仍感麻木感,大便成形偏软,证属心肝火旺,治以清心肝之火(肝经开窍于目)。

处方:

黄连 4g	淡竹叶 10g	黄芩 12g	龙胆草 10g	决明子 12g
生地黄 20g	玄参 15g	丹皮 12g	甘松 12g	白芍 30g
三七 10g	徐长卿 30g	乌梅 10g	炙甘草 6g	

14剂,水煎服,日1剂,分早晚二服。共服35剂。药后患者疼痛明显减轻,原法有效,继服3月随访,疼痛基本消失。

按语:带状疱疹是一种由带状疱疹病毒侵犯半月神经节或三叉神经第一支而导致的眼部损害,前驱症状轻重不等,发病3~7天出现患侧眼部不同程度的眼红、眼痛、畏光、流泪、视物模糊,所有患者患侧眼睑、前额皮肤可见不同程度的潮红、肿胀、红斑、丘疹,晚期结痂及形成凹陷性浅瘢痕,继而在病变区出现剧烈神经痛,眼睑及邻近皮肤烧灼痛并放射至全头顶部,皮肤损害均沿三叉神经分布区域分布,疱疹的分布不超过眼睑和鼻的中心界限。

带状疱疹后遗神经痛就是带状疱疹遗留下来的疼痛,属于后遗症的一种。临床上认为带状疱疹的皮疹消退以后,其局部皮肤仍有疼痛不适,且持续 1 个月以上者称为带状疱疹后遗神经痛,即 PHN。表现为局部阵发性或持续性的灼痛、刺痛、跳痛、刀割痛,严重者影响了休息、睡眠、精神状态等。该患者苔薄腻,脉弦滑,属热毒未尽,脉络不和,处方犀角地黄汤加减,佐以清热解毒,疗效肯定。

带状疱疹后遗神经痛,疼痛顽固持久,严重影响患者的生活质量,属于疑难杂症,治疗极为棘手,中医药在治疗带状疱疹神经痛具有较好疗效。根据临床特点分别选用柴胡疏肝散、犀角地黄汤加减,同时配合清热解毒药及针灸疗法,疗效确切。

先生认为:该患者以眼面部疼痛为主苦,结合苔脉,证属肝气郁滞,瘀血阻络证,治拟疏肝理气,活血和络,方选柴胡疏肝散加减,柴胡疏肝散方中白芍养肝敛阴,和胃止痛,与柴胡相伍一散一收,助柴胡疏肝,相反相成共为主药;白芍、甘草配伍缓急止痛,疏理肝气以和脾胃,且具有保护胃黏膜屏障和修复黏膜之作用。柴胡疏肝散具有疏肝行气,活血止痛之功效,主治肝气郁滞证,表现为胁肋疼痛,胸闷喜太息,情志抑郁易怒,或嗳气,脘腹胀满,脉弦。

临证中,海藻与生甘草配伍相反相成,利用其拮抗作用以发挥软坚止痛的疗效。另:甘遂半夏汤之甘遂 + 甘草;雷公藤 + 虫药搜风剔络,通络止痛;配合外洗方 + 针灸以达到事半功倍之效。

湿疹(过敏性皮炎)案 2

病案摘要

何某某,男,67 岁,退休。因"皮肤瘙痒半年"就诊。患者进食鱼虾等发物后出现双下肢瘙痒,左下肢为甚,肤色红,中西药少效,遂至门诊就诊。西医诊断:过敏性皮炎。苔薄黄,质淡,脉弦滑,证属湿毒偏胜,治拟清热化湿解毒。

病案

何某某,男,67 岁。因"皮肤瘙痒半年"就诊。患者半年前进食鱼虾后出现双下肢湿疹,瘙痒异常,夜间为甚,越挠越痒,左下肢为甚,肤色红,中西药少效,遂至门诊就诊。西医诊断:过敏性皮炎。刻下:患者皮肤仍感瘙痒,纳谷如常,苔薄黄质淡,脉弦滑,证属湿毒偏胜,治拟清热化湿解毒,祛风止痒,选用四妙丸加减。

处方:

黄柏 12g	苍术 10g	生薏仁 30g	紫花地丁 30g	白鲜皮 15g
地肤子 15g	蛇床子 10g	苦参 15g	白蒺藜 30g	土茯苓 30g
僵蚕 12g	水牛角 30g			

7剂,水煎服,日1剂,分早晚二服。

外洗方:

蛇床子40g	白鲜皮40g	苦参40g	百部40g	半边莲50g
紫花地丁40g	枯矾20g			

7剂,水煎,晚外洗。

二诊:服7剂,患者皮疹较前好转,原法有效,治拟清热解毒,祛风止痒。

处方:

黄柏10g	苍术10g	生薏仁30g	紫花地丁30g	白鲜皮10g
地肤子12g	蝉衣10g	苦参15g	白蒺藜30g	土茯苓30g
僵蚕12g	水牛角30g	生甘草6g		

7剂,水煎服,日1剂,分早晚二服。

三诊:经中药清热解毒,祛风换肌14剂,痒感明显好转,夜间仍感为甚。治以清热化痰,祛风止痒。

处方:

黄柏12g	苍术12g	生薏仁30g	川牛膝15g	土茯苓30g
白鲜皮15g	白蒺藜30g	白芷10g	僵蚕12g	丹皮12g
地肤子12g	苦参15g	蛇床子12g	水牛角30g	甘草10g

7剂,水煎服,日1剂,分早晚二服。

四诊:服21剂,下肢皮疹基本缓解,苔薄,质淡,脉弦滑,继续治拟清热解毒化湿,祛风生肌。

处方:

苍术10g	黄柏12g	生薏仁30g	川牛膝20g	白鲜皮12g
地肤子12g	苦参15g	白蒺藜30g	僵蚕12g	土茯苓30g
半边莲30g	甘草6g。			

14剂,水煎服,日1剂,分早晚二服。随访未发。

按语:先生认为:湿疹的病理因素乃风、湿、热。本例患者以下肢皮疹为主苦,运用四妙散清化下焦湿热,该病患者病程缠绵日久,正与湿邪之致病特点相吻合,缠绵难愈,加之患者久治不愈,实乃湿毒搏结,病情顽固,治宜加清热解毒之品,如紫花地丁等。皮肤瘙痒症,根据"痒自风来"原理,止痒宜祛风也,外风与内风同治,患者皮疹乃热入血分,迫血外行所致,治拟凉血止血,方选犀角地黄汤加减,瘙痒症状以晚夜间为重,乃邪入阴分,正邪相搏,故见夜间尤甚。

颜面疔疮案3

病案摘要

盛某,女,32岁,银行职员,山东济南人,因"前额、鼻部、唇周散在粟粒样

289

疔肿 3 年余"求诊。前额、鼻唇周围粟粒样疔肿,红色,多有粟米样脓头,或痒或痛,呈散在或小片聚集状,易烦躁,大便结。多方求药无效。舌尖舌边红,苔黄,少津,脉数,按之有力。证属上焦热毒,舌脉显示心肺有火,肝胃有热,多由平素工作劳烦,心中郁热,肝中结火,火属阳邪,其性升散易于炎上扰及肺胃,导致热毒蕴结上焦脏腑,火毒循经外发,毒凝肌表;心中有火,神明自扰,故而烦躁;肺气不降,腑气不通,传导失职即见大便干结。治疗当清上焦热毒,解血中郁热,舒心肝气郁,方能收得全效。

病案

盛某,女,32 岁,因"前额、鼻部、唇周散在粟粒样疔肿 3 年余"求诊。患者近 3 年工作繁重,面部渐生疔肿,初起量少,涂用鱼石脂软膏或红霉素眼膏见效,但日久疔疔渐多,至前额、鼻周、唇周皆是,此消彼长,与月经无关,且舌尖易于溃疡,患者平素饮食清淡,也曾多方求医,多予疏散解肌之方,效果不大。来我处求诊。

初诊:患者青年女性,身形偏瘦,面部白皙,可见额部、鼻周、口唇周围粟粒样疔肿,红色,多有粟米样脓头,或痒或痛,呈散在或小片聚集状,易烦躁,大便结,口干,喜冷饮,小便量正常,色偏黄,夜眠可。舌尖舌边红,苔黄,少津,脉数,按之有力。且诉舌尖易于起泡,破溃后遗留溃疡,色红疼痛。分析其病机,患者几年前因升职,事务繁重,肝气不舒,郁结中焦,气有余便是火,上扰于心,则心神烦躁;火属阳邪,其性升散易于炎上扰及肺胃,导致热毒蕴结上焦脏腑,火毒循经外发,毒凝肌表,发为疔肿,而往常治疗多以疏解肌表为法,不达病源,内毒炎盛,此消彼长;肺气不降,腑气不通,传导失职即见大便干结;小便色黄多为小肠有热,其为心之外腑,心之热常移于小肠,从小便而下。

本病治当求本,不可单从表象入手,应以清上部脏腑之热,解血中热毒为根本,毒解热清自无疔肿之源,方用清胃散合银翘散加减。

处方:

升麻 12g	黄连 6g	当归 12g	生地 12g	丹皮 10g
炒麦芽 25g	金银花 20g	连翘 15g	牛子 10g	竹叶 10g
柴胡 12g	郁金 10g	紫花地丁 30g	甘草 5g	

4 剂,水煎服,日 1 剂,分早晚二服。

二诊:面部新生疔肿明显减少,原有疔肿色泽减轻,少量白色脓头,肿痛减轻,心情和缓,大便明显改善,一天两次,小便色黄。在原方基础上去牛子,加桑白皮 12g、白芷 10g 增强清泻肺火,疏散肌表之功。共 6 剂,煎服同上。

三诊:面部疔肿明显减少,仅剩遗留痕迹,色淡,无突起脓头,小便可。上方加麦冬 12g、天花粉 10g,以顾护阴液。煎服同上。

因患者即将月事,停药,嘱其禁食辛辣油腻,调情志,随访两月,无大面积复发。

按语:夫肺者,内主于气,外应皮毛,故皮肤病变多考虑肺卫生变,此案,从舌脉上看又是一派邪实之象,以往医者多采用清热宣肺解肌之法,治标不治本,而在本例,病起于劳作郁怒,化火伤及心、胃、肺,虽皮毛为肺之外候,更多病因于热毒蕴结脏腑,火毒循经外发,毒凝肌表所致,正如《华氏中藏经·论五丁状候第四十》云"五丁者,皆由喜怒忧思,冲寒冒热,多食甘肥……蓄其毒邪,浸渍脏腑,久不滤散,始变为丁",《医宗金鉴·外科心法要诀》载"痈疽原是火毒生,经络阻滞气血凝",先生认为:从面部分区看,前额、鼻周、口唇均为足阳明胃经循行之处,与胃火蕴积密切相关。故治疗上以清胃散为主方,方用升麻升阳明之清阳,柴胡清解少阳之郁热,两药轻升,载他药上行,以防寒凉伤及脾肾,黄连泻心火,亦泻脾火,脾为心子,而与胃相表里者也;当归和血,生地、丹皮、郁金、赤芍凉血,以养阴而退血热、阳毒也;三诊时为顾护津液,以防伤正,加以麦冬、天花粉以养肺胃之阴,使邪却正固,收以良效。

十八、肿瘤

肿瘤(胃窦癌)案1

病案摘要

朱某,女性,43岁,工人,于2010年6月因脘腹疼痛,饮食不下,到某医院门诊,经胃肠钡剂显示:胃窦部充盈缺损,诊断胃窦癌。住该院肿瘤外科,后经手术治疗,切除胃窦癌块如鸡蛋大,此时发现腹腔胃小弯淋巴如蚕豆大及黄豆大小不同的转移癌,淋巴活检,证实为转移性腺癌,后做化疗12次,因病人化疗后神萎,纳差,未继续做。来我院门诊治疗,先用中药养阴生津,运脾和胃,解化疗毒,后用软坚化结,排毒抗癌,前后服药1年6个月,腹痛腹胀消失,胃纳转佳,精神亦好,病情稳定。

病案

朱某,女性,43岁,工人,于2010年6月11日脘腹不适,有时胀痛,饮食不下,形体消瘦,到无锡某医院就诊,门诊医生给予胃肠钡餐透视及摄片,结果显示:胃窦部充盈缺损,诊断:胃窦癌。并嘱其住院治疗,经该院肿瘤外科手术,切除胃窦癌块如鸡蛋大。手术时发现腹腔胃小弯淋巴如蚕豆大及黄豆大小不同的转移癌,淋巴活检,证实为转移性腺癌。术后患者体力恢复后,给予化疗12次。因病人化疗后,精神萎靡,食欲不振,神倦乏力,不愿继续化疗,故来中医门诊。

初诊:患者精神不振,神疲乏力,面色萎黄,形体消瘦,饮食不思,口干欲饮,脱发较多,舌红而裂,苔薄黄,脉细滑数,术后加化疗,正气大伤,阴津亏耗,脾运不健。治法:先拟养阴生津,健脾和胃,以解化疗之毒。

处方：

南北沙参^各20g	麦冬 12g	天花粉 15g	石斛 15g
玄参 15g	木香 10g	砂仁^{后入}3g	法半夏 12g
白花蛇舌草 30g	焦六曲 30g	茯苓神^各30g	石见穿 30g
陈皮 5g	芦根 30g	炙甘草 6g	

14 剂，水煎服，日 1 剂，分早晚二服。

二诊：前服养阴生津、健脾和胃剂，并解化疗之毒，前后服药 58 剂，患者口干欲饮已解，纳谷转香，精神稍振，唯仍感神倦乏力，面色萎黄，行走时气短不足以息，夜寐不佳，舌淡红，苔薄黄，舌脉瘀紫，脘腹部略有隐痛，不时作胀，大便干、溏不一，溏薄时日行 3 次。脾运未复，气血瘀滞，癌毒蕴阻，治当：健脾运中，理气活血，抗癌排毒。选用参苓白术散合香附郁金汤加减。

处方：

太子参 15g	炒白术 12g	炒扁豆 12g	淮山药 30g
砂仁^{后入}3g	生苡仁 30g	制香附 12g	广郁金 12g
绿梅花 10g	炒枳壳 10g	大腹皮 12g	白花蛇舌草 30g
三棱 12g	莪术 12g	石见穿 30g	夏枯草 30g
陈皮 5g	炙甘草 5g		

14 剂，水煎服，日 1 剂，分早晚二服。

另外，再投软坚化瘀，养阴扶正，给予抗癌散（自拟抗癌散：自然牛黄、山甲、灵芝、生牡蛎、川贝母、海藻等共研末）每次服 5g，日服两次，上下午各一次，温开水调服。

三诊：上方连续服用四个月，精神得振，饮食有味，气短乏力好转，夜晚尚能入寐，脘腹隐痛呈阵发性，劳累后易汗，大便仍有时溏薄，食荤油加重，苔薄白质淡有紫气，边有齿形。此乃气虚脾弱，癌毒蕴结，仍当扶正祛邪，抗癌解毒。处方：补中益气汤合自拟抗癌解毒汤加减。

处方：

党参 20g	炙黄芪 30g	炒白术 12g	炒当归 12g
炒柴胡 5g	夏枯草 30g	白花蛇舌草 30g	山慈菇 15g
肿节风 30g	天葵子 20g	石见穿 30g	皂角刺 12g
炙鳖甲 12g	莪术 12g	炮山甲 12g	

14 剂，水煎服，日 1 剂，分早晚二服。

另外，抗癌散（自拟）连服 3 个月为一疗程后改，每日服一次，每次服 5g，连续服药 3 个月。

四诊：以扶正祛邪，抗癌解毒汤加减，前后服药 7 个月，至 2011 年 8 月经复查上消化道钡剂造影摄片胃窦部及胃体（大、小弯）充盈，未见异常，淋巴肿大已消,脘腹柔软,未见阳性体征。已存活3年多,患者精神较好,纳谷如常,面色红润,脘腹无不适。

按语:胃癌是常见恶性肿瘤,是消化道系统最多见的肿瘤,胃癌的发病率和病死率均居恶性肿瘤之首,每年死于胃癌者达16万人,占全部肿瘤死亡人数的23%,原因在于长期饮食不节,情志失调,劳倦内伤,或感受外来邪毒所致,形成食滞、气滞、血瘀、痰结、邪毒内蕴等一系列病理性改变,最终导致癥瘕积聚,成为癌肿。有记载称:胃癌淋巴结转移与否,对预后影响极大,无淋巴结转移者5年生存率为35.2%,有转移者,仅11.6%。本例病例,已有淋巴结转移,而化疗又无法承受。后采用中医中药治疗。初诊时,因术后加化疗,阴津耗伤严重,加之癌毒较盛,先生用中药以养阴生津,抗癌解毒,并解化疗之毒,服药2个多月,阴津来复,精神好转。二诊时,因脾运未复,气滞、血瘀、纳差、便溏,脘腹胀痛,改以健脾运中,理气活血,抗癌解毒,服中药四个月,同时加服先生经验方自拟抗癌散,本方具有化痰软坚,活血化瘀,抗癌解毒,养阴益气扶正之功。三诊时,根据患者临床表现为气虚脾弱,癌毒壅结,故选补中益气汤合自拟抗癌解毒汤加减,前后又服7月。本例患者共服中药1年2个月,经查:胃窦部及胃体部均未见异常,目前患者已存活3年多,一切良好,基本稳定。

肿瘤(肺癌)案2

病案摘要

徐某,女性,46岁,农民,因"咳嗽2个月",在某医院诊治,当感冒咳嗽治疗,服些止咳化痰剂,并用抗生素,未见效,后因咳嗽痰中见血,颜色鲜红,又去某大医院呼吸科门诊诊治,经摄胸部X线片提示:右下肺片状模糊阴影,考虑"肺炎",但痰中夹鲜血,故做支气管内镜检查及病理切片,报告为"支气管肺癌",去上海某大医院准备手术治疗,手术时发现支气管肺癌已扩散,两侧肺部均见瘤体,无法手术,并采瘤体部位组织切片送病理检查,病理报告为"鳞状上皮细胞癌"。医生此时嘱病人化疗治疗,但化疗三次,精神萎软,饮食难下,病情加重,患者及家属不愿化疗,出院回家,请中医治疗。先后给予养阴清热,凉血解毒,并解化疗毒,继则扶正祛邪,抗癌解毒,除服汤药外,又给予服用扶正抗癌散,6个月后,病情基本稳定,无痰中夹血,咳嗽减少,精神尚佳,前方加减先后中药11个月,迄今基本稳定,随访至今已存活3年半。

病案

徐某,女性,46岁,农民,"咳嗽2个月",在乡镇卫生院诊治,医生认为是感冒咳嗽,给予一般化痰止咳,抗生素等治疗,未见效,继则咳嗽痰中见血,色鲜红。又去某大医院呼吸科诊治,经摄胸部X线片提示:右下肺片状模糊阴影,考虑"肺炎",给予抗生素等治疗,1周后病情反加重,痰中夹血较多,又去某医院诊查,做支气管内镜检查及病理切片检查,结果病理报告为"鳞状上皮细胞癌"。医生嘱病人化疗,化疗三次,患者精神极度萎靡,饮食难下,病情加重,医生对家属说:"癌变已扩散,最多只能存活4个月"。家属悲伤绝望之余,寻求中医诊治。

初诊:患者精神萎靡,形体消瘦,神倦乏力,语声沙哑,咳嗽痰中夹血丝,有时夹鲜血,鲜血量多,面色㿠白,纳谷不香,胸胁闷痛,大便干结,夜寐不实,苔薄黄,舌红,舌脉瘀紫,脉细滑数,证属:阴虚火旺,癌毒内蕴。治法:滋阴降火,清热解毒,选用麦味地黄合泻白散加减。

处方:

生地 30g	山萸肉 12g	丹皮 12g	泽泻 12g
麦冬 12g	五味子 10g	桑白皮 10g	地骨皮 30g
生知母 12g	黄芩 10g	玄参 15g	石斛 15g
白花蛇舌草 30g	白茅根 30g	鱼腥草 30g	仙鹤草 30g
鹿衔草 30g	花蕊石 30g	半枝莲 30g	生甘草 6g

14剂,水煎服,日1剂,分早晚二服。

并加服:自拟抗癌散,每次5g、上下午各一次,温开水调服(自然牛黄、山甲、灵芝、生牡蛎、川贝母、海藻等)。

二诊:上方服30天,咳嗽减轻,痰中血量减少,尚有血丝,精神较前好转,语声沙哑已愈,纳谷转香,胸胁部尚有隐痛,大便每日行,质软,夜寐亦可,但有自汗,不耐活动,苔薄白质红,舌脉瘀紫,脉来细数,此为气阴两伤,癌毒蕴结仍甚,治法:益气养阴,抗癌解毒,生脉散合自拟抗癌解毒汤加减。

处方:

西洋参 15g	麦冬 12g	五味子 10g	黄精 30g
石斛 15g	玄参 15g	仙鹤草 30g	三七 10g
花蕊石 30g	白花蛇舌草 30g	白毛藤 30g	壁虎 10g
百部 15g	猫爪草 30g	狗舌草 30g	山慈菇 15g
茅根 30g	甘草 5g		

14剂,水煎服,日1剂,分早晚二服。

另外,自拟抗癌散粉剂继续服用(每次5g、日服两次)

三诊:上方生脉散合自拟抗癌解毒汤服3个月,咳嗽基本缓解,痰中夹血已止,语声较前洪亮,自汗不多,胸胁隐痛偶发,纳谷正常,精神亦振,大便每日行,成形,体力明显好转,能外出散步,走2里路也不觉累,苔薄白质淡红,脉细软,前方有效,继续巩固。

自拟抗癌散改服每日1次,每次5g,再服3个月后停服。

以上汤剂续服1年,临床症状基本稳定,各项体征亦属正常,经查:X线胸片及 CT,均属正常,至今已存活 4 年多。

按语:原发性支气管肺癌,亦称支气管癌,或支气管肺癌。我国肺癌的发病率及病死率一直在逐年上升,近 10 年尤为明显,已从恶性肿瘤发病顺序第 6 位上升到第 2 位。其总的 5 年生存率仍不超过 13%。先生认为其病因为正气虚弱,六淫之邪乘虚而入,一旦浸淫于肺,邪滞胸中,肺气抑郁,宣降失司,气滞血瘀,津液不布,聚而成痰,痰瘀胶结,日久而成肺部肿瘤。咳嗽和咯痰常为肺癌的首发症状,随之而来的为咯血或咯血痰,胸痛,气促,声嘶等。本例病初,医生当感冒看,接着又误诊为"肺炎",后因咯血咳嗽反复不愈,支气管内镜及病理切片检查,方明确诊断"支气管肺癌",由于延误时间,最后导致两肺扩散,以致西医无法手术,化疗又无法抵挡,以致正气虚弱,癌毒发展较快。先生在整体治疗思想指导下,与辨证论治相结合,同时辨证与辨病相结合,充分发挥中医的优势,一方面扶助正气,正气盛则能抗邪毒。另一方面抗癌毒,邪毒去则更有利于正气的恢复,中药抗癌解毒力较强的有白花蛇舌草、白毛藤、壁虎、百部、猫爪草、狗舌草、山慈菇、半边莲、石见穿、石打穿、冬凌草等。故本例临床能取得意想不到效果,事实证明:中医中药有其独特的抗癌优势,先生的治癌经验,值得深入研究。

肿瘤(肝癌)案 3

病案摘要

张某,男性,51 岁,商人。2006 年 6 月 17 日就诊,患者有嗜酒史 20 余年,有脂肪肝,肝功能异常,于 2006 年 2 月因脘腹痛在当地医院以胃炎诊治,服药后疼痛止,又去某西医院诊治,胃镜检查有慢性浅表性胃炎,又做肝 A 型超声波,波形迟钝。肝扫描及 CT:诊断为原发性肝癌,肝左叶肿大如鸡蛋大。先后用化瘀消积,软坚散结,抗癌排毒,自拟扶正抗癌解毒汤及抗癌散内服,3 个月后症势缓解,继服 5 个月后,肝肿块已消至黄豆大,精神较好,纳谷香,能活动,服 1 年 6 个月停药,存活 2 年 8 个月,随访后因车祸而死亡。

病案

张某,男性,51 岁,商人。2006 年 6 月 17 日就诊,患者有嗜酒史,每日中午晚上各一次,高度白酒每次半斤以上,有脂肪肝,血脂高。肝功能异常。2006 年 2 月 16 日因脘腹痛在当地医院以胃炎诊治,服药后疼痛缓解,又去上海某大医院诊治,胃镜检查有慢性浅表性胃炎,又做肝 A 型超声,肝波于 5 肋间见密集微小波,波型迟钝,出波衰减;肝扫描,肝左叶肿大,肝内放射性分布欠均匀,肝左叶 T1 放射性较稀疏。磁共振:显示肝左叶肿大 7~8cm,如鸡蛋大,表面凹凸不平,诊断:为原发性肝癌。

初诊:患者精神疲乏,面部及口唇晦暗,右上腹胀痛,纳谷不香,头面及下肢浮肿,腹部略胀大,切诊:肝于肋下6cm,触之表面凹凸不平,质硬压痛,但寐不佳,舌质紫暗,苔薄黄,脉弦滑。气滞血瘀,癥积乃成,癌毒较盛,治拟理气活血,消癥散结,抗癌排毒。方用自拟扶正抗癌汤加味。

处方:

太子参 30g	炒白术 10g	炙黄芪 30g	淮山药 30g	炮山甲 10g
壁虎 10g	红花 10g	枳壳 10g	赤白芍^各 10g	当归 10g
桃仁 30g	三棱 10g	莪术 10g	制大黄 10g	冬凌草 30g
半枝莲 30g	半边莲 30g	地鳖虫 10g	陈皮 6g	甘草 6g

14剂,水煎服,日1剂,分早晚二服。

另外,加用自拟抗癌散(牛黄、炮山甲、灵芝、生牡蛎、海藻等,研粉末)每次5g,每日两次。温开水冲服。并服用护肝茶:藏红花、枸杞子、绿梅花、石斛,泡水代茶服。

二诊:上方连服三个月,右上腹疼痛消失,肝肋下缩至2cm,食欲好转,精神亦较前好,下肢浮肿亦轻,但寐转佳,大便成形,每日一次。面唇晦暗,稍有好转,舌质仍紫,苔黄略腻,脉弦滑,有时胸闷不适,情绪不佳。原方去山药,炙黄芪,加广郁金10g、绿梅花10g、炙山甲10g。水煎服,日1剂。

三诊:上方续服5个月。8个月后复诊,精神转佳,面唇晦暗见红润,下肢浮肿消退,纳谷正常,夜寐亦佳,外出工作已不觉疲劳,B超及磁共振提示:左叶肝脏肿块如黄豆大(约0.5cm),肝肋下未触及,连续服中药1年6个月,存活2年又8个月,后随访因外出工作,驾驶失误,车祸死亡。

按语:原发性肝癌是指肝细胞或肝内胆管细胞始发的癌肿。为常见的恶性肿瘤之一,其发病率占所有的肿瘤中1%~7%,病因与肝硬化、病毒性肝炎、黄曲霉素和其他化学致癌物质有较密切的关系。中医学属"癥瘕""积聚""肥气""息贲""脾积""痞气""黄疸""肝积"等范畴;先生指出:本例病因病机为寒湿或湿热之邪侵袭人体,加之饮食不节,损伤脾胃,或情志失调,肝气郁滞,气滞血瘀,水湿内停,聚而成积;内因正气不足,脏腑气血亏虚,湿困脾阳,湿蕴化热。病属正虚邪实,治以攻补兼施。先生认为本病治疗原则"病初起,体实证实,以攻为主,中期气血不衰,但邪毒较盛,以攻补兼施,后期则邪毒较盛,正气虚衰,以补为主。"

先生认为:本例属肝癌之中期,治疗既要活血化瘀,软坚散结,抗癌排毒,又要顾护正气,故首用攻补兼施法。扶正之药太子参,炙黄芪,白术,山药,当归,活血化瘀软坚,抗癌排毒如炮山甲,壁虎,红花,桃仁,三棱,莪术,冬凌草,半枝莲,半边莲等。还用经验方抗癌散。加强抗癌排毒作用。牛黄一味抗癌排毒力强。再用护肝茶,既护正气又强化抗癌排毒,故临床疗效较为满意。同时嘱咐患者,戒房事,调心情,注意饮食节制,配合医疗方能事半功倍。

肿瘤(鼻咽癌淋巴转移)案 4

病案摘要

李某,男性,42 岁,工人,2006 年 4 月 15 日就诊,患者于 2005 年 11 月 20 日突然出现左颈部包块,1 个月后有增大,去西医院五官科就诊,经检查,病理切片示:鼻咽部上皮样癌。经用放疗法 12 次,包块逐渐消失。近 5 个月来,左颈部及右颈部包块出现,1 个月后逐渐增大,又见颈淋巴 4~5 处肿大,见有鼻衄又去医院诊查,取淋巴活检,证明鼻咽癌,淋巴转移,因西医治疗无效,患者要求中医治疗。先生先用养阴清热解毒,软坚散结,抗癌排毒中药,又服抗癌散等,经过 1 年治疗,患者各项症状消失,精神转佳,鼻衄已止,经 CT、磁共振、B 超等检查,鼻咽及淋巴均正常,随访 3 年,无异常发现。

病案

李某,男性,42 岁,工人,2006 年 4 月 15 日就诊,患者于 2005 年 11 月 20 日无意中突然抚摸到左颈部有肿块,初起不痛不痒不在意,1 个月后肿块逐渐变大,去西医院五官科就诊,肿块做病理切片,结果报告:鼻咽部上皮样癌。医生建议做放疗治疗,后放疗共 12 次,包块逐渐消失。近 5 个月来,左颈部及右颈部各有一个包块出现,一个月后又增大,且见鼻衄,头昏痛,又去医院诊查,医生发现,两侧颈淋巴均有小肿结节,又取淋巴活检,结果报告示:鼻咽癌淋巴转移,因西医治疗无效,患者要求中医药治疗。先以中药养阴清热,软坚散结,抗癌排毒法,又服抗癌散等,前后治疗 1 年时间。

初诊:患者形体消瘦,身倦乏力,口干欲饮,心烦不宁,纳谷不香,夜寐亦差,两颈项包块处按之疼痛,颈淋巴结节 6 枚,鼻衄多,头昏眩晕,舌红有裂纹,苔薄黄,脉弦滑,此乃阴伤热盛,痰瘀互结,癌毒蕴阻,治拟养阴清热,化瘀软坚,活血化瘀,抗癌排毒。自拟扶正软坚抗癌排毒汤加味。

处方:

南北沙参^各30g	麦冬 10g	石斛 30g	天花粉 15g	玄参 15g
西洋参 10g	绞股蓝 30g	炮山甲 10g	生牡蛎 30g	夏枯草 30g
昆布 10g	海藻 10g	白芥子 10g	茅根 30g	大小蓟^各30g
仙鹤草 30g	赤芍 10g	半枝莲 30g	半边莲 30g	地鳖虫 10g
王不留行 30g	川贝母 10g			

30 剂,水煎服,日 1 剂,分早晚二服。

另外,给予自拟抗癌散:(牛黄、炮山甲、灵芝、生牡蛎、川贝母、海藻等研粉末)每次 5g、日服两次,温开水服。

二诊:服上方30剂后,鼻衄明显减少,两颈部包块缩小,疼痛亦轻,精神转佳,纳谷较好,夜寐亦佳,苔薄黄,舌红有裂纹,脉滑数,原方见效,仍拟巩固。原方加白花蛇舌草30g、皂角10g、山慈菇30g、百部15g。服90剂。

三诊:患者鼻衄已愈,口鼻干燥亦除,两颈部包块如黄豆大,淋巴结节已消失,纳谷正常,精神佳,苔薄白,质红有裂纹,脉细滑,仍拟原方加减,巩固疗效。

处方:

南北沙参^各30g	麦冬 10g	石斛 30g	天花粉 15g	玄参 15g
西洋参 10g	绞股蓝 30g	炮山甲 10g	生牡蛎 30g	夏枯草 30g
昆布 10g	海藻 10g	白芥子 10g	丹皮 10g	半枝莲 30g
半边莲 30g	王不留行 30g	川贝母 10g	白花蛇舌草 30g	

14剂,水煎服,日1剂,分早晚二服。

另外,给予自拟抗癌散:改为隔日服一次,每日服一次。

上药共服12个月,临床症状治愈,精神较佳,纳谷如常,经查磁共振未见异常,1年后患者正常工作,3年后随访,无异常发现。

按语:鼻咽癌为多发肿瘤之一,发病率居头颈部恶性肿瘤的首位,本病早期即可发生颈淋巴结转移,晚期可出现血行远处转移。西医治疗以放疗为主。中医学对此病有许多描述,如:鼻渊,鼻衄,耳鸣上石疽,失荣等,临床主要表现鼻衄,鼻塞,头痛,耳鸣及颈项肿块等。其病机为肺热痰火,及肝胆毒热上扰,痰火瘀血互结。

先生治疗本病,以辨证为主,结合辨病,辨证抓除肺热痰火,肝胆毒热,痰火瘀血互结。先生认为,肺开窍于鼻,肺热乘太阴之经而蕴积于鼻,迫血离经而鼻衄;足厥阴之脉循喉咙之后,肝火上逆,肺热肝火转化为癌毒,形成肿块。故治疗应以清热解毒,抗癌消积。另一方面,热毒炽盛,伤阴劫液,以致肺阴亏损,故养阴生津尤为重要,是协助正气抗邪外出的关键。先生一方面以养阴扶正,用南北沙参、西洋参、麦冬、石斛、玄参之类,另一方面则软坚散结,活血化瘀,如:炮山甲、牡蛎、夏枯草、昆布、海藻、白芥子、川贝母,在此基础上用清热解毒抗癌,如白花蛇舌草,半枝莲、半边莲、绞股蓝等。并应用先生自己总结的抗癌经验方,即抗癌散。措施得力,达到治愈目的。

十九、面瘫

面瘫(急性面神经炎)案

病案摘要

张某,女,20岁。晨起床就厕时,突感左侧面肌麻木,两耳有压痛闭塞感,语言不清,继而出现闭目难合,流涎,面容板滞,口舌歪斜,不能皱额,鼻唇沟变浅,脉弦滑带数,苔偏腻。西医诊断:急性面神经炎,中医诊断:面瘫。病由风热病毒之邪入侵,气血痹阻,经脉失和。给予祛风解毒,活血通络。再予成药,巩固疗效,以善后调理。治疗后一月余,左面颊麻痹、口角歪斜等症完全消失,口齿清晰,进食正常。病已痊愈。

病案

张某,女,20岁,学生。2002年7月16日初诊。昨晨起床就厕时,突感左侧面肌麻木,两耳有压痛闭塞感,语言不清,继而出现闭目难合,流涎,面容板滞,口舌歪斜,不能皱额,鼻唇沟变浅,脉弦滑带数,舌质红苔薄白偏腻。西医诊断:急性面神经炎,中医诊断:面瘫。

初诊:左侧面肌麻木,两耳有压痛闭塞感,语言不清,继而出现闭目难合,流涎,面容板滞,口舌歪斜,不能皱额,鼻唇沟变浅,脉弦滑带数,舌质红苔薄白偏腻。病由风热病毒之邪入侵,气血痹阻,经脉失和。急宜祛风解毒,活血通络,选用牵正散加味。

处方:

白附子 12g	全蝎 6g	僵蚕 12g	地龙 6g	川芎 10g
全当归 15g	红花 6g	板蓝根 30g	蒲公英 30g	贯众 12g
防风 9g				

7剂,水煎服,日1剂,分早晚二服。

二诊,面颊麻木减而未除,眼睑尚难全闭,耳后压痛及流涎等症均除。脉弦滑,苔薄腻。原方加细辛3g、羌活10g。14剂,水煎服,分早晚二服。

三诊:面颊麻木感消失,语言恢复正常,眼睑闭合程度显著好转,口角歪斜已不明显。

处方:

僵蚕 10g	全蝎 6g	白附子 12g	白芍 30g	丹参 30g
川芎 10g	当归 15g	板蓝根 30g	白蒺藜 30g	白芷 10g
甘草 6g				

7剂,水煎服,日1剂,分早晚二服。

四诊:上方加减,续服16剂。左面颊麻痹、口角歪斜等症完全消失,口齿清晰,进食正常。病已痊愈,再予成药,巩固疗效,以善后调理。

按语:先生指出:本病因感受风热病毒之邪,出现面肌瘫痪等一系列症状。处方用白附子、僵蚕、地龙、板蓝根、蒲公英、贯众、防风以祛风和络,清热解毒;川芎、当归、红花以活血祛风。先生认为,本病急性期除用板蓝根、蒲公英、贯众以清解热毒外,尤当注意配伍活血化瘀之品,可以提高疗效,缩短疗程。急性期过后,则又当适当配伍破血逐瘀之药,如水蛭、穿山甲等。在症状改善后,除继续以祛风活血法为主要治则外,应选用黄芪为主的补气药,扶正固表,以增强抵抗病毒再感染之能力。

二十、呆证

呆证(血管性痴呆)案

病案摘要

徐某,男性,68岁,工程师。2008年10月20日就诊。患者于2008年2月曾因脑梗死住院治疗,同年8月又发作一次,头颅CT示:两侧基底节区缺血灶,脑萎缩。用过中西药物。就诊时:头痛头重,头颈部揪痛,情绪急躁,有时眩晕,夜寐不佳,不易入寐,口干欲饮,纳谷如常,记忆力明显减退,心烦不宁,舌紫暗苔薄黄,舌脉瘀紫,脉弦滑。证属心肝火旺,痰瘀阻窍,治以清心肝之火,化痰通瘀,开窍泄浊,方选黄连温胆汤合龙胆泻肝汤加味,服药1个月,头痛、眩晕、口干等缓解。后改用补益肝肾,填精益髓,化痰通瘀,泄浊开窍法加减,此法前后共服8个月,症势改善。后因怕吃汤药,于2009年9月20日起改服中药膏方调治,每料膏方服3个月,至2010年6月药后病情基本稳定,除记忆力仍差外,其余症状均有显著改善。

病案

徐某,男性,68岁,工程师。2008年10月就诊。主诉:头痛眩晕已8个多月,2008年2月曾因中风(脑梗死)住院治疗,经治疗好转。于同年8月脑梗死又发作一次,第二次住院,经查头颅CT示:额叶有陈旧性缺血灶,此次见两侧基底节区缺血灶,脑萎缩。住院治疗多月,出院不久门诊治疗。

初诊:记忆力严重减退,头顶部揪痛,连及前额及两侧,或见眩晕,夜不易寐,胸闷烦躁,口干欲饮,纳谷如常,舌紫暗苔薄黄,舌脉瘀紫,脉弦滑。证属心肝火旺,痰瘀阻窍,治以清火宁神,化痰通瘀,开窍泄浊,方选黄连温胆汤合龙胆泻肝汤加减。

处方:

黄连4g	竹茹10g	枳壳10g	茯苓神^各30g	法半夏12g
龙胆草6g	黄芩10g	山栀10g	广郁金12g	石菖蒲12g
陈皮5g	白蒺藜30g	炙甘草5g		

14剂,水煎服,日1剂,分早晚二服。

二诊:服上方半个月后,胸闷心烦、口干明显好转,唯头痛、头重仍作,眩晕耳鸣,夜寐亦差,苔薄黄,舌紫暗,舌脉瘀紫,脉弦滑,原方加减继续服,原方:去黄芩、龙胆草、山栀;加天麻12g、钩藤30g、川牛膝12g、灵磁石30g(先煎)。续服14剂,水煎服,日1剂,分早晚二服。

三诊:前方加减共服28剂,头痛、头重、眩晕、耳鸣、夜寐等症状得减。唯记忆力仍差,健忘依然,头昏乏力,腰膝酸软,夜尿次频,右侧肢体麻木,苔薄黄质淡,舌瘀紫,脉细软,肝肾内亏,髓海不足,痰瘀阻络,治拟调补肝肾,益精充髓,化痰通瘀,标本同治,选用六味地黄汤合桑螵蛸散加减。

处方:

熟地 20g	山萸肉 12g	淮山药 30g	何首乌 20g	丹皮 12g
枸杞子 12g	炙水蛭 6g	石菖蒲 12g	远志 12g	法半夏 12g
益智仁 12g	桑螵蛸 15g	炙甘草 5g		

水煎服,日 1 剂,分早晚二服。此方前后共服 8 个月。

四诊:上方服 8 个月,患者精神尚佳,纳谷如常,夜寐正常,表情较前好转,反应迟钝亦有改善,对答基本符合,腰酸腿软明显减轻,唯记忆力还差,近事易忘,苔薄白质淡,边有齿痕,舌瘀紫,脉细软,患者服中药时间较长,不愿再服汤剂,要求用膏方调理。前后服膏方 3 次,每次 3 个月,共 9 个月,直至 2010 年 6 月随访,药后病情基本稳定,除记忆力差外,其余症状均有显著改善。

按语:呆证是以呆傻愚笨为主要临床表现的一种神志疾病。轻者可见神情淡漠,少言寡语,善忘,迟钝等症,重者表现为终日不语,或闭门独居,或口中喃喃自语,或言辞颠倒,举动失常等。西医为先天性或精神病之后出现的痴呆,脑血管性痴呆,脑萎缩引起的痴呆,或阿尔茨海默病。本例则与脑血管病、脑萎缩有关。

辨证要点上要分清先天与后天的不同,虚实的不同,轻重的差异,初发与久发的不同。本例患者,起病时间较短,先生指出,初起往往表现实证居多,如心肝火旺,痰热不化,痰瘀互结,阻于脑窍,窍机不利,故本例初用清心肝之火,化痰通瘀,开窍泄浊。服中药 1 个月,心肝之火得降,头痛、头胀、心烦不宁缓解。火热已去则肝肾亏虚之象显露。先生认为,本病在病理属性上,肝肾亏虚,髓海不足为本,痰瘀互结为标,有时出现热、痰、瘀夹杂的局面。在辨证上一定要分清以实为主,以虚为主,还是虚实夹杂。治疗原则上,应虚实同治,补肝肾、填精益髓治本,化痰通瘀、泄浊开窍治标。本病属疑难杂症之一,目前中西医均无特效疗法,但中医药在改善症状,减轻病情,延缓发展,提高生活质量有一定的疗效。本例用中药治疗 2 年多,收到了满意的效果,值得进一步研究。先生指出,心理治疗很重要,因为精神因素是本病的重要致病因素,故应注意心理治疗。

参考文献

［1］张秀胜,吴明华,符为民,陆海芬.符为民教授运用黄连温胆汤临证经验.辽宁中医药大学学报,2012,13(12):150-151.

［2］张乐乐,陈炯华,符为民.络病理论与头痛病源流探讨.辽宁中医药大学学报,2011,13(4):77-79.

［3］石磊,陈晓虎,李莲静,等.冠心病症状分析指导中医辨证分型客观化.现代中西医结合杂志,2008,17(31):4815-4816.

［4］李正光,薛卫林,郭红梅,等.从破瘀化痰论治血管性痴呆理论分析.光明中医,2007,22(8):19-21.

［5］陈炯华,符为民,姜亚年,等.脑血通颗粒治疗急性脑出血疗效观察.中国中医急症,2004,13(11):724-725.

［6］陈德芝,顾锡镇,余江毅,等.脑血通颗粒联合光氧合血液治疗脑出血急性期60例临床与实验研究.中国微循环,2004,8(10):355-356.

［7］姜亚军,常诚,张琳,等.脑出血后脑组织内凝血酶受体1(PAR1)的表达及其病理意义.中风与神经疾病杂志,2004,21(2):100-103.

［8］王国华,陈炯华,符为民.活血化瘀法治疗急性脑出血临床观察.中国中医急症,2003,12(6):498-499.

［9］郦永平,符为民,奚肇庆.急性脑梗死的中医辨证分型探讨.中国中医急症,2003,12(3):245-246.

［10］田金州,韩明向,涂晋文,等.血管性痴呆诊断、辨证及疗效评定标准(研究用).中国老年学杂志,2002,22(9):229-331.

［11］郦永平,符为民,奚肇庆,等.脑梗塞中医辨证现代化初探——311例回顾性临床资料分析.中国中医急症,2000,9(6):264-265.

［12］孙益平,杨廷光,符为民,等.化瘀通腑法治疗中风800例临床分析.南京中医药大学学报,1999,15(11):379-380.

［13］梁宁生,符为民,王永生.醒脑静注射液治疗意识障碍的临床验证总结.中国中医急症,1998,7(6):264-266.

［14］杨廷光,孙益平,符为民,等.通脑灵合剂治疗急性出血性中风的临床研究.中国中医急症,1998,7(3):99-101.

［15］梁宁生,符为民,熊宁宁,等.葛根素注射液治疗冠心病心绞痛30例.南京中医药大学学报,1998,14(6):100-101.

［16］符为民,朱颜,沈宇清,等.地丹合剂治疗流行性出血热并发急性弥漫性血管内凝血的临床观察.中国中医急症,1998,7(3):105-108.

［17］符为民,时永华,杨廷光,等.胃血宁合剂治疗消化性溃疡、胃炎出血的临床研究.中国中医急症,1998,5(6):249-251.

［18］郦永平,符为民,时永华.化瘀止血法治疗消化性溃疡胃炎出血的理论探讨.中国中医急症,1996,5(3):125-127.

［19］周晓红,符为民,杨廷光,等.活血化痰开窍法治疗32例慢性呼吸衰竭急性发作的临床疗效分析.中国中医急症,1995,4(3):105-107.

［20］陈丽芳,符为民.急诊观察室病房化管理的几点体会.中国中医急症,1995,4(5):224-225.

［21］符为民,周珉.流行性出血热病人舌象观察及临床价值探讨——附996例舌象分析.中国中医急症,1994,3(5):205-206.

［22］柏瑾,符为民,金妙文,等.泻下通腑合剂治疗流行性出血热急性肾功能衰竭150例疗效观察.新中医,1996,7(7):35-36.

［23］符为民,杨廷光,朱广华,等."胃血宁"合剂治疗消化性溃疡出血128例的临床研究.南京中医学院学报,1994,10(5):4-5.

［24］邓道昌,杨明钧,符为民,等.凉血口服液治疗急性弥漫性血管内凝血的临床研究.中国医药学报,1994,9(3):15-18.

［25］时永华,符为民,汪君梅,等.消化性溃疡出血瘀血病理的临床分析与实验研究.中国中医急症,1994,3(2):55-56.

［26］朱广华,符为民.中药治疗上消道出血临床观察.中国中医急症,1994,3(1):12-13.

［27］杨廷光,符为民,孙益平,等.中风Ⅰ号方对脑梗塞急性期治疗前后血液流变学的影响.中国中医急症,1993,2(4):150-151.

［28］符为民,杨廷光,时永华,等."胰炎灵"冲剂治疗急性胰腺炎的临床观察——附126例临床疗效分析.江苏中医,1993,5(5):42-44.

［29］杨廷光,孙益平,陈四清,等.从瘀论治缺血性脑血管意外100例.南京中医学院学报,1993,9(1):8-10.

［30］符为民.水蛭治疗中风、癃闭.中医杂志,1993,34(3):133.

［31］周仲瑛,符为民,金妙文,等.泻下通瘀合剂治疗流行性出血热急性肾功能衰竭临床疗效观察.南京中医学院学报,1987,2(2):9-11.

［32］周仲瑛,金妙文,符为民,等.泻下通瘀合剂治疗流行性出血热急性肾功能衰竭临床疗效观察.中医杂志,1988,8(8):30-31.

［33］周仲瑛,金妙文,符为民,等.泻下通瘀合剂治疗流行性出血热急性肾功能衰竭临床疗效观察.中国医药学报,1988,3(4):11-16.

［34］周仲瑛,金妙文,符为民,等.泻下通瘀法治疗流行性出血热少尿期156例.陕西中医,

1988,9(11):502-503.

［35］金妙文,周仲瑛,符为民.流行性出血热中医治疗常规.南京中医学院学报,1988,4(4):10-13.

［36］金妙文,周仲瑛,符为民.流行性出血热中医诊断疗效评定标准.南京中医学院学报,1989,4(4):13-15.

［37］周仲瑛,金妙文,符为民,等.清气凉营法治疗出血热的临床研究.中药(新药)临床及临床药理通讯,1991,1(2):7-11.

［38］周仲瑛,金妙文,符为民,等.泻下通瘀法治疗流行性出血热急性肾功能衰竭的临床研究.中医杂志,1991,2(2):27-29.

［39］顾锡镇,符为民,杨廷光.通下法治疗急性中风26例.南京中医学院学报,1991,3(3):182.

［40］符为民,涂晋文,熊宁宁,等.实用中医瘀血证治.北京:人民卫生出版社,2006.20-26.

［41］沈宇清.急性胰腺炎从毒瘀沦治浅探.国医论坛,2001,16(2):23-24.

［42］李运伦,符为民,王永生.胰炎灵冲剂治疗急性胰腺炎184例临床观察.中医杂志,2003,44(7):512-513.

［43］李运伦.胰炎灵颗粒治疗急性胆源性水肿型胰腺炎46例.中国中医基础医学杂志,2006,12(3):209-210.

［44］康冰.符为民从瘀论治神经系统疾病验案举隅.国医论坛,1999,14(4):10-11.

［45］孙益平,杨廷光,符为民.通脑灵合剂治疗急性脑出血200例临床研究.江苏中医,1997,18(3):43.

［46］杨廷光,孙益平,符为民.通脑灵合剂治疗急性出血性中风的临床研究.中国中医急症,1998,7(3):99-100.

［47］孙益平,杨廷光,符为民.化瘀通腑法治疗中风800例临床分析.南京中医药大学学报,1999,15(6):379-380.

［48］韦宏庆,周晓虹,杨廷光,等.通脑灵合剂治疗急性脑梗塞40例临床观察.江苏中医,1997,20(5):14-15.

［49］康冰.符为民论治老年期痴呆.江苏中医,2000,21(7):10.

［50］李春红.符为民教授辨治颈椎病的经验.国医论坛,2002,17(3):8-9.

［51］王世钦.符为民教授治疗颈腰椎骨质增生经验.中国中医急症,2003,12(5):445-446.

［52］王国华,陈炯华.中医药治疗脑梗塞研究摄要.中医药学刊,2004,22(1):98-99,109.

［53］王世钦.符为民教授治疗颈腰椎骨质增生经验.中国中医急症,2003,12(5):445-446.

［54］王国华.符为民教授治疗高脂血症摭拾.实用中医内科杂志,2007,21(10):22-23.

［55］李正光,康冰.符为民教授从痰瘀水论治中风脑水肿.中国中医急症,2000,9(3):117.

［56］李春红.符为民教授辨治颈椎病的经验.国医论坛,2002,17(3):8-9.

［57］康冰.符为民从瘀论治神经系统疾病验案举隅.1999,14(4):10-11.

［58］沈宇清.符为民从毒瘀论治急性胰腺炎学术思想探析.中国中医急症,1998,7(5):222-223.

［59］王永生.健脾益肾法治疗重症肌无力机理探讨.陕西中医,2010,31(12):1638-1640.

［60］王永生.重症肌无力的中医治疗与研究探析.辽宁中医杂志,2010,37(11):1930-1932.

［61］王国华,潘穆之.符为民教授中医治疗偏头痛临床经验.时珍国医国药,2012,23(9):2375-2376.

［62］王永生,李运伦,李正光.符为民运用虫类药治疗神经系统疾病的经验.江苏中医杂志,2012,44(5):13-14.

［63］刘绛云,陈炯华.符为民教授对中风急性期临证治验撷菁.环球中医药,2013,6(11):843-845.

［64］陈炯华,王永生,王国华,等.芎芷镇痛方治疗偏头痛临床观察.辽宁中医杂志,2012,39(1):117-118.

［65］张乐乐,陈炯华,符为民.络病理论与头痛病源流探讨.辽宁中医药大学学报,2011,13(4):77-79.

［66］李春红.符为民教授辨治颈椎病的经验.国医论坛,2002,17(3):8-9.

［67］康冰.符为民从瘀论治神经系统疾病验案举隅.1999,14(4):10-11.

［68］沈宇清.符为民从毒瘀论治急性胰腺炎学术思想探析.中国中医急症,1998,7(5):222-223.

28树